C Posttraumatische und postoperative Schwellungen

D Rheumatisch bedingte Schwellungen

E Venöse Abflussstörungen

F Lymphödeme

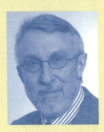

Günther Bringezu

- Ausbildung zum Masseur und medizinischen Bademeister mit anschließender mehrjähriger Tätigkeit
- Leitung des Kurmittelhauses Damp sowie der Physikalischen Abteilung der Ostseeklinik Damp
- Mitbegründer des Lehrinstitutes Physikalische Therapie und Sportmedizin Damp 1982
- 1983 Prüfung zum Fachlehrer für Manuelle Lymphdrainage/ Komplexe Physikalische Entstauungstherapie und seit dieser Zeit Tätigkeit als Lehrkraft am Lehrinstitut Damp
- Seit 1984 Leitende Lehrkraft, seit 1990 auch Leiter des Lehrinstitutes
- Autor diverser Veröffentlichungen zu den Themen Sportphysiotherapie, Manuelle Lymphdrainage, Kopfschmerztherapie und diverser Massagetechniken
- Erlangung der Lizenz Sportphysiotherapie des Deutschen Sportbundes
- Vorsitzender des Prüfungsausschusses zur Prüfung von Fachlehrern für Manuelle Lymphdrainage/Komplexe Physikalische Entstauungstherapie
- Dozent an der Universität Flensburg

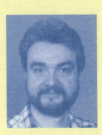

Otto Schreiner

- Ausbildung als Masseur und medizinischer Bademeister
- Ausbildung als Physiotherapeut
- Tätigkeit in verschiedenen Kliniken und privaten Praxen, zunächst als Masseur/medizinischer Bademeister, später als Physiotherapeut
- Stellvertretender Leiter des Kurmittelhauses Damp/ Physikalische Abteilung der Ostseeklinik Damp
- Zahlreiche Weiterbildungen wie Marnitz-Therapie, Manuelle Lymphdrainage, Manuelle Therapie, PNF, Sportphysiotherapie
- Tätigkeit als geprüfter Fachlehrer für Manuelle Lymphdrainage und Komplexe Physikalische Entstauungstherapie seit 1985
- Zahlreiche Vorträge und Unterrichtstätigkeiten in diversen Weiterbildungskursen der Akademie Damp sowie anläßlich verschiedener Fachkongresse zu Themen wie Manuelle Lymphdrainage, Elektrotherapie, Sportphysiotherapie
- Zahlreiche Veröffentlichungen in Fachzeitschriften

Günther Bringezu

Otto Schreiner

Lehrbuch der Entstauungstherapie

Behandlungskonzepte für die Praxis

Günther Bringezu
Otto Schreiner

Lehrbuch der Entstauungstherapie

Behandlungskonzepte für die Praxis

Mit Beiträgen von Herman Ewald, Tjado Galic, Gernot Heusinger von Waldegg, Bodo Richardt, Barbara Schreiner, Paul Streibl, Harald Trettin und Bernhard Wiedenhofer

Mit einem Geleitwort von H. Weissleder

Mit 222 Abbildungen und 22 Tabellen

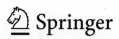

Günther Bringezu
Masseur/med. Bademeister
Ltd. Fachlehrer für Manuelle Lymphdrainage/
Komplexe Physikalische Enstauungstherapie und Bereichsleiter
Akademie Damp
Lehrinstitut f. Physikal. Therapie und Sportmedizin
Seeuferweg 26
24351 Damp

Otto Schreiner
Physiotherapeut
Fachlehrer für Manuelle Lymphdrainage/
Enstauungstherapie
Akademie Damp
Lehrinstitut f. Physikal. Therapie und Sportmedizin
Seeuferweg 26
24351 Damp

ISBN-10   3-540-25619-9 Springer Medizin Verlag Heidelberg
ISBN-13   978-3-540-25619-9 Springer Medizin Verlag Heidelberg

Bibliografische Information der Deutschen Bibliothek
Die Deutsche Bibliothek verzeichnet diese Publikation in der Deutschen Nationalbibliografie;
detaillierte bibliografische Daten sind im Internet über http://dnb.ddb.de abrufbar.

Dieses Werk ist urheberrechtlich geschützt. Die dadurch begründeten Rechte, insbesondere die der Übersetzung, des Nachdrucks, des Vortrags, der Entnahme von Abbildungen und Tabellen, der Funksendung, der Mikroverfilmung oder der Vervielfältigung auf anderen Wegen und der Speicherung in Datenverarbeitungsanlagen, bleiben, auch bei nur auszugsweiser Verwertung, vorbehalten. Eine Vervielfältigung dieses Werkes oder von Teilen dieses Werkes ist auch im Einzelfall nur in den Grenzen der gesetzlichen Bestimmungen des Urheberrechtsgesetzes der Bundesrepublik Deutschland vom 9. September 1965 in der jeweils geltenden Fassung zulässig. Sie ist grundsätzlich vergütungspflichtig. Zuwiderhandlungen unterliegen den Strafbestimmungen des Urheberrechtsgesetzes.

Springer Medizin Verlag.

springer.de

© Springer Medizin Verlag Heidelberg 2006

Printed in Germany

Die Wiedergabe von Gebrauchsnamen, Handelsnamen, Warenbezeichnungen usw. in diesem Werk berechtigt auch ohne besondere Kennzeichnung nicht zu der Annahme, dass solche Namen im Sinne der Warenzeichen- und Markenschutz-Gesetzgebung als frei zu betrachten wären und daher von jedermann benutzt werden dürften.

Produkthaftung: Für Angaben über Dosierungsanweisungen und Applikationsformen kann vom Verlag keine Gewähr übernommen werden. Derartige Angaben müssen vom jeweiligen Anwender im Einzelfall anhand anderer Literaturstellen auf ihre Richtigkeit überprüft werden.

Planung: Marga Botsch, Heidelberg
Projektmangement: Claudia Bauer, Heidelberg
Lektorat: Renée Carstens, Heidelberg
Design: deblik Berlin
SPIN: 12609727
Satz: medionet AG, Berlin
Druck: Stürtz GmbH, Würzburg
Gedruckt auf säurefreiem Papier   2126 – 5 4 3 2 1

Im Andenken
an unseren langjährigen Lehrmeister

Professor Dr. med. Hannes Schoberth († 31.07.1996)

Geleitwort

Im Zusammenhang mit lympho- und phlebostatischen Extremitätenödemen beinhaltet eine Entstauungstherapie den kombinierten Einsatz verschiedener physikalischer Maßnahmen.

Eine wesentliche Komponente der physikalischen Entstauungsbehandlung ist die »Manuelle Lymphdrainage«. Diese durch Dr. Vodder bereits 1936 praktizierte Massageform hat lange Zeit ein Schattendasein geführt, bis ihre Wirkungsweise und Wirksamkeit wissenschaftlich fundiert nachgewiesen wurde. Durch spezielle Massagegriffe wird sowohl eine Erhöhung der Transportkapazität des Lymphgefäßsystems als auch eine Verschiebung interstitieller Flüssigkeit von der Peripherie in zentrale Stromgebiete erreicht. Beides zusammen führt mit der unverzichtbaren Kompressionsbandagierung zu einer Ödemverminderung.

Optimale Behandlungsergebnisse lassen sich jedoch nur dann erzielen, wenn die »Manuelle Lymphdrainage« und die anschließende Kompressionsbehandlung von qualifizierten Therapeuten durchgeführt wird. Die Ausbildung dieser Personengruppe einschließlich der Lymphdrainagetherapeuten wird in Deutschland durch staatliche Richtlinien bestimmt. Dadurch läßt sich zwar ein momentaner, aber kein kontinuierlicher und gleichbleibend hoher Qualitätsstandard erreichen. Der wichtigste Schritt in diese Richtung ist die regelmäßige, durch Zertifikat bestätigte Fortbildung.

Neben der persönlichen Fortbildung durch qualifiziertes Lehrpersonal sind eine kontinuierliche Anwendung dieser Behandlungsform und ein ständiger intra- und interdisziplinärer Erfahrungsaustausch weitere Voraussetzungen für einen gleichbleibenden, den aktuellen Bedürfnissen angepaßten Qualitätsstandard. Nur die Sicherstellung eines hohen Wissensstandards, verbunden mit ausreichenden praktischen Erfahrungen, bietet Gewähr für eine umfassende Patientenbetreuung.

In diesem Zusammenhang ist es sehr zu begrüßen, daß sich Günther Bringezu und Otto Schreiner entschlossen haben, ihre langjährigen und umfassenden Erfahrungen auf dem gesamten Gebiet der physikalischen Entstauungsbehandlung zu publizieren und somit einem großen Leserkreis zugänglich zu machen. Die Autoren beschränken sich dabei nicht nur auf die Therapie der chronischen lympho- und phlebostatischen Extremitätenödeme. Es werden auch Konzepte für die Behandlung akuter posttraumatischer Weichteilschwellungen und von Ödemen im Zusammenhang mit Erkrankungen aus dem rheumatischen Formenkreis vorgestellt.

Bei sorgfältiger Indikationsstellung und Berücksichtigung der Kontraindikationen ist die Manuelle Lymphdrainage unverzichtbarer Bestandteil einer qualifizierten physikalischen Entstauungsbehandlung. Das für die Praxis geschriebene Buch ist in erster Linie als Lehrbuch und Nachschlagewerk für die in der physikalischen Entstauungsbehandlung tätigen Berufsgruppen gedacht. Es soll dazu beitragen, daß die vielfach bewährte Behandlungsmethode nicht durch eine kritiklose Anwendung in Mißkredit gebracht wird.

H. Weissleder
Freiburg, Januar 2000

Vorwort zur 2. Auflage

Mit großer Freude können wir die 2. Auflage des »Lehrbuches der Entstauungstherapie« präsentieren. Dieses 2bändige Gesamtwerk wendet sich an praktizierende Lymphdrainage-Therapeutinnen und –Therapeuten, und es konnte sich in der 1. Auflage als Standardnachschlagewerk, Praxisbegleiter und Berater etablieren. Auch Medizinern, die sich mit besonderem Augenmerk der Physiotherapie und Physikalischen Therapie verschrieben haben, dienen diese Bücher als Therapieleitfaden in der Ödembehandlung und -beurteilung.

Neben zusätzlichen farbigen Abbildungen und einer neuen, übersichtlicheren Gliederungsstruktur (auch für die Abschnitte über die Grifftechniken) ist nun in der Neuauflage im Anhang zum Band 2 eine CD-ROM beigefügt, die gebrauchsfertige Organisationshilfen zur Durchführung der Manuellen Lymphdrainage zur Verfügung stellt. So haben wir vorgefertigte Briefformulare an ärztliche Praxen und diverse Informationsmittel und Vordrucke entwickelt, die dazu dienen, den Zeitaufwand für praxisorganisatorische Tätigkeiten auf ein Mindestmaß zu reduzieren, und es gleichzeitig ermöglichen, Ärzten und Patienten ein breites Spektrum an Informationen anzubieten.

Wir danken an dieser Stelle allen Ko-Autoren für ihre freundliche Unterstützung; vor allem aber den vielen Therapeutinnen und Therapeuten, die sich immer wieder lobend über den Informationswert und die Aktualität dieser Bücher äußern. Dass der Springer-Verlag zudem alle unsere Ideen und Wünsche zur Überarbeitung der Bücher berücksichtigen konnte, führte schließlich zur zügigen Realisierung dieser 2. Auflage.

Günther Bringezu, Otto Schreiner
Damp, Lindau/Schlei, Oktober 2005

Vorbemerkungen zum Konzept des Buchs

Eine Sparflamme mag vor dem Erfrieren schützen, aber so richtig wärmen kann sie einen nicht.
Christine Nöstlinger

Die Entstauungstherapie wird in der Massage und in der Physiotherapie bislang eher stiefmütterlich behandelt – eine Tatsache, die für Nichtangehörige dieser Berufszweige sicher erstaunlich klingt.

Wir, die Autoren und Herausgeber des Buchs, wissen, wovon wir sprechen. Wir sind seit mehr als 20 Jahren in diesem Bereich tätig und haben durch unsere Aus- und Weiterbildungen alle Veränderungen miterlebt. Ende der 70er/Anfang der 80er Jahre haben wir die Manuelle Lymphdrainage bei ihren »Urvätern« erlernt – zuerst nach der »Vodder-Methode« und danach bei Herrn Dr. Asdonk persönlich. Daher kennen wir auch diese Paradedisziplin der Entstauung seit einer Zeit, als noch »Pionierarbeit« zu leisten war. Der Manuellen Lymphdrainage ist es zu verdanken, daß der Entstauungsgedanke immer mehr in den Vordergrund physiotherapeutischen Denkens rückte. Deshalb nimmt diese Therapieform im Buch besonders viel Raum ein.

Wir mußten mit diesem Werk eine Art Spagat vollführen, da wir selbstverständlich alle physiotherapeutischen Methoden darstellen wollten, die sich zur Behandlung von Stauungen eignen. Die Manuelle Lymphdrainage stellt dabei eine Sonderform dar, da sie nicht zur Grundausbildung gehört, sondern in Deutschland als sog. »Zertifikatsposition« weiterbildungspflichtig ist, d.h. nur in besonderen Lehrgängen nach der eigentlichen Ausbildung erlernt werden kann. Solche Lehrgänge führen wir als anerkannte Fachlehrer seit Anfang der 80er Jahre regelmäßig durch.

Die **Manuelle Lymphdrainage** wird daher in ihrer gesamten Bandbreite dargestellt. Berücksichtigt werden auch Aspekte, die nicht direkt mit der Beseitigung von Schwellungen zu tun haben, so z.B. die schmerzlindernde und die beruhigende Wirkung, die besonders in der Kopfschmerzbehandlung genutzt wird (siehe Kapitel 8).

Einen weiteren Schwerpunkt bildet die **Kompressionstherapie**. Auch diese Therapieform ist unserer Ansicht nach in der Massage- und Physiotherapieausbildung noch nicht angemessen vertreten.

Die übrigen entstauungsfördernden Maßnahmen werden jeweils nur in dem Ausmaß beleuchtet, wie es zur Klarstellung ihrer Rolle bei der Ödembehandlung nötig war.

Die **Muskel- und Gelenkpumpmechanismen** (nicht zu vergessen die sog. »Hautpumpe«) und die rückflußfördernden Mechanismen der **Atmung** beispielsweise sind quasi »gewünschte Nebenwirkung« des üblichen bewegungstherapeutischen Vorgehens. Trotzdem werden gerade diese Aspekte im allgemeinen unterschätzt bzw. nicht in ausreichendem Maße zielgerichtet eingesetzt. So wird z.B. bislang nirgends erwähnt, daß die Komplexbewegungen, die auf Kabat zurückgehen und heute allgemein als Propriozeptive Neuromuskuläre Fazilitation (PNF) bekannt sind, den Muskel-, Gelenk- und Hautpumpeffekt optimal fördern!

Jeder Angehörige eines physiotherapeutischen Berufs hat gelernt, daß **Elektrotherapie** resorptionsfördernd wirken kann – wie, wann und warum dies der Fall ist, bleibt jedoch meist unklar. Daher haben wir diesem Thema ein eigenes Kapitel gewidmet.

Zudem war es uns wichtig, allgemein übliche Maßnahmen wie die **Hochlagerung** im Kontext der Entstauungstherapie »ins rechte Licht« zu rücken: Wir stellen klar, bei welchen Schwellungen Lagerung einen prophylaktischen Charakter und wann sie einen therapeutischen, also schwellungsmindernden Effekt hat.

Ein weiterer wichtiger Aspekt im Zusammenhang mit Schwellungen ist die **Kühlung**, deren Rolle derzeit noch nicht vollständig geklärt ist. Wir geben den aktuellen Stand der Forschung zur Wirkung der Kühlung wieder und bewerten die Aussagen. Ein besonderer Dank gilt in diesem Zusammenhang Tjado Galic. Er hat uns davon überzeugt, daß ein Entstauungsbuch selbstverständlich auch die **hydrotherapeutischen Aspekte** bei kardiopulmonalen Stauungen berücksichtigen muß. Daß er sich darüber hinaus noch bereit erklärte, den Abschnitt selbst zu schreiben, ist nur mit der jahrelangen Freundschaft zu erklären, die uns verbindet. Tjado Galic ist außerdem der Initiator und Künstler der **Trans-Paint-Darstellungen** in Kapitel 1 und 2. Er hatte den Ehrgeiz, das Lymphgefäßsystem auf dem lebenden Körper möglichst realistisch und plastisch darzustellen. Das Ergebnis sind unendlich aufwendige, sehr gelungene Anatomiedarstellungen.

Einen weiteren wichtigen Abschnitt bilden die Ausführungen von Herrn Dr. med. Hermann Ewald, Oberarzt aus Kiel, zur **Strahlentherapie** und zur **Palliativmedizin**. Wir sind besonders glücklich darüber, daß diese beiden schwierigen Themen so umfassend, gut verständlich und vor allem unter besonderer Berücksichtigung der physiotherapeutischen Belange dargestellt werden.

Die Arbeit am Manuskript hat sich über mehr als 2 1/2 Jahre erstreckt – viel länger, als ursprünglich vorgesehen war! Dafür gibt es zahlreiche Gründe. Wir mußten Recherchen und Schreibarbeit parallel zu unserer zeitintensiven Tätigkeit als Lehrkräfte an einer Akademie für berufliche Weiterbildung bewältigen. Gleichzeitig war einer der Autoren mit der Erarbeitung eines weiteren Manuskripts zum Thema Elektrotherapie beschäftigt (Galic T, Schreiner O Elektrotherapie – systematisch angewandt. Springer, Berlin Heidelberg). Dies hat die Arbeit gleichzeitig befruchtet und verzögert.

Ohne die Mithilfe der neun Koautoren hätten wir dieses komplexe Thema sicherlich niemals in diesem Maße aufarbeiten und herausbringen können – an dieser Stelle deshalb nochmals unseren aufrichtigen Dank an alle für ihr Engagement.

In diesem Zusammenhang möchten wir auch den vielen Fotomodellen wie z.B. Mira, Natascha, Trevor, Britta, Elke, Rolf, Biggi und anderen mehr danken, die manchmal stundenlang Geduld hatten und sich »zur Verfügung« stellten. Gleichfalls danken wir all den Patientinnen und Patienten, die es uns erlaubt haben, sie zu fotografieren.

Dank gebührt auch Herrn Prof. Dr. med. Hahn von Dorsche, Anatom aus Stralsund, der uns durch engagierte und selbstlose Recherchen zum Thema »Einflüsse der Skelettmuskulatur auf das Venensystem der oberen Extremitäten« sehr geholfen hat.

Weiterhin möchten wir Marga Botsch, Leiterin des Fachlektorats Rehabilitation beim Springer-Verlag, und unserer Hauptlektorin Stephanie Kaiser-Dauer danken, die wir in nahezu regelmäßigen Abständen vertrösten mußten und die trotz des ständig wachsenden Manuskriptumfanges geduldig blieben und uns alle Hilfe zuteil werden ließen, die wir so dringend brauchten.

Zu danken haben wir in ganz besonderem Maße unseren Familien, deren bewundernswerte Geduld vor allem gegen Ende der Schreibarbeiten auf eine harte Probe gestellt wurde.

Wir hoffen, daß wir mit diesem Buch dem Themenkomplex »Entstauungstherapie mit physiotherapeutischen Mitteln« den Stellenwert in der Physikalischen Therapie verschaffen können, der ihm zusteht.

Damp, Lindau/Schlei, Januar 2000
Günther Bringezu, Otto Schreiner

In den Kapiteln 1–13 werden erstmals »Trans-Paint«-Darstellungen des Lymphgefäßsystemes verwendet. Es handelt sich dabei um ein spezielles Darstellungsverfahren, das die menschliche Anatomie besonders wirklichkeitsnah wiedergibt. Der Begriff »Trans-Paint« ist rechtlich geschützt, über die Rechte verfügen Tjado Galic und Otto Schreiner. Die Wiedergabe und Verwendung von Trans-Paint-Abbildungen ist ohne ausdrückliche Erlaubnis unzulässig. Zuwiderhandlungen unterliegen den Strafbestimmungen des Warennamenschutzgesetzes. Nähere Informationen zu Trans-Paint gibt Tjado Galic, Bödekerstr. 102, 30161 Hannover (E-Mail: T.Galic@t-online.de, außerdem unter www.transpaint.de).

Um den Lesefluß nicht zu stören, wurde im Fließtext meist nur die männliche Form von Berufs- und Personenbezeichnungen verwendet, also statt »Therapeutin/Therapeut« nur »Therapeut«, statt »Ärztin/Arzt« nur »Arzt« etc. Selbstverständlich ist immer auch die weibliche Form gemeint.

Beitragsautorinnen und –autoren

Günther Bringezu
Masseur/med. Bademeister
Ltd. Fachlehrer und Bereichsleiter für Manuelle Lymphdrainage, Komplexe Physikalische Entstauungstherapie
Akademie Damp
Lehrinstitut f. Physikal. Therapie und Sportmedizin
Seeuferweg 23
24351 Damp
lehrer-team@damp.de

Paul Eck
Bösl Medizintechnik
Charlottenburger Allee 13
D-52068 Aachen
info@boesl-med.de

Dr. med. Hermann Ewald
Oberarzt der Klinik für Strahlentherapie
(Radioonkolologie)
der Christian-Albrechtsuniversität Kiel
(Direktor: Prof. Dr. med. Dr. rer. nat. B. Kimming)
Arnold-Heller-Straße 9
24105 Kiel

Tjado Galic
Heilpraktiker/Klassische Homöopathie
Masseur/med. Bademeister
Bödekerstraße 102
30161 Hannover

Angelika Gattwinkel
Fachreferentin Lymophologie/Phlebologie
BSN-JOBST GmbH
Beiersdorfstr. 1
46446 Emmerich

Dr. med. Gernot Heusinger von Waldegg
Neurologie / Geriatirie
Hanse - Klinikum Stralsund GmbH
Große-Parower-Straße 47 – 53
18435 Stralsund

Bodo Richardt
Lehrbeauftragter für Marnitz-Therapie
Im Dorfgroden
26486 Wangerooge

Barbara Schreiner
Physiotherapeutin
Institut für Physiotherapie im Margarethen-Zentrum
Konsul-Lorentzen-Straße 3a
24376 Kappeln

Otto Schreiner
Physiotherapeut
Fachlehrer für Manuelle Lymphdrainage/Entstauungstherapie
Komplexe Physikalische Therapie
Akademie Damp
Lehrinstitut f. Physikal. Therapie und Sportmedizin
Seeuferweg 23
24351 Damp
lehrer-team@damp.de

Hans Seidl
Masseur/med. Bademeister
Bierwinkl 4
93499 Zandt

Paul Streibl
Masseur/med. Bademeister
Fachlehrer für Manuelle Lymphdrainage/ Komplexe Physikalische
Entstauungstherapie
Akademie Damp
Lehrinstitut f. Physikal. Therapie und Sportmedizin
Seeuferweg 23
24351 Damp
lehrer-team@damp.de

Dr. med. Harald Trettin
Arzt für Neurologie und Psychiatrie
Chefarzt MEDIAN-Klinik Grünheide
An der Reha-Klinik 1
15537 Grünheide

Dr. med. Bernhard Wiedenhofer
Dermatologe, Arzt für Allergologie und
Naturheilverfahren
Plessenstr. 13 (Haus am ZOB)
24837 Schleswig

Inhaltverzeichnis

C — Posttraumatische und postoperative Schwellungen — 1
G. Bringezu, T. Galic, B. Schreiner, O. Schreiner

16 Grundlagen der Traumatologie 3
O. Schreiner
16.1 Wundheilung 4
16.1.1 Blutstillung/Blutgerinnung 4
16.1.2 Wundheilung bei Gewebsdefekt 4
16.2 Therapeutische Möglichkeiten in der Traumatologie . . 5
16.3 Ziele der entstauenden Maßnahmen posttraumatisch/postoperativ 5
16.4 Entstauende Maßnahmen bei traumatischen Ödemen im Überblick 7
16.5 Manuelle Wund-, Narben- und Hämatombehandlung . 8
16.5.1 Vorgehensweise 8
16.5.2 Zeitpunkt 8
16.5.3 Besonderheiten bei Verbrennungen/Verbrühungen . 9
16.6 Behandlungszeiten und Behandlungsfrequenz 10
16.6.1 Kompressionsverband 10
16.6.2 Manuelle Lymphdrainage 10
16.6.3 Elektrotherapeutische Resorptionsförderung 10

17 Behandlungs- und Entstauungskonzepte bei typischen traumatischen Schwellungen 13
G. Bringezu, T. Galic, B. Schreiner, O. Schreiner
17.1 Therapiekonzepte bei der konservativ versorgten Gelenkdistorsion 14
17.1.1 Therapieziele 14
17.2 Pathologie der Distorsion des Sprunggelenks 14
17.3 Entstauungstherapie bei konservativer Behandlung einer Distorsion im oberen Sprunggelenk (OSG) 15
17.3.1 Maßnahmen in den einzelnen Phasen 15
17.4 Therapiekonzepte bei Muskelkontusionen – Unterschiede zur Gelenkdistorsion 19
17.4.1 Pathophysiologie der Muskelkontusion 19
17.4.2 Therapiekonzepte bei Muskelkontusionen 19
17.5 Entstauungstherapie am Beispiel der Muskelkontusion an der dorsalen Oberschenkelseite 20
17.5.1 Maßnahmen in den einzelnen Phasen 20
17.6 Reizerguss des Kniegelenkes 20
17.7 Entstauungstherapie beim Reizerguss des Kniegelenkes 21
17.7.1 Manuelle Lymphdrainage 22
17.7.2 Elektrotherapeutische Resorptionsförderung 22
17.8 Therapie- und Entstauungskonzepte bei operativer Versorgung von Verletzungen und nach endoprothetischer Versorgung 23
17.8.1 Manuelle Lymphdrainage 24
17.9 Therapie- und Entstauungskonzepte bei Amputationen 28

18 Komplikationen im Heilungsverlauf am Beispiel des Morbus Sudeck 29
G. Bringezu, O. Schreiner
18.1 Pathologie des Morbus Sudeck 30
18.1.1 Ätiologie 30
18.1.2 Verlauf 30
18.1.3 Prognose 31
18.2 Therapie- und Entstauungskonzepte beim Morbus Sudeck 31
18.2.1 Stadium I 31
18.2.2 Stadium II 33
18.2.3 Stadium III 34

19 Literatur 35

D — Rheumatisch bedingte Schwellungen — 37
O. Schreiner

20 Pathophysiologische Grundlagen 39
20.1 Chronische Polyarthritis (cP) 40
20.1.1 Häufigkeit 40
20.1.2 Ätiologie 40
20.1.3 Symptomatik 40
20.1.4 Häufige Lokalisationen 42
20.1.5 Funktionelle Folgen des fortschreitenden Krankheitsprozesses und Stadieneinteilung 44

21 Therapiemöglichkeiten 45

22 Physiotherapie 47
22.1 Spektrum der physiotherapeutischen Maßnahmen . . 48
22.1.1 Akutes Stadium 48
22.1.2 Subakutes/chronisches Stadium 49
22.2 Entstauungstherapie 50
22.2.1 Ziele der Manuellen Lymphdrainage 50
22.2.2 Manuelle Lymphdrainage bei cP/RA der oberen Extremitäten 51
22.2.3 Behandlungszeiten und -frequenzen 52
22.2.4 Manuelle Lymphdrainage bei cP/RA der unteren Extremitäten 52
22.2.5 Manuelle Lymphdrainage nach chirurgischen Eingriffen 54

23 Literatur 55

E — Venöse Abflussstörungen — 57
O. Schreiner

24 Pathophysiologische Grundlagen 59
24.1 Varikose 60

24.1.1	Ätiologie	60
24.1.2	Formen	61
24.1.3	Symptomatik	62
24.2	Thrombophlebitis und Phlebothrombose	63
24.3	Chronisch-venöse Insuffizienz (CVI) und postthrombotisches Syndrom (PTS)	66
24.3.1	Stadieneinteilung	66
24.3.2	Insuffizienz der Muskel- und Gelenkpumpe	66
24.3.3	Arthrogenes Stauungssyndrom	67
24.3.4	Unterschiedliche Ödementwicklung bei primärer und sekundärer Varikose	67
25	**Therapiemöglichkeiten**	**71**
26	**Physiotherapie**	**73**
26.1	Prophylaxe	74
26.1.1	Vermeidung venös-lymphatischer Beeinträchtigungen	74
26.1.2	Prophylaktische Maßnahmen bei vorhandenen Beeinträchtigungen	74
26.2	Maßnahmen bei geringgradiger CVI	74
26.2.1	Manuelle Lymphdrainage	75
26.3	Maßnahmen bei fortgeschrittener CVI ohne Ulcus cruris	75
26.3.1	Kompressionstherapie	75
26.3.2	Manuelle Lymphdrainage	76
26.3.3	Unterstützende Maßnahmen	78
26.3.4	Patienteninformation	78
26.4	Maßnahmen bei CVI mit Ulcus cruris	79
26.4.1	Entstauungsmaßnahmen	79
26.4.2	Behandlung des Ulcus cruris	79
27	**Literatur**	**83**

F Lymphödeme   85
G. Bringezu, H. Ewald, G. Heusinger von Waldegg, B. Schreiner, O. Schreiner, P. Streibl

28	**Pathophysiologische und entstauungstherapeutische Besonderheiten der Lymphödeme**	**87**
	G. Bringezu, O. Schreiner	
28.1	Ätiologie und Pathophysiologie	88
28.1.1	Klinische Häufigkeit verschiedener Lymphödeme	88
28.1.2	Pathophysiologie des Lymphödems	89
28.2	Verlauf und Charakteristik	90
28.2.1	Maligne Lymphödeme	93
28.3	Komplikationen	96
28.4	Prognose	98
28.4.1	Vorbeugung/Information	99
28.5	Therapiemöglichkeiten	99
28.5.1	Die Komplexe bzw. Kombinierte Physikalische Entstauungstherapie (KPE)	100
28.5.2	Behandlungszeiten und -frequenz	101
28.5.3	Befund und Dokumentation	102
29	**Primäre Lymphödeme**	**103**
	G. Bringezu, O. Schreiner, P. Streibl	
29.1	Ätiologie	104
29.1.1	Klassifikationskriterien	104
29.1.2	Geschlechterverteilung	106
29.1.3	Lokalisation	106
29.1.4	Auslösende Faktoren	106
29.2	Behandlungskonzepte bei einseitigen und beidseitigen primären Beinlymphödemen	106
29.2.1	Manuelle Lymphdrainage	106
29.2.2	Kompressionstherapie	116
29.2.3	Bewegungstherapie	116
30	**Sekundäre Lymphödeme**	**119**
	G. Bringezu, H. Ewald, G. Heusinger von Waldegg, O. Schreiner, P. Streibl	
30.1	Ätiologie	121
30.1.1	Ursachen der Schädigung	121
30.2	Onkologische Ursachen, Häufigkeit und mögliche Therapieansätze	122
30.2.1	Lymphabflussbarrieren und die Folgen für das Lymphgefäßsystem	123
30.2.2	Lymphödeme bei speziellen Tumorarten/-lokalisationen	124
30.3	Besonderheiten bei der Behandlung bestrahlter Körperregionen	129
30.3.1	Grundlagen: Was heißt eigentlich »Bestrahlung«?	129
30.3.2	Wozu wird ein Patient bestrahlt?	130
30.3.3	Bestrahlungsgeräte und Strahlenqualitäten	131
30.3.4	Wirkung der Bestrahlung im Gewebe	134
30.3.5	Frühe und späte Strahlenreaktion	135
30.3.6	Praktische Hinweise für die Entstauungstherapie bei bestrahlten Patienten	137
30.3.7	Überlegungen zur Dosiswirkung bei einer Strahlentherapie für die physiotherapeutische Praxis	138
30.4	Die besondere Bedeutung der Pathophysiologie sekundärer Lymphödeme für die Entstauungstherapie	139
30.5	Behandlungskonzepte bei einseitigen und beidseitigen sekundären Beinlymphödemen	140
30.5.1	Manuelle Lymphdrainage	141
30.5.2	Kompressionstherapie	149
30.5.3	Apparative Expression	150
30.5.4	Bewegungstherapie	150
30.6	Behandlungskonzepte bei sekundären Lymphödemen des äußeren Genitale	150
30.6.1	Manuelle Lymphdrainage	151
30.6.2	Kompressionstherapie	152
30.6.3	Bewegungstherapie	152
30.7	Behandlungskonzepte bei sekundären Armlymphödemen nach einseitiger und beidseitiger Ablatio mammae	152
30.7.1	Manuelle Lymphdrainage	153
30.7.2	Kompressionstherapie	165
30.7.3	Apparative Expression	167
30.7.4	Bewegungs- und Atemtherapie	167

30.8	Behandlungskonzepte bei sekundären Lymphödemen des Kopfes.	167
30.8.1	Manuelle Lymphdrainage	167
30.8.2	Kompressionstherapie	172
30.8.3	Bewegungs- und Atemtherapie	173

31 Besondere bewegungstherapeutische Aspekte nach Ablatio mammae **175**
B. Schreiner, O. Schreiner

31.1	Allgemeine bewegungstherapeutische Aspekte. . . .	176
31.1.1	Ziele der Bewegungstherapie	176
31.1.2	Gruppeneignung oder Einzeltherapie?	176
31.1.3	Übungen mit oder ohne Bandage/Kompressionsstrumpf?	177
31.1.4	Bewegungsbad?	177
31.1.5	Bewegungstherapeutische Möglichkeiten.	177
31.2	Bewegungstherapie direkt postoperativ	177
31.3	Beginnende Bewegungsverminderungen besonders des Schultergelenkes	178
31.4	Ausgeprägte Bewegungsverminderungen des Schultergelenkes und der Arm-/Handregion	178
31.5	Plexusschäden mit Lähmungserscheinungen.	178

32 Besondere atemtherapeutische Aspekte nach Ablatio mammae **181**
B. Schreiner, O. Schreiner

32.1	Grundsätzliche atemtherapeutische Aspekte	182
32.1.1	Allgemeine Ziele der Atemtherapie	182
32.2	Atemtherapie direkt postoperativ	183
32.3	Atemtherapie bei komplikationsloser OP-Narbe	183
32.4	Atemtherapie bei narbenbedingten Einschränkungen.	184
32.4.1	Einschränkung durch die OP-Narbe	184
32.4.2	Einschränkung durch radiogene Schäden	184
32.5	Atemtherapeutische Aspekte bei der Entstauung mit Manueller Lymphdrainage	184

33 Palliativmedizinische Aspekte in der Komplexen Physikalischen Entstauungstherapie **185**
H. Ewald

33.1	Was hat Physiotherapie mit Palliativmedizin zu tun? .	186
33.2	Das Konzept der Palliativmedizin.	186
33.2.1	Symptomkontrolle.	187
33.2.2	Psychosoziale Betreuung/Umfeldorganisation	187
33.2.3	Einbindung und Mitbetreuung von Angehörigen und nahen Bezugspersonen.	188
33.2.4	Sterben, Tod und Trauer	188
33.2.5	Hilfen für die Therapeuten	188
33.3	Organisationsformen der palliativmedizinischen Betreuung	189
33.4	Physiotherapie in der Palliativmedizin	189
33.4.1	Manuelle Lymphdrainage in der Palliativmedizin . . .	190
33.4.2	Besonderheiten im Umgang mit palliativmedizinischen Patienten.	191
33.5	Adressen	191

34 Ratgeber und Merkblatt für Ödempatienten **193**
G. Bringezu

34.1	Alltägliche Gefahrenquellen.	194
34.1.1	Kleidung	194
34.1.2	Körperpflege.	194
34.1.3	Haushalt und Berufsleben	195
34.1.4	Freizeit	195
34.1.5	Sonstiges	195

35 Literatur. **205**

G Behandlungsvorschläge bei anderen Ödemen unterschiedlicher Genese 209
G. Bringezu, O. Schreiner, H. Trettin

36 Schwangerschaftsödem **211**
G. Bringezu, O. Schreiner

36.1	Ätiologie	212
36.2	Therapiemöglichkeiten	213
36.3	Physiotherapie beim Schwangerschaftsödem	213
36.3.1	Manuelle Lymphdrainage: Behandlungssystematik beim Schwangerschaftsödem.	215

37 Lipödem-Syndrom **217**
G. Bringezu, O. Schreiner

37.1	Ätiopathologie	218
37.2	Prognose	221
37.3	Therapiemöglichkeiten	221
37.4	Physiotherapie beim Lipödem-Syndrom	222
37.4.1	Manuelle Lymphdrainage: Behandlungssystematik beim Lipödem-Syndrom der Beine	222

38 Ödeme mit zentralnervösen Ursachen **225**
H. Trettin, O. Schreiner

38.1	Ödeme bei Extremitätenlähmungen	226
38.2	Apoplexie und intrakranielle Blutungen	227
38.3	Schädel-Hirn-Trauma (SHT)	228
38.4	Multiple Sklerose (MS).	228
38.5	Physiotherapie bei Ödemen aufgrund zentraler Paresen – ein Diskussionsbeitrag.	229
38.5.1	Atemtherapeutische Maßnahmen	229
38.5.2	Lagerungstechniken.	229
38.5.3	Aktive und/oder passive Gelenkbewegungen	230
38.5.4	Kompressionstherapie	230
38.5.5	Manuelle Lymphdrainage	232

39 Literatur. **235**

H Weitere Indikationen für die Manuelle Lymphdrainage. 237
G. Bringezu, O. Schreiner, H. Trettin, B. Wiedenhofer

40 Manuelle Lymphdrainage zur Behandlung verschiedener Kopfschmerzsyndrome **239**
G. Bringezu, H. Trettin

40.1	Einführung	240

40.1.1	Ärztliche Perspektive	240
40.2	Migräne	241
40.2.1	Manuelle Lymphdrainage als Anfalls-/Akutbehandlung	243
40.2.2	Manuelle Lymphdrainage als Intervallbehandlung	247
40.2.3	Manuelle Lymphdrainage als Kupierversuch	247
40.3	Kopfschmerz vom Spannungstyp	247
40.3.1	Therapie	249
40.4	Kopfschmerz nach Schädel-Hirn-Trauma	250
40.4.1	Therapie	250
40.5	Kopfschmerz nach Halswirbelsäulen-Schleudertrauma	250
40.5.1	Therapie	251
41	**Manuelle Lymphdrainage in der Dermatologie**	**253**
	B. Wiedenhofer	
41.1	Einführung	254
41.2	Veränderungen des Hautorgans bei Lymphödemen	254
41.3	Manuelle Lymphdrainage zur Behandlung von Hautkrankheiten	255
41.3.1	Sklerodermie	255
41.3.2	Narbenbehandlung	256
41.3.3	Rosacea	256
41.3.4	Neurodermitis	256
42	**Manuelle Lymphdrainage zur Behandlung der chronischen peripheren arteriellen Verschlusskrankheit (pAVK)**	**259**
	O. Schreiner	
42.1	Pathophysiologie der pAVK	260
42.1.1	Lokalisation	260
42.1.2	Verlauf	260
42.2	Pathophysiologische Betrachtungen der Mikrozirkulation bei pAVK	262
42.3	Therapie der pAVK	262
42.4	Physiotherapie bei pAVK	263
42.4.1	Maßnahmen im Stadium II	263
42.4.2	Maßnahmen im Stadium III	265
42.4.3	Maßnahmen nach operativer Intervention	265
43	**Manuelle Lymphdrainage bei sportlichen Ausdauerleistungen (Entmüdung/Regeneration)**	**267**
	G. Bringezu	
43.1	Ermüdungsformen	269
43.1.1	Periphere Ermüdung	269
43.1.2	Zentrale Ermüdung	269
43.1.3	Chronische Ermüdung	270
43.1.4	Erschöpfung	271
43.2	Erholung/Regeneration	271
43.2.1	Regenerationsmassage/Entmüdungsmassage	273
43.2.2	Methodik der Regenerationsmassage	273
44	**Manuelle Lymphdrainage zur Behandlung von Obstipation**	**281**
	G. Bringezu	
44.1	Pathologie/Pathophysiologie	282
44.1.1	Spastische Obstipation (irritables Kolon, Reizkolon)	282
44.1.2	Passagere Obstipation	283
44.1.3	Atonische Obstipation	283
44.2	Manuelle Lymphdrainage bei passagerer und atonischer Obstipation	284
44.2.1	Durchführung	284
45	**Literatur**	**287**

I Weitere Überlegungen zur Entstauungstherapie und Hinweise für die Praxis ... 289
G. Bringezu, O. Schreiner

46	**Sind Durchblutungsförderungsmaßnahmen und Entstauungsmaßnahmen kombinierbar?**	**291**
	O. Schreiner, B. Richardt	
46.1	Mögliche Therapiesituationen	292
46.2	Ödemart und Ödemstadium	292
46.2.1	Lymphödeme	292
46.2.2	Ödeme bei lokalen Entzündungen	292
46.2.3	Ödeme mit systemischer Ursache	293
46.3	Entstauende Maßnahmen	293
46.4	Durchblutungsfördernde Maßnahmen	293
46.4.1	Wärme	293
46.4.2	Kälte/Kühlung	294
46.4.3	Verschiedene Massagen	294
46.4.4	Gleichströme	297
47	**Die besondere Bedeutung von Manueller Lymphdrainage und Kompressionstherapie in der Physiotherapie**	**299**
	G. Bringezu, O. Schreiner	
47.1	Besondere Aspekte der Kompressionstherapie	300
47.2	Besondere Aspekte der Manuellen Lymphdrainage	300
47.3	Allgemeine Behandlungsrichtlinien für die Manuelle Lymphdrainage	301
48	**Befunderhebung und Dokumentation**	**303**
	G. Bringezu	
48.1	Erfolgskontrolle durch verschiedene Methoden der Volumenbestimmung	304
48.1.1	Vereinfachtes Messverfahren	304
48.1.2	Volumenbestimmung mit dem »4-cm-Scheibenmodell« nach Prof. Kuhnke	306
48.1.3	Volumenbestimmung mit Ödemgradmesser nach Dr. Herpertz	308
48.1.4	Plethysmometrie (Wasserverdrängungsmethode)	308
48.1.5	Volumenbestimmung mit optoelektronischen Apparaten (computergestützt)	310
48.1.6	Abschließende Hinweise	311
48.2	Dokumentation der Patientendaten und der Therapieergebnisse	312
48.2.1	Befunderhebung	312
48.2.2	Therapiebericht	312
48.2.3	Hautfaltendickenmessung	313
48.2.4	Fotografische Dokumentation	314
49	**Literatur**	**317**

J	**Anhang** **319**

50	**Wichtige Adressen**	**321**
50.1	Beratungsstellen, Selbsthilfegruppen, Kliniken bei Krebserkrankungen	322
50.1.1	Deutschland	322
50.1.2	Österreich	324
50.1.3	Schweiz	324
51	**CD-ROM: Inhaltsübersicht**	**321**
52	**Sachwortverzeichnis.**	**327**

Posttraumatische und postoperative Schwellungen

G. Bringezu, T. Galic, B. Schreiner, O. Schreiner

16 Grundlagen der Traumatologie – 3

17 Behandlungs- und Entstauungskonzepte bei typischen traumatischen Schwellungen – 13

18 Komplikationen im Heilungsverlauf am Beispiel des Morbus Sudeck – 29

19 Literatur – 35

Grundlagen der Traumatologie

O. Schreiner

16.1 Wundheilung –4
16.1.1 Blutstillung/Blutgerinnung –4
16.1.2 Wundheilung bei Gewebsdefekt –4

16.2 Therapeutische Möglichkeiten in der Traumatologie –5

16.3 Ziele der entstauenden Maßnahmen posttraumatisch/postoperativ –5

16.4 Entstauende Maßnahmen bei traumatischen Ödemen im Überblick –7

16.5 Manuelle Wund-, Narben- und Hämatombehandlung –8
16.5.1 Vorgehensweise –8
16.5.2 Zeitpunkt –8
16.5.3 Besonderheiten bei Verbrennungen/Verbrühungen –9

16.6 Behandlungszeiten und Behandlungsfrequenz –10
16.6.1 Kompressionsverband –10
16.6.2 Manuelle Lymphdrainage –10
16.6.3 Elektrotherapeutische Resorptionsförderung –10

16.1 Wundheilung

> **Definition**
> Als Wunde (lat. vulnus) bezeichnet man eine Unterbrechung des Zusammenhangs von Körpergeweben mit oder ohne Substanzverlust. Der Defekt ist die Folge
> - einer »zufälligen« Verletzung oder
> - eines chirurgischen Eingriffes (als Form des geplanten Traumas).

Hat der Organismus eine Verletzung erlitten, so ist er bestrebt, die offene, ungeschützte Stelle schnellstmöglich wieder zu verschließen, um
- den Verlust von Blut aus den Gefäßen möglichst gering zu halten.

Sind nicht nur Gefäße, sondern auch die Körperdecke verletzt, geht es darum,
- den Flüssigkeits- und Wärmeverlust und dadurch
- die Austrocknung der Wundfläche und vor allem
- den ungehinderten Zugang von Erregern

zu verhindern bzw. einzuschränken.

16.1.1 Blutstillung/Blutgerinnung

Zunächst kommt es zur **Reparatur der verletzten kleinen Gefäße**. Dies geschieht durch
- Blutstillung und anschließende
- Blutgerinnung.

Die **Blutstillung** erfolgt beim gesunden Menschen in den ersten 3 min durch die Bildung eines »weißen« Thrombozytenpfropfes bei gleichzeitiger Vasokonstriktion (primäre Hämostase).

Die eigentliche **Blutgerinnung** erfolgt in der zweiten Phase, der sog. sekundären Hämostase, die ca. 5–7 min andauert. In dieser Zeit verfestigt sich der erste, noch labile Blutpfropf. Dies ist auf den Einfluss verschiedenster Gerinnungsfaktoren zurückzuführen, deren »Schlüsselfaktoren« Prothrombin/Thrombin und Fibrinogen/Fibrin sind. In dieses stabilere Blutgerinnsel sind nun auch Erythrozyten eingelagert, so dass man vom endgültigen, gemischten oder auch »roten« Abscheidungsthrombus spricht. Im weiteren Verlauf erfolgt eine endgültige Stabilisierung durch sich zusammenziehende Fibrinfäden. Danach erfolgt durch Fibrinolyse eine Wiederauflösung des Gefäßverschlusses, so dass die Gefäße wieder durchgängig und damit funktionsfähig werden.

Ob eine Kühlung der verletzten Region in diesen Phasen förderlich oder eher hinderlich ist, wird immer noch kontrovers diskutiert (s. Bd. 1, ▶ Kap. 11).

> **Hinweis**
> Klar ist, dass eine Kühlung nicht zum dauerhaften Wundverschluss durch Vasokonstriktion beitragen kann. Dies läuft ohnehin physiologisch ab, und die ebenfalls (auch unter der Kühlung) einsetzende Gegenregulation der Vasodilatation verhindert eine dauerhafte Minderversorgung.

16.1.2 Wundheilung bei Gewebsdefekt

Die **Wundheilung** bei Verletzung von Gewebe ist je nach Gewebeart sehr unterschiedlich. Dies erklärt sich allein schon aus der Tatsache, dass nicht alle Gewebearten in der Lage sind, zerstörte Anteile durch weitere Zellteilung wieder herzustellen. Vor allem zerstörte Muskel- und Nervenzellen können sich nicht mehr erneuern, d. h., jede Verletzung wird durch sekundäres Gewebe (Bindegewebe) ersetzt.

Auch die Dauer der Wundheilung unterscheidet sich je nach Gewebeart und hängt nicht zuletzt von der Stoffwechselsituation des Gewebes innerhalb des Organismus ab. Man unterscheidet daher zwischen tachytrophem und bradytrophem Gewebe.

Die Wundheilung wird zudem durch die Art des Traumas und die daraus folgende Zerstörung des Gewebes beeinflusst. Prinzipiell lässt sich sagen, dass glatte Wundränder mit wenig zerstörtem Gewebe eine viel bessere, d. h. komplikationslosere Heilung aufweisen als solche, die durch Quetschung oder Zerreißung entstanden sind. Die schlechteste Prognose haben verschmutzte, infizierte und durch Verbrennung oder Verätzung entstandene Wunden.

Glatte Wundränder, die ohne nennenswerte Schichtverschiebungen aneinander gefügt werden können, heilen deshalb häufig defektlos. Man spricht von der primären oder »pp-Wundheilung« (»per primam«). Das Ziel jeder chirurgischen Intervention ist deshalb auch die Herstellung glatter Wundränder und das möglichst perfekte Aneinanderfügen und Verschließen von Wunden. Bei allen Gewebeverletzungen ohne diese Voraussetzungen ist mit einer sekundären Wundheilung (»per secundam«), auch »ps-Wundheilung« genannt, zu rechnen.

Verallgemeinert läuft jede Wundheilung im Gewebe in folgenden ineinander übergehenden Schritten ab:
1. **Exsudative Phase** des Wundödemes in den ersten Stunden, die über die Bildung einer Wundmembran in die Schorfbildung übergeht.
2. **Resorptive Phase** mit sog. kataboler Autolyse, d. h. mit zunächst gewebsabbauenden und -auflösenden Vorgängen (1. bis 3. Tag).
3. **Proliferative Phase**, d. h. anabole, also gewebsaufbauende Phase zunächst mit der Bildung von Kollagen (4. bis 7. Tag).
4. Endgültige **Reparationsphase** mit Bildung von Granulationsgewebe, meist mit Entstehung einer (Bindegewebs-)Narbe (etwa ab dem 8. Tag).

Die Zeitangaben sind Durchschnittswerte, bezogen auf den unkomplizierten Heilungsverlauf bei einer Hautverletzung. Bei anderen Gewebearten können die Phasen länger sein.

16.2 Therapeutische Möglichkeiten in der Traumatologie

Die Vielzahl an möglichen Verletzungen bzw. an operationsbedingten Folgezuständen eröffnet sowohl Ärzten als auch Physiotherapeuten ein weites Feld an Möglichkeiten. Aus diesem Grunde wird hier eine Eingrenzung vorgenommen, die der Themenstellung »Entstauungstherapie« Rechnung trägt.

Bei den **ärztlichen Maßnahmen** ist aus physiotherapeutischer »Entstauungssicht« prinzipiell zu unterscheiden zwischen:
— konservativen Maßnahmen und
— operativen Maßnahmen.

Dies ist von Bedeutung, weil die physiotherapeutischen Möglichkeiten bei »geschlossener Körperdecke« natürlich andere sind als bei einem Körperdeckendefekt. Im letzteren Fall sind folgende **Behandlungskriterien** zu beachten:
— die Ausdehnung der Wunde,
— der Verlauf der Wunde innerhalb des Ödemgebietes,
— der Heilungszustand der Wunde und
— die ärztliche Erlaubnis, die direkte Wundumgebung und die Wunde selbst mit in die Behandlung einbeziehen zu dürfen.

Die **physiotherapeutischen Maßnahmen** umfassen folgende grundsätzliche Ziele:
— Erstversorgung im Falle eines akuten, stumpfen Traumas.
— Prophylaktische Maßnahmen hinsichtlich der Ödemausbreitung und Retraumatisierung direkt postoperativ.
— Entstauende und durchblutungsfördernde Maßnahmen.
— Wund- und Narbenbehandlung.
— Mobilisation und Kräftigung sowie Innervationsschulung, frühfunktionell und auch in späteren Heilungsphasen.
— Schulung von Alltags- und Gebrauchsaktivitäten v. a. bei irreparablen Zuständen.

16.3 Ziele der entstauenden Maßnahmen posttraumatisch/ postoperativ

Um den Stellenwert einer Entstauungstherapie posttraumatisch/postoperativ zu verstehen, muss man die Mechanismen, die zur Schwellung führen, im Zusammenhang betrachten. Daraus lassen sich dann die therapeutischen Ansätze zur Schwellungsminderung ableiten.

Der komplexe Ablauf der Ödementstehung wird im schematischen Überblick deutlich (◘ Abb. 16.1). Das Schema zeigt, dass für die Entstehung einer eiweißreichen Schwellung folgenden Faktoren gleichermaßen verantwortlich sind:
— die **Entzündungsmechanismen** der direkt einsetzenden Reparatur- bzw. Heilungsphase (vor allem die verletzungsbedingt freigesetzten Mediatoren) und
— die Schmerzen (ebenfalls durch Mediatoren vermittelt).

Die posttraumatischen **Schmerzen** bedingen,
— dass der Patient alles tut, um sich nicht bewegen zu müssen (therapeutisch gesehen ist häufig das Gegenteil sinnvoll), und
— dass die Lymphgefäße, die die Verletzungsregion eigentlich drainieren sollen, vermindert aktiv bzw. durch den Verletzungshergang teilweise sogar direkt traumatisiert sind.

Die Transportleistung der Lymphgefäße ist also **vorübergehend** erheblich vermindert. Mit anderen Worten: Die Lymphgefäße können ihre Funktion als Sicherheitsventil

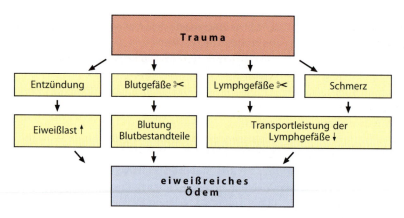

Abb. 16.1. Einfaches Schema der Pathogenese einer posttraumatischen eiweißreichen Schwellung

momentan nicht mehr oder doch nur eingeschränkt erfüllen.

Entstauende Maßnahmen – hier vor allem die Manuelle Lymphdrainage – vermindern bereits frühzeitig die Schwellung. Dies führt zu folgenden Effekten:

- Weniger Schwellung bedingt eine bessere Beweglichkeit.
  Da die Gewebespannung in Gelenknähe das gesamte Bewegungsausmaß beeinflusst, bedeutet eine schwellungsbedingte Erhöhung der Spannung eine erhebliche Einschränkung. Dies ist sowohl für den Heilungsverlauf als auch für die zusätzlich entstauende Wirkung der physiologischen Muskel- und Gelenkpumpe ungünstig.
- Weniger Schwellung bedingt auch eine vermehrte Sicherheit der Bewegung.
  Eine Schwellung irritiert die Propriozeptoren (die die Gelenkstellung im Raum vermitteln) zusätzlich. Dies ist natürlich besonders bei Schwellungen an den unteren Extremitäten von Bedeutung, die zu Gangbildveränderungen und dadurch meist zur Gangunsicherheit führen. So wird der Patient zusätzlich von wichtiger d. h. auch rückstromfördernder Bewegung abgehalten.
- Parallel verabreichte Medikamente, vor allem in Form von Salbenverbänden u. Ä., entfalten eine bessere lokale Wirkung, wenn weniger Schwellung vorhanden ist.

Diese Effekte sind nicht zu unterschätzen, da sie für den Heilungsverlauf und damit nicht zuletzt für das Endergebnis von großer Bedeutung sind.

Weiterhin werden mit der manuellen Entstauung

- besser die traumatisch bedingten »Wundbestandteile« beseitigt, so dass damit die Makrophagentätigkeit als Bestandteil der ersten Phasen der »Reparatur« unterstützt wird, und
- die Entzündungs- und Schmerzmediatoren abtransportiert.

Hat der Patient weniger Schmerzen, wird die unter Schmerzbedingungen verminderte Lymphgefäßtätigkeit wieder normalisiert. Der Patient fühlt sich außerdem sicherer und ist wieder bereit, Aktivitäten auszuführen, was abstromfördernd und heilungsverbessernd wirkt.

Wird die nähere und nächste Wundregion mit den Griffen der Manuellen Lymphdrainage behandelt, wirkt sich die Schwellungsverringerung direkt auf die Diffusionsverhältnisse aus. Dadurch werden »Reparaturmechanismen« wie Granulationsvorgänge, Gefäßeinsprossungen etc. initiiert und in Gang gehalten.

> **Hinweis**
>
> Die Manuelle Lymphdrainage bedingt nicht nur eine bessere, sondern auch eine frühere Wundheilung und verringert damit auch das behindernde Narbengewebe. Sie fördert also letztlich die **primäre Wundheilung**.

16.4 Entstauende Maßnahmen bei traumatischen Ödemen im Überblick

Die Möglichkeiten zur Entstauung sind nicht zuletzt abhängig von der ärztlichen Versorgung des Traumas. Die ◘ Tab. 16.1 zeigt die Möglichkeiten bei konservativer und operativer Versorgung im Vergleich.

Im Folgenden werden besonders die Prinzipien der Manuellen Lymphdrainage näher erläutert.

◘ **Tab. 16.1** Entstauende Maßnahmen im Überblick – Vergleich zwischen konservativer und operativer Versorgung

Entstauende Maßnahme	Stellenwert und Ziele	
	Posttraumatisch bei konservativer Versorgung	Postoperativ
Hochlagerung	Zur Vermeidung der Ödemzunahme und zur Schmerzverminderunga	Zur Vermeidung der Ödemzunahme und zur Schmerzverminderunga
Kompression	Zur Vermeidung der Ödemzunahme und zur Ödemreduktion	Kein genereller Bestandteil der Versorgungsmaßnahme, da teilweise gar nicht möglich. Wird sie doch eingesetzt, erfüllt sie im OP-Gebiet vorrangig eine Schutzfunktion. In der Phase der relativen Immobilisation Einsatz vor allem zur Thrombose-/Embolie-Prophylaxe.
Kühlung	Meist als Erstversorgung, vorwiegend zur Schmerzreduktion, nur in zweiter Linie zur Entzündungsreduktion (durch Stoffwechselsenkung) und damit zur Verminderung der Ödemzunahme	Meist als Erstversorgung, vorwiegend zur Schmerzreduktion, nur in zweiter Linie zur Entzündungsreduktion (durch Stoffwechselsenkung) und damit zur Verminderung der Ödemzunahme
Manuelle Lymphdrainage	Prinzipiell direkt posttraumatisch möglich, aufgrund des vorrangigeren Kompressionsverbandes jedoch zunächst nur proximal der Verletzungsstelle durchführbar. Nach den ersten Stunden, nach Entfernen des Erstverbandes und genauer ärztlicher Untersuchung auch im direkten Verletzungsgebiet möglich, wobei ein ausreichend großer zeitlicher Abstand zur Kühlung bestehen muss	Prinzipiell direkt postoperativ möglich, durch die Wundabdeckung jedoch auf die Region proximal des OP-Gebietes beschränkt. Nach Entfernung des Wundverbandes bzw. nach Öffnen des Gipsverbandes zu Therapiezwecken auch im eigentlichen OP-Gebiet inklusive Narbenregion möglich
Elektrotherapie	Bereits in der frühen Verletzungsphase (innerhalb der ersten 24 Std. posttraumatisch) als Exsudationsminderungsversuch möglich. Später mit dem Ziel der Resorptionsförderung	Nur selten möglich, da die Wundabdeckung häufig die Anlage im OP-Gebiet ausschließt. Nach Entfernung der Wundabdeckung oft unmöglich wegen OP-Narbe und/oder Osteosynthesematerial. Ausnahmen: minimalinvasive operative Eingriffe wie Arthroskopie
Atemtherapeutische Maßnahmen zur Ödemreduktion	Kaum relevant, höchstens bei rumpfnahen größeren Schwellungen oder bei Schwellungen/Hämatomen am Thorax selbst	Relevant höchstens bei größeren rumpfnahen Operationen. Bei Operationen im Schultergürtelbereich abflussverbessernde Wirkung auf die Venenwinkelregion mit Beeinflussung des Mündungsgebietes des Lymphgefäßsystems. Bei Operationen an den unteren Extremitäten, die häufig mit zeitweiser Immobilisation einhergehen, Einsatz vor allem frühpostoperativ zur Pneumonieprophylaxe möglich. In Verbindung mit Griffen der Manuellen Lymphdrainage (Bauchtief-Drainage) Aufwertung der rückflussfördernden Wirkung

a Mit zunehmender Mobilisation tritt diese Maßnahme immer mehr in den Hintergrund.
b Die manchmal noch liegende Redon-Saugdrainage ist kein Argument gegen die Manuelle Lymphdrainage, da sie für das direkte Wundgebiet zuständig ist, und nicht – wie die Manuelle Lymphdrainage – für die reaktive Schwellung.

16.5 Manuelle Wund-, Narben- und Hämatombehandlung

Im Vergleich zu anderen physiotherapeutischen Ansätzen bietet die Manuelle Lymphdrainage bei der Wund-, Narben- und Hämatombehandlung vor allem den Vorteil, dass sofort nach dem Trauma bzw. der Operation mit der Entstauungstherapie begonnen werden kann. Durch die besonderen Charakteristika dieser Therapieform ist eine schmerzfreie Griffeapplikation garantiert (s. Bd. 1, ▶ Kap. 4.3). Der Abtransport von »Wundbestandteilen«, die letztlich den Heilungsprozess behindern, wird beschleunigt. Zudem lässt sich auch durch proximales Arbeiten außerhalb des unmittelbaren Wundgebiets über die lymphgefäßanatomischen Zusammenhänge noch Einfluss nehmen.

Selbst für eine **präoperative Lymphdrainagebehandlung** stellt sich eine Indikation, wenn ein Trauma, z. B. ein Inversionstrauma des Sprunggelenkes, vorausging und die Operationsindikation erst durch die weitere Untersuchung festgestellt wurde.

16.5.1 Vorgehensweise

Im direkten Wund-/Narben-/Hämatomgebiet geht man folgendermaßen vor:

- Zunächst wird ausschließlich **proximal der Schadensstelle** behandelt. Ob die Behandlung der **Halsregion** (=Basisbehandlung) vorausgeht, hängt von folgenden Faktoren ab:
  – vom Umfang des Traumas und damit von der Größe der Schadensstelle,
  – von der Lokalisation der Schadensstelle und
  – vom Zeitpunkt der Behandlung posttraumatisch/postoperativ. Der Zeitpunkt bestimmt die Zusammensetzung und die Konsistenz der eiweißreichen Schwellung/des Hämatoms.
- Ähnliche Überlegungen spielen bei der Frage nach der Manipulation der tiefen intrapelvinen, retroperitonealen und/oder intrathorakalen Lymphknoten in Form der **Bauchtiefendrainage** bzw. der **Brustkorbrandgriffe** eine Rolle.
- Wie dicht die Griffe an die Schadensstelle heranreichen können, richtet sich nach
  – der Schmerzschwelle und
  – der evtl. vorhandenen Wundabdeckung.
- Proximal werden möglichst großflächige Griffe gewählt – vor allem **Stehende Kreise** einhändig oder beidhändig, je nach Lokalisation, während im eigentlichen Wund-/Hämatomgebiet überwiegend mit wechselweise und/oder parallel ausgeführten **Daumenkreisen** oder auch mit aufgestellten Fingern gearbeitet wird.

> **Hinweis**
>
> Selbstverständlich sind Druckstärke und Griffegeschwindigkeit so anzupassen, dass keinerlei Schmerzen entstehen bzw. vorhandene nicht verstärkt werden.

- Die Arbeitsrichtung der Griffe ist stets nach **proximal** gerichtet. Dies bedeutet:
  – Die Griffe führen »sternförmig« bzw. im »Fischgrätmuster« von der Schadensstelle weg (○ Abb. 16.2a, b).
  – Es wird nie in Richtung Wunde entstaut!
  – Die proximalen Lymphknoten werden zwischendurch immer wieder manipuliert.

> **Hinweis**
>
> Eine beschwerdefreie/-arme Lagerung ist selbstverständlich. Wenn es möglich ist und die Behandlung nicht einschränkt, sollte die betroffene Extremität während der Behandlung hochgelagert werden.

16.5.2 Zeitpunkt

Prinzipiell ist es möglich, die Manuelle Lymphdrainage **unmittelbar posttraumatisch** auszuführen. Da jedoch andere Maßnahmen wie die Versorgung der akuten Verletzung (»PECH-Regel«) bzw. der Wundverschluss und alle damit zusammenhängenden Maßnahmen eine höhere Priorität haben, erfolgt die erste Behandlung in der Regel frühestens nach einigen Stunden.

Klinische Beobachtungen und Studien belegen den Wert eines frühen Einsatzes der Manuellen Lymphdrainage (s. dazu z. B. Pfander 1985; Hutzschenreuter et al. 1989; Schreiner 1989; Streibl 1993; Schäfer 2004).

16.5 Manuelle Wund-, Narben- und Hämatombehandlung

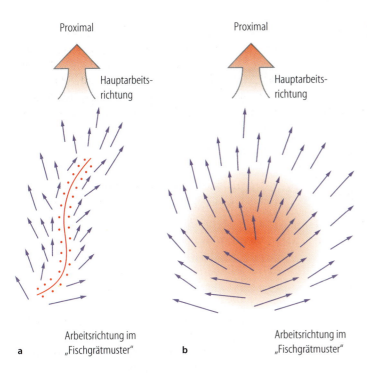

Abb. 16.2a,b. Schema der grifftechnischen Arbeitsweise mit Manueller Lymphdrainage **a** an einer OP-Narbe, **b** bei einem Hämatom

16.5.3 Besonderheiten bei Verbrennungen/Verbrühungen

Prinzipiell ist bei der Behandlung von Verbrennungen zunächst genauso vorzugehen wie bei Wunden anderer Ursache (s. oben). Mit anderen Worten: Eine manuelle Entstauung führt immer nach proximal von der Wundregion weg.

> **Vorsicht**
> Je nach Schweregrad und Ausmaß der Verbrennung müssen anfangs alle physiotherapeutischen Maßnahmen unter aseptischen Bedingungen durchgeführt werden.

Zum frühestmöglichen Zeitpunkt einer Lymphdrainagebehandlung gibt es bisher keine umfassenden Erfahrungen.

> **Hinweis**
> Sobald nicht mehr unter aseptischen Bedingungen gearbeitet werden muss, lautet das physiotherapeutische Ziel: Hypertrophe Narbenbildungen möglichst gering halten und damit Funktionseinschränkungen vermeiden.

Bei den einzelnen Verfahren sind folgende Aspekte zu beachten:
- Die **Lagerung** erfolgt zunächst als »Behandlungslagerung« in Mittelstellung, dann allmählich in Dehnstellung bis hin zur sog. »Dauerlagerung«, d. h. für das Narbengewebe sollte die Dehnstellung so oft und so lange wie möglich eingenommen werden (Cordes et al. 1989).
- **Aktive**, wenn nicht anders möglich **auch passive Bewegungen** sorgen für den Beweglichkeitserhalt und für eine Beweglichkeitsverbesserung bei narbenbedingter Einschränkung.
- Die **Kompressionstherapie** sollte als **Dauerkompression** durchgeführt werden.
- Die **Manuelle Lymphdrainage** kann auf die gleiche Art eingesetzt werden wie bei der Wundbehandlung (s. oben).

Bei **bereits bestehenden Narben** nach Verbrennungen bzw. Verbrühungen ist immer mit größeren Problemen zu rechnen, da meist tief greifende und mehr oder weniger ausgedehnte Keloidbildungen (fibromartige Hautwucherung) vorliegen. Daher kommt es oftmals zu Bewegungseinschränkungen bis hin zu regelrechten Narbenkontrakturen. Die Behandlung solcher Narben mit

- Krankengymnastik,
- Kompressionstherapie,
- Manueller Lymphdrainage in Kombination mit
- Ultraschall sowie
- Narbenpflege mit Salben

ist sehr aufwändig und muss kontinuierlich mehrere Male pro Woche über einen Zeitraum von vielen Wochen oder gar Monaten erfolgen (Rohn 1983, 1987).

16.6 Behandlungszeiten und Behandlungsfrequenz

Die Behandlungszeiten und -frequenzen bei traumatischen Schwellungen richten sich nach
- der Art der entstauenden Maßnahme (s. unten),
- dem Zeitpunkt der Behandlung posttraumatisch/postoperativ und damit
- der Symptomlage, vor allem Ausmaß der Schwellung und Grad der dadurch bedingten Behinderung.

16.6.1 Kompressionsverband

Die **Kompressionstherapie** spielt vor allem in der Behandlung stumpfer Traumen wie Gelenkdistorsionen und Kontusionstraumen eine wichtige Rolle (zu den Prinzipien bei posttraumatischen Schwellungen s. Bd. 1, ▶ Kap. 5.5).

Für den Kompressionsverband gilt: Der direkt posttraumatisch angelegte Kompressionsverband stellt eine Art **Dauermaßnahme** zumindest für einige Tage dar. Er wird nur zeitweise, z. B. zu Kontrollzwecken, abgenommen. Im Vergleich dazu sind entstauende Maßnahmen wie Manuelle Lymphdrainage und resorptionsfördernde Elektrotherapie typische »Kurzzeitanwendungen«.

16.6.2 Manuelle Lymphdrainage

Für die Manuelle Lymphdrainage gilt: In der **frühen Phase** posttraumatisch, d. h., in den ersten Stunden bzw. in den ersten beiden Tagen, erstreckt sich die Behandlung mit Manueller Lymphdrainage meist lediglich auf **10–15 min**. In der Akutphase des Traumas beschränkt sich das **Behandlungsareal** nur auf den proximalen Bereich des Schadengebietes.

Je mehr von der eigentlichen Behandlungsregion in den **Folgetagen** zugänglich ist, umso mehr verlängert sich die Behandlungszeit bis zu einer **Obergrenze von ca. 30 min**.

> **Hinweis**
>
> Die Behandlung sollte mindestens **täglich** erfolgen – am besten jeweils vor der Mobilisation, da die Entstauung das Bewegungsausmaß vergrößert.

❗ **Vorsicht**
Von einer **direkten Kombination** mit **Kälteanwendungen** ist abzuraten. Die Effekte der Manuellen Lymphdrainage würden damit wieder zunichte gemacht bzw. kämen erst gar nicht zum Tragen.
Daher gilt: Keine direkten Kälteanwendungen
- 60 min vor Beginn der Manuellen Lymphdrainage,
- 90–120 min nach Beendigung der Manuellen Lymphdrainage.

Wenn sich bei der anschließenden krankengymnastischen Behandlung die Schmerzen wieder verstärken und die sonstigen Entzündungszeichen wieder vermehren, kann ausnahmsweise schon früher mit der Kühlung begonnen werden.

16.6.3 Elektrotherapeutische Resorptionsförderung

Die Prinzipien der **elektrotherapeutischen Resorptionsförderung** werden in Bd. 1, ▶ Kap. 7 ausführlich dargestellt.

❗ **Vorsicht**
Für die Anwendung in der **Akutphase** eines stumpfen Traumas (also innerhalb der ersten 24 Stunden) ist Folgendes zu beachten: Damit keine Gewebsschädigungen durch ungewollte elektrotherapeutisch stimulierte Muskelkontraktionen provoziert werden, ist die Dosierung so zu wählen, dass die motorische Schwelle **nicht** erreicht wird.

In den **späteren Phasen** müssen die Elektroden unter funktionellen Gesichtspunkten angelegt werden.

❗ **Vorsicht**
Durch die entsprechende Lagerung dürfen lediglich isometrische Muskelkontraktionen entstehen – mit elek-

16.6 Behandlungszeiten und Behandlungsfrequenz

trischen Impulsen dürfen keinesfalls dynamische Gelenkbewegungen provoziert werden!

Zum Zeitumfang für die elektrotherapeutische Behandlung gilt:

> **Hinweis**
>
> Die Behandlung mit **exsudationsmindernden Impulsströmen in den ersten 24 Stunden** posttraumatisch sollte nur durchgeführt werden, wenn sich dadurch der Schmerz nicht verstärkt und sich die Entzündungszeichen nicht vermehren. Eine Behandlung sollte dann **täglich, besser 2-mal täglich** erfolgen und **jeweils bis zu 30 min** dauern. Gleiches gilt für die sich in den **Folgetagen** anschließende **elektrotherapeutische Resorptionsförderung**.

Der besondere Vorteil dieser Art der Behandlung besteht darin, dass der Therapeut nicht während der gesamten Behandlungszeit, sondern lediglich zur korrekten Elektrodenplatzierung und zur gelegentlichen Kontrolle anwesend sein muss. Damit kann die Elektrotherapie in die »Behandlungsfreiräume« d. h. in die Zeit zwischen anderen Therapiemaßnahmen gelegt werden. Allerdings ist Folgendes zu beachten:

> **Hinweis**
>
> Bei den ersten Behandlungseinheiten sollte der Therapeut ständig in der Nähe sein, um direkt auf unvorhergesehene Reaktionen des Patienten reagieren zu können (z. B. mit einer Dosisanpassung).

Im Klinikalltag kann eine solche Behandlung z.B. durchgeführt werden, während im gleichen Zimmer oder in der Nachbarbehandlungskabine ein anderer Patient behandelt wird.

Beispielhaft für die Vielzahl aller denkbaren traumatischen Schwellungszustände werden im Folgenden anhand einiger häufiger und typischer Situationen die jeweiligen Entstauungsschwerpunkte im Rahmen des Gesamttherapiekonzeptes dargestellt.

Behandlungs- und Entstauungskonzepte bei typischen traumatischen Schwellungen

G. Bringezu, T. Galic, B. Schreiner, O. Schreiner

17.1 Therapiekonzepte bei der konservativ versorgten Gelenkdistorsion –14
17.1.1 Therapieziele –14

17.2 Pathologie der Distorsion des Sprunggelenks –14

17.3 Entstauungstherapie bei konservativer Behandlung einer Distorsion im oberen Sprunggelenk (OSG) –15
17.3.1 Maßnahmen in den einzelnen Phasen –15

17.4 Therapiekonzepte bei Muskelkontusionen – Unterschiede zur Gelenkdistorsion –19
17.4.1 Pathophysiologie der Muskelkontusion –19
17.4.2 Therapiekonzepte bei Muskelkontusionen –19

17.5 Entstauungstherapie am Beispiel der Muskelkontusion an der dorsalen Oberschenkelseite –20
17.5.1 Maßnahmen in den einzelnen Phasen –20

17.6 Reizerguss des Kniegelenkes –20

17.7 Entstauungstherapie beim Reizerguss des Kniegelenkes –21
17.7.1 Manuelle Lymphdrainage –22
17.7.2 Elektrotherapeutische Resorptionsförderung –22

17.8 Therapie- und Entstauungskonzepte bei operativer Versorgung von Verletzungen und nach endoprothetischer Versorgung –23
17.8.1 Manuelle Lymphdrainage –24

17.9 Therapie- und Entstauungskonzepte bei Amputationen –28

Bei der Vielzahl der Strukturen, die bei stumpfen Traumen bzw. auch bei chirurgischen Eingriffen betroffen sein können, ist es naturgemäß schwierig, ein einheitliches Therapiekonzept aufzustellen, das sich darüber hinaus noch konkret am zeitlichen Verlauf der einzelnen Heilungsphasen orientiert. Um die prinzipielle Verfahrensweise aufzuzeigen, werden im Folgenden jeweils der etwaige Verlauf und die physiotherapeutischen Maßnahmen erläutert. Wir sind uns bewusst, dass die Konzepte und der daraus resultierende Maßnahmenkatalog über die im Regelfall durchgeführte Behandlung hinausgehen. Wir verstehen sie quasi als physiotherapeutisches »Optimalprogramm«, ohne dass dabei Aspekte wie Budgetgrenzen und Ähnliches mehr berücksichtigt wären.

Wenn im Folgenden von stumpfen Traumen die Rede ist, sind davon folgende Situationen **ausgeschlossen**:
— lebensbedrohliche Verletzungen wie größere Gefäßrupturen,
— Verletzungen wie offene Frakturen etc., die einer unmittelbaren ärztlichen Versorgung bedürfen.

Auch und gerade bei Muskelkontusionen kann die Entstehung eines sog. Kompartmentsyndroms unmittelbar nach der Verletzung nicht ausgeschlossen werden. Deshalb wird in solchen Fällen immer wieder darauf hingewiesen, unbedingt auf die entsprechenden Symptome zu achten.

Zum Kompartmentsyndrom ▶ Kap. 17.4, »Pathophysiologie der Muskelkontusion«.

17.1 Therapiekonzepte bei der konservativ versorgten Gelenkdistorsion

Die Therapiemöglichkeiten und -erfordernisse richten sich nach dem jeweiligen posttraumatischen Stadium. Dabei unterscheidet man zwischen
— akuter Phase, d. h.
  a) unmittelbar nach dem Unfall bis etwa 3 Stunden posttraumatisch bzw.
  b) ab etwa 3 Stunden posttraumatisch bis etwa zum 3. Tag;
— subakuter Phase, d. h. etwa ab dem 4./5. Tag nach dem Unfall; und
— den Spätfolgen, d. h. ab etwa 2–3 Wochen nach dem Trauma und darüber hinaus.

17.1.1 Therapieziele

Akute Phase bis 3 Stunden posttraumatisch
— Blutungsausmaß und -ausbreitung eindämmen, danach
— Schmerzen mindern.

❗ **Vorsicht**
Bei größeren proximalen Gelenken, vor allem beim Kniegelenk, auf Symptome für ein Kompartmentsyndrom achten!

Akute Phase ab 3 Stunden posttraumatisch
— Hämatom-/Schwellung abbauen,
— eine bindegewebige Organisation und damit Verkapselungen und Verklebungen verhindern,
— Schmerzen mindern.

❗ **Vorsicht**
Weiterhin auf die Symptomatik für ein Kompartmentsyndrom achten!

Subakute Phase
— Hämatom-/Schwellung abbauen,
— eine bindegewebige Organisation und damit Verkapselungen und Verklebungen verhindern,
— Schmerzen mindern,
— Muskeln kräftigen.

Chronische Phase bzw. Spätfolgen
— Evtl. Resthämatome beseitigen,
— evtl. Verklebungen beseitigen,
— Muskeldysbalancen ausgleichen,
— Fehlbelastungen und Ausweichbewegungen korrigieren.

17.2 Pathologie der Distorsion des Sprunggelenks

Die statistisch weitaus häufigste Form der Bandverletzung betrifft den fibularen Bandapparat und wird als sog. **Supinations**- oder auch **Inversionstrauma** bezeichnet. Synonyme Begriffe sind Distorsion des fibularen Bandapparates, Außenbandruptur oder auch Bänderriss des oberen Sprunggelenks. Die sog. **chronische fibulare Bandinstabilität** ist dabei sowohl Ursache als auch mögliche Folge eines solchen Traumas.

Die Außenbänder können beim Supinationstrauma zumindest überspannt werden; es kann jedoch auch zu isolierten oder kombinierten **Zerreißungen** kommen, und zwar in der **Reihenfolge**
- Lig. fibulotalare anterius,
- Lig. fibulocalcaneare und
- evtl. sogar zusätzlich Lig. fibulotalare posterius.

Die typischen **Symptome** sind:
- sich rasch entwickelnde Schwellung,
- früh sichtbares Hämatom (Abb. 17.1) und
- Bewegungs- und Druckschmerz am Außenknöchel.

Hinweis

Das Supinationstrauma wird heute bevorzugt **konservativ behandelt**, zumindest wenn es sich nicht um eine **komplette Instabilität** handelt. Dabei werden Supination und Pronation, die funktionalen Bewegungen des USG, durch einen Verband oder eine Orthese verhindert; Dorsalextension und Plantarflexion, die funktionalen Bewegungen des OSG, bleiben erhalten.

Ist jedoch eine **deutliche Aufklappbarkeit** zu erkennen (durch Talusvorschub und gehaltene Aufnahme diagnostiziert), so ist dies ein Zeichen für die Ruptur mehrerer Bänder. Es handelt sich also um eine komplette Instabilität, die man dann meist **operativ** versorgt.

Bei einer Sprunggelenkdistorsion kann es jedoch auch zu **Frakturen im oberen Sprunggelenk** kommen. Beim Unfall wirken große Kräfte auf die Sprunggelenkregion ein, da der gesamte Körper als (beschleunigter) Hebel wirkt. Daher muss bei Verdacht auf eine Fraktur im OSG immer auch der proximale Anteil des Unterschenkels untersucht werden.

Neben den Bändern sind also nicht selten auch andere Strukturen betroffen. Dazu zählen
- die Fibula (bevorzugt im Malleolenbereich, manchmal jedoch auch proximal),
- die Syndesmose zwischen Fibula und Tibia und nicht selten auch
- der tibiale Malleolus.

Je nach Schweregrad, eingeteilt nach Weber in Grad A–C, wird auch hier zwischen einer konservativen Versorgung und einer OP-Indikation unterschieden.

17.3 Entstauungstherapie bei konservativer Behandlung einer Distorsion im oberen Sprunggelenk (OSG)

17.3.1 Maßnahmen in den einzelnen Phasen

Akute Phase bis 3 Stunden posttraumatisch
- **Kompressionsverband**, funktionell angelegt, um den Gewebedruck zu erhöhen und damit die Blutverteilung einzudämmen. Weiteres Ziel: Ruhigstellung im Sinne der Retraumatisierungsprophylaxe.
- **Intervallkühlung**, um das Schmerzempfinden zu mindern; dabei ist die Qualität des Schmerzes ständig zu kontrollieren.
- **Hochlagerung**, um den schmerzsteigernden Kapillardruck zu verringern und um zu vermeiden, dass das Blut in benachbarte (Gelenk-)Regionen absackt.

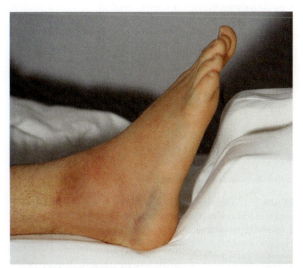

Abb. 17.1. Deutlich sichtbare typische posttraumatische Schwellung nach Inversionstrauma, 3 Tage posttraumatisch

Akute Phase ab 3 Stunden posttraumatisch bis zum 3. Tag

- Zunächst weiterhin **Kompression und Hochlagerung**.
- **Manuelle Lymphdrainage** zum Abbau und Abtransport der Hämatombestandteile und der Entzündungs- und Schmerzmediatoren (Behandlungssystematik s. unten).

> **Hinweis**
>
> Besonders günstig ist der Zeitpunkt für die erste Manuelle Lymphdrainage, wenn nach 3 Stunden die Kühlung der Verletzungsregion versuchsweise abgesetzt wurde und sich das Gewebe nach weiteren 60–90 min stoffwechselnormalisiert hat.

- **Elektrotherapie**, zunächst zur **Exsudationsminderung** (◘ Abb. 17.2a). In den ersten 24 Stunden möglichst 2-mal täglich, mindestens jedoch 1-mal pro Tag für 30 min.
  Ab dem 2.–3. Tag Elektrotherapie zur **Resorptionsförderung** (◘ Abb. 17,2b), mindestens 1-mal, besser 2-mal pro Tag für jeweils 30 min.
- **Isometrische Kontraktionen**, sobald schmerzarm möglich.
- Etwa ab dem 3. Tag Anlage eines **Tape-Verbandes** oder Verwendung einer entsprechenden **Orthese**, die die Pro- und Supination verhindert, jedoch Dorsalextension und Plantarflexion zulässt. Beide Methoden ersetzen die Versorgung der ersten Tage.
- Neben weiteren isometrischen Spannungsübungen ab dem 2./3. Tag bereits **dynamische Gelenkbewegungen** in Richtung Dorsalextension und Plantarflexion, zunächst ohne Widerstand. Dadurch zusätzlicher Schwellungsabbau und Schulung der gestörten Propriozeption, außerdem Muskelentspannung.

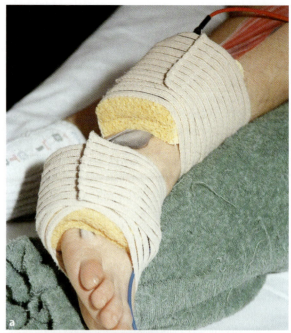

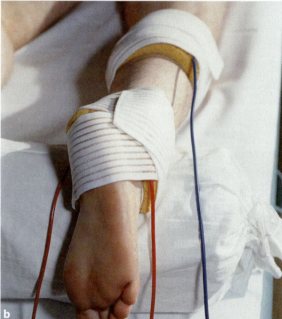

◘ **Abb. 17.2.** **a** Elektrodenanlage zur Exsudationsminderung in den ersten 24 Stunden posttraumatisch unbedingt unter der motorischen Schwelle, **b** Elektrodenanlage zur Resorptionsförderung. Die Kathode liegt nun proximal auf der Wadenmuskulatur, die beiden Anoden umschließen die Schwellungsregion. Die motorische Schwelle darf dabei erreicht werden.

17.3 Entstauungstherapie bei konservativer Behandlung einer Distorsion im oberen Sprunggelenk (OSG)

Manuelle Lymphdrainage: Behandlungssystematik (Abb. 17.3)

Zu diesem Zeitpunkt ist meist keine Halsbehandlung notwendig, da die Entfernung zwischen Läsionsort und Einmündung des Lymphgefäßsystems recht groß und das Schwellungsausmaß verhältnismäßig gering ist.

Auch die Griffe für die tiefen Beckenlymphknoten (Bauchtiefdrainage) sind meist nicht nötig. Diese Griffe sind lediglich bei ausgeprägteren Schwellungen sowie nach mehreren Tagen posttraumatisch sinnvoll.

Am **Bein** wird zunächst intensiv der Übergang von Bein und Becken mit Stehenden Kreisen auf den iliakalen und inguinalen Lymphknoten behandelt. Auf dem Oberschenkel werden einige wenige großflächige Griffe ausgeführt.

In der **Knieregion** bildet die Kniekehle den ersten »echten« Behandlungsschwerpunkt, da die Lymphgefäße des dorsolateralen Gefäßbündels von der Verletzungsregion am Außenknöchel ihren dortigen Verlauf haben (Abb. 17.4). Die Behandlung kann von hier ab sowohl aus Rückenlage als auch aus Bauch- oder Seitlage erfolgen.

Auch die **Unterschenkelregion** kann aus Rücken- und aus Bauch- oder Seitlage behandelt werden (Abb. 17.5).

Wird die Behandlung der **lateralen Knöchelregion** bereits toleriert, können die Griffe je nach Ausmaß und Ausbreitung der Schwellung des Hämatoms (Abb. 17.6a, b) neben der »üblichen« Rückenlage gelegentlich auch in Seitlage oder auch in Bauchlage appliziert

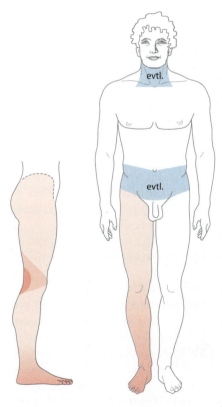

Abb. 17.3. Schema der Behandlungssystematik bei einem Inversionstrauma. Die blau markierten Körpergebiete sind nicht direkt von der Schwellung betroffen, können jedoch aus Entstauungsgründen mitbehandelt werden (sog. »Ödemabflussgebiete«). Die roten Körperabschnitte stellen die eigentliche Ödemregion und deshalb grifftechnische Schwerpunkte dar

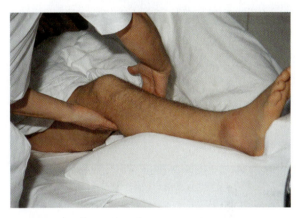

Abb. 17.4. Schwerpunkt der Poplitea mittels Stehender Kreise

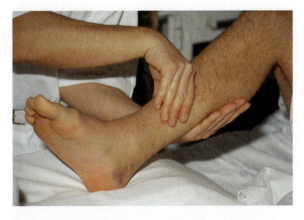

Abb. 17.5. Kombination zwischen Pumpgriff am ventralen und Schöpfgriff am dorsalen Unterschenkel. Voraussetzung: Der Patient kann die Position beschwerdefrei einnehmen

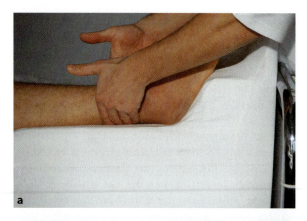

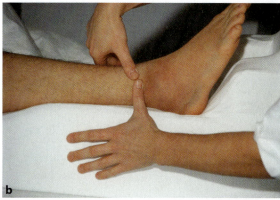

Abb. 17.6a,b. Schwerpunktgriff im direkten Bereich der Läsionsstelle **a** mittels Stehender Kreise, **b** mittels Daumenkreisen

werden. Zwischendurch sollte immer wieder nach proximal zur Poplitea abgeleitet werden.

Als Abschluss sind die Entstauung der **Kniekehle** (z. B. aus Bauchlage) und die Nachbehandlung der Extremitätenwurzel zu empfehlen.

> **Hinweis**
>
> Die Gesamtbehandlungszeit beträgt zu diesem frühen Zeitpunkt lediglich **15–20 min** (ohne Halsregion und tiefen Becken-Bauch-Lymphknoten). Etwa ab dem 3. Tag verlängert sich die Behandlungszeit meist auf **20–25 maximal 30 min**, da häufig erst jetzt im direkten Bereich der Läsionsstelle behandelt werden kann (Abb. 17.6a, b).

Subakute Phase

Wurde nach dem vorab beschriebenen Schema behandelt, ist nicht mit Verklebungen bzw. mit der Tendenz zu einer Hämatomverkapselung an ungünstigen Stellen (z. B. im Bereich des Sinus tarsi) zu rechnen. Daher kann die Behandlung noch einige Tage so weitergeführt werden wie in der akuten Phase.

Hat die Therapie zu spät eingesetzt bzw. sind andere Komplikationen aufgetreten, so dass es zu bewegungseinschränkenden Verklebungen kommen konnte, sind die Maßnahmen der akuten Phase verstärkt anzuwenden, um sowohl die Schwellung als auch bestehende Hämatomreste zu beseitigen. Konkret bedeutet dies:

- Die **Manuelle Lymphdrainage** sollte unbedingt bis in die Verletzungsregion ausgedehnt werden; gleichzeitig ist die Behandlungszeit immer mit 30 min zu veranschlagen. Die proximale Vorbehandlung umfasst jetzt auch die Halsregion (=sog. Basisbehandlung) und außerdem auch einige Griffe der Bauchtiefendrainage.
- Die **elektrotherapeutische Resorptionsförderung** sollte mit Impulsströmen versucht werden, die eine deutliche durchblutungsfördernde Wirkung haben und mindestens 2 ms Flusszeit aufweisen. Dies ist beim Träbertschen oder auch Ultrareizstrom (URS) der Fall. Nur wenn die dadurch hervorgerufene Gewebereizung nicht toleriert wird, sind die Impulsflusszeiten zu verkürzen.
- Unterstützend können **milde lokale Wärme** und andere durchblutungsfördernde Maßnahmen wie **Ultraschall** eingesetzt werden. Zunächst wird mit geringer Intensität und kurzer Zeit beschallt.
- Wichtig ist zu diesem Zeitpunkt das Wiederansprechen der gestörten Propriozeption.

Chronische Phase bzw. Spätfolgen

Bei **bewegungseinschränkenden Verklebungen und Verkapselungen**, meist Folgen einer unzureichenden Behandlung in den ersten Phasen, sind stark durchblutungsfördernde Maßnahmen angezeigt. Sie werden mit passiven und aktiven beweglichkeitsverbessernden Therapien kombiniert.

Als Therapieverfahren eignen sich:
- **Wärmemaßnahmen** wie
  - heiße Rolle und/oder Bedampfungen,
  - temperaturansteigende Teilbäder oder
  - Ultraschall oder Kurzwelle (Spulenfeld, sog. KWL)

in Kombination mit

- **resorptionsfördernder Elektrotherapie**, wobei zur starken Durchblutungsförderung längere Impulsflusszeiten bis zu 10 ms (z. B. Bernardsche Modulation, CP) zu verwenden sind, und
  - **Manueller Lymphdrainage** bei Resthämatomen.

Bestehende **Fehlbelastungen** vor allem durch Ausweichbewegungen werden durch
  - Gang-/Haltungsschulung und
  - Ausgleich von Muskeldysbalancen besonders durch PNF

beseitigt.

17.4 Therapiekonzepte bei Muskelkontusionen – Unterschiede zur Gelenkdistorsion

17.4.1 Pathophysiologie der Muskelkontusion

Ähnlich wie bei der Gelenkverdrehung handelt es sich bei einer Muskelquetschung um eine Form des stumpfen Traumas, das sog. »Weichteile« betrifft. Mehr noch als die Gelenkdistorsion kommt die Muskelkontusion im Zusammenhang mit sportlichen Aktivitäten vor und ist deshalb im physiotherapeutischen Behandlungsalltag sehr häufig anzutreffen.

Klinisch bedeutsam sind folgende Faktoren:
- Die Muskelkontusion ist mit mehr oder weniger ausgedehnten Muskelfaserschädigungen verbunden.
- Aufgrund der Tatsache, dass der Verletzungshergang – Schlag, Tritt oder Sturz – im Regelfall den aktiven Muskel betrifft, der sehr stark durchblutet ist, kommt es im Muskelgewebe zu relativ großen Einblutungen (◘ Abb. 17.7). Dabei besteht immer auch die Gefahr, dass ein **Kompartmentsyndrom** entsteht!
- Teilweise sind auch die oberflächlichen Gewebeschichten betroffen, was sich meist in großflächig-oberflächlichen Hämatomen äußert.

Das **Kompartmentsyndrom** hat folgende **Symptomatik**:
- zunehmend brennende, bohrende und evtl. krampfartige Schmerzen,
- das Gefühl einer starken Druckzunahme »von innen heraus«, auch unter dem Kompressionsverband.

> **Vorsicht**
> Bei Anzeichen für ein Kompartmentsyndrom muss der Patient sofort in die chirurgische Notfallambulanz. Also: schneller Transport ins nächstgelegene Krankenhaus – auch gegen den (nicht seltenen) Widerstand des Verletzten!

Bestätigt sich der Verdacht, können Schäden an Muskel- und vor allem Nervengewebe nur durch eine chirurgisch entlastende Eröffnung der Muskelfaszie verhindert werden. Treten Par- und Hypästhesien und gar Sensibilitätsausfälle auf, sind meist schon irreversible Schäden vorhanden.

17.4.2 Therapiekonzepte bei Muskelkontusionen

Bei den Therapiemöglichkeiten und -erfordernissen wird ähnlich wie bei der Gelenkdistorsion unterschieden nach Phasen. Im Folgenden werden die Ziele der Behandlung in den einzelnen Phasen dargestellt.

Akute Phase
- Blutungsausmaß eindämmen,
- Schmerzen mindern.

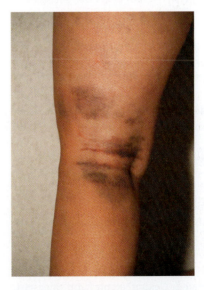

◘ **Abb. 17.7.** Kontusionstrauma im distalen Bereich des M. biceps femoris nach Tritt eines Pferdes. Beachtenswert ist die ausgeprägte Hämatomansammlung distal der Schadensstelle, in diesem Falle in der Regio poplitea!

> **⚠ Vorsicht**
> Unbedingt auf eine engmaschige Schmerzkontrolle achten, um Symptome für ein Kompartmentsyndrom nicht zu übersehen!

Subakute Phase
- Hämatom/Schwellung abbauen, bindegewebige Organisation und damit Verkapselungen (»Muskelzysten«) und Verklebungen verhindern,
- Schmerzen mindern – weiterhin auf Symptome für ein Kompartmentsyndrom achten!
- Muskeln entspannen,
- gestörte Propriozeption schulen.

Chronische Phase bzw. Spätfolgen
- Evtl. Resthämatome beseitigen,
- evtl. Verklebungen beseitigen,
- Muskeldysbalancen ausgleichen,
- Fehlbelastungen und Ausweichbewegungen korrigieren.

17.5 Entstauungstherapie am Beispiel der Muskelkontusion an der dorsalen Oberschenkelseite

Die ◘ Abb. 17.7. zeigt ein typisches Verletzungsbeispiel.

17.5.1 Maßnahmen in den einzelnen Phasen

Akute Phase
Hier entsprechen die Maßnahmen im Wesentlichen denen bei der Sprunggelenkdistorsion (s. S. 15).

Subakute Phase
- Zunächst weiterhin **Kompression** und **Hochlagerung**. Proximal der Verletzungsstelle kann mit abflussfördernden Maßnahmen begonnen werden:
- **Manuelle Lymphdrainage** (zur Behandlungssystematik ► Kap. 17.3, S. 17).
- **Isometrische Kontraktionen** (mit Führungskontakt) tragen ebenfalls zur Entstauung bei.
- **Resorptionsfördernde Elektrotherapie** kann eingesetzt werden, sobald eine schmerzarme Kontraktion möglich ist, dann jedoch mehrmals pro Tag.

Spätestens sobald eine ständige Kompression nicht mehr nötig ist, ist es unerlässlich, direkt in der Hämatomregion mit **Manueller Lymphdrainage** für eine rasche Verteilung zu sorgen. Die Behandlungszeit dehnt sich dann bis auf etwa 30 min aus. Weiterhin ist die Kombination mit **resorptionsfördernder Elektrotherapie** sehr sinnvoll.

Eine besondere Bedeutung hat die **Bahnung der gestörten Propriozeption und die Muskelentspannung**, die von
- isometrischen Spannungsübungen vermehrt in
- dynamische Gelenkbewegungen ohne Widerstand in
- Komplexbewegungen (PNF)

übergeht.

Eine Muskeldetonisierung und eine Verbesserung der Durchblutung lassen sich **elektrotherapeutisch**
- mit sog. Schüttelströmen und in der Folge auch
- durch alternierende Muskelstimulation (Agonist und Antagonist im Wechsel)

erzielen.

Auch **Ultraschall** trägt durch gezielte lokale Tiefenerwärmung zur Durchblutungsverbesserung und damit zur Verbesserung der Dehnbarkeit der mehr oder weniger verklebten Faserregionen bei. Dies wiederum lässt eine bessere, d. h. vollständigere Muskelkontraktion zu. Dadurch wird die dynamische Muskelarbeit unterstützt.

Spätfolgen
Bei **bestehenden Resthämatomen** oder bereits erkennbaren Folgen wie **Verklebungen** und **Verkapselungen** sind stark durchblutungsfördernde Maßnahmen angezeigt. Durch den zeitlichen Abstand zum Trauma besteht keine Gefahr mehr, dass eine Myositis ossificans entsteht.

Die Therapieverfahren entsprechen denen bei einer Distorsion im chronischen Stadium (► Kap. 17.3, S. 18).

17.6 Reizerguss des Kniegelenkes

Der Reizerguss des Kniegelenkes wird auch als Reizknie, aktivierte Gon-Arthrose, abakterielle Gonitis, abakterieller Kniegelenkerguss oder als Kniegelenk-Hydrops bezeichnet. Wir verwenden den Begriff »Reizerguss« im Folgenden für die Fälle, in denen eine bakterielle Ursache sowie eine entzündliche-rheumatische Ursache, wie sie bei der juvenilen chronischen Arthritis beschrieben ist, prinzipiell ausgeschlossen wurden.

Die **Ursachen** für einen Reizerguss sind vielfältig und reichen von

- einer Überbeanspruchung vor allem eines vorgeschädigten, z. B. arthrotischen Gelenkes bis zum
- posttraumatischen Erguss, der meist als Hämarthros auftritt.

Ergibt die Anamnese oder/und das Punktat, dass es sich um ein Hämarthros handelt, muss mittels Arthroskopie gespült werden, da die Blutbestandteile des Ergusses enzymatische Abbaumechanismen provozieren, die wiederum Knorpelschäden verursachen.

Der »klassische« Reizerguss ist ein seröser Erguss, der sowohl die Kapsel betrifft als auch intraartikulär auftritt. Wichtigstes Symptom ist die sog. »tanzende Patella«: Bei Druck erscheint die Patella wie auf einem Wasserkissen gelagert, quasi schwimmend. So lässt sich der Kniegelenkerguss von einer extraartikulären Schwellung unterscheiden.

17.7 Entstauungstherapie beim Reizerguss des Kniegelenkes

Beim Reizerguss des Kniegelenkes ist die Flüssigkeitsmenge im intraartikulären und im Kapselbereich erhöht. Die Resorption ist mit einigen Schwierigkeiten verbunden. Die Probleme ergeben sich durch den anatomischen Aufbau eines Gelenkes und vor allem aus den Gefäßverhältnissen in den einzelnen Schichten (s. Bd. 1, ▶ Kap. 1.9 und ▶ Kap. 6.1).

Die Drainage des Gelenkinnenraumes und der Kapsel ist aufgrund der Gefäßverhältnisse – hier vor allem der venösen und der Lymphgefäße – von Skelettmuskelkontraktionen abhängig. Diese führen zu einer wechselnden Straffung und Entspannung der äußeren Membrana fibrosa, so dass die in dieser Schicht verlaufenden ableitenden Venen und Lymphgefäße ebenfalls abwechselnd komprimiert und lumenerweitert werden. Dadurch werden das venöse Blut und die Lymphe aus dem Gelenkinnenraum in die entsprechenden gelenknahen Gefäße befördert, die ihrerseits dann den Gelenkbewegungen funktionell unterliegen (vor allem die Venen); d. h., dadurch wird der weitere Abstrom forciert.

> **Hinweis**
>
> Die besondere Problematik bei einem bestehenden Gelenkerguss liegt darin, dass das Bewegungsausmaß streng limitiert werden muss – nach List (1996) auf 30 Grad Flexion –, um einem instabilen Gelenk vorzubeugen, und dass in dieser Zeit überwiegend isometrische Muskelkontraktionen vorrangig sind.

Unter diesen Voraussetzungen kommen für die Entstauungstherapie folgende Maßnahmen in Frage:
- **Hochlagerung** unter Berücksichtigung des eingeschränkten Bewegungsausmaßes.
- **Isometrische Anspannungen** im Sekundenrhythmus. Außerdem **passive Mobilisation** der Patella, um eine Verklebung des oberen Recessus zu verhindern. Nach genauer Anleitung kann der Patient die Übungen auch selbst durchführen.
- **Kompressionsmaßnahmen**, wenn dadurch keine Schmerzen provoziert werden.

❗ Vorsicht

Keinen Druck zentrisch auf die Patella ausüben. Zur Entlastung der Patella entweder einen Schaumstoffring in die Kompression integrieren oder vorgefertigte sog. »Funktionsbandagen« verwenden (s. Bd. 1, ▶ Kap. 5.5, und ◻ Abb. 5.25).

- **Kühlung**, um die Temperaturerhöhung zu mindern, d. h. die Entzündungsvorgänge zu dämpfen und damit indirekt eine weitere Schwellungszunahme zu verhindern.

❗ Vorsicht

Kühlung als Dauermaßnahme (vor allem in »Eigenregie« des Patienten) wirkt sich kontraproduktiv aus (s. Bd. 1, ▶ Kap. 10) und zieht im schlimmsten Falle sogar ischämische Schäden nach sich.

Einen besonderen Stellenwert haben
- **Manuelle Lymphdrainage** und
- **elektrotherapeutische Resorptionsförderung**, die im Folgenden gesondert betrachtet werden.

17.7.1 Manuelle Lymphdrainage

Aufgrund der besonderen anatomischen Verhältnisse zwischen Gelenk und Gefäßen lassen sich intraartikuläre Schwellungen mit den Griffen der Manuellen Lymphdrainage nur begrenzt beeinflussen. Von besonderer Bedeutung sind in diesem Zusammenhang allerdings die proximalen Lymphknoten am Übergang von der inguinalen zur iliakalen Region; hier münden die tiefen Kollektoren, die die Gelenkregion drainieren.

Daher ist folgendes Vorgehen zu empfehlen:
- Behandlung der tiefen Becken-Bauchraum-Lymphknoten mittels Bauchtiefendrainage, dann
- ausführliche Behandlung der ilioinguinalen Ketten mittels Stehender Kreise.

In Verbindung mit isometrischen Muskelanspannungen bei gleichzeitiger Kompression der Gelenkumgebung lässt sich die entstauende Wirkung potenzieren.

> **Hinweis**
>
> Die Manuelle Lymphdrainage lässt sich außerdem sinnvoll mit der elektrotherapeutischen Resorptionsförderung kombinieren.

17.7.2 Elektrotherapeutische Resorptionsförderung

Die Ziele der elektrotherapeutischen Resorptionsförderung decken sich in idealer Weise mit den pathophysiologischen Verhältnissen beim Reizerguss. Hier ist der resorptionsfördernde Effekt im besonderen Maße der Wirkung aktiver, d. h. willentlicher isometrischer Muskelanspannungen überlegen.

Isometrische Muskelanspannungen zur Resorptionsförderung sind nur unter folgenden Voraussetzungen wirkungsvoll:
- Sie müssen mehrmals täglich ausgeführt werden, jeweils für mindestens 15–20 min pro Anwendung, besser sogar länger.
- Anspannung und Entspannung sollen etwa im Sekundenrhythmus erfolgen.

Dabei sollten möglichst die Skelettmuskelanteile aktiviert werden, die einerseits eine ausreichende Spannung der Kapselregion bewirken und andererseits die abführenden Venen und Lymphgefäßverläufe berücksichtigen.

Außerdem muss der Patient selbst einen ausreichenden Spannungsreiz im Skelettmuskel aufbauen – und zwar über die gesamte Behandlungszeit!

Dies ist jedoch aktiv nur unzureichend möglich: Zum einen tritt bei isometrischen Muskelanspannungen rascher eine Ermüdung auf als bei dynamischer Muskelarbeit; zum anderen ist die Motivation, eine solch »stupide« Muskelanspannung über einen so langen Zeitraum durchzuführen, oft gering. Gerade deshalb bietet sich die Zuhilfenahme einer »Maschine« an. **Die elektrische Muskelstimulation wird diesen Zielen in hervorragender Weise gerecht.**

Durch die Applikation der Elektroden (◘ Abb. 17.8) wird der gesamte kapsuläre Bereich der Gleichstromwirkung der verwendeten monophasischen Impulsströme ausgesetzt. Die Durchblutung des extrakapsulären Bereiches wird nachhaltig gesteigert, was gerade der Aktivierung der kleinen artikulär ableitenden Gefäße zugute kommt. **Durch willentliche isometrische Muskelanspannungen ist dies in dieser Qualität nicht zu erreichen!** Außerdem ist durch die Lage der großen proximalen Kathode auf der ventralen Oberschenkelmuskulatur nicht nur ein ausreichender Spannungsreiz auf die Kapsel gewährleistet, sondern es werden auch die Verläufe der Venen und Lymphkollektoren berücksichtigt. Dies alles lässt sich

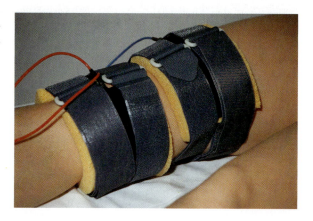

◘ **Abb. 17.8.** Elektrodenanlage zur Resorptionsförderung bei einem Kniegelenkerguss. Die beiden Anoden befinden sich großflächig beiderseits des Kniegelenkes, die proximale Kathode bezieht explizit den Bereich des M. vastus medialis mit ein

gezielt erreichen, ohne dass man auf das (nicht immer im ausreichenden Maße vorhandene) Körpergefühl des Patienten Rücksicht nehmen muss. Dies schließt natürlich nicht aus, dass der Patient im Rhythmus der konktraktionsauslösenden Impulse willentlich mit anspannt!

Eine weitere Wirkungspotenzierung lässt sich unseres Erachtens durch die Kombination mit proximal ausgeführten Griffen der Manuellen Lymphdrainage erreichen (s. oben).

> **Hinweis**
>
> Bei artikulären Reizergüssen sollten elektrotherapeutische Resorptionsförderung und Manuelle Lymphdrainage in weitaus größerem Umfang im Behandlungskonzept berücksichtigt werden, als dies bisher meist der Fall ist.

Selbstverständlich sind dabei die entsprechenden Applikationsbedingungen zu beachten (s. Bd. 1, ▶ Kap. 7).

17.8 Therapie- und Entstauungskonzepte bei operativer Versorgung von Verletzungen und nach endoprothetischer Versorgung

Aus entstauungstherapeutischer Sicht besteht ein wesentlicher Unterschied zwischen konservativ und operativ behandelten Läsionen: Bei einer Operation wird die Körperdecke beschädigt. Daraus ergibt sich wiederum die Notwendigkeit, das Verletzungsgebiet durch einen Verband zu schützen und z. T. auch komplett ruhig zu stellen. Aus funktionellen Gründen werden dabei oft auch proximal gelegene Gelenkregionen eingeschlossen.

Dadurch ergibt sich folgendes **Problem** für die Entstauungstherapie: Die eigentliche Schwellungsregion ist eine gewisse Zeit lang nicht direkt zugänglich. Die Behandlung, besonders die elektrotherapeutische Resorptionsförderung, ist daher oftmals nicht oder nur eingeschränkt möglich – vor allem dann, wenn große Operationsnarben und/oder metallische Implantate im eigentlich vorgesehenen Elektrodenbereich die Elektrodenanlage ausschließen.

Weitere Faktoren für eine zögerliche Schwellungsreduktion sind die eingeschränkte Gelenkbeweglichkeit und oft auch eine limitierte Belastungsfähigkeit. Dadurch können Muskel- und Gelenkpumpe nicht optimal eingesetzt werden.

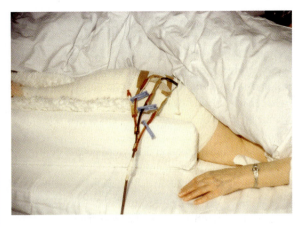

Abb. 17.9. Lagerung und Wundabdeckung frühpostoperativ nach Knie-TEP mit noch liegender Redon-Saugdrainage

In den **ersten Tagen der relativen Immobilisation** beschränken sich die entstauenden Maßnahmen deshalb auch auf
- Hochlagerung,
- Kompression durch den Wundverband (◘ Abb. 17.9),
- isometrische Anspannungen und
- atemtherapeutische Rückflussförderung.

Letztere Maßnahme wird allerdings primär meistens zur Pneumonieprophylaxe eingesetzt.

Besonders bei operativen Schwellungen an den **oberen Extremitäten** wirkt sich die Atemtherapie sozusagen »en passant« auch entstauend aus.

Um eine nennenswerte Rückstromerhöhung bei Schwellungen an den **unteren Extremitäten** zu erreichen, müssten mehrmals täglich gezielte kostoabdominale Atemlenkungen durchgeführt werden.

Aus all diesen Gründen hat die Entstauung mit **Manueller Lymphdrainage** einen **besonderen Stellenwert**.

17.8.1 Manuelle Lymphdrainage

Behandlungssystematik (■ Abb. 17.10) am Beispiel einer totalendoprothetischen Versorgung am linken Kniegelenk

Behandelbar ist eine solche postoperative Schwellung mit Manueller Lymphdrainage bereits **am ersten postoperativen Tag**, und zwar
- an der Mündungsregion des Lymphgefäßsystemes, also an der Halsregion, und
- proximal der Operationsstelle, bei einer Knieoperation also in der Leistenregion auf den iliakalen und inguinalen Lymphknoten (■ Abb. 17.11).

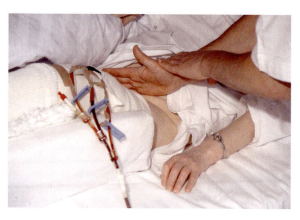

■ Abb. 17.11. Intensive Behandlung der ilioinguinalen Lymphknotenregion

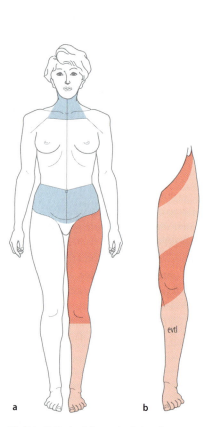

■ Abb. 17.10a,b. Schema der Behandlungssystematik bei postoperativem Zustand in der Knieregion. Die blau markierten Körpergebiete sind nicht direkt von der Schwellung betroffen, müssen jedoch aus Entstauungsgründen mitbehandelt werden (sog. »Ödemabflussgebiete«). Die roten Körperabschnitte stellen die eigentliche Ödemregion und deshalb grifftechnische Schwerpunkte dar

> **Hinweis**
>
> Die Behandlungszeit für die Manuelle Lymphdrainage beschränkt sich so früh postoperativ auf etwa **15–20 min** für proximale Traumen bzw. auf **20–25 min** für distale Traumen.

In den Folgetagen tritt die Manuelle Lymphdrainage mit Abnahme der Schwellung immer mehr in den Hintergrund. Wann genau dies der Fall ist, hängt davon ab, ob die operative Intervention zu einem minimalen Trauma führte oder ob, wie bei Gelenkersatzoperationen, größere Wundgebiete vorliegen.

Weiterhin kann die Ausdehnung von Hämatomen z. B. bei Frakturen, vor allem bei Schaftfrakturen an Humerus und Femur, zu ausgedehnten Blutergüssen der gesamten proximalen Extremität führen, bei Luxationsfrakturen teilweise sogar bis auf den angrenzenden Rumpfquadranten (■ Abb. 17.12). Zudem ist prinzipiell nicht vorhersagbar, wie zügig die Rehabilitation vorangeht.

In diesen Folgetagen sollte die Manuelle Lymphdrainage also als zusätzliche Entstauungsform in das physiotherapeutische Behandlungsprogramm eingebunden werden.

Einige »Entstauungsmaßnahmen« wie Atemtherapie und Einsatz der Muskel- und Gelenkpumpe werden im frühpostoperativen Zustand eher zur Thrombose- und Emboliprophylaxe (sowie zur Pneumonie- und Kreislaufprophylaxe) eingesetzt und nicht vordergründig zur Entstauung. Da überwiegend alte Menschen Knie- und Hüft-TEP erhalten, hat dies auch einen hohen Stellen-

17.8 Therapie- und Entstauungskonzepte bei operativer Versorgung

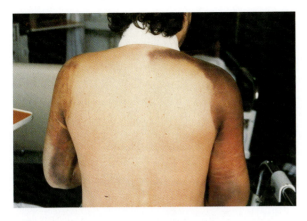

Abb. 17.12. Ausgeprägte Hämatomausbreitung nach beidseitiger Humerusfraktur

wert! Daher kann der Entstauungsaspekt der Manuellen Lymphdrainage in diesem Zuge bereits mitbedacht werden.

Entweder **direkt anschließend** oder sogar **in Kombination mit den atemtherapeutischen Übungen** (!) lässt sich die **Manuelle Lymphdrainage** folgendermaßen einsetzen:

- Griffe kurz (d. h. wenige Minuten) in der **Halsregion**,
- **Bauchtiefendrainage**, vor allem in Verbindung mit kostoabdominaler Atmung,
- Griffe am **Bein**, d. h. in der Oberschenkelregion mit Schwerpunkt oberflächige und tiefe Leistenlymphknoten und iliakale Lymphknoten,
- Griffe in der **Oberschenkel- und Knieregion**, soweit dies die Wundabdeckung zulässt (Abb. 17.13a–c) bzw.
- bei einer Hüft-TEP Griffe in der **Hüftregion** (Abb. 17.14a–d).

Die gesamte Behandlung dauert höchstens **25–30 min**.

Daran schließen sich Maßnahmen zur Verbesserung der Mobilisation, zu Stabilisation und Kräftigung sowie eine Gangschulung an.

Dies setzt sich die nächsten Tage so fort, und das Behandlungsgebiet wird erst erweitert, sobald die Wundabdeckung entfernt ist. Dann nämlich verlagert sich der Schwerpunkt auf das direkte Wund-/Narbengebiet. Ein Beispiel für eine solche Vorgehensweise zeigt Abb. 17.14a–d.

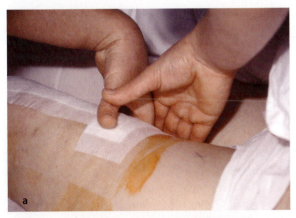

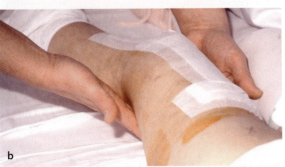

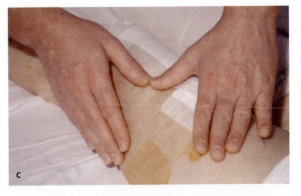

Abb. 17.13a–c. Griffe in der Oberschenkel- und Knieregion. **a** Kombinationsgriff am medialen Oberschenkel, **b** Stehende Kreise bimanuell in der Poplitea, **c** Daumenkreise in der Knieregion, direkt neben der Wundabdeckung

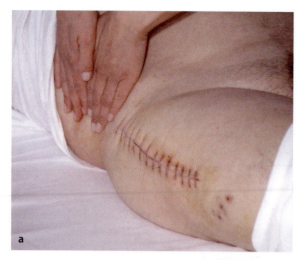 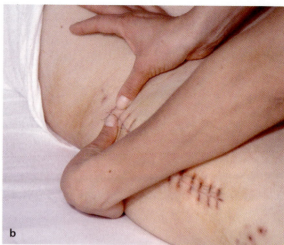
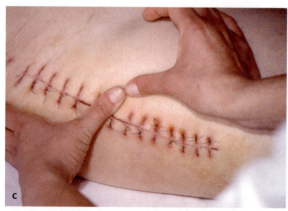 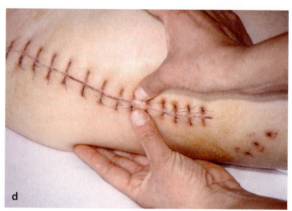

Abb. 17.14a–d. Behandlung im Wund-/Narbengebiet. **a** Schwerpunktgriff im direkten Bereich der Läsionsstelle mittels Stehender Kreise, **b** Schwerpunktgriff im direkten Bereich der Läsionsstelle mittels Daumenkreisen, **c** Daumenkreise seitlich von der OP-Narbe wegführend, **d** Daumenkreise parallel zur OP-Narbe

> **Hinweis**
>
> Die Behandlung im Wund-/Narbengebiet ist unbedingt nötig, um narbige Behinderungen zu vermeiden bzw. zu minimieren.

> **⚠ Vorsicht**
>
> Wird zur Schmerzminderung **postoperativ Eis** eingesetzt, gilt:
> Keine direkten Kälteanwendungen
> - 60 min vor Beginn der Manuellen Lymphdrainage,
> - 90–120 min nach Beendigung der Manuellen Lymphdrainage.

Im weiteren Heilungsprozess hat die Entstauungstherapie mit all ihren Möglichkeiten den gleichen Stellenwert, wie in ▶ Kap. 17.1 bis 17.4 für konservativ versorgte Verletzungen beschrieben.

Operative Eingriffe an den oberen Extremitäten

Bei chirurgischen Interventionen an den **oberen Extremitäten** steht neben der Haltungsschulung und Übungen zur Vermeidung von Ausweichbewegungen schon früh postoperativ der Beweglichkeits- und Krafterhalt aller beübbaren Gelenkregionen bzw. Muskelanteile im Vordergrund.

17.8 Therapie- und Entstauungskonzepte bei operativer Versorgung

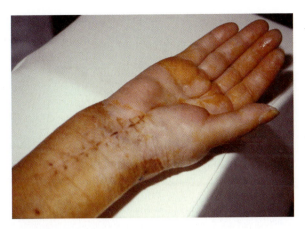

Abb. 17.15. Postoperativer Zustand nach Trümmerfraktur von Handwurzelknochen

> **Hinweis**
>
> Schwellungen schränken die Beweglichkeit im Hand-Unterarm-Bereich sehr stark ein. Daher hat die frühzeitige Entstauungstherapie gerade in der **Handchirurgie** eine besondere Bedeutung (Abb. 17.15, Abb. 17.16). Mobilisation und Narbenbehandlung sind entscheidend für das rehabilitative Endergebnis!

Hier hat sich die Manuelle Lymphdrainage in besonderer Weise bewährt (z. B. Pfander 1985); sie ist heute aus der Nachbehandlung in der Handchirurgie nicht mehr wegzudenken.

In der postoperativen Nachbehandlung der oberen Extremität fügt sich die Entstauungstherapie in ähnlicher Weise in das physiotherapeutische Behandlungsprogramm ein, wie für die unteren Extremitäten beschrieben. Behandelt wird zunächst proximal der OP-Region, so dass sich die Behandlungszeit auf **15–20 min** beschränkt. Sobald die Verbandabnahme von ärztlicher Seite erlaubt ist bzw. eine Lagerungsschiene eingesetzt wird, die die OP-Region zugänglich macht, erstreckt sich die Entstauung ebenfalls bis auf das eigentliche Wundgebiet; die Behandlung dauert dann etwa **25–30 min**.

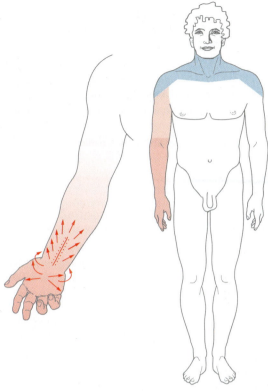

Abb. 17.16. Schema der Behandlungssystematik bei einem postoperativen Zustand in der Handregion. Die blau markierten Körpergebiete sind nicht direkt von der Schwellung betroffen, müssen jedoch aus Entstauungsgründen mitbehandelt werden (sog. »Ödemabflussgebiete«). Die roten Körperabschnitte stellen die eigentliche Ödemregion und deshalb grifftechnische Schwerpunkte dar

17.9 Therapie- und Entstauungskonzepte bei Amputationen

Prinzipiell stehen bei Amputationen postoperativ folgende **übergeordnete Behandlungsziele** im Vordergrund:
- Stumpf und Prothese sollen optimal gebrauchsfähig sein.
- Der Patient soll wieder in seinen Alltag eingegliedert werden.

> **Hinweis**
>
> In der Phase direkt nach der Operation ist es besonders wichtig, eine möglichst komplikationslose Wundheilung zu fördern und die Narbe zu pflegen, damit die Prothese später möglichst wenig Beschwerden verursacht.

Die Vorgehensweise an der frischen Operationsnarbe speziell mit **Manueller Lymphdrainage** erfolgt nach den in ▶ Kap. 16.5 beschriebenen Prinzipien.

> **Hinweis**
>
> Sobald die Narbe belastbar ist, ist darauf zu achten, dass sie möglichst verschieblich bleibt. Andererseits muss im Hinblick auf die spätere Belastung durch die Prothese eine Abhärtung erfolgen (mechanisch z. B. durch Bürstungen, thermisch durch Warm- und Kaltanwendungen).

Die **Bandagierung** des Stumpfes hat zwei Ziele:
- Entstauung und
- konische »Formgebung« des Stumpfes.

> **❗ Vorsicht**
>
> Speziell bei Oberschenkelamputationen ist bei der Bandagierung darauf zu achten, dass die Wickelrichtung nicht die Hüftflexion fördert.

Die Hüftflexion ist auch bei der direkten postoperative **Hochlagerung** zu vermeiden.

Komplikationen im Heilungsverlauf am Beispiel des Morbus Sudeck

G. Bringezu, O. Schreiner

18.1 Pathologie des Morbus Sudeck – 30
18.1.1 Ätiologie – 30
18.1.2 Verlauf – 30
18.1.3 Prognose – 31

18.2 Therapie- und Entstauungskonzepte beim Morbus Sudeck – 31
18.2.1 Stadium I – 31
18.2.2 Stadium II – 33
18.2.3 Stadium III – 34

18.1 Pathologie des Morbus Sudeck

> **Definition**
> Als »**Morbus Sudeck**« bezeichnet man heute eine Dystrophie und Atrophie von Weichteilen und Knochen. Sie geht von einem entzündlichen Stadium mit schmerzhafter Funktionsbehinderung aus und führt oftmals bis zur völligen Versteifung der betroffenen Gelenke.

Das Syndrom wurde erstmals im Jahre 1900 vom Hamburger Chirurgen Paul-Hermann Sudeck beschrieben. Es wird synonym auch als Sudeck-Syndrom, Sudecksche Dystrophie, sympathische Reflexdystrophie, sympathische Algodystrophie oder Neurodystrophisches Syndrom bezeichnet. In der internationalen Literatur findet man heute häufig die Bezeichnung »**complex regional pain syndrome**« (**CRPS**). Diese rein deskriptive Bezeichnung wird noch unterschieden in Syndrome
- ohne Nervenschädigung – Typ I – und
- mit Nervenschädigung (früher als Kausalgie benannt) – Typ II.

Das Sudeck-Syndrom zählt demnach zur CRPS Typ I.

18.1.1 Ätiologie

Auch heute noch ist die Ätiologie letztlich nicht klar fassbar. Oft werden vegetative Innervationsstörungen bzw. eine »sympathische Innervationsentgleisung« als Ursache genannt. Häufigste Auslöser sind Verletzungen einschließlich des Operationstraumas; jedoch wurden auch Infektionen und koronare Herzerkrankungen beschrieben. Einen direkten Bezug zwischen Schweregrad der Primärläsion und induziertem Krankheitsverlauf gibt es jedoch nicht.

Schon Sudeck stellte fest, dass es nach traumatischen Schädigungen, aber auch in der Folge entzündlicher Gelenkerkrankungen schon nach Tagen, spätestens jedoch innerhalb weniger Wochen zu einer röntgenologisch nachweisbaren Knochenatrophie kommen kann, die sich sehr rasch entwickelt und auf benachbarte Knochen übergreift. Die Krankheit wird meist in 3 Stadien eingeteilt, wobei heute zunehmend diskutiert wird, ob eine solche Einteilung dem fließenden Symptomverlauf gerecht wird.

Am häufigsten betroffen sind Hand-, Schulter- und Fußbereich. Bereits deutlich seltener findet sich die Symptomatik in Kniegelenk-, Ellenbogen- und Hüftgelenkregion. Die typische Altersverteilung liegt zwischen dem 40. und 60. Lebensjahr, die Geschlechterverteilung von Männern zu Frauen beträgt 3:1. Kinder sind extrem selten betroffen. Eine gute und verständliche Übersicht über den heutigen Stand der Erkenntnisse findet man bei Weber et al. 2002.

18.1.2 Verlauf

Insgesamt verläuft die Erkrankung chronisch und ausgesprochen langwierig – über Monate, Jahre oder gar Jahrzehnte hinweg.

Anhand der typischen 3-Stadien-Einteilung lassen sich bestimmte Leitsymptome beschreiben, die im Folgenden dargestellt werden.

Stadium I bzw. Stadium der Hyperämie
- Spontaner, durch Berührungs- und Bewegungsreize verstärkter Schmerz,
- diffuse, teigige Schwellung,
- rötliche Haut,
- erhöhte Temperatur,
- vermehrte Schweißneigung (Hyperhidrose) und
- in der Folge: schmerz- und schwellungsbedingte Bewegungseinschränkung der Gelenke (Abb. 18.2).

> **Hinweis**
> Das Stadium I des Morbus Sudeck kann sich quasi »intervallartig« über Wochen oder gar Monate erstrecken.

Stadium II bzw. Stadium der Dystrophie
- Sehr langsame Rückbildung der Schmerzsymptomatik,
- zögerliche Rückbildung der Schwellung,
- deutlichstes Symptom: Entkalkung der betroffenen Knochenpartien (röntgenologisch als fleckige, diffuse Knochenatrophie erkennbar),
- Tendenz zu fibrösen Verklebungen der Gelenke bei gleichzeitiger Muskelatrophie,
- trophische Hautstörungen: glänzend, livide verfärbt, meist mit vermehrter Behaarung (Hypertrichose).

18.2 Therapie- und Entstauungskonzepte beim Morbus Sudeck

Stadium III bzw. Stadium der Atrophie/Endstadium
- Generalisierte Atrophie der Haut, der Subkutis, der Muskulatur und des Skeletts,
- klinisch: erhebliche Bewegungseinschränkung oder Einsteifung der Gelenke,
- röntgenologisch: diffuse Knochenatrophie.

18.1.3 Prognose

Der Verlauf des Morbus Sudeck ist nicht vorhersehbar. Gutartige und kurze Verläufe finden sich z. B. für Lokalisationen im Knie-, Hüft- oder Ellenbogenbereich. Ausschlaggebend für die Prognose sind folgende Faktoren:
- die frühe ärztliche Diagnose,
- eine medikamentöse Therapie und
- der rechtzeitige Einsatz adäquater physikalisch-therapeutischer Maßnahmen – allerdings streng symptomorientiert!

18.2 Therapie- und Entstauungskonzepte beim Morbus Sudeck

Wie bereits festgestellt, ist es schwer möglich, ein einheitliches Therapieschema zu postulieren. Im Folgenden unterbreiten wir symptomorientierte Behandlungsvorschläge, die wie üblich den Stadien I–III zugeordnet werden.

18.2.1 Stadium I

Aufgrund der Heftigkeit der Leitsymptome Schmerz und (steril-)entzündliche Reaktion, dürfen physikalische Reize auch nur sehr milde sein, wenn man nicht Gefahr laufen will, dass diese einerseits nicht toleriert werden und andererseits die Symptomatik nur verschlimmern. Dies gilt nicht nur für Maßnahmen direkt in der betroffenen Region, sondern auch für solche, die einen segmentalreflektorischen Bezug dazu haben!
Vorrangiges Ziel der Behandlung muss es sein, dem entzündeten Areal Wärme auf möglichst schonende Art zu entziehen. Dazu eignen sich:
- kühle Umschläge,
- wärmeentziehende Wickel und versuchsweise kühle Packungen (z. B. in Form von Quarkpackungen),
- ebenfalls versuchsweise absteigende Teilbäder und
- Hochlagerung zur Schmerzminderung.

> **Hinweis**
> Werden die Maßnahmen im betroffenen Areal nicht toleriert, lässt sich evtl. über die konsensuelle Gefäßreaktion – also über eine Anwendung an der kontralateralen Seite – eine Wirkung zu erzielen.

Eine **Schwellungsminderung** lässt sich außer durch die vorbeugende und kapillardruckentlastende (und deshalb schmerzmindernde) Hochlagerung nur durch **Manuelle Lymphdrainage** erreichen.

Behandlungssystematik: Sudeck-Symptomatik an der Hand (◘ Abb. 18.1, ◘ Abb. 18.2)

Im hochakuten Stadium I werden im eigentlichen Problemgebiet selbst die sanften Griffe der Manuellen Lymph-

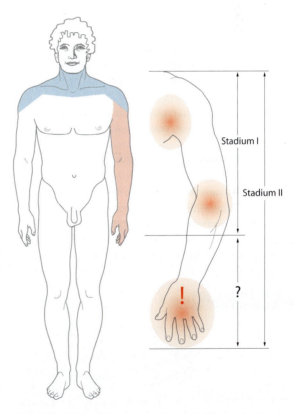

◘ **Abb. 18.1.** Behandlungssystematik am Beispiel der Sudeck-Symptomatik der linken Hand. Die blauen Körpergebiete sind nicht direkt von der Schwellung betroffen, müssen jedoch aus Entstauungsgründen mitbehandelt werden (sog. »Ödemabflussgebiete«). Die roten Körperabschnitte stellen die eigentliche Ödemregion dar. In den mit Fragezeichen markierten Regionen ist im Stadium I keine, im Stadium II zunächst nur eine vorsichtige Behandlung möglich

Kapitel 18 · Komplikationen im Heilungsverlauf am Beispiel des Morbus Sudeck

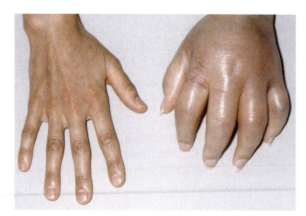

Abb. 18.2. Sudeck-Symptomatik der linken Hand im akuten Stadium. (Mit freundlicher Genehmigung von PD Dr. med. R. Kissling, Orthopädische Uni-Klinik Balgrist, Zürich)

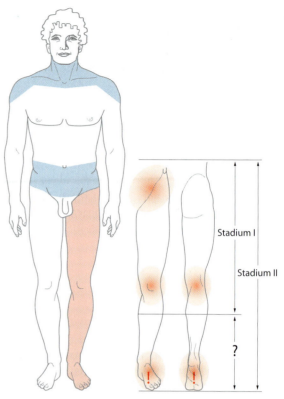

drainage selten toleriert. Dennoch ist es sinnvoll, die proximal gelegenen Lymphknotenstationen zu behandeln.

Zunächst erfolgt eine ausführliche Behandlung der Halsregion (=**Basisbehandlung**), gefolgt von den **axillären Lymphknoten** und der **Oberarmregion**.

Wenn möglich, sollten auch in der Ellenbeuge und evtl. am proximalen Unterarm Griffe ausgeführt werden – unter der Voraussetzung, dass sie toleriert werden.

Behandlungssystematik: Sudeck-Symptomatik am Fuß (Abb. 18.3, Abb. 18.4)

Zunächst wird auch hier ausführlich die **Halsregion** behandelt; anschließend werden die oberflächlichen und tiefen **Bauchgriffe** ausgeführt. Danach folgt nochmals intensive Behandlung der **ilioinguinalen Region** und des **Oberschenkel- und Kniebereichs** (Schwerpunkt: popliteale Lymphknoten).

> **Hinweis**
>
> Sowohl für die Sudeck-Symptomatik an der Hand als auch am Fuß gilt: Nur im Übergang zu Stadium II können die Griffe evtl. weiter nach distal ausgedehnt werden. Die Behandlung dauert deshalb selten länger als **20–25 min**.

Abb. 18.3. Behandlungssystematik am Beispiel der Sudeck-Symptomatik des linken Fußes. Die blauen Körpergebiete sind nicht direkt von der Schwellung betroffen, müssen jedoch aus Entstauungsgründen mitbehandelt werden (sog. »Ödemabflussgebiete«). Die roten Körperabschnitte stellen die eigentliche Ödemregion dar. In den mit Fragezeichen markierten Regionen ist im Stadium I keine, im Stadium II zunächst nur eine vorsichtige Behandlung möglich

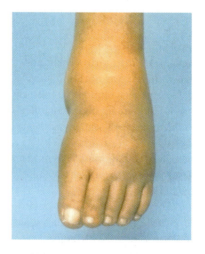

Abb. 18.4. Sudeck-Symptomatik des linken Fußes im akuten Stadium. (Mit freundlicher Genehmigung von PD Dr. med. R. Kissling, Orthopädische Uni-Klinik Balgrist, Zürich)

18.2 Therapie- und Entstauungskonzepte beim Morbus Sudeck

Erfahrungsgemäß ändern sich jedoch Symptomatik und Therapieverträglichkeit in dieser Phase täglich, so dass jedes Mal neu befundorientiert entschieden werden muss. Dies gilt natürlich auch für die **aktiven Maßnahmen**, die den Beweglichkeitserhalt aller nicht betroffenen Nachbargelenke zum Ziel haben.

18.2.2 Stadium II

Da sich im Stadium II die Symptomatik allmählich in Richtung einer Mangeldurchblutung verschiebt, steht nun die **Trophikverbesserung** im Vordergrund. Wie bereits erwähnt, zeichnet sich das Sudeck-Syndrom jedoch durch ein äußerst unstetes Symptombild aus.

> **Vorsicht**
> Die »typischen« Symptome des Stadiums II können rasch wieder durch Symptome des Stadiums I abgelöst werden.

Daher ist es sinnvoll, zunächst mit milden **Wärmemaßnahmen** in Form von Wasseranwendungen zu beginnen und vor allem die konsensuelle Gefäßreaktion zu nutzen, bevor die betroffene Seite behandelt wird.

Einen hohen Stellenwert hat hier die **Kneipptherapie**, die zur Gesamtregulation des Vegetativums den gesamten Körper umfassen sollte.

Auch über **Reflexzonentherapie**, vor allem durch die Bindegewebsmassage, lässt sich allmählich Einfluss auf das periphere Geschehen nehmen.

Als **Maßnahmen** bieten sich also an:
- warme Auflagen und Wickel,
- temperaturansteigende Teilbäder, zunächst an der kontralateralen Seite,
- Wechselbäder, ebenfalls zunächst kontralateral,
- Reflexzonentherapie, vor allem Bindegewebsmassagen,
- versuchsweise elektrotherapeutische Anwendungen in Form hydroelektrischer Teilbäder, anfangs auf der nichtbetroffenen Seite,
- CO_2-Teilbäder und
- Wechselgüsse (nur wenn sicher ist, dass die Vasomotorik nicht nachhaltig gestört ist!)

Aktive Maßnahmen zur Steigerung der Gelenkbeweglichkeit aus dem Bereich der **Krankengymnastik** und der **Ergotherapie** richten sich ebenfalls nach dem rasch wechselnden Bild und werden eng mit den vorab aufgeführten Maßnahmen kombiniert.

Solange noch Schwellungen bestehen bzw. wenn wieder Schwellungen auftreten, ist **Manuelle Lymphdrainage** sinnvoll. Die Griffe lassen sich sehr gut in das aktive und passive Programm zur Beweglichkeitsverbesserung integrieren.

Als Einzelmaßnahme umfasst das Griffeprogramm neben der für Stadium I beschriebenen Vorgehensweise in zunehmendem Maße auch die **distalen Areale** bis zur eigentlichen Schadensregion.

Die Behandlungszeit für Manuelle Lymphdrainage umfasst meist nicht mehr als **30 min**.

Kompression ist nur in Ausnahmefällen in Form von Kompressionshandschuhen bzw. Kompressionssocken sinnvoll.

18.2.3 Stadium III

Das vorrangige Ziel in Stadium III besteht in der »Schadensbegrenzung«; gleichzeitig wird vorsichtig versucht, vor allem die Kontrakturen und Atrophien zu bessern. Deshalb sind hier die gleichen Maßnahmen angezeigt wie in Stadium II, jedoch mit gesteigerter Intensität.

Für die Manuelle Lymphdrainage und andere entstauende Maßnahmen stellt sich in der Regel in diesem Stadium keine Indikation.

Kontaktadresse für Patienten:
Morbus Sudeck Selbsthilfegruppe
Postfach 730162
22121 Hamburg
Tel. 040/6725586

Literatur

Cordes C, Arnold W, Zeibig B (1988) Physiotherapie-Chirurgie. Hippokrates, Stuttgart

Dotterweich M (2000) Die kombinierte Therapie eines postoperativen/-traumatischen Ödems. LymphForsch 4(1):25–27

Feldmeier C (1988) Grundlagen der Sporttraumatologie. Zenon, München

Hutzschenreuter P, Mörler H, Brümmer H (1988) Wirkung der Einhand-Effleurage und der manuellen Lymphdrainage auf interstitiellen Flüssigkeitsdruck und der Lymphangiomotorik in der postoperativen Phase. Ödem Jahresband, S 155–157

Hutzschenreuter P, Brümmer H (1989) Die manuelle Lymphdrainage bei der Wundheilung mit Decollement. Eine experimentelle Studie. In: Lymphologica Jahresband. Medikon, München

Hüter-Becker A, Schewe H, Heipertz W (1997) Physiotherapie: Taschenlehrbuch, Bd 9: Traumatologie, Querschnittlähmungen. Thieme, Stuttgart

List M (1996) Physiotherapeutische Behandlungen in der Traumatologie, 3. Aufl. Springer, Berlin, Heidelberg New York Tokyo

Kissling R (1993) Morbus Sudeck (Algodystrophie). Sonderdruck Sandoz-Wander-Pharma AG, Bern

Mathies H, Schneider P (1984/1987) Medizin von heute – Rheumatische Krankheiten. Deutscher Ärzte Verlag, Köln

Matzen G (1992) Postoperative Ödeme und deren komplexe physikalische Therapie im Bereich der oberen Extremitäten. Physiotherapie 83:58–61

Niethard F, Pfeil J (1992) Duale Reihe Orthopädie, 2. Aufl. Hippokrates, Stuttgart

Pfander A (1985) Postoperative Schwellungszustände an der Hand. Lymphol IX:73–76

Pitzen P, Rösler H (1989) Orthopädie, 16. Aufl. Urban & Schwarzenberg, München

Rohn H (1983) Die Behandlung von Unfall-Hauttransplantionsnarben mit Ultraschall und Lymphdrainage. Lymphol VII:38–39

Rohn H (1987) Hautnarbentherapie mit Manueller Lymphdrainage. Physikalische Therapie 8:29–30

Schäfer J (2004) Einfluß der Manuellen Lymphdrainage auf die Funktionsstörungen Schwellung, Bewegungseinschränkung und Schmerz am Knie. Physikalische Therapie 9:381-385

Schäfer J (2004) Manuelle Lymphdrainage bei postoperativen und/oder posttraumatischen Ödemen. Z Physiotherapeuten 56/9:1691–1694

Schreiner O (1989) Manuelle Lymphdrainage und Kältetherapie in der postoperativen Behandlung. Physiotherapie 80:59–62

Schunck R (1981) Das Sudeck-Syndrom. Lymphol V:95–99

Senn E, Luppa W, Römer A (1997) Fragen und Empfehlungen zu ungelösten Problemen im therapeutischen Umgang mit schweren, langjährigen sympathischen Reflexdystrophien. Phys Rehab Kur Med 7:116–119

Streibl P (1993) Die Manuelle Lymphdrainage/Komplexe Physikalische Entstauungstherapie im Rahmen der klinischen Behandlung postoperativer Ödeme. Physiotherapie 84:320–323

Uhl M, Hauer P, Allmann KH et al. (1997) Frühdiagnostik der Reflexdystrophie mittels MRT: Beobachtungen an 24 Patienten. Lymph Forsch 2:72–75

Weber M, Neundörfer B, Birklein F (2002) Morbus Sudeck – Pathophysiologie und Therapie eines komplexen Schmerzsyndroms. Dtsch Med Wochenschr 127:384–389

Werner GT, Scholl I (2000) Eine Langzeituntersuchung zur Wirksamkeit der physikalisch-rehabilitativen Therapie der sympathischen Reflexdystrophie (Komplexes Regionales Schmerzsyndrom Typ I). Physikalische Therapie 10:588–592

Wingerden BAM van (1998) Bindegewebe in der Rehabilitation. Scripo Verlag, Liechtenstein

Zumhasch R (2005) Diagnosis and therapy for sympatic reflex dystrophy (complex regional pain syndrome I). Z Physiotherapeuten 57:552-559

Rheumatisch bedingte Schwellungen

O. Schreiner

20 Pathophysiologische Grundlagen – 39

21 Therapiemöglichkeiten – 45

22 Physiotherapie – 47

23 Literatur – 55

Pathophysiologische Grundlagen

20.1 Chronische Polyarthritis (cP) –40
20.1.1 Häufigkeit –40
20.1.2 Ätiologie –40
20.1.3 Symptomatik –40
20.1.4 Häufige Lokalisationen –42
20.1.5 Funktionelle Folgen des fortschreitenden Krankheitsprozesses und Stadieneinteilung –44

Begriffe wie »Rheumatismus«, »rheumatischer Formenkreis« etc. sind lediglich Ober- bzw. Sammelbegriffe für verschiedene Erkrankungen des Bindegewebes, die sich nicht nur am Bewegungsapparat, sondern auch an den inneren Organsystemen manifestieren können.

> **Definition**
> Laut Mathies (1988) sind rheumatische Erkrankungen »mit Schmerzen und Funktionseinschränkungen einhergehende Zustände am Bewegungsapparat unter Einschluss der diese Erkrankungen begleitenden oder auch isoliert vorliegenden Manifestationen an anderen Organen und Organsystemen«.

Prinzipiell unterscheidet man:
- entzündlich-rheumatische Erkrankungen,
- degenerativ-rheumatische Erkrankungen und
- extraartikuläre (Weichteil-)Rheumaformen.

Im Folgenden wird die chronische Polyarthritis beispielhaft besprochen. Sie ist dem entzündlich-rheumatischen Formenkreis zuzuordnen.

20.1 Chronische Polyarthritis (cP)

Die **chronische Polyarthritis** (Synonym: **rheumatoide Arthritis, RA**), früher primär-chronische oder progredient-chronische Polyarthritis (PcP) genannt, ist eine systemische Bindegewebserkrankung mit entzündlichem Befall der Gelenke und anderer Organe.

Systemisch bedeutet hier, dass das Krankheitsgeschehen ein ganzes Organsystem, mehrere Organe oder auch den Gesamtorganismus betrifft und sich nicht nur an den peripheren Gelenken manifestiert. Es handelt sich also nicht um ein »lokales« Problem.

Sie verläuft prinzipiell progredient (fortschreitend) und führt im Laufe der Zeit schubweise zu Veränderungen an der Gelenkinnenhaut (Membrana synovialis), zur sog. **Pannusbildung** (lat. pannus »Lappen«; hier: Verdickung der Gelenkinnenhaut durch reaktive gefäßreiche Bindegewebswucherung mit der Folge einer Destruktion des Gelenkknorpels). Daraus entstehen fortschreitende Bewegungseinschränkungen an den befallenen Gelenken bis hin zur Ankylose (bindegewebige oder knöcherne Versteifung eines Gelenks). Um diesen Prozess zu stoppen, wird häufig eine Synovektomie durchgeführt. Dabei wird die Synovialis operativ bzw. arthroskopisch entfernt.

Das Krankheitsgeschehen betrifft auch die Sehnenscheiden und evtl. die Bursen, deren Innenhaut der Gelenksynovialis entspricht. Es kommt zur Tenosynovitis und bei Ausdehnung auf die gesamte Sehne zur Tendinitis und/oder Bursitis. Die Folge sind narbige Bewegungsbehinderungen, d. h. Stenosierungen, und es besteht die erhöhte Gefahr einer Ruptur.

20.1.1 Häufigkeit

Die chronische Polyarthritis ist weltweit homogen verbreitet. Betroffen ist etwa 1% der Bevölkerung, mit zunehmendem Alter sind es sogar ca. 2%. Frauen sind 3-mal häufiger betroffen als Männer (Schäffler u. Renz 1995). Allerdings erkranken die meisten Frauen erst im 55., die meisten Männer hingegen bereits im 30. Lebensjahr (Mathies u. Schneider 1987).

20.1.2 Ätiologie

Über die als sicher geltende **Autoimmunpathogenese** gibt es verschiedene Hypothesen; trotzdem ist die eigentliche Ursache dieser Erkrankung letztlich unbekannt.

20.1.3 Symptomatik

Frühsymptome
Im Frühstadium sind **Allgemeinsymptome** zu beobachten wie
- Ermüdbarkeit und Erschöpfung,
- subfebrile Temperatur (37–38°C),
- vermehrtes Schwitzen (Hyperhidrosis palmaris bzw. plantaris),
- Gewichtsverlust,
- manchmal Rötung der Handinnenflächen (sog. Palmarerythem), zeitlich abhängig von den Gelenksymptomen.

20.1 Chronische Polyarthritis (cP)

> **Hinweis**
>
> Die unspezifischen Allgemeinsymptome machen nochmals deutlich, dass die chronische Polyarthritis eine **Systemerkrankung** ist. Die Gelenkmanifestation ist nicht sofort erkennbar.

An den **Gelenken selbst** zeigt sich im weiteren Verlauf folgende Symptomatik:
- typische Morgensteifigkeit, die meist erst im Laufe einer Stunde allmählich nachlässt;
- prallelastische Schwellung der betroffenen Gelenke im akuten Stadium, ansonsten weiche Schwellung (spindelförmiges Bild der Finger);
- manchmal zunächst nur Befall eines Gelenks (monoartikulär) oder einiger weniger Gelenke (oligoartikulär), später typischerweise bilateral-symmetrischer Befall besonders der kleinen Gelenke an Hand und Fuß: Grundgelenke (MCP/MTP) und Mittelgelenke (PIP), nicht jedoch Endgelenke (DIP) (◘ Abb. 20.1);
- Kompressionsschmerz z. B. bei Händedruck (»Begrüßungsschmerz«) – positives Gaenslen-Zeichen (◘ Abb. 20.2);
- anfangs häufig Spontanrückbildung und stummer Verlauf über mehrere Jahre.

Spätsymptome
Im Spätstadium kommt es vor allem
- zu zunehmenden Gelenkzerstörungen bis zur Ankylose (◘ Abb. 20.3, ◘ Abb. 20.4) und
- zum Befall auch größerer Gelenke und innerer Organe.

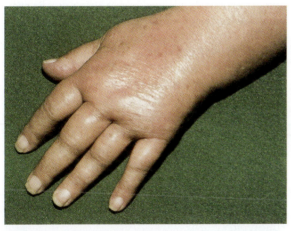

◘ **Abb. 20.1.** Typische Befallslokalisation der kleinen Fingergelenke. (Aus Siegmeth u. Singer 1998)

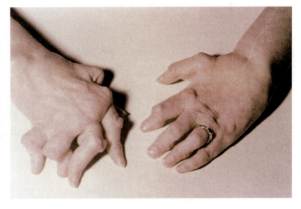

◘ **Abb. 20.3.** Fortgeschrittene Polyarthritis mit irreversiblen Gelenkfehlstellungen. (Aus Siegmeth u. Singer 1998)

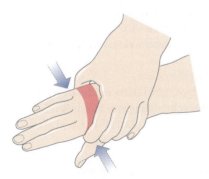

◘ **Abb. 20.2.** Demonstration des Gaenslen-Zeichens. Kompressionsschmerz beim Zusammendrücken der Fingergrundgelenke. (Aus Miehle 1987)

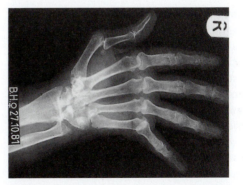

◘ **Abb. 20.4.** Völlige Zerstörung der Handgelenke, Luxation besonders der Fingergrundgelenke bei chronischer Polyarthritis. (Aus Siegmeth u. Singer 1998)

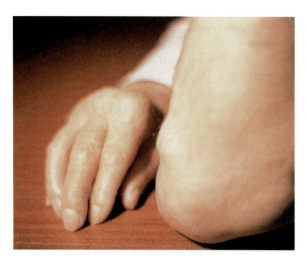

 Abb. 20.5. Typische Lokalisation von Rheumaknoten am Ellenbogengelenk. (Aus Siegmeth u. Singer 1998)

Rheumaknoten

Rheumaknoten als sog. **extraartikuläre Manifestation** bei manchen Formen der rheumatoiden Arthritis (sog. seropositive RA mit nachweisbaren Rheumafaktoren im Blut) zeigen sich vor allem an den bewegungsbedingten Druckstellen, also an den Unterarmen, im Ellenbogenbereich (Abb. 20.5) und an den Handgelenken. Es handelt sich dabei um umschriebene, schmerzlose, prallelastische subkutane Veränderungen, die sich teilweise oder ganz wieder zurückbilden können (Hartl 1992).

20.1.4 Häufige Lokalisationen

Hand

An der Hand zeigt sich vor allem im Vollbild der Erkrankung die typische weiche Schwellung der Grundgelenke, die auf leichten Druck schmerzhaft reagiert (positives Gaenslen-Zeichen). Außerdem besteht im Bereich des Processus styloideus radii (Loge de Guyon) eine erhöhte Druckschmerzhaftigkeit, und die Kraft in den Händen nimmt immer mehr ab.

Die rezidivierenden Schübe führen zu einer fortschreitenden Destruktion besonders an den kleinen Gelenken, und zwar zunächst an den Grundgelenken (MCP) und den Fingermittelgelenken (PIP). Bei fortgeschrittener Erkrankung entwickeln sich daraus typische **Fehlstellungen an der Hand** (Abb. 20.6a–c):

- Zick-Zack-Daumen,
- Knopflochdeformität und/oder
- Schwanenhalsdeformität.

Die Handachse weicht allmählich immer mehr zur Radialseite ab. Diese sog. **Handskoliose** oder **Ulnardeviationsstellung** (Abb. 20.6d) betrifft sowohl das gesamte Handgelenk als auch die Grundgelenke der Finger II–V. Später zeigt sich das **Caput-ulnae-Syndrom**: Das Handgelenk ist zusätzlich zur Volarseite hin subluxiert, was zur Betonung des Caput ulnae auf der Dorsalseite führt (man spricht auch von der »Bajonettstellung« des Handgelenks) (Abb. 20.6e).

Zudem sind **Sehnenschwellungen** der Dorsalseite feststellbar; betroffen sind vor allem der M. extensor carpi ulnaris und der M. extensor digitorum communis. Sehnenschwellungen der palmaren Seite gehen von den oberflächlichen und tiefen Fingerbeugern aus, so dass sich **Karpaltunnelsymptome** zeigen können.

Ellenbogen und Schulter

Im Bereich des Ellenbogens besteht häufig eine **Bursitis olecrani** mit einer weichen Schwellung ohne besondere Druckschmerzhaftigkeit, die die Größe eines Tennisballs (!) erreichen kann. Im weiteren Verlauf zeigt sich an der Schulter vor allem ventral eine tastbare **Kapselschwellung** mit Druckschmerzhaftigkeit im Sulcus intertubercularis (lange Bizepssehne) und mit besonderer Druckschmerzhaftigkeit im Akromioklavikulargelenk (ACG) und im Sternoklavikulargelenk (SCG).

Fußbereich

Im Fußbereich sind vor allem die Zehengrundgelenke (MTP) und die PIP-Gelenke befallen. Auch hier ist das Gaenslen-Zeichen positiv.

Wie an der Hand bilden sich bei fortgeschrittener Erkrankung allmählich **typische Fehlstellungen im Fußbereich** heraus:

- Hammer- und Krallenzehen,
- häufig Hallux valgus oder Hallux rigidus mit schmerzhaft eingeschränktem Abrollen beim Gehen,
- »Windmühlenvorfuß«, d. h. Lateraldeviation aller Zehen.

Arthritiden im oberen Sprunggelenk (OSG) und die allmähliche Entwicklung eines **Pes planovalgus** (»Platt-Knickfuß«) mit Schmerzen beim Barfußgehen gehören zum Bild der fortschreitenden Krankheit.

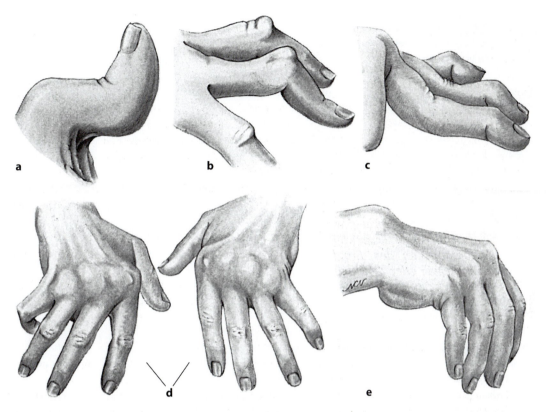

Abb. 20.6a–e. Typische Fehlstellungen an der Hand. **a** Zickzackdaumen, **b** Knopflochdeformität, **c** Schwanenhalsdeformität, **d** ulnare Abweichung der Langfinger, **e** Caput-ulnae-Syndrom. (Aus Miehle 1987)

Sehnenschwellungen sind an M. tibialis anterior, M. extensor hallucis longus und M. extensor digitorum longus typisch. **Tenosynovitiden** des M. tibialis posterior, des M. flexor hallucis longus und des M. flexor digitorum longus können zur Entwicklung eines **Tarsaltunnelsyndroms** führen.

Knie und Hüfte

Im Bereich des Knies kann die Synovialitis im Schub prä-, infra- und parapatellar zum Symptom der »**tanzenden Patella**« führen. Dorsal in der Poplitea zeigt sich nicht selten eine sog. **Baker- oder Poplitealzyste**, d. h. eine reaktive Ausstülpung der dorsalen Gelenkkapsel. In manchen Fällen kommt es zur **Ruptur** dieser Zyste und damit zur Entwicklung einer »**Pseudothrombose**« mit Unterschenkel-Knöchel-Ödem, vermehrter Venenzeichnung, Rötung, Überwärmung und Berührungsempfindlichkeit.

Im weiteren Verlauf zeigt sich an der Hüfte ein Kapselmuster vor allem mit verminderter Innenrotation und Extension und Schmerzen im Bereich des Trochanter major, die an der Oberschenkelaußenseite ausstrahlen.

Kopf

Im Kopfbereich sind vor allem das Kiefergelenk und in einem Drittel der Fälle (Mathies u. Schneider 1987) auch die HWS betroffen. Bei der HWS ist vor allem der Bereich des Dens axis befallen, ausgehend von dessen Bandverbindungen. Die sich dort entwickelnde **Vertebralisinsuffizienz** kann die A. vertebralis beeinträchtigen; es kommt zu Durchblutungsstörungen im Versorgungsbereich des Hirnstamms mit Symptomen wie Schwindel, Übelkeit, Ohrensausen, Nystagmus, Parästhesien oder gar Paresen.

20.1.5 Funktionelle Folgen des fortschreitenden Krankheitsprozesses und Stadieneinteilung

Die Folgen dieser Veränderungen sind
- zunehmende Bewegungsbehinderungen, die von den intraartikulären Entzündungsprozessen ausgehen und dort Verklebungen, Knorpelzerstörung und osteoporotische Knochenveränderungen verursachen,
- zunehmende kapsulärbedingte Bewegungseinschränkungen und, damit verbunden,
- muskuläre Defizite in Form von Muskelatrophien.

Dies führt von den anfänglichen Beweglichkeitseinschränkungen schließlich zur völligen Versteifung (Ankylosierung), und die betroffenen Gelenke werden unbrauchbar.

In ◘ Tab. 20.1 ist das Krankheitsgeschehen je nach Symptomen in mehrere Stadien eingeteilt. Die Kategorien gehen auf Steinbrocker zurück (Hartl 1992; Franke u. Wirbser-Wehle 1997).

Über die hier dargestellte »typische« chronische Polyarthritis hinaus werden für den entzündlich-rheumatischen Formenkreis verschiedene **Unter- bzw. Sonderformen** beschrieben, wie
- juvenile chronische Arthritis,
- Alters-RA,
- Still-Syndrom,
- Felty-Syndrom,
- Kaplan-Syndrom

und weitere andere., auf die hier nicht weiter eingegangen wird.

◘ **Tab. 20.1.** Stadien der chronischen Polyarthritis

Stadium	Beweglichkeit	Röntgenbefund	Fehlstellungen/Atrophien
I	Endgradige aktive Einschränkung; passiv frei	Gelenknahe Osteoporose	Keine
II	Zusätzlich endgradige passive Bewegungseinschränkung	Osteoporose und evtl. geringe Knochen-/Knorpeldestruktionen	Bandinstabilitäten, jedoch noch aktiv zu korrigieren
III	Aktiv und passiv deutlich eingeschränkt	Osteoporose und deutliche Knochen-/Knorpeldestruktionen	Fehlstellungen nur noch passiv korrigierbar; beginnende Muskelatrophien
IV	Nur noch geringe bis keine Beweglichkeit mehr	Osteoporose und deutliche Knochen-/Knorpeldestruktionen sowie deutliche Ankylosen	Kaum noch korrigierbare Fehlstellungen; ausgeprägte Muskelatrophien

Therapiemöglichkeiten

> **Hinweis**
>
> Die eigentliche Ursache der chronischen Polyarthritis ist unbekannt. Eine Behandlung zielt daher vor allem darauf ab, den fortschreitenden Prozess zu stoppen oder zumindest zu verzögern. Außerdem sollen die verfügbaren Hilfsmaßnahmen dem jeweiligen Behinderungsgrad angepasst werden, damit der Patient möglichst lange selbstständig bleiben kann.

Folgende **therapeutische Möglichkeiten** stehen zur Verfügung:

- **medikamentöse Behandlung:**
  - Basistherapeutika, wie z. B. Goldverbindungen, Malariamittel (Chloroquin) u. a.,
  - Symptomatika wie nichtsteroidale Antiphlogistika/Antirheumatika und Steroide;
- **chirurgische Behandlung:**
  - Synovektomie als eher prophylaktische Maßnahme,
  - Gelenkersatz als rekonstruktive Maßnahme;
- **apparative Hilfen** wie angepasstes Besteck, Küchengeräte etc.;
- **Physiotherapie und Ergotherapie.**

> **Hinweis**
>
> **Physiotherapie** will verhindern, dass die Gelenkversteifungen und Muskelatrophien weiter fortschreiten.

Mathies und Schneider (1987) betonen den Stellenwert der Physikalischen Therapie im Rahmen des Therapiespektrums:

> **Exkurs**
>
> Es herrscht völlig grundlos auch heute noch vielfach die Auffassung, dass die Behandlung der chronischen Polyarthritis in der Praxis ausschließlich eine medikamentöse sei, während die physikalische Behandlung, mehr oder weniger gezielt, in erster Linie Angelegenheit von Heilverfahren ist. Die chronische Polyarthritis aber verlangt eine konsequente medikamentöse und gleichzeitig eine physikalische Langzeittherapie. Diese Maßnahmen sind nicht gegeneinander austauschbar bzw. wechselweise einzusetzen. Auf beiden Gebieten gilt, dass das, was einmal versäumt wurde, nur bedingt, wenn überhaupt, wieder aufzuholen ist ...
>
> Da die drohende Gelenkversteifung neben der begleitenden Muskelatrophie eine wesentliche Funktionseinschränkung innerhalb eines fortgeschrittenen Stadiums der chronischen Polyarthritis darstellt, spielen Probleme der Lagerung und der Bewegung in der täglichen Praxis, wie überhaupt in der modernen physikalischen Behandlung der chronischen Polyarthritis, eine entscheidende Rolle ...
>
> Eine Ruhigstellung darf nur sehr kurzfristig in hochaktiven Schüben verordnet werden, aber nicht über längere Zeit in der Annahme, dass sie einen günstigen Einfluss auf die Krankheit habe. Der Arzt darf keinesfalls zusehen oder sogar dazu raten, z. B. im Liegen ein Kissen unter die befallenen Kniegelenke (in »Schonhaltung«) zu legen oder bei Erkrankung der Hüftgelenke einen Kopfkeil ins Bett zu legen oder einen vorhandenen zu erhöhen. Hier liegt der Anfang der zunehmenden Versteifung mit dem sich je nach Krankheitsstadium oft rasch entwickelnden Streckdefizit ...
>
> Eine intensive Bewegungstherapie für alle betroffenen Gelenke hat unverzüglich zu beginnen. Genau genommen sollte sie schon vor der ersten Funktionseinschränkung einsetzen ...

Dem ist aus unserer Sicht wenig hinzuzufügen. Gerade in der heutigen Zeit des übertriebenen Kosten-Nutzen-Denkens (inwieweit verträgt sich eine teure Behandlung progredienter Krankheitsgeschehen vorwiegend älterer Menschen mit volkswirtschaftlichen Überlegungen?) kommt diesen Aussagen ein hoher Stellenwert zu!

Physiotherapie

22.1 Spektrum der physiotherapeutischen Maßnahmen –48
22.1.1 Akutes Stadium –48
22.1.2 Subakutes/chronisches Stadium –49

22.2 Entstauungstherapie –50
22.2.1 Ziele der Manuellen Lymphdrainage –50
22.2.2 Manuelle Lymphdrainage bei cp/RA der oberen Extremitäten –51
22.2.3 Behandlungszeiten und -frequenzen –52
22.2.4 Manuelle Lymphdrainage bei cP/RA der unteren Extremitäten –52
22.2.5 Manuelle Lymphdrainage nach chirurgischen Eingriffen –54

22.1 Spektrum der physiotherapeutischen Maßnahmen

Die Physiotherapie will die Beweglichkeit und damit die Funktionsfähigkeit so lange wie möglich erhalten. Dafür steht prinzipiell das gesamte Spektrum physikalisch-therapeutischer Maßnahmen zur Verfügung, die jedoch den jeweiligen Phasen des Krankheitsverlaufs angepaßt werden und einen unterschiedlichen Stellenwert haben.

In der **akuten Phase** geht es vor allem darum,
- die entzündliche Reaktion zu mindern und damit den Schmerz zu reduzieren,
- die Schwellung zu vermindern und damit die Funktion zu verbessern.

In den **subakuten** und **chronischen Phasen** rücken die **Funktionsverbesserung** und der **Funktionserhalt** in den Vordergrund. Dabei geht es zusätzlich darum,
- die aktuelle Beweglichkeit zu verbessern oder zumindest zu erhalten,
- die Muskeln zu kräftigen bzw. ihre Kraft zu erhalten,
- Fehlstellungen vorzubeugen bzw. zu korrigieren,
- die Koordination zu erhalten,
- mit den nichtkorrigierbaren Einschränkungen umzugehen,
- bei evtl. erforderlichen operativen Eingriffen vor- und nachzubehandeln.

Im Zentrum stehen krankengymnastische Techniken und ergotherapeutische Maßnahmen, die in Kombination mit den anderen physikalischen Maßnahmen durchgeführt werden (Abb. 22.1).

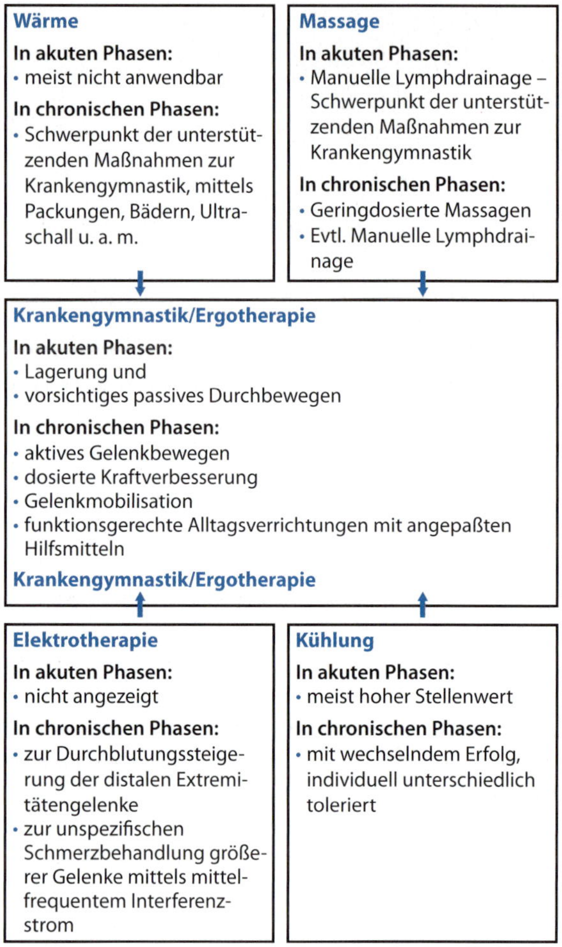

22.1.1 Akutes Stadium

Im akuten Stadium der cP/RA sind alle **Zeichen** der Entzündung vorhanden:
- Die betroffenen Gelenke und die gesamten periartikulären Weichteile sind schmerzhaft geschwollen (Abb. 22.2).
- Die Temperatur ist subfebril (37–38°C).
- Als Folge kommt es zu einem (vorübergehenden) Funktionsverlust der betroffenen Region.

Wärme
In akuten Phasen:
- meist nicht anwendbar

In chronischen Phasen:
- Schwerpunkt der unterstützenden Maßnahmen zur Krankengymnastik, mittels Packungen, Bädern, Ultraschall u. a. m.

Massage
In akuten Phasen:
- Manuelle Lymphdrainage – Schwerpunkt der unterstützenden Maßnahmen zur Krankengymnastik

In chronischen Phasen:
- Geringdosierte Massagen
- Evtl. Manuelle Lymphdrainage

Krankengymnastik/Ergotherapie
In akuten Phasen:
- Lagerung und
- vorsichtiges passives Durchbewegen

In chronischen Phasen:
- aktives Gelenkbewegen
- dosierte Kraftverbesserung
- Gelenkmobilisation
- funktionsgerechte Alltagsverrichtungen mit angepaßten Hilfsmitteln

Krankengymnastik/Ergotherapie

Elektrotherapie
In akuten Phasen:
- nicht angezeigt

In chronischen Phasen:
- zur Durchblutungssteigerung der distalen Extremitätengelenke
- zur unspezifischen Schmerzbehandlung größerer Gelenke mittels mittelfrequentem Interferenzstrom

Kühlung
In akuten Phasen:
- meist hoher Stellenwert

In chronischen Phasen:
- mit wechselndem Erfolg, individuell unterschiedlich toleriert

Abb. 22.1. Spektrum der Physikalischen Therapie bei chronischer Polyarthritis. Im Mittelpunkt stehen die krankengymnastischen und ergotherapeutischen Maßnahmen, die durch weitere physikalische Maßnahmen phasen- und symptomabhängig unterstützt werden

Die **Maßnahmen** beschränken sich deshalb auf:
- Funktionslagerungen, um die fortschreitende Gelenkversteifung einzugrenzen,
- Kühlung in verträglichen Temperaturbereichen zur Minderung der Entzündung,
- Manuelle Lymphdrainage zur Schwellungsverminderung und anschließend
- vorsichtiges passives Durchbewegen ohne Schmerzen.

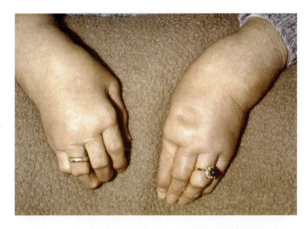

Abb. 22.2. Akute Phase der cp/RA beider Hände. Deutlich zeichnet sich auf dem linken Handrücken eine durch vorsichtigen Fingerdruck entstandene Delle ab. (Mit freundlicher Genehmigung, Bildarchiv des Lehrinstituts für Physikalische Therapie und Sportmedizin, Damp)

22.1.2 Subakutes/chronisches Stadium

Im subakuten und chronischen Stadium der cP/RA mit abklingenden Zeichen der Entzündung bzw. ohne akute Entzündungszeichen erweitert sich das Spektrum der therapeutischen Möglichkeiten und umfasst als **zentrale Maßnahmen**:

- funktionsgerechte aktive Bewegungsabläufe
  - von vorsichtigen Bewegungen im schmerzfreien Raum
  - über alltagsbezogene Bewegungsübungen
  - bis zu komplexen Bewegungsabläufen nach PNF und
- passive Gelenkbewegungen nach den Grundtechniken der Manuellen Therapie.

Diese Maßnahmen werden unterstützt bzw. teilweise erst ermöglicht durch:
- milden Wärmeentzug bei noch vorhandenen Entzündungszeichen bzw.
- dosierte Wärmezufuhr außerhalb der Entzündungsphasen (z. B. Bewegungen im warmen Wasser, im Sandbecken u. Ä. m., aber auch gezielt mittels Ultraschall für eine bessere Dehnbarkeit der Gelenkkapseln);
- Manuelle Lymphdrainage immer dann, wenn eine Verminderung von Schwellungen eine Vergrößerung der Beweglichkeit mit sich bringt;
- versuchsweise Kompression mit Kompressionshandschuhen zur Schwellungsminderung in der behandlungsfreien Zeit;
- vorsichtig dosierte entspannende Massagen, ebenfalls in Verbindung mit Wärmeanwendungen;
- Elektrotherapie.

Die **Elektrotherapie** wird in den entzündungsfreien Phasen vorrangig zur Durchblutungsverbesserung eingesetzt, z. B. **hydroelektrische Teilbäder** für die distalen Extremitätenabschnitte. Dies hat den Vorteil, dass die Patienten gleichzeitig im warmen Wasser Gelenkbewegungen durchführen können. Für die größeren Extremitätengelenke, vor allem Hüft- und Schultergelenk, ist ein Versuch mit mittelfrequentem Interferenzstrom empfehlenswert, wobei auf eine Schmerzminderung des gesamten Gelenkbereiches gezielt wird.

Versuchsweise kann in den behandlungsfreien Pausen **Kompressionstherapie** (durch vorsichtiges Bandagieren oder mittels Kompressionshandschuhen) eingesetzt werden. Allerdings muss ausprobiert werden, ob diese Form der Entstauung überhaupt toleriert wird. Bei fortgeschrittener Gelenkdestruktion (**Abb. 20.3**) ist Kompression ohnehin nicht möglich.

22.2 Entstauungstherapie

22.2.1 Ziele der Manuellen Lymphdrainage

Die Zielsetzung der Manuellen Lymphdrainage entspricht hier prinzipiell den in ▶ Sektion C im Zusammenhang mit posttraumatischen bzw. postoperativen Schwellungen besprochenen Behandlungszielen. Zwar liegt bei rheumatischen Schwellungen eine andere Noxe vor als bei traumatischen Schwellungen, die Ödempathophysiologie beruht jedoch ebenfalls auf einer Exsudation, d. h. auf einer vermehrten Kapillarwandpermeabilität für Eiweiße.

Die Manuelle Lymphdrainage kann im **Stadium der akuten Entzündung** eingesetzt werden, weil es sich um steril entzündliche Vorgänge handelt.

> **! Vorsicht**
> Selbstverständlich sind die Griffe so auszuführen, dass die Schmerzen im betroffenen Körpergebiet nicht zunehmen. Kann trotz aller Behutsamkeit nicht direkt im Schwellungsgebiet behandelt werden, so wird **proximal** davon gearbeitet, mit Schwerpunkt auf den jeweiligen Lymphknotenstationen (◘ Abb. 22.4 und ◘ Abb. 22.5).

Außerhalb der akuten Schubphase hat die Manuelle Lymphdrainage naturgemäß geringeren Stellenwert. Ein wertvolles Mittel ist sie immer dann, wenn die Schwellungsverringerung die bewegungs-/ergotherapeutischen Maßnahmen erleichtert. Dies ist vor allem im abklingenden akuten Stadium der Fall.
Andere entstauende Maßnahmen sind von geringer Bedeutung bzw. nicht möglich oder kontraindiziert (s. Bd. 1, ▶ Kap. 13, ◘ Tab. 13.1).

> **Hinweis**
>
> Die Manuelle Lymphdrainage ist die einzig effektive und in der akuten Phase der cP/RA die einzig mögliche Entstauungsmethode. Durch **Verminderung der lokalen Schwellung** lassen sich weitere positive Effekte erzielen:
> — Die Beweglichkeit verbessert sich, da die reduzierte Gewebespannung ein größeres Bewegungsausmaß zulässt.
> — Die entzündungsauslösenden und entzündungsunterhaltenden Mediatoren werden schneller beseitigt.
> — Die Schmerzen gehen zurück (vermutlich weil die Mediatoren, die die Nozizeptoren sensibilisieren, »ausgeschwemmt« werden).
> — Die Bewegungen werden sicherer, da sich durch Rückgang der Schwellung die Propriozeption verbessert (vor allem bei rheumatischen Schwellungen der unteren Extremitäten).

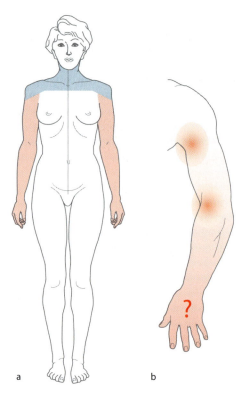

◘ **Abb. 22.3a,b.** Schema der Behandlungssystematik bei der cp/RA beider Hände. **a** Die blau markierten Körpergebiete sind nicht direkt von der Schwellung betroffen, müssen jedoch aus Entstauungsgründen mit behandelt werden (sog. Ödemabflussgebiete), die rot markierten sind die Körperabschnitte mit der eigentlichen Ödemregion. **b** Der Behandlungsschwerpunkt liegt in den markierten Bereichen (wiederholte Griffausführung), während an der Stelle des Fragezeichens evtl. keine Behandlung möglich ist (Schmerzhaftigkeit)

22.2.2 Manuelle Lymphdrainage bei cp/RA der oberen Extremitäten

Die Behandlung umfasst sowohl die **Halsregion** (»Basisbehandlung«) als auch **beide Arme** (◘ Abb. 22.3). Dabei werden die in Bd. 1, ▶ Kap. 4.7 beschriebenen Grundgriffe in der üblichen Reihenfolge eingesetzt, mit Schwerpunkt an den jeweiligen Lymphknotenregionen. Diese natürlichen Engpassstellen für den Lymphtransport des Armes werden also zwischen den sonstigen Griffabläufen immer wieder mittels stehender Kreise behandelt (▶ Kap. 18.2, zur Behandlung des Morbus Sudeck).

❗ Vorsicht
Die Griffe dürfen in keinem Fall Schmerzen erzeugen oder auch nur verstärken. Im **akuten Schub** ist daher die Ausdehnung der Griffe nach distal in die Schwellungsregionen an das aktuelle Befinden des Patienten anzupassen.

Die ◘ **Abb. 22.4–22.9** zeigen Griffbeispiele für die Behandlung am Arm.

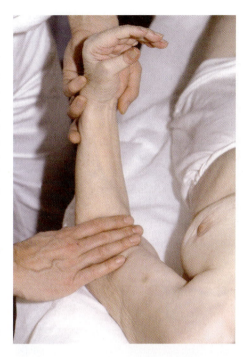

◘ Abb. 22.5. Stehende Kreise in der Ellenbeuge

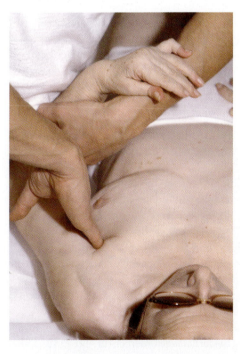

◘ Abb. 22.4. Stehende Kreise auf den axillären Lymphknoten

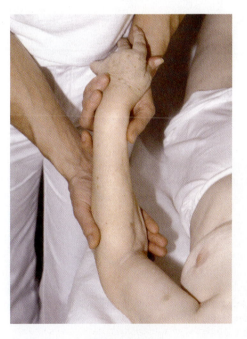

◘ Abb. 22.6. Schöpfgriff am Unterarm

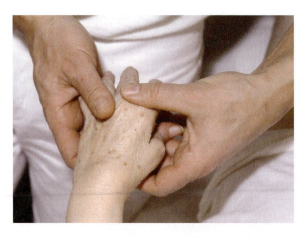

◘ Abb. 22.7. Daumenkreise auf dem Handrücken

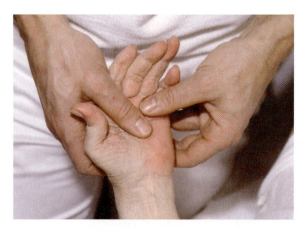

◘ Abb. 22.8. Daumenkreise auf der Palmarseite

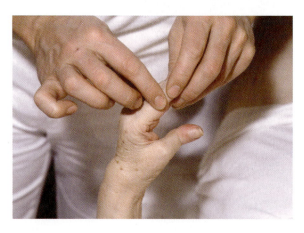

◘ Abb. 22.9. Behandlung der einzelnen Finger, hier in besonderer Form an den seitlichen Fingerregionen

22.2.3 Behandlungszeiten und -frequenzen

Die Behandlungszeit beträgt
- für die Halsregion ca. 8–10 min,
- pro Arm etwa 20 min,

so dass sich eine Gesamtbehandlungszeit von 45–50 min ergibt.

Da die Manuelle Lymphdrainage in Verbindung mit dem täglichen Übungsprogramm am wirkungsvollsten ist (nur tägliches Üben ist sinnvoll!), ist eine **tägliche Behandlung** nötig.

> **Vorsicht**
>
> Von einer **direkten Kombination mit Kälteanwendungen** ist abzuraten. Die Effekte der Manuellen Lymphdrainage würden damit wieder zunichte gemacht bzw. kämen erst gar nicht zum Tragen. Daher gilt:
> Keine direkten Kälteanwendungen
> - 60 min vor Beginn der Manuellen Lymphdrainage,
> - 90–120 min nach Beendigung der Manuellen Lymphdrainage.

Wenn sich bei der anschließenden krankengymnastischen und/oder ergotherapeutischen Behandlung die Schmerzen wieder verstärken und die sonstigen Entzündungszeichen wieder vermehren, kann ausnahmsweise schon früher mit der Kühlung begonnen werden.

22.2.4 Manuelle Lymphdrainage bei cP/RA der unteren Extremitäten

Die Behandlung umfasst die **Halsregion** (Basisbehandlung); aufgrund der Entfernung zum eigentlichen Schwellungsgebiet kann allerdings auf die Griffabläufe in der Schulterregion verzichtet werden.

Die Behandlung der **Bauchregion**, d. h. der tiefen Lymphabflusswege, ist davon abhängig, wie ausgeprägt die Schwellungszustände sind und ob sich die Erkrankung »lediglich« auf die Füße beschränkt oder ob die Knie und evtl. sogar die Hüftgelenke mitbetroffen sind.

Weil die Schwellungen symmetrisch auftreten, ist die Behandlung **beider Beine** erforderlich (◘ Abb. 22.10). Dabei werden die in Bd. 1, ▶ Kap. 4.7 beschriebenen Grundgriffe für die ventrale Beinseite ausgeführt mit Schwerpunkt an den jeweiligen Lymphknotenregionen. Diese natürlichen

22.2 Entstauungstherapie

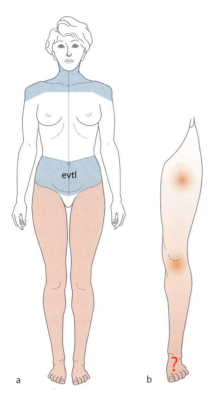

Abb. 22.10a,b. Schema der Behandlungssystematik bei cP/RA im Bereich beider Füße. **a** Die blau markierten Körpergebiete sind nicht direkt von der Schwellung betroffen, müssen jedoch aus Entstauungsgründen mit behandelt werden (sog. Ödemabflussgebiete); die roten sind die Körperabschnitte mit der eigentlichen Ödemregion. **b** Der Behandlungsschwerpunkt liegt in den markierten Bereichen (wiederholte Griffausführung), während an der Stelle des Fragezeichens evtl. keine Behandlung möglich ist (Schmerzhaftigkeit)

Engpassstellen für den Lymphtransport des Beins werden also zwischen den sonstigen Griffabläufen immer wieder einmal mittels stehender Kreise behandelt.

> **Vorsicht**
> Die Griffe dürfen in keinem Fall Schmerzen erzeugen oder auch nur verstärken. Im **akuten Schub** ist daher die Ausdehnung der Griffe nach distal in die Schwellungsregionen an das aktuelle Befinden des Patienten anzupassen.

In **Abb. 22.11–22.14** werden Griffbeispiele im Knie- und Fußbereich dargestellt.

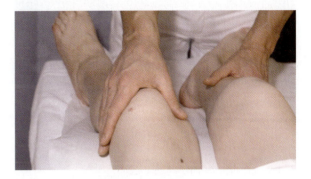

Abb. 22.11. Pumpgriff über das Knie

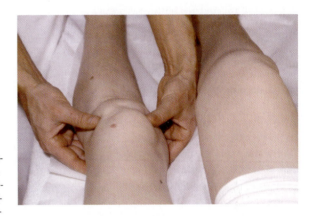

Abb. 22.12. Stehende Kreise in der Kniekehle mit Ergänzung der gleichzeitigen Daumenbehandlung auf der ventralen Knieseite

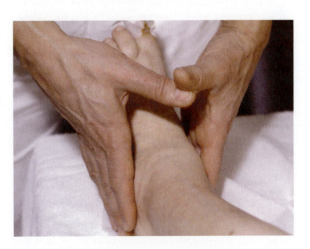

Abb. 22.13. Stehende Kreise im malleolären Bereich

22.2.5 Manuelle Lymphdrainage nach chirurgischen Eingriffen

Nach chirurgischen Eingriffen wie Synovektomien oder Gelenkersatz wird die Manuelle Lymphdrainage unter den Gesichtspunkten eingesetzt, die in ▶ Kap. 16–18 beschrieben werden (s. dazu die Vorgehensweise bei den jeweiligen Körperabschnitten).

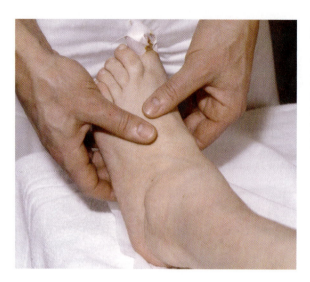

Abb. 22.14. Daumenkreise auf dem Fußrücken

Die Behandlungszeit beträgt
- für die Halsregion ca. 5–8 min,
- für die Bauchregion ca. 8–10 min,
- je Bein etwa 20 min,

so dass sich eine Gesamtbehandlungszeit von 50–60 min ergibt.

Da die Manuelle Lymphdrainage in Verbindung mit dem täglichen Übungsprogramm die beste Wirkung zeigt, ist eine **tägliche Behandlung** nötig.

> ❗ **Vorsicht**
> Von einer direkten Kombination mit **Kälteanwendungen** ist abzuraten. Die Effekte der Manuellen Lymphdrainage würden damit wieder zunichte gemacht bzw. kämen erst gar nicht zum Tragen.
> Daher gilt: Keine direkten Kälteanwendungen
> - 60 min vor Beginn der Manuellen Lymphdrainage,
> - 90–120 min nach Beendigung der Manuellen Lymphdrainage.

Wenn sich bei der anschließenden krankengymnastischen und/oder ergotherapeutischen Behandlung die Schmerzen wieder verstärken und die sonstigen Entzündungszeichen wieder vermehren, kann ausnahmsweise schon früher mit der Kühlung begonnen werden.

Literatur

Donhauser-Gruber U, Mathies H, Gruber A (1988) Rheumatologie – Entzündliche Gelenk- und Wirbelsäulenerkrankungen. Lehrbuch für Krankengymnastik und Ergotherapie. Pflaum, München

Eidenberger M (2005) Manuelle Lymphdrainage bei Morbus Sjögren – eine Fallstudie. Z Physiotherapeuten 57/3:544–551

Franke M, Wirbser-Wehle R (1997) Erkrankungen aus dem entzündlich-rheumatischen Formenkreis. In: Hüther-Becker A, Schewe H, Heipertz W (Hrsg) Physiotherapie – Lehrbuch in 14 Bänden, Bd. 10. Thieme, Stuttgart

Hartl PW (1992) Erkrankungen des rheumatischen Formenkreises. In: Siegenthaler W, Kaufmann W, Hornbostel H, Waller HD (Hrsg) Lehrbuch der inneren Medizin, 3. Aufl. Thieme, Stuttgart

Mathies H (1988) Die Definition des Begriffes »Rheumatismus«. In: Donhauser-Gruber U, Mathies H, Gruber A (Hrsg) Rheumatologie – Entzündliche Gelenk- und Wirbelsäulenerkrankungen. Lehrbuch für Krankengymnastik und Ergotherapie. Pflaum, München

Mathies H, Schneider P (1987) Rheumatische Krankheiten. (Medizin von heute, Bd 28). Deutscher-Ärzte Verlag, Köln

Miehle W (1987) Gelenk- und Wirbelsäulenrheuma. Informationen für den Patienten. Eular, Basel

Remberger K (1990) Entzündliche Gelenkerkrankungen – Arthritis. In: Eder M, Gedigk P (Hrsg) Allgemeine Pathologie und pathologische Anatomie, 33. Aufl. Springer, Berlin Heidelberg New York Tokyo

Schäffler A, Renz U (1995) Klinikleitfaden Rheumatologie. Jungjohann, Neckarsulm

Schoberth H (1993) Der entzündliche Rheumatismus. In: Földi M, Kubik S (Hrsg) Lehrbuch der Lymphologie, 3. Aufl. G. Fischer, Stuttgart

Siegmeth W, Singer F (1998) Bildatlas zu Veränderungen der Hand bei rheumatischen Erkrankungen und deren Grenzgebieten. Springer, Wien New York

Venöse Abflussstörungen

O. Schreiner

24 Pathophysiologische Grundlagen – 59

25 Therapiemöglichkeiten – 71

26 Physiotherapie – 73

27 Literatur – 83

Pathophysiologische Grundlagen

24.1	Varikose	–60
24.1.1	Ätiologie	–60
24.1.2	Formen	–61
24.1.3	Symptomatik	–62

24.2 Thrombophlebitis und Phlebothrombose –63

24.3 Chronisch-venöse Insuffizienz (CVI) und postthrombotisches Syndrom (PTS) –66
24.3.1 Stadieneinteilung –66
24.3.2 Insuffizienz der Muskel- und Gelenkpumpe –66
24.3.3 Arthrogenes Stauungssyndrom –67
24.3.4 Unterschiedliche Ödementwicklung bei primärer und sekundärer Varikose –67

Bei den **Ursachen** für venöse Abflussstörungen der Extremitäten unterscheidet man grundsätzlich zwischen
- **Lumenerweiterung**, die bei der Varikose oder der Phlebektasie auftritt, und
- der Obstruktion, d. h. **Lumenverlegung** eines Venenabschnitts durch eine Thrombosierung (oder anderer Faktoren).

Die folgenden Betrachtungen beschränken sich auf die venösen Erkrankungen der **unteren Extremitäten**, da die der oberen Extremitäten klinisch und vor allem auch entstauungstherapeutisch kaum eine Rolle spielen. Die anatomisch-physiologischen und pathophysiologischen Zusammenhänge werden in Bd. 1, ▶ Kap. 1.4, dargestellt, die funktionell-anatomischen Zusammenhänge in den ▶ Kap. 6 und 8 erläutert. Grundsätzliche pathophysiologische Überlegungen zur Ödembildung bei venösen Abflussstörungen werden in ▶ Kap. 2 angestellt und sind in ◘ Abb. 24.1 schematisiert dargestellt.

24.1 Varikose

Definition
Varizen sind ganz allgemein krankhaft erweiterte Venen des oberflächlichen oder des transfaszialen Venensystemes. Die Erweiterung wird als »sackartig«, »schlauchförmig« bis »perlschnurartig« und »knäuelförmig« beschrieben. Sie geht mit einer Verlängerung und damit meist mit einer typischen Schlängelung einher. Daraus leitet sich der deutsche Begriff »**Krampfader**« (altdeutsch noch »Krummader«) ab.

Im tiefen Venensystem sind ebenfalls krankhafte Venenerweiterungen bekannt. Aufgrund der seitlichen Begrenzung durch die Muskulatur und der festen Verspannung sind solche Venen jedoch nicht geschlängelt. Deshalb ist die Bezeichnung »tiefe Varizen« nicht gerechtfertigt (Marshall 1987). Eine bessere Bezeichnung ist **Phlebektasie**: Der griech. Begriff »phleb« steht für »Blutader« und wird im Sinne der Venen gebraucht; »Ektasie« steht für »krankhafte Gefäßerweiterung«.

Bei Venenveränderungen ist die **Lokalisation** wichtig; Veränderungen im oberflächlichen Venensystem sind also zunächst anders zu beurteilen als Veränderungen des tiefen Systems. Doch aufgrund des engen funktionellen Zusammenhangs beeinflussen Erkrankungen der einen »Venenschicht« natürlich auch das Venensystem der anderen Schicht. Da außerdem das **Lymphgefäßsystem** mit dem **venösen System** funktionell eng verbunden ist (◘ Abb. 24.1), ist eine isolierte Betrachtung der Symptomatik venöser Abflusshinderungen nicht möglich.

24.1.1 Ätiologie

Nach der Entstehungsursache unterscheidet man zwischen
- primärer Varikose und
- sekundärer Varikose (◘ Tab. 24.1) sowie
- kongenitalen Dysplasien (diese besonderen Formen der venösen Insuffizienz werden im Folgenden nicht weiter berücksichtigt).

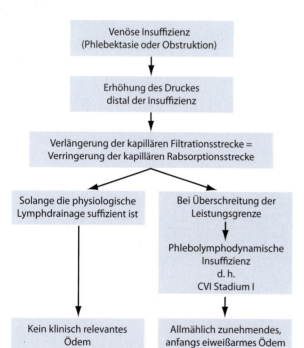

◘ Abb. 24.1. Mögliche Verlaufsform der venösen Insuffizienz

24.1 Varikose

Tab. 24.1. Ursachen und Pathogenese der Varikose

Kriterien	Primäre Varikose	Sekundäre Varikose
Häufigkeit	>90% (!) aller Varizen	Lediglich 5–10% aller Varizen
Lokalisation	Beginnt meist im oberflächlichen Venensystem	Beginnt meist im tiefen Venensystem
Ätiologie	Letztlich unbekannt; **mögliche Faktoren** sind familiäre Disposition, Lebensalter, berufliche Überbelastung, Übergewicht, Bewegungsmangel, Schwangerschaft etc.	Bekannt: **am häufigsten** Folge einer tiefen Bein- und/oder Beckenvenenthrombose; Klappenfehlfunktion/Klappendysplasie; **selten** Venenobstruktion bzw. -kompression z. B. durch Tumoren, arterielle Aneurysmen etc.
Lebensalter	Beginnt oft bereits im 2. und gehäuft im 3. Lebensjahrzehnt, häufiger bei Frauen v. a. nach Schwangerschaften	Kein besonderer Altersgipfel, sondern abhängig vom Auftreten der Ursache
Verlauf	Weiterentwicklung bis zur chronisch-venösen Insuffizienz höchsten Grades (einschließlich eines Ulcus cruris) über den Zeitraum vieler Jahre bis zu Jahrzehnten, Ulcus cruris viel seltener als bei der sekundären Varikose	Häufig rasche Verschlechterung der Symptomatik, oft mit der Folge aller Stadien der chronisch-venösen Insuffizienz bis zum Ulcus cruris (Tab. 24.3)

24.1.2 Formen

Die primäre Varikose kommt in sehr unterschiedlichen Ausprägungen vor (Abb. 24.2–24.6).

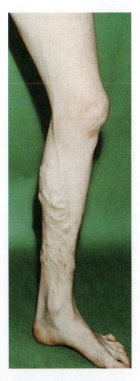

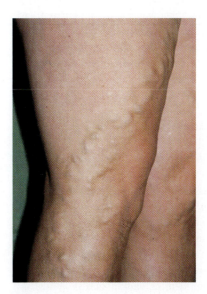

Abb. 24.2. Komplette Stammvarikose der V. saphena magna. Am Oberschenkel liegt eine zylindrische Phlebektasie vor (also ohne Schlängelung), während am Unterschenkel eine ausgeprägte »klassische« Varikose zu erkennen ist. (Aus Diehm et al. 1999)

Abb. 24.3. V.-saphena-magna-Varikose vom Seitenasttyp. (Aus Diehm et al. 1999)

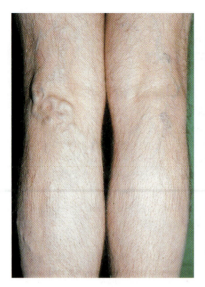
◘ **Abb. 24.4.** Mündungsinsuffizienz der V. saphena parva mit Seitenastvarikose. (Aus Diehm et al. 1999)

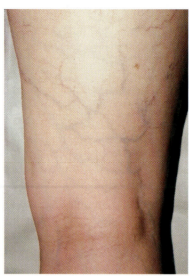
◘ **Abb. 24.5.** Retikuläre Varikose an der dorsomedialen Seite des Oberschenkels. (Aus Diehm et al. 1999)

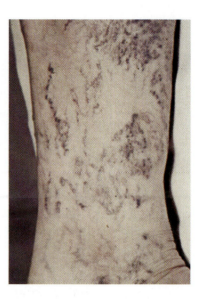
◘ **Abb. 24.6.** Ausgeprägte Besenreiservarizen am rechten Unterschenkel. (Aus Marshall 1987)

Besonders häufig sind die Stammvarikose der V. saphena magna und die Stammvarikose der V. saphena parva. Außerdem unterscheidet man Seiten- bzw. Nebenastvarikosen und weitere Formen, wie z. B. die retikulären Varizen, Besenreiservarizen u. a. Letztere haben jedoch im Gegensatz zur Stamm- und Seitenastvarikose meist keinen Krankheitswert, sondern stellen eher kosmetische Probleme dar.

> **Hinweis**
>
> Die sicht- und tastbare Schwellung ist trotz teilweise starker Ausprägung der Varikose gering und geht bereits durch bloße Hochlagerung der Beine so weit zurück, dass sie kaum mehr feststellbar ist. Dies gibt wichtige Hinweise auf die Zusammensetzung der Ödemflüssigkeit und auf die **Kompensation durch das Lymphgefäßsystem**.

24.1.3 Symptomatik

Die wichtigsten Beschwerden im Zusammenhang mit der Varikose sind:
- schwere, »müde« Beine, besonders nach langem Stehen oder Sitzen;
- Knöchelödeme (besonders am Abend) und
- manchmal krampfartige Schmerzen der Varizen.

Die subjektiven Beschwerden werden häufig als »nicht so schlimm« empfunden; es handle sich ja »bloß« um Krampfadern. Dadurch ist die Bereitschaft zur konsequenten Therapie – vor allem zum konsequenten Tragen von Kompressionsmitteln – gering. Eine allmähliche Verschlechterung der Symptomatik ist damit programmiert.

Da dieser Zustand oft jahrelang nahezu unverändert bleibt, gewöhnen sich die Patienten an die Krampfadern und bewerten die Therapie als lästiger als die Erkrankung selbst.

Das Bild ändert sich oft erst nach langer Zeit, manchmal beschleunigt durch Ereignisse, wie z. B. eine Schwangerschaft oder eine Thrombophlebitis. Dann treten u. a. folgende Beschwerden auf:
- Der Patient hat häufiger als zuvor Schmerzen im Varizenbereich.
- Die Knöchelschwellung ist abends deutlicher erkennbar und hält trotz stundenlanger Hochlagerung der Beine auch noch morgens an (◘ Abb. 24.7),

Die Schwellung hat also ihre Lageabhängigkeit teilweise verloren. Dies weist darauf hin, dass sich die Sicherheits-

24.2 Thrombophlebitis und Phlebothrombose

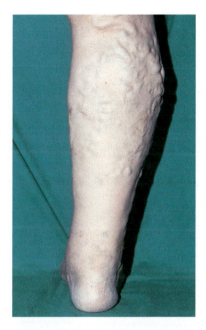

◘ **Abb. 24.7.** Deutliche Knöchelschwellung bei chronischer Insuffizienz der V. saphena parva im Stadium III. (Aus Diehm et al. 1999)

> **Definition**
> Der Begriff **Thrombophlebitis** (auch »Varikophlebitis«) bezeichnet die Thrombosierung des **oberflächlichen Venensystems**.
> Die Bezeichnung **Phlebothrombose** meint immer eine Thrombosierung des **tiefen Venensystems**. Häufig wird auch von der »tiefen Bein- bzw. Bein-Beckenvenen-Thrombose« (TVT) gesprochen.
> (Sonderformen der Thrombophlebitis sind die Mondor-Phlebitis und die Thrombophlebitis migrans bzw. saltans.)

Sowohl bei der Thrombophlebitis als auch bei der Phlebothrombose (◘ **Abb. 24.8,** ◘ **Abb. 24.9**) ist das Lumen der Vene durch einen »Blutpfropf« verlegt, im Allgemeinen auf der Basis einer nichtinfektiösen lokalen Entzündung.

Die ◘ **Tab. 24.2** stellt die beiden Krankheitsbilder im Vergleich dar.

ventilfunktion des Lymphgefäßsystems und damit auch die Zusammensetzung der Ödemflüssigkeit verändert hat. Die dauerhafte Höchstbelastung hat zu einer Verminderung der lymphatischen Transportkapazität geführt. Es gibt jedoch noch einen weiteren Grund:

> **Hinweis**
> Heute ist nachgewiesen, dass die venöse Insuffizienz auch die **lokalen Lymphgefäße** im Sinne einer Mikroangiopathie betrifft, sodass auf diesem Wege ein allmählicher Kompensationsverlust entsteht (z. B. Partsch 1989; Tiedjen 1989; Mahler 1992). Diese Erkenntnis ist vor allem für den gezielten Einsatz physiotherapeutischer Maßnahmen wichtig.

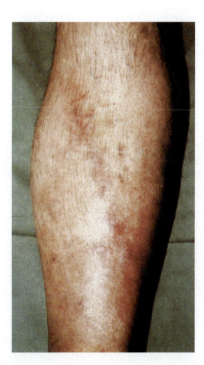

◘ **Abb. 24.8.** Thrombophlebitis am linken Unterschenkel (ventromedial). (Aus Marshall 1987)

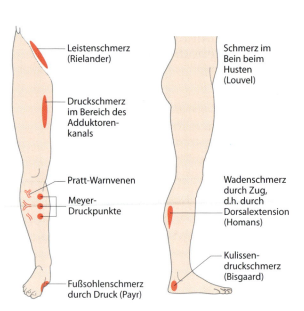

Abb. 24.9. Darstellung der wichtigsten Zeichen einer Phlebothrombose, die auch im physiotherapeutischen Alltag eine Rolle spielen, d. h. als Warnzeichen auftreten können. (Mod. nach Marshall 1987)

Tab. 24.2. Wichtigste Unterschiede zwischen Thrombophlebitis und Phlebothrombose

Kriterium	Thrombo-/Varikophlebitis	Phlebothrombose/tiefe Bein-Beckenvenen-Thrombose
Leitsymptome	Streifenförmige Rötung entlang der betroffenen Vene (Abb. 24.8) Deutliche Erwärmung	Deutliche Rötung bis »Lilafärbung« (Zyanose) des Beines, oft verbunden mit Erwärmung, manchmal mit Fieber Manchmal oberflächlich lokale prall gefüllte Venen – »Signalvenen« bzw. »Pratt-Warnvenen« über der Tibiakante und am Fußrücken
	Schmerzen im Bereich der betroffenen Vene	Typische Schmerzpunkte durch Druck oder auch aktive und passive Funktionsprüfung: Mediale Tibiakante (sog. Meyer- Zeichen) Plantarmuskulatur der Fußinnenseite (Payr-Zeichen) Wadenschmerz bei Dorsalextension (Homans-Zeichen) u. a. m. (Abb. 24.9) Dumpfe, ziehende Schmerzen im ganzen Bein oder »muskelkaterartige« Beschwerden in der Wade
		Oft deutliche Ödembildung
Komplikationen	Keine Gefahr der Lungenembolie!	Hohe Gefahr der Lungenembolie in der instabilen Phase, d. h. solange der Thrombus noch nicht durch Fibrinfäden fixiert ist
	Rezidivierende Phlebitiden führen letztlich zur chronisch-venösen Insuffizienz	Spätfolge sog. postthrombotisches Syndrom mit Ulcus cruris
Allgemeine Maßnahmen	**Mobilisation** – keine Immobilisierung des Patienten, um keine Ausweitung auf das tiefe System zu provozieren (verringerte Fließgeschwindigkeit ist eine Ursache für die Thromboseentstehung!)	**Strenge Immobilisierung** des Patienten in der instabilen Phase, d. h. mindestens in den ersten 5–7 Tagen, vor allem bei größeren Thrombosierungen bzw. Thrombosen der V. poplitea, V. femoralis oder der Beckenvenen[a]

a Bei isolierten Unterschenkel- bzw. Wadenvenenthrombosen werden gehfähige Patienten heute häufig nicht mehr immobilisert.

24.2 Thrombophlebitis und Phlebothrombose

Therapeuten sind bei der Behandlung venöser Leiden häufig unsicher; sie fürchten, dass venöse **Thrombosen** entstehen oder dass es zu einer **Embolie** kommt. Der Exkurs gibt Auskunft über Ursache und Verlauf dieser Störungen.

Exkurs

Thrombose und Embolie

Thrombose
Das Wort »Thrombose« kommt aus dem Griechischen und bedeutet »geronnene Blutmasse«.

Ätiologie
Die wichtigsten Ursachen für die Entstehung von Thromben in den Venen werden durch die sog. Virchow-Trias zusammengefasst:
- **Schädigung der Gefäßwand** (entzündlich, traumatisch, degenerativ oder allergisch).
- **Veränderung der Strömungseigenschaften**. Vor allem bei verlangsamter Blutströmung z. B. durch die Lumenerweiterung variköser Venen, aber auch durch lange Immobilisation. Eine weitere Rolle spielen Wirbelbildungen durch Klappendefekte.
- **Beschleunigte bzw. forcierte Gerinnung (Hyperkoagulation)**. Z. B. postoperativ besteht das »Bestreben« des Organismus, den entstandenen Defekt möglichst schnell zu reparieren.

Weitere häufige Ursachen sind
- Veränderungen der Blutzusammensetzung, z. B. bei Austrocknung im Alter und durch Erkrankungen (Polyzythämie, Polyglobulie, Thrombozytose etc.) und
- Nebenwirkungen bestimmter Medikamente (z. B. Ovulationshemmer).

Folgen
Die Folgen einer venösen Thrombose sind abhängig von Lokalisation und Ausdehnung. Im Venensystem selbst kommt es
- zur Bildung von sog. **Kollateral- oder »Privatkreisläufen«** durch Rückstau und Ausweichen des strömenden Blutes in Seitenäste oder gar zu einer **Umleitung des Blutes** aus dem tiefen in das oberflächliche Venensystem;
- zur Bildung von **Ödemen** durch eine venöse Hypertension mit vermehrter Filtration im Kapillarbereich;
- evtl. zur **teilweisen Ablösung des Thrombus** und damit zu einer Verschleppung über das rechte Herz in den Truncus pulmonalis mit der Folge einer mehr oder weniger ausgeprägten Lungenembolie.

Verlauf
1.–5. Tag: Entwicklung des Thrombus. In dieser Phase besteht die größte **Gefahr**, dass sich aus der noch labilen Thrombosemasse ein Teil oder gar der gesamte Thrombus ablöst. Besonderes Problem: Häufig gibt es in dieser Zeit noch keine bzw. nur undeutliche klinische Zeichen!
5.–14. Tag: Klinische Symptome wie Verfärbung, Überwärmung und Schwellung. Die sog. Thrombusmobilität, d. h. die Gefahr der teilweisen oder gesamten Ablösung, ist bereits geringer.
Nach dem 14. Tag: Keine Emboliegefahr mehr, da die Thrombusmasse inzwischen weitgehend organisiert ist.

Embolie
Das Wort »Embolie« stammt ebenfalls aus dem Griechischen und bedeutet so viel wie »Pfropf«. Man versteht darunter einen **akuten Gefäßverschluss** aufgrund eines mit dem Blutstrom **verschleppten Fremdkörpers** u. a. in Form
- eines Blutgerinnsels (abgerissener Thrombus),
- eines Fetttröpfchens oder
- einer Luftblase.

Ein Embolus aus den Beinvenen führt also in den meisten Fällen zur Lungenembolie, während Gerinnsel direkt aus dem linken Herzen oder den großen Arterien zu Hirn-, Organ- und Extremitätenverschlüssen führen. Die Folge ist eine Gewebsnekrose der von dieser verlegten Arterie versorgten Organabschnitte.

24.3 Chronisch-venöse Insuffizienz (CVI) und postthrombotisches Syndrom (PTS)

> **Definition**
> Der Begriff »**postthrombotisches Syndrom**« bezeichnet die verschiedenen **Folgesymptome** einer tiefen Bein-Beckenvenen-Thrombose.

> **Definition**
> Unter einer **chronisch-venösen Insuffizienz** (◘ Abb. 24.10) versteht man »eine chronische Rückflussstörung des Blutes aus den peripheren in die zentralen Venen und ihre Folgen« (Bollinger 1998).

Für diesen Zustand sind **fünf Faktoren** verantwortlich:
1. Obstruktion, d. h. Lumenverlegung der tiefen Venen, vor allem durch eine Thrombose;
2. Klappeninsuffizienz der tiefen Venen, meist als Folge einer Thrombose;
3. Klappeninsuffizienz der oberflächlichen Venen;
4. Klappeninsuffizienz der Vv. perforantes (als Folge von 2. oder 3.);
5. Insuffizienz der Muskel- und Gelenkpumpe.

Die Symptome sind:
- oberflächliche sekundäre Varizenbildung als Folge des teilweisen Refluxes in das oberflächliche Venensystem;
- Perforansveneninsuffizienzen aus dem gleichen Grund;
- Ödembildung wegen venösen Überdrucks mit »Überfiltration«;
- trophische Hautveränderungen wie
  - »Atrophie blanche« (frz. für weiße Atrophie der Haut, ebenfalls bekannt als Capillaritis alba),
  - Hyperpigmentierungen wie »Dermite jaune d'ocre« (frz. für gelblich-ockerfarbene bis dunkelbraune Haut, bedingt durch abgelagerte Abbauprodukte ausgetretener Erythrozyten aus den Hautkapillaren);
  - Ekzeme;
- Ulcus cruris.

24.3.1 Stadieneinteilung

Symptomabhängig wird die CVI in verschiedene Schweregrade einteilt. Die Stadieneinteilung ist jedoch nicht einheitlich; manche Autoren unterscheiden 4 und mehr Stadien, manche lediglich 3, wobei dann wiederum zwischen Stadium 3a und 3b unterschieden wird.

Die Einteilung nach klinischen Gesichtspunkten in 3 Stadien ist für die Praxis besonders relevant (◘ Tab. 24.3).

24.3.2 Insuffizienz der Muskel- und Gelenkpumpe

Ein wichtiger Faktor bei der Entstehung der CVI ist die Insuffizienz der Muskel- und Gelenkpumptätigkeit, die nach Bollinger neben den anderen 4 Aspekten eine eigenständige Rolle spielt. (Die einzelnen Mechanismen der Gelenk- und Muskelpumpe und ihre Bedeutung werden in Bd. 1, ▶ Kap. 6 beschrieben).

Nach Schmeller (1992) hat insbesondere im Bereich der Gelenke, und hier vor allem in der Knöchelregion, die Lage der Venen und deren Verspannung eine große Bedeutung für den venösen Rücktransport aus der unteren Extremität. Die Dorsalextension des Fußes bewirkt dabei eine Lüftung der ventral verlaufenden Gefäße, deren

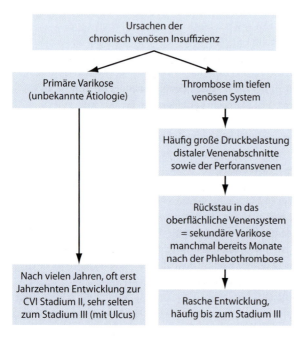

◘ Abb. 24.10 Ursachen der chronisch venösen Insuffizienz

24.3 Chronisch-venöse Insuffizienz (CVI) und postthrombotisches Syndrom (PTS)

Tab. 24.3. Stadien der chronisch-venösen Insuffizienz

Stadium	Klinische Beschreibung
I	Geringgradiges, vor allem perimalleoläres Ödem, das bereits auf leichten Fingerdruck dellbar ist und bei Hochlagerung zurückgeht bzw. über Nacht sogar ganz verschwindet. Erweiterte und gestaute kleine Venen an den Fußrändern (sog. Corona phlebectatica paraplantaris)
II	Fortgeschrittenes Ödem mindestens des distalen Drittels, oft sogar die distale Hälfte des Unterschenkels betreffend, das auch über Nacht nur noch unvollkommen zurückgeht. Konsistenzveränderung des Ödems in Richtung einer Verhärtung. Die Induration gilt als Zeichen der Eiweißanreicherung durch die zunehmende lymphatische Insuffizienz. Trophische Hautveränderungen wie Atrophie blanche, Dermite jaune d'ocre und oft Ekzeme
III	Zeichen des Stadium II, zusätzlich Ulcus cruris
IIIa	Bei abgeheiltem Ulcus cruris
IIIb	Bei floridem[a] Ulcus cruris

a Von lat. floridus, »blühend« für voll ausgeprägt.

Zuflüsse von plantar aus einer Art anatomisch bedingter »Pumpkammer« (Schmeller) stammen. Die Plantarflexion bewirkt denselben Mechanismus auf die dorsal verlaufenden Venen. Eine wichtige Rolle spielen natürlich auch das Wechselspiel der Unterschenkelmuskulatur mit seiner Wirkung auf die tiefen Leitvenen, das Kniegelenk, die Oberschenkelmuskulatur und letztlich die Leistenregion.

24.3.3 Arthrogenes Stauungssyndrom

Aufgrund der verschlechterten Gewebsdrainage bei der CVI kann davon ausgegangen werden, dass die zunehmende Ödematisierung mit Fibrosierung auch auf die Faszien und den Kapsel-Band-Apparat im oberen Sprunggelenk übergreift (Schmeller 1992; Wuppermann 2002). Dies führt zu nachhaltigen Gang- und Haltungsveränderungen, da Patienten unbewusst die am wenigsten schmerzhafte Gelenkstellung bevorzugen, nämlich die Haltung des Fußes in leichter Plantarflexion. Daraus entwickelt sich im Laufe der Zeit eine Verkürzung der dorsalen Unterschenkelmuskulatur, die sich u. a. in einer Dehnungsverringerung der Achillessehne manifestiert. Der anfänglich reversible Zustand ist nun nur noch schwer behebbar und später sogar irreversibel. Man spricht hier von einer **Sprunggelenkkontraktur** bzw. sogar **-ankylose** (Haase u. Schmeller 1991).

Dieser Prozess hat natürlich negative Auswirkungen auf den venösen Rückfluss, bei dem die Sprunggelenkpumpe (und Wadenmuskelpumpe) eine entscheidende Rolle spielen. Dies wiederum fördert die weitere Entwicklung der Sprunggelenkkontraktur – ein klassischer Teufelskreis!

Als Auslöser einer CVI ist damit natürlich auch eine Sprunggelenkbeeinträchtigung denkbar, die zunächst von der venösen Hämodynamik unabhängig ist.

24.3.4 Unterschiedliche Ödementwicklung bei primärer und sekundärer Varikose

Primäre Varikose

Die **oberflächlichen Venen** haben nur eine geringe hämodynamische Bedeutung. Daher kann das nur leicht gestörte interstitielle Flüssigkeitsgleichgewicht durch das Lymphgefäßsystem kompensiert werden; es entsteht kein nennenswertes Ödem, bzw. das Ödem ist durch Lageveränderung allein reversibel.

Erst durch weitere ungünstige Faktoren wie
- Phlebitiden,
- Ausweitung auf das Perforanssystem oder
- eingeschränkte Gelenk- und Muskelpumpe

erhöht sich das interstitielle Flüssigkeitsungleichgewicht, und es ist keine vollständige Kompensation durch das Lymphgefäßsystem mehr möglich.

Gleichzeitig »erkranken« die Lymphgefäße durch Dauerüberlastung und durch Mitbeschädigung z. B. bei entzündlichen Prozessen; die Transportkapazität verringert sich dadurch. Oft erst nach langen Jahren hat sich eine chronisch-venöse **und** lymphatische Insuffizienz entwickelt (Abb. 24.11).

Sekundäre Varikose durch Phlebothrombose

Das **tiefe Venensystem** hat eine große hämodynamische Bedeutung. Daher zeigt sich bei der sekundären Varikose früh sowohl eine chronische Veneninsuffizienz als auch eine Überforderung der Lymphgefäße in Form eines Knöchelödems, das nur im Anfangsstadium durch Lageveränderung reversibel ist. Die größeren und frühzeitigen Auswirkungen auch auf die Trophik der Haut führen zu einer

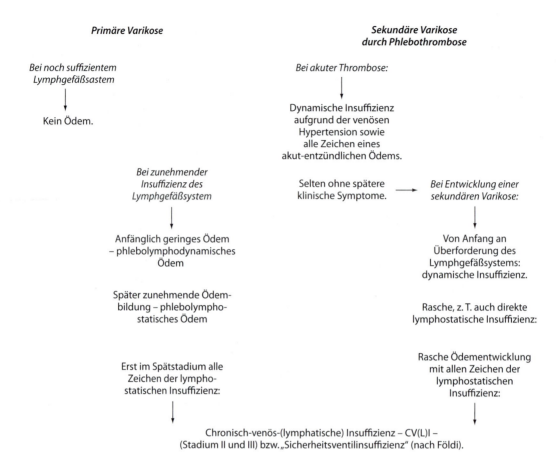

 Abb. 24.11. Die Rolle des Lymphgefäßsystems bei primärer u. sekundärer Varikose

frühzeitigen Mitbeschädigung der Lymphgefäße, sodass das Ödem durch Lageveränderungen nur noch unvollständig zurückgeht. Durch die Insuffizienz der Lymphgefäße und durch entzündliche Prozesse kommt es zu einer Eiweißanreicherung im Interstitium, die zur Konsistenzveränderung der Schwellung und rasch zur Fibrosierung und Sklerose führt.

Oft schon nach kurzer Zeit zeigt sich z. B. das »postthrombotische Ödem«; rasch entstehen auch andere Symptome, sodass man vom **postthrombotischen Syndrom** oder/und von der **chronisch-venös-lymphatischen Insuffizienz (CVLI)** spricht (s. Abb. 24.11).

24.3 Chronisch-venöse Insuffizienz (CVI) und postthrombotisches Syndrom (PTS)

Zuordnung der Stadien der CVI

Die **Tab. 24.4** stellt diejenigen Zeichen der CVI dar, die für den Physiotherapeuten ohne großen Aufwand bei der Befunderhebung erkennbar sind. Natürlich spielen bei der phlebologischen Diagnostik viele weitere Untersuchungen eine Rolle, die die exakte Zuordnung der verschiedenen Stadien erfordert. Die Tabelle ist zusätzlich so konzipiert, dass die Indikationsstellung der Manuellen Lymphdrainage ablesbar ist. Dies ist vorrangig an den Zeichen der Ödemveränderung von relativ eiweißarm zu relativ eiweißreich ablesbar (in der Tabelle rot hervorgehoben). Dies schließt dann die Notwendigkeit ein, neben »passiv«-reabsorptionsfördernden Maßnahmen, wie z.B. der Kompression oder der bloßen Hochlagerung, auch Maßnahmen zur Eiweißbeseitigung – eben die MLD – zu berücksichtigen.

Tab. 24.4. Therapeutisch bedeutsame Zeichen der CVI

	Ödem	Dellbarkeit	Lageabhängigkeit	Hautbeschaffenheit	Stemmer-Zeichen	MLD-Indikation
Stadium I: phlebolymphodynamische Insuffizienz	Wenig, überwiegend Knöchelregion	Leicht eindrückbar, schnell rückgängig	Deutlich	Oberflächliche Venenzeichen, sonst unauffällig	Negativ	Nicht unbedingt indiziert
Stadium II: phlebolymphostatische Insuffizienz	Deutlich, meist nach proximal ausgedehnt	**Zunehmend schwerer eindrückbar, bleibt länger bestehen**	**Nimmt immer mehr ab**	Zusätzlich deutliche Trophikstörungen	**Zunehmend positiv**	**Unbedingt indiziert, da viele Zeichen zunehmender Eiweißanreicherung**
Stadium III (a und b): phlebolymphostatische Insuffizienz				Zusätzlich Ulcus cruris IIIa=abgeheilt IIIb=floride		

Therapiemöglichkeiten

Die Therapie venöser Abflussstörungen berücksichtigt sowohl **funktionelle** als auch **kausale Gesichtspunkte**. Folgende Methoden stehen zur Verfügung:

- die **chirurgische Behandlung**, vor allem in Form von
  - operativer Entfernung insuffizienter Venenabschnitte (z. B. als »Venenstripping«) oder
  - Thrombektomie;
- die **Sklerosierung** (Verödung) insuffizienter Venenabschnitte;
- die **medikamentöse Behandlung**,
  - als Thromboseprophylaxe bei gefährdeten Patienten,
  - mit sog. Venenpharmaka gegen die zunehmende Insuffizienz der Venenwände oder
  - mit »eigentlichen« Therapeutika, z. B. bei der Thrombolyse; und
- die **physiotherapeutischen Maßnahmen**, die sich einteilen lassen in
  - prophylaktische Maßnahmen und
  - eigentliche therapeutische Maßnahmen (▶ Kap. 26).

Physiotherapie

26.1 Prophylaxe – 74
26.1.1 Vermeidung venös-lymphatischer Beeinträchtigungen – 74
26.1.2 Prophylaktische Maßnahmen bei vorhandenen Beeinträchtigungen – 74

26.2 Maßnahmen bei geringgradiger CVI – 74
26.2.1 Manuelle Lymphdrainage – 75

26.3 Maßnahmen bei fortgeschrittener CVI ohne Ulcus cruris – 75
26.3.1 Kompressionstherapie – 75
26.3.2 Manuelle Lymphdrainage – 76
26.3.3 Unterstützende Maßnahmen – 78
26.3.4 Patienteninformation – 78

26.4 Maßnahmen bei CVI mit Ulcus cruris – 79
26.4.1 Entstauungsmaßnahmen – 79
26.4.2 Behandlung des Ulcus cruris – 79

Die physiotherapeutischen Maßnahmen zielen prinzipiell entweder auf die Prophylaxe oder bei verschiedengradiger CVI auf die Rehabilitation ab.

26.1 Prophylaxe

Bei den prophylaktischen Maßnahmen ist zu unterscheiden zwischen
- Maßnahmen zur Vermeidung von venös-lymphatischen Beeinträchtigungen und
- Maßnahmen bei bereits vorhandenen venös-lymphatischen Beeinträchtigungen.

26.1.1 Vermeidung venös-lymphatischer Beeinträchtigungen

Neben der Thromboseprophylaxe bei Immobilisation (s. unten) geht es um einen wesentlichen Aspekt:

> **Hinweis**
>
> Das **Bewegungsausmaß** aller Gelenke der unteren Extremität, insbesondere des Sprung- und Kniegelenks, sollte in vollem Umfang erhalten werden.

Erleiden ältere Menschen eine Gelenkdistorsion oder gar eine Fraktur, lautet das Behandlungsziel nicht selten »Mobilisation für den altersbedingt reduzierten alltäglichen Bewegungsumfang«. Dieser Ansatz ist zweifellos zu kurz gegriffen: Aus rein orthopädischer Sicht mag er sinnvoll erscheinen, angiologisch genügt er jedoch nicht. Gerade in solchen Fällen ist die Venenfunktion durch das fortgeschrittene Lebensalter ohnehin bereits vermindert, ohne dass vielleicht bislang nennenswerte klinische Symptome auftraten. Ein Trauma wie eine Fraktur beeinträchtigt in einem solchen Zustand an sich schon den Gefäßzustand. Wird die Situation dann noch durch einen unvollständig mobilisierten Gelenkstatus erschwert, sind die Folgen abzusehen.

26.1.2 Prophylaktische Maßnahmen bei vorhandenen Beeinträchtigungen

Zu den prophylaktischen Maßnahmen bei bereits vorhandenen bzw. bekannten venös-lymphatischen Beeinträchtigungen zählen natürlich auch die Maßnahmen bei Immobilisation eines Patienten zur Thromboseprophylaxe, wie
- aktive oder auch passive Bewegungen in zeitlich ausreichendem Umfang,
- richtige Lagerung und
- Kompression.

Bei **Thrombophlebitis** sind die Kompression und die »Mobilhaltung« des Patienten die wichtigsten prophylaktischen Aufgaben.

Kaltanwendungen wie wärmeentziehende Auflagen und Umschläge mindern im Stadium der Venenentzündung die Beschwerden. Sie können allerdings immer nur dann angewandt werden, wenn der Kompressionsverband aus Kurzzugbinden besteht, die immer wieder neu angelegt werden, und nicht aus Zinkleimbinden, die als Dauerverband konzipiert sind.

Nach **Phlebothrombose** ist neben dem Erhalt der **Beweglichkeit der Gelenke** das hydrotherapeutische Gefäßtraining die zweite »Säule« der Prophylaxe einer drohenden CVI. Die Maßnahmen sind:
- Wassertreten (Verbindung zwischen gelenk- und gefäßwirksamen Aspekten),
- kalte Güsse und
- CO_2-Bäder, die ebenfalls den Gefäßtonus beeinflussen.

> **Hinweis**
>
> Die Kompression ist eine unverzichtbare Langzeittherapie; nur so lässt sich bei vorgeschädigten Venen die Gelenk- und Muskelpumpe nutzen! Bei drohender CVI ist die **Kompression die wichtigste Prophylaxe**.

26.2 Maßnahmen bei geringgradiger CVI

> **Indikation**
>
> In allen Stadien der CVI ist die **Kompression** die zentrale Therapie (Földi u. Kubik 1993; Klyscz et al. 1996; Rieger 1998). Klinische Erfahrungen zeigen, dass im Stadium I der CVI bei guter Compliance ein Fortschreiten der Schädigung verhindert oder zumindest deutlich verzögert werden kann.

Die Kompression ist zu diesem Zeitpunkt noch problemlos mit geringklassigen Kompressionsstrümpfen möglich. So wird die Lebensqualität der Patienten nicht wesentlich beeinträchtigt – wiederum ein wichtiger Faktor für eine gute Compliance. Zudem sind Kompressionsstrümpfe der Klassen I und II in allen gängigen Farben und in der nahtlosen Rundstrickqualität erhältlich.

> **Hinweis**
>
> Die Kompression muss immer mit **ausreichender Bewegung** verbunden sein, die wiederum von einer gut funktionierenden Gelenk- und Muskelpumpe abhängig ist. **Hydrotherapeutische Maßnahmen** und **funktionsgerechte Lagerung** unterstützen die Therapie.

26.2.1 Manuelle Lymphdrainage

Für die Manuelle Lymphdrainage gibt es bei geringgradiger CVI keine zwingende Indikation (◘ Tab. 24.4). Lediglich im Übergangsstadium (d. h. bei Patienten mit überwiegend stehender beruflicher Tätigkeit und wenn z. B. in der warmen Jahreszeit eine deutlichere Ödementwicklung zu erkennen ist) ist sie eine gute Ergänzung zur Kompression. Die Manuelle Lymphdrainage ist dann in jedem Fall »ausschwemmenden« Medikamenten vorzuziehen, wenn die Patienten beim Arzt über eine vermehrte Ödembildung klagen, jedoch keine »Gummistrümpfe« tragen wollen.

> **Indikation**
>
> Die Manuelle Lymphdrainage ist bei CVI Stadium I immer dann von besonderer Bedeutung, wenn eine Kompressionstherapie kontraindiziert ist, z. B. wenn gleichzeitig eine arterielle Gefäßerkrankung vorliegt.

26.3 Maßnahmen bei fortgeschrittener CVI ohne Ulcus cruris

Die **Ziele** der Physikalischen Therapie in fortgeschrittenen Stadien der CVI sind
— Entstauung und damit
— Verminderung trophischer Hautschäden sowie
— Verhinderung der weiteren Schädigung des Lymphgefäßsystems.

26.3.1 Kompressionstherapie

In fortgeschrittenen Stadien der CVI (◘ Abb. 26.1) erhält die Kompressionstherapie einen neuen Stellenwert: Anstelle der »bloßen« Prophylaxe geht es nun um Ödemverminderung.

> **Hinweis**
>
> In fortgeschrittenen Stadien ist es oft besser, anstelle der Bestrumpfung eine **Bandagierung** zu wählen. Diese Entscheidung ist jedoch abhängig
> — vom Alter und der Gesamtkonstitution des Patienten,
> — vom Ödemausmaß und
> — vom Ausmaß der Trophikstörungen.

Auch hier gilt: Kompression in der Ödembehandlung ist eine funktionelle Maßnahme, die nur im Zusammenhang mit Bewegung richtig wirkungsvoll ist (s. auch Bd. 1, ▶ Kap. 5 und 6).

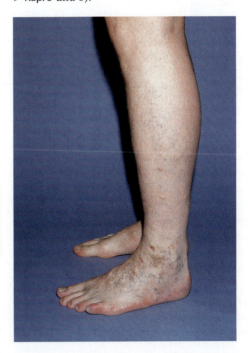

◘ **Abb. 26.1.** CVI im Stadium II mit trophischen Hautveränderungen und geringgradiger Schwellung, die auf die Fuß-/Knöchelregion sowie das distale Unterschenkeldrittel beschränkt ist. Die Kompression kann sich auf die »klassische« Variante z. B. eines »Pütter-Verbandes« beschränken. (Bildarchiv des Lehrinstituts für Physikalische Therapie und Sportmedizin Damp)

Je nach Ödemausmaß und ödembegleitenden Symptomen wird entweder mit zwei Kurzzugbinden ein »klassischer Venenverband« angelegt, der lediglich Fuß- und Unterschenkelregion umfasst, oder bei fortgeschrittener phlebolymphostatischen Insuffizienz (◘ Abb. 26.1), eine Kompressionsbandagierung im Sinne der Lymphödembandage (siehe Bd. 1, ▶ Kap. 5).

26.3.2 Manuelle Lymphdrainage

> **Indikation**
> Die Manuelle Lymphdrainage hat bei der fortgeschrittenen CVI einen hohen Stellenwert.

Ausschlaggebend ist hier die Pathophysiologie der fortgeschrittenen CVI, bei der begleitend eine lymphostatische Insuffizienz vorliegt (▶ Kap. 24.3). Die Lageabhängigkeit des Ödems ist deutlich verringert, was auf eine chronische eiweißreiche Schwellung schließen lässt. Außerdem zeigt die Palpation eine deutliche Induration und an einigen Stellen gar deutliche Fibrosen, ähnlich wie beim Lymphödem. Darüber hinaus ist das Stemmer-Zeichen positiv (▶ Kap. 28.2).

Gelegentlich wird davor gewarnt, bei vorhandenen und teilweise sehr ausgeprägten Varizen (◘ Abb. 24.2, 24.4, 24.7) »am Bein zu massieren«. Natürlich ist die Manuelle Lymphdrainage letztlich eine Form der Massage, und doch gibt es große Unterschiede (s. Bd. 1, ▶ Kap. 4) Vor allem ist die Druckstärke zur Gewebsverformung deutlich geringer, so dass keinerlei Gefahr besteht, dass die insuffizienten Venenwände mechanisch geschädigt werden.

Ebenso wenig kann eine Manuelle Lymphdrainage eine Embolie provozieren. Solange keine akute Thrombosierung tiefer Venen vorliegt, wirken sich alle anderen therapeutischen Maßnahmen und selbst Belastungen im Alltag mechanisch stärker auf die Venen aus als die »sanfte Lymphdrainage«. Kommt der Patient also zu Fuß zur Lymphdrainage, am besten noch mit Kompression der Beine, ist die Wirkung der Muskeltätigkeit auf das Venensystem weit größer als bei der Manuellen Lymphdrainage.

> **❗ Vorsicht**
> Besonders »labile Stellen« (z. B. ein deutlicher »Blowout« oder eine knäuelartige Varize mit instabilem Erscheinungsbild; ◘ Abb. 26.2) müssen bei der Manuellen Lymphdrainage ausgespart werden. Lymphödemgriffe werden nur äußerst sparsam bzw. überhaupt nicht eingesetzt, obwohl sie aufgrund des Palpationsbefunds oft angebracht wären.

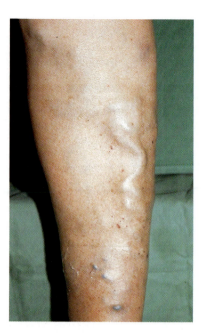

◘ **Abb. 26.2.** Prätibiale Varikose aus einem Seitenast der V. saphena parva. Sie ist äußerst schmerzhaft. Solche besonderen Stellen werden grifftechnisch ausgespart bzw. umgangen. (Aus Diehm et al. 1999)

Behandlungssystematik (◘ Abb. 26.3)

Die Behandlung beginnt mit der **Halsregion** (»Basisbehandlung«); aufgrund der Entfernung zum eigentlichen Ödemgebiet kann allerdings auf die Griffabläufe in der Schulterregion verzichtet werden.

Bei der Behandlung der **Bauchregion** liegt der Schwerpunkt auf den tiefen Lymphabflusswegen, d. h. auf der Bauchtiefendrainage. So lässt sich gleichzeitig die gezielte kostoabdominale Atemtechnik schulen, die sich hervorragend als »Hausaufgabe« eignet und damit zu einer Rückflussförderung beiträgt.

Im Zentrum der Behandlung stehen die Griffabläufe an der **ventralen und dorsalen Beinseite**, wobei dorsal lediglich die distale Hälfte eine Rolle spielt, allerdings mit Betonung der Regio poplitea. Tiedjen et al. (1992) haben durch verschiedene Gefäßdarstellungen nachgewiesen, dass die Schädigung des ventralen präfaszialen Lymphgefäßbündels bei CVI regelmäßig zu einer Darstellung der poplitealen Lymphknoten führt, was unter physiologischen

26.3 Maßnahmen bei fortgeschrittener CVI ohne Ulcus cruris

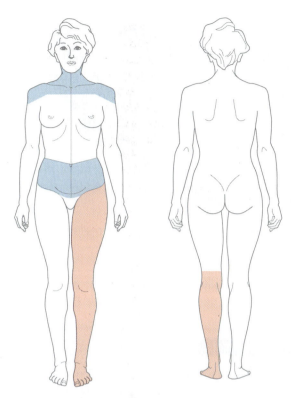

Abb. 26.3. Schema des Behandlungsumfangs einer einseitigen, fortgeschrittenen CVI. Die blau markierten Körperregionen stellen die sog. Ödemabflussgebiete dar, die roten Körperabschnitte die Schwerpunkt- und eigentliche Ödemregion

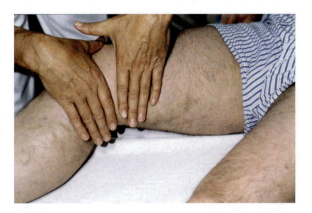

Abb. 26.4. Kombinationsgriff an der medialen Oberschenkelseite

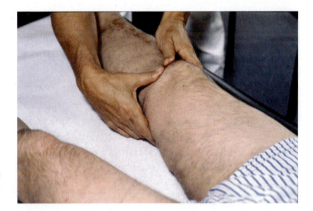

Abb. 26.5. Daumenkreise über der ventralen Knieregion

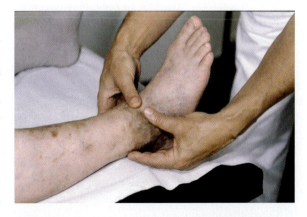

Abb. 26.6. Daumenkreise auf dem oberen Sprunggelenk

Bedingungen nie der Fall ist. Dies lässt den Schluss zu, dass es bei derartigen lokalen Überforderungen zu Umleitungen in das ansonsten von ventral nicht genutzte dorsale präfasziale Bündel und von hier in die tiefen Kollektoren des Oberschenkels kommt.

Bei den Griffen am ventralen Oberschenkel wird die mediale Oberschenkelseite (im Verlauf des ventromedialen Bündels) betont. Gleiches gilt für die Knieregion; hier sind neben den Grundgriffen auch Daumenkreise über die gesamte Region angebracht, auch hier vor allem an der Knieinnenseite, also der physiologischen »Flaschenhalsregion«.

Die **Abb. 26.4–26.8** stellen eine Auswahl der typischen Schwerpunktregionen dar:
- der Kombinationsgriff, am medialen Oberschenkel
- die Daumenkreise, am „Flaschenhals" Knie und Sprunggelenk
- die Stehenden Kreise, auf der Kniekehle
- der Poplitea-Tiefengriff.

Sie stehen stellvertretend für den kompletten Ablauf.

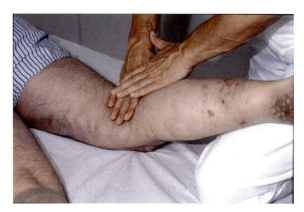

☐ **Abb. 26.7.** Stehende Kreise auf der Regio poplitea

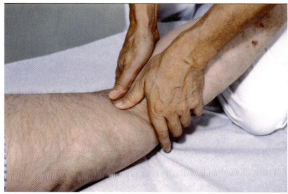

☐ **Abb. 26.8.** »Poplitea-Tiefengriff«, um die Lnn. poplitei profundi zu erreichen

Behandlungsdauer und -frequenz

Die Behandlungszeit beträgt insgesamt **45 min**, im Falle ausgeprägter Schwellungen auch **60 min**. Pro Woche sind mindestens 3 Behandlungen notwendig; eine **tägliche Behandlung** ist vorzuziehen. In Ausnahmefällen, nämlich bei ausgeprägten beidseitigen Schwellungen kann unter stationären Bedingungen auch 2-mal täglich behandelt werden, sofern es die Gesamtkonstitution der Patienten zulässt. Hier ist v. a. die Herzbelastung zu bedenken!

> **❗ Vorsicht**
> Die Vorlasterhöhung durch eine intensive Manuelle Lymphdrainage ist nicht zu unterschätzen, denn in der lymphdrainagefreien Zeit sorgt die Kompression unter Bewegung ebenfalls für einen erheblichen venösen und lymphatischen Rückstrom. Daher muss immer abgeklärt werden, ob keine kardiologischen Bedenken gegen eine massive Drainage bestehen.

26.3.3 Unterstützende Maßnahmen

Neben der Entstauung geht es darum, die **Beweglichkeit** zu erhalten oder zu verbessern. Dazu eignen sich folgende Maßnahmen:
- Muskeldehnung und Muskelkräftigung,
- Gangkorrektur und
- manuelle Gelenkmobilisation (vor allem der Sprunggelenke, aber auch anderer Gelenke, die in einem funktionellen Zusammenhang mit dem schlechten Gang und der schlechten Haltung stehen).

Hydrotherapeutische Maßnahmen und **funktionsgerechte Lagerung** unterstützen auch hier die Entstauungstherapie.

> **Hinweis**
> Die Effekte des Gefäßtrainings v. a. der kleinen Gefäße (Mikrozirkulation) durch Hydrotherapie sind durch andere physiotherapeutische Maßnahmen **nicht** zu erreichen und deshalb nicht zu unterschätzen!

26.3.4 Patienteninformation

Die wiederholte Aufklärung über nützliche und schädliche Einflüsse ist äußerst wichtig. So wird dem Patienten deutlich, dass auch er für den weiteren Verlauf seiner Krankheit verantwortlich ist.

Die bekannten, doch leider oftmals ignorierten »goldenen Regeln« lauten:
- Gehen ist besser als Stehen, Liegen besser als langes Sitzen.
- Je höher das Körpergewicht, umso größer ist die Belastung für die Gefäße.

> **Hinweis**
> Am wichtigsten ist, dass die Physiotherapie erreicht, dass Patienten ihr Leiden »begreifen« und bereit sind, an einer Verbesserung aktiv mitzuarbeiten (= »Compliance«).

Im Vordergrund der Aufklärung stehen folgende Aspekte:
- die Wirkung der Muskel- und Gelenkpumpe auf die Gefäße,
- die Effizienz von Bewegung unter Kompression (der Kompressionsstrumpf als »künstliche Muskelfaszie«) und
- die Qualität des Schuhwerks (oft wird so erst eine ausreichende Gelenkbewegung möglich!).

Dass heiße Bäder, Unterwasserdruckstrahlmassagen etc. zu meiden sind, wissen die Patienten oft schon aus eigener Erfahrung. (Siehe auch ▶ Kap. 34, »Merkblatt für Ödempatienten«.)

26.4 Maßnahmen bei CVI mit Ulcus cruris

Die Pathophysiologie des venösen Ulcus cruris (◘ Abb. 26.9) wird in Bd. 1, ▶ Kap. 6 erläutert. Fest steht, dass mit zunehmender venöser Abflussstörung und zunehmender lymphatischer Insuffizienz das Gewebe vor allem im distalen Unterschenkel immer schlechter ver- und entsorgt wird; bildhaft kann man von einer allmählichen »Versumpfung« sprechen. Dies ist umso mehr gerechtfertigt, als zahlreiche Untersuchungen zur Pathogenese (z. B. Rieger u. Wuppermann 1998) zeigen, dass die verschiedensten entzündlichen Reaktionen des Gewebes ihrerseits Abbauprodukte hinterlassen, die die Kapillaren und initialen Lymphgefäße noch mehr schädigen.

26.4.1 Entstauungsmaßnahmen

Prinzipiell treffen alle Aussagen zur CVI **ohne** Ulcus cruris (▶ Kap. 26.3) auch für die CVI **mit** Ulcus cruris zu.

Der gesamte Behandlungsaufbau zeigt einen entscheidenden Unterschied zu vielen anderen Behandlungsstrategien beim Ulcus cruris: Die meisten Verfahren beschränken sich auf das örtliche Geschehen und zielen vor allem darauf ab, das Ulkus »zu schließen«. Der in ▶ Kap. 26.3 erläuterte Behandlungsaufbau jedoch konzentriert sich nicht nur auf diesen »Brennpunkt«, sondern schließt das gesamte betroffene Bein und darüber hinaus auch die zentralen Venen und Lymphgefäße ein.

26.4.2 Behandlung des Ulcus cruris

❗ **Vorsicht**
Beim Ulcus cruris handelt es sich um eine offene Wunde, die mit entsprechender Vorsicht zu behandeln ist. Voraussetzung für die Behandlung ist eine **ausdrückliche ärztliche Verordnung**.

Zur speziellen Wundpflege sind folgende Materialien notwendig:
- sterile Kompressen,
- spezielle »moderne«, nicht verklebende Wundauflagen und Verbände,
- Mittel zum Spülen der Wunde,
- Abdeckungsmaterialien.

Die Versorgung wird klinikspezifisch unterschiedlich gehandhabt und wird im Allgemeinen durch das Pflegepersonal vorgenommen. Unter ambulanten Bedingungen geschieht dies manchmal in der Arztpraxis, oftmals übernimmt sie der Patient sogar weitgehend selbst. Daher lässt sich hier keine allgemein gültige Liste erstellen.

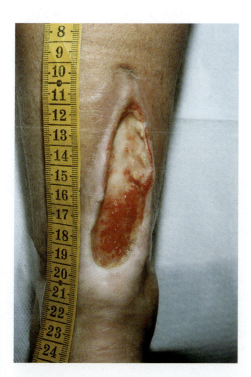

◘ **Abb. 26.9.** Typisches Ulcus cruris mit deutlich hervortretendem »aufgeworfenem« Wundrand und Wundexsudat am Wundgrund. (Aus dem Bildarchiv des Lehrinstituts für Physikalische Therapie und Sportmedizin Damp)

Manuelle Lymphdrainage

Zunächst wird die Ulkusumgebung gereinigt; das Ulkus selbst bleibt noch abgedeckt. Nach der Hals- und Bauchbehandlung wird am betroffenen Bein bis zur näheren Ulkusregion behandelt (zur Vorgehensweise siehe ▸ Kap. 26.3.2).

Die Ulkusregion selbst wird nach den gleichen **Prinzipien** behandelt wie postoperative Wunden (▸ Kap. 16, S. 8–9):

- Die Arbeitsrichtung der Griffe, vor allem der Stehenden Kreise und der Daumenkreise, erfolgt prinzipiell nach proximal von der Wunde weg, so dass sich eine Art »Fischgrätenmuster« ergibt.
- Die Griffe werden so dicht wie möglich an der Wunde appliziert; solange das Ulkus nicht geschlossen ist, wird dabei zumindest in Wundnähe mit Handschuhen gearbeitet.
- Die Behandlung muss schmerzfrei sein.

❗ Vorsicht
Auf Anzeichen einer bakteriell bedingten Entzündung ist besonders zu achten.

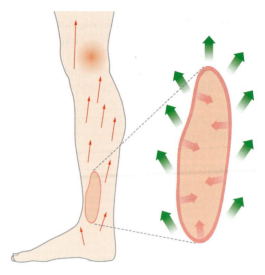

Abb. 26.10. Schema der Behandlung beim Ulcus cruris. Die vom Wundrand in Richtung Wundgrund gerichteten rosa Pfeile verdeutlichen das Vorgehen zum Entfernen des angesammelten Wundexsudats. Die Hauptarbeitsrichtung (grüne Pfeile) zeigt vom Ulkusgebiet nach proximal und entspricht der Entstauungsrichtung am Bein insgesamt

Darüber hinaus wird beim Ulcus cruris am oftmals deutlich aufgeworfenen Wundrand mit vorsichtigen Stehenden Kreisen der Fingerbeeren und/oder mit Daumenkreisen zum Zentrum der Wunde hin drainiert (**Abb. 26.10, 26.11**). Dadurch lässt sich das angesammelte Wundexsudat mit sterilen Kompressen und/oder Watteträgern abtupfen. Sobald die Behandlung zur Bildung einer ersten (anfangs noch sehr labilen) Granulationsschicht geführt hat, die kaum noch Flüssigkeit abgibt, entfällt diese Art der »Wundtoilette«.

Ein nahezu geschlossenes Ulkus wird dann wiederum so behandelt wie jede Wunde (▸ Kap. 16, S. 9, **Abb. 16.2a, b**).

Kompressionstherapie

Ob im Bereich des Ulkus eine Kompression erfolgen kann, wird kontrovers diskutiert. Es besteht die Möglichkeit, einerseits das eigentliche Ulkus durch einen der Größe und Form angepassten Schaumstoffrand »hohlzulegen« und andererseits die nähere Ulkusregion, die oftmals fibrosiert ist, einer lokalen Druckerhöhung auszusetzen. Manche Ärzte lehnen diese Vorgehensweise ab mit der Begründung, dass ohnehin nicht nur makrovaskulär, sondern auch mikrovaskulär Schädigungen vorliegen, so dass

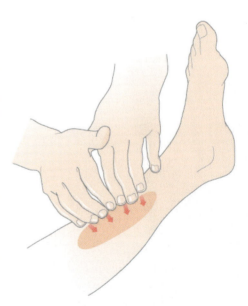

Abb. 26.11. Beispielhafte Behandlung am Ulcus cruris: vorsichtige Stehende Kreise mit den Fingerbeeren

eine solche lokale Druckerhöhung das Gewebe zusätzlich belasten kann. Unser Rat lautet hier:

Zunächst sollte sich der Therapeut mit weichem Material an die individuelle Verträglichkeitsgrenze »herantasten«. Maßgeblich ist dabei die ärztliche Verordnung über Art und Umfang der Wundabdeckung unter Kompression.

Weitere Maßnahmen

Unterstützend können lokale Maßnahmen wie Wundbäder oder auch CO_2-Bäder eingesetzt werden.

Literatur

Bollinger A (1998) Pathophysiologie des venösen Rückstroms. In: Rieger H, Schoop W (Hrsg) Klinische Angiologie. Springer, Berlin Heidelberg New York Tokyo

Diehm C, Allenberg JR, Nimura-Eckert K (1999) Farbatlas der Gefäßkrankheiten. Springer, Berlin Heidelberg New York Tokyo

Ehrenberg H, v. Ungern-Sternberg A (1987) Krankengymnastik bei peripheren Gefäßerkrankungen. Pflaum, München

Földi E (2002) Interrelation zwischen Lymphgefäß- und Venenerkrankungen. Internist 1:53–56

Földi M, Kubik S (1993) Lehrbuch der Lymphologie, 3. Aufl. G. Fischer, Stuttgart

Gerlach H (2004) Varizenausschaltung und Lymphödem. Vasomed 16(1):23

Haase C, Schmeller W (1991) Krankengymnastik bei arthrogenem Stauungssyndrom. Physiotherapie 82:53–55

Hanuschke D, Prescher H, Gruß JD (2002) Die hydroaktive Wundbehandlung des Ulcus cruris venosum. Vasomed 14:21–25

Herpertz U (2003) Ödeme und Lymphdrainage. Schattauer, Stuttgart New York

Hutzschenreuter P, Kunze KU, Hermann H, Walcher AM (2000) Beinulzera – chronische Wunden. LymphForsch 4(1):6–10

Kilmaschewski H (2000) Entstauungstherapie – ihr Stellenwert bei Ulzerationen verschiedener Genese an den unteren Extremitäten. LymphForsch 4(1):28–30

Klyscz T et al. (1996) Lebensqualität und Krankheitsbewältigung bei Patienten mit chronisch venöser Insuffizienz. Phlebol 25:239–244

Mahler F (1992) Mikrozirkulationsstörungen bei der chronischen Veneninsuffizienz: Folge oder Ursache? Phlebol 21:59–62

Marshall M (1987) Praktische Phlebologie. Springer, Berlin Heidelberg New York Tokyo

Marshall M, Wüstenberg P (1994) Klinik und Therapie der chronischen venösen Insuffizienz. G. Braun, Karlsruhe

Miller A (2003) Chirurgische Therapie des Ulcus cruris venosum. LymphForsch 7(1)19–21

Mörl H (1983) Gefäßkrankheiten in der Praxis. Edition medizin, Weinheim

Öhlbauer M, Mildner A, Brenner E, Hilbe G (2000) Lymphzysten und Fisteln nach Varizenoperationen. LymphForsch 4(1):11–14

Partsch H (1989) Lymphdrainage der Haut bei chronischer Veneninsuffizienz. Lymphologica Jahresband. Medikon, München

Rieger H (1998) Nichtinvasive Therapie bei Venenerkrankungen. In: Rieger H, Schoop W (Hrsg) Klinische Angiologie. Springer, Berlin Heidelberg New York Tokyo

Rieger H, Wuppermann T (1998) Chronische venöse Insuffizienz (CVI). In: Rieger H, Schoop W (Hrsg) Klinische Angiologie. Springer, Berlin Heidelberg New York Tokyo

Santler R (1993) Gedanken zur chronischen Veneninsuffizienz. Phlebol 22:131–139

Schmeller W (1992) Pathophysiologie der venösen Makrozirkulation bei chronischer Veneninsuffizienz und arthrogenem Stauungssyndrom. Phlebol 21:46–51

Schneider W, Walker J (1984) Kompendium der Phlebologie. Wolff, München

Staubesand J (1984) Zur systematischen, funktionellen und praktischen Anatomie der Venen des Beines. In: Schneider W, Walker J (Hrsg) Kompendium der Phlebologie. Wolff, München

Strössenreuter R (1995) Physikalische Maßnahmen bei Venenerkrankungen – Spezielle Aspekte der Prophylaxe und Therapie. Lymphologica Jahresband, Kagerer Kommunikation

Tiedjen KU (1989) Nachweis von Lymphgefäßveränderungen bei Venenerkrankungen der unteren Extremitäten durch bildgebende Verfahren. Phlebol Proktol 18:270–276

Tiedjen KU, Schultz-Ehrenburg U, Knorz S (1992) Lymphabflußstörungen bei chronischer Veneninsuffizienz. Phlebol 21:63–71

Wozniak G, Hein G, Tac R (2004) Häufige Wundheilungsstörungen und deren Ursache. Vasomed 16:52–54

Wuppermann T (2002) Die chronisch venöse Insuffizienz. Internist 43:16–26

Lymphödeme

G. Bringezu, H. Ewald, G. Heusinger von Waldegg, B. Schreiner, O. Schreiner, P. Streibl

28 Pathophysiologische und entstauungstherapeutische Besonderheiten der Lymphödeme – 87

29 Primäre Lymphödeme – 103

30 Sekundäre Lymphödeme – 119

31 Besondere bewegungstherapeutische Aspekte nach Ablatio mammae – 175

32 Besondere atemtherapeutische Aspekte nach Ablatio mammae – 181

33 Palliativmedizinische Aspekte in der Komplexen Physikalischen Entstauungstherapie – 185

34 Ratgeber und Merkblatt für Ödempatienten –193

35 Literatur – 207

Pathophysiologische und entstauungstherapeutische Besonderheiten der Lymphödeme

G. Bringezu, O. Schreiner

28.1	Ätiologie und Pathophysiologie	–88
28.1.1	Klinische Häufigkeit verschiedener Lymphödeme	–88
28.1.2	Pathophysiologie des Lymphödems	–89
28.2	Verlauf und Charakteristik	–90
28.2.1	Maligne Lymphödeme	–93
28.3	Komplikationen	–96
28.4	Prognose	–98
28.4.1	Vorbeugung/Information	–99
28.5	Therapiemöglichkeiten	–99
28.5.1	Die Komplexe bzw. Kombinierte Physikalische Entstauungstherapie (KPE)	–100
28.5.2	Behandlungszeiten und -frequenz	–101
28.5.3	Befund und Dokumentation	–102

Lymphödeme stellen eine besondere Form von Schwellungen dar, quasi einen Ausnahmezustand für die Flüssigkeitsbalance des Interstitiums. Dies zeigt sich am möglichen Ausmaß solcher Schwellungen, das zumindest lokal bei keiner anderen Ödemursache so groß ist. Außerdem widerstehen sie den meisten gängigen Entstauungsbemühungen wie Hochlagerung, Betätigung der Muskelpumpe, medikamentöser Regulation des Wasserhaushaltes durch »ausschwemmende« Medikamente etc.

> **Hinweis**
>
> So genannte lymphodynamische Schwellungen bilden sich meist mit der Therapie ihrer Grundursache vollständig zurück, d. h., sie sind reversibel. Ödeme mit Ursache im Lymphgefäßsystem selbst sind dagegen meist chronisch und dann nicht vollständig korrigierbar.

Daraus ergeben sich weit reichende entstauungstherapeutische Konsequenzen. Um diese lange Zeit als »aussichtslos« und »schicksalhaft« betrachteten Schwellungen nachhaltig zu behandeln, ist vor allem das Wissen um die Rolle des Lymphgefäßsystemes im Gleichgewicht der Mikrozirkulation und der interstitiellen Flüssigkeit notwendig. Auf dieser Grundlage entwickelte sich ein Therapiekonzept, das Physikalische Entstauungstherapien wie die Manuelle Lymphdrainage, die gezielte Kompression, den Einsatz der Muskel- und Gelenkpumpmechanismen und andere begleitende Maßnahmen kombiniert zur sog. komplexen bzw. kombinierten physikalischen Entstauungstherapie. Damit lassen sich die Symptome des an sich chronisch irreversiblen Lymphgefäßdefizits nachhaltig bessern.

28.1 Ätiologie und Pathophysiologie

> **Hinweis**
>
> Die prinzipielle Ursache für die Entstehung eines Lymphödemes ist die irreversibel (d. h. dauerhaft) verringerte Transportkapazität des Lymphgefäßsystems.

Dies bedeutet einerseits, dass die Bewältigung der normalen Wasserlast, vor allem aber der normalen Eiweißlast nicht möglich ist; andererseits ist aber auch die Funktion des Lymphgefäßsystemes als Sicherheitsventil im komplizierten Zusammenspiel der Mikrozirkulation und des Gewebswasserhaushaltes nachhaltig gestört. Daraus folgt zwangsweise, dass sich von vorneherein besonders die nicht reabsorbierbare (d. h. lymphpflichtige) Eiweißlast im Interstitium staut, und dies hat weit reichende Folgen.

> **Hinweis**
>
> Lymphödeme sind von Anfang an immer relativ eiweißreich und tendieren zur frühzeitigen Verhärtung.

Die Einschränkung »relativ« muss deshalb vorgenommen werden, da akut traumatische und/oder akut entzündliche Ödeme – zeitlich begrenzt – die eiweißreichsten Schwellungen sind.

Diese Funktionsunfähigkeit der Lymphgefäße bezeichnet Földi (1993) als **lymphostatische Insuffizienz** bzw. synonym als **Niedrigvolumeninsuffizienz** oder auch als **mechanische Insuffizienz**.

Die Ursachen für eine solche Form der Insuffizienz des Lymphgefäßsystemes können sein:

- eine Fehlanlage des Lymphgefäßsystemes oder
- eine im Laufe des Lebens eingetretene Schädigung, die das Lymphgefäßsystem dauerhaft und nachhaltig schädigt.

Bei den Schwellungen, die sich auf diesen Grundlagen möglicherweise entwickeln, unterscheidet man dann auch folgerichtig zwischen

- primären (manchmal auch als idiopathisch bezeichnet) und
- sekundären Lymphödemen.

Die Tab. 28.1 gibt einen Überblick über die Ätiologie der Lymphödeme (weitere Einzelheiten s. in ▶ Kap. 29.1, 30.1 und 30.2).

28.1.1 Klinische Häufigkeit verschiedener Lymphödeme

Nach Auswertung zahlreicher klinischer Fälle durch Herpertz (1991) sind 90% aller in Mitteleuropa vorkommenden Lymphödeme sekundäre Lymphödeme, lediglich 10% sind auf eine primäre Fehlanlage zurückzuführen. Von den sekundären Lymphödemen wiederum entfallen 75% auf Armlymphödeme durch das Mammakarzinom, weitere ca. 5% an Armlymphödemen werden durch

28.1 Ätiologie und Pathophysiologie

Tab. 28.1. Ätiologie der Lymphödeme

Primäre Fehlanlage/Missbildung		Sekundäre Schädigung
Lymphgefäße	**Lymphknoten**	**Lymphgefäße und Lymphknoten**
Hypoplasie[a] Hyperplasie[b] bzw. Lymphangiektasie Aplasie[c] bzw. Atresie[d]	Aplasie/Agenesie[e] Lymphknotenfibrose	Iatrogen[f], v. a. durch Krebstherapie Maligne Prozesse Posttraumatisch/Postinfektiös (z. B. durch Bakterien, Parasiten-Filariasis) Artifiziell (durch Selbstverstümmelung)
Lymphödemklassifikation		
a) Sporadische Form b) Hereditäre, d. h. erbliche Form c) Begleitend bei anderen Erkrankungen, die mit Angiodysplasien einhergehen		a) Benigne Form b) Maligne Form
Manifestationsalter des Lymphödems		
a) Vor dem 35. Lebensjahr: Lymphoedema praecox[g] Kongenitale (angeborene) Form Juvenile, d. h. jugendliche Form b) Nach dem 35. Lebensjahr: Lymphoedema tardum[h]		In jedem Lebensalter möglich, meist jedoch im Erwachsenenalter, da die oben aufgeführten Ursachen selten im Kindesalter vorkommen

a Unvollkommene Ausbildung, d. h. Unterentwicklung von Geweben oder Organen; hier zahlenmäßige Minderanlage von funktionsfähigen Lymphgefäßen.
b Vergrößerung von Geweben oder Organen durch abnorme Vermehrung der Zellen; hier übermäßig erweiterte Lymphgefäße mit daraus resultierendem Funktionsverlust.
c Fehlende Anlage eines Organes; vgl. Agenesie. Hier teilweises Fehlen von Lymphgefäßen. Ein komplettes Fehlen aller Lymphgefäße einer Extremität ist nach heutigem Wissen mit dem Leben nicht vereinbar!
d Missbildung in Form eines Verschlusses.
e Fehlen einer Organanlage bzw. lediglich rudimentäre Organentwicklung.
f Durch ärztliche Einwirkung ausgelöst.
g Vorzeitig, frühzeitig.
h Langsam, verlangsamt, hier im Sinne von verzögert, verspätet; nach dem 35. Lebensjahr manifest.

andere Ursachen hervorgerufen. Die restlichen ca. 10% entfallen auf Beinlymphödeme nach Tumoren des kleinen Beckens bzw. des Genitale sowie auf Kopflymphödeme nach HNO-Tumoren, letztere nach Rüger (1993) in einer Häufigkeit von etwa 2%.

Weltweit betrachtet sind die sekundären Lymphödeme durch Wurmbefall, die sog. Filariasis, die häufigste Form der Schwellungen dieser speziellen Kategorie.

28.1.2 Pathophysiologie des Lymphödems

Aus einer **primären Fehlanlage** von Lymphgefäßen entwickelt sich nahezu immer ein klinisch relevantes Lymphödem. In den allermeisten Fällen geschieht dies in der ersten Lebenshälfte, in Ausnahmefällen jedoch auch im fortgeschrittenen Erwachsenenalter, spätestens jedoch bis zum 5. Lebensjahrzehnt (▶ Kap. 29).

Aus einer **sekundären Schädigung** von Lymphknoten und/oder Lymphgefäßen hingegen muss sich nicht unbedingt ein klinisch relevantes Lymphödem ergeben. Dies hat mit den Möglichkeiten des Körpers zu tun, eine Lymphostase bis zu einem gewissen Ausmaß zu kompensieren, besonders wenn sie auf eine lokale Blockade zurückzuführen ist. Földi u. Kubik (1993) beschreiben mehrere **Kompensationsmöglichkeiten** des Körpers bei einer lokalen Lymphabflussbarriere (s. auch Bd. 1, ▶ Kap. 1, »Topographie des Lymphgefäßsystems«):

1. **Nicht blockierte »Nachbar-Lymphgefäße«** verstärken ihre Tätigkeit, d. h., Frequenz und Amplitude der Lymphangiontätigkeit erhöhen sich; die sog. **Sicherheitsventilfunktion** tritt in Kraft.
2. Vorhandene **Kollateralgefäße** bilden einen **Umgehungskreislauf** um die Blockadestelle. Anatomisch trifft dies z. B. für das laterale Oberarmbündel, die interaxillären, interinguinalen und axilloinguinalen Anastomosen zu.
   Außerdem entsteht durch den Rückstau in den Lymphgefäßen eine Erweiterung der Präkollektoren und des gesamten territorial übergreifenden initialen Lymphgefäßsystems der Haut, wodurch benachbarte Rumpfquadranten erreichbar werden.
3. Die gestaute Flüssigkeit bewegt sich über das Gewebsspaltensystem, die sog. **prälymphatischen Kanäle**, über lymphatische Wasserscheiden hinweg in Nachbarquadranten und zu dortigen gesunden initialen Lymphgefäßen hin.
   Földi beschreibt zusätzlich noch starke Erweiterungen der Bindegewebskanäle in der Adventitia von Blutgefäßen. So soll z. B. nach inguinaler Lymphonodektomie gestaute eiweißreiche Flüssigkeit in der Adventitia der großen Beingefäße (sowohl Arterien als auch Venen) bis in die Adventitia der Beckengefäße gelangen; hier kann sie durch intakte Lymphgefäße aufgenommen werden.
4. Entstehung **lympho-lymphatischer Anastomosen**. Diese wurden vor allem nach Replantationen abgetrennter Körperteile wie der Hand festgestellt. Auch in verschiedenen Tierversuchen konnte man nach künstlichen Blockaden bereits nach 3 Wochen neu gebildete Seitenäste nachweisen.
   Diese Kompensationsmöglichkeit wird jedoch gerade durch eine starke Narbenbildung, wie sie bei der ärztlich kombinierten Krebstherapie – Chirurgie und Radiatio – vorkommt, erschwert oder ganz verhindert.
5. Entstehung **lympho-venöser Anastomosen**. Ähnlich wie bei der Bildung lympho-lymphatischer Anastomosen können distal der Blockadestelle sich neu bildende Lymphgefäße in benachbarte Venen einwachsen.
6. Zelluläre **Eiweißbewältigung** durch vermehrte **Makrophagentätigkeit**.

28.2 Verlauf und Charakteristik

Die Entwicklung eines Lymphödemes, ungeachtet der Ätiologie, vollzieht sich in mehreren (nicht immer eindeutig voneinander abgrenzbaren) Stadien (**Tab. 28.2**).

Die **charakteristischen Zeichen** (vor allem von gutartigen) Extremitäten-Lymphödemen sind:
- **Asymmetrisches Vorkommen**; meist einseitiges Ödem, bei beidseitigem Auftreten ist nahezu immer eine Seite dominant (**Abb. 28.1, 28.3**).
- Das **primäre Beinlymphödem** beginnt meist distal, d. h., es entwickelt sich allmählich vom Fuß ausgehend über den Unterschenkel, bis es schließlich die Extremitätenwurzel und evtl. den entsprechenden Rumpfquadranten erreicht hat (**Abb. 28.2** und **28.19**).
  Das **sekundäre Beinlymphödem** beginnt dagegen öfter im Bereich der Extremitätenwurzel und breitet sich allmählich nach distal aus (**Abb. 28.3**). Ähnliches gilt für sekundäre Lymphödeme der oberen Extremität.

Da solche Aussagen meist auf der Anamnese beruhen, müssen sie mit aller Vorsicht betrachtet werden. Nicht wenige Patienten bemerken z. B. die beginnende Schwellung des Armes zuerst an den Händen, wenn es ihnen zunehmend schwerer fällt, einen Faustschluss durchzuführen. Dass die Stauung bereits in der Axilla begonnen hat, ist ihnen dabei entgangen. Gleiches gilt für die sekundären Beinlymphödeme: Dort fällt eine Schwellung nicht selten erst dadurch auf, dass in zunehmendem Maße der Schuh auf einer Seite nicht mehr passt!

- Tendenz der gesamten Extremität zur **säulenförmigen Deformität** (**Abb. 28.4**).
- Deutliche Mitbeteiligung der **Zehen** bzw. der **Finger** (**Abb. 28.5a,b**).
- Bereits im frühen Stadium ist das sog. »Stemmer-Zeichen« positiv. Die **Hautfalten** über den Zehen bzw. Fingern fühlen sich verdickt an, sind verbreitert, schwer oder gar nicht abhebbar (**Abb. 28.6**).
  Da das **Stemmer-Hautfaltenzeichen nie falsch-positiv** ist, steht in diesem Fall fest, dass der Patient ein Lymphödem hat oder entwickelt oder dass es sich bei dieser Schwellung um eine »lymphostatische« Mitkomponente handelt. Es kann jedoch falsch-negativ sein – wenn keines der genannten Zeichen zu finden ist, heißt dies nicht, dass auch kein Lymphödem vorliegt.

28.2 Verlauf und Charakteristik

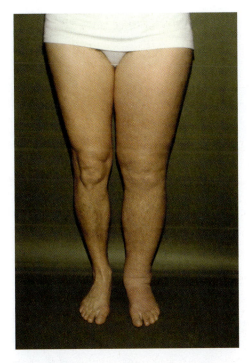

Abb. 28.1. Linksseitiges primäres Beinlymphödem

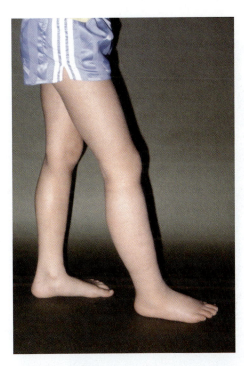

Abb. 28.2. Primäres Beinlymphödem bei einem 8-jährigen Jungen. Typisch ist die aszendierende Fortentwicklung der Schwellung

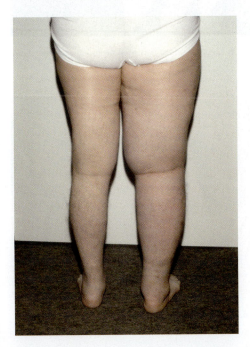

Abb. 28.3. Beidseitiges sekundäres Beinlymphödem (nach Malignom-Therapie eines Uteruskarzinoms) mit deutlicher rechtsseitiger Dominanz. Typisch ist hier die deszendierende Fortentwicklung

Tab. 28.2. Lymphödeme: Stadien der Entwicklung

Stadium	Typische Zeichen
Latenz- oder Intervallphase (=sog. Stadium 0)	Keine erkennbare Schwellung durch Sicht- oder Tastbefund, nur mit bildgebenden Verfahren, z. B. Lymphszintigraphie ist eine verringerte Transportkapazität erkennbar
Stadium I (reversible Phase)	Geringes Ödem, weiche Konsistenz, leicht erzeugbare Dellen. Nächtliche Hochlagerung trägt noch teilweise zum Rückgang bei (s. z. B. Abb. 29.4, S. 107).
Stadium II (irreversible Phase)	Ödem mit sekundären Gewebsveränderungen wie tastbaren Fibrosen, Konsistenz weich bis derb, Dellenbildung unter Aufwendung erhöhten Drucks möglich. Hochlagerung zeigt keinerlei Wirkung (s. z. B. Abb. 29.6a, S. 108).
Stadium III (sog. lymphostatische Elephantiasis)	Ausgeprägteste Form einer Schwellung mit z. T. grotesken Formveränderungen. Konsistenz »kautschukartig«, d. h., eine Dellenbildung ist kaum oder gar nicht mehr möglich. Häufig sekundäre Hautveränderungen (s. z. B. Abb. 29.6b).

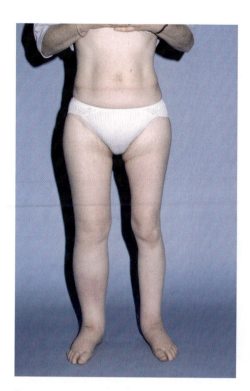

◘ Abb. 28.4. »Säulenbein« bei fortgeschrittenem Lymphödem

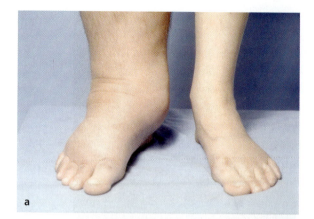

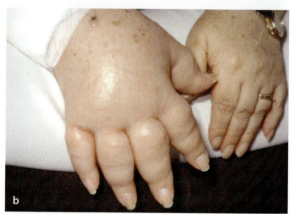

◘ Abb. 28.5a,b. Deutlich erkennbare Mitbeteiligung der Zehen bzw. der Finger

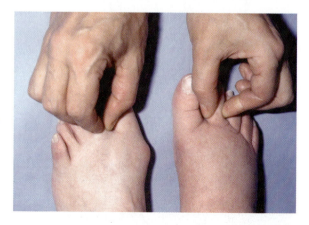

◘ Abb. 28.6. Positives Stemmer-Zeichen rechts

Bei **proximalem Beginn** eines Lymphödemes kann das Stemmer-Zeichen anfänglich noch negativ sein!
- Auffällig ist die Tendenz zur **Vertiefung natürlicher Hautfalten**. Am deutlichsten sichtbar wird dies im Bereich der Grundgelenke der Zehen und Finger sowie über dem Sprung- bzw. Handgelenk (◘ Abb. 28.5a,b).
- Die **Hautfarbe** ist meist unauffällig, d. h. ohne typische Zeichen trophischer Schäden wie z. B. bei der CVI Stadium II und III.
Liegt jedoch eine **venöse Mitbeteiligung** vor, können auch dafür typische Zeichen auftreten.
- Die **Hauttemperatur** ist im Seitenvergleich meist unauffällig oder höchstens minimal erhöht.
- Während sich anfänglich noch leicht Dellen erzeugen lassen, fällt dies mit zunehmender Ödematisierung immer schwerer, da es zu einer **vermehrten Gewebssklerose** kommt.

28.2 Verlauf und Charakteristik

— Prinzipiell ist das benigne Lymphödem **nicht schmerzhaft**.

In den Phasen der manchmal raschen Ödementwicklung äußern viele Patienten »**Spannungsschmerzen**« oder ein **zunehmendes Schweregefühl**. Auch Begleiterscheinungen wie Muskel-Sehnen-Beschwerden etc. können Schmerzen erzeugen (▶ Kap. 28.3).

28.2.1 Maligne Lymphödeme

Das Auftreten jedes Lymphödemes stellt den untersuchenden Arzt immer vor die Aufgabe, eine maligne Ursache auszuschließen.

Von einer malignen Ursache spricht man bei:
— einer Tumorentwicklung mit Kompression von Lymphgefäßen von außen;
— einer Lymphangiosis carcinomatosa, d. h. einer Verlegung der Lymphgefäße »von innen« durch die Ausbreitung bösartiger Geschwülste in den Lymphwegen.

Die ◨ Tab. 28.3 zeigt die Unterscheidungskriterien von benignen und malignen Lymphödemen.

◨ **Tab. 28.3.** Verdachtsmomente/Unterscheidungskriterien zwischen benignen und malignen Lymphödemen

Benignes Lymphödem	Malignes Lymphödem
Meist langsamer, progredienter Beginn und Entwicklung über Monate oder gar Jahre	Entweder akuter Beginn mit rapider Progression oder: Bei einem bis dahin als benigne aufgefassten Lymphödem rasche Verschlechterung trotz konsequenter Entstauungstherapie. Auftreten zusätzlicher Lymphödembereiche, wie z. B. eines sich rasch entwickelnden Genitalödems, zusätzlich zum Beinlymphödem (◨ Abb. 28.7)
Meist keine eigentliche Schmerzhaftigkeit durch das Lymphödem, höchstens ein unangenehmes Schweregefühl oder »Spannungsschmerzen« in den Phasen der Entwicklung. Gelegentlich werden Parästhesien (Missempfindungen) wie »Ameisenlaufen« angegeben	Anfängliche Missempfindungen werden rasch von oft unerträglichen, hellen (Dauer-)Schmerzen abgelöst, manchmal als »Berstungsschmerz« beschrieben
Meist keine Allgemeinsymptome wie rasche Gewichtsabnahme, ständige Appetitlosigkeit und zunehmende Schwäche	Häufig Allgemeinsymptome wie rasche Gewichtsabnahme, ständige Appetitlosigkeit und zunehmende Schwäche
Häufig Bewegungsbehinderungen durch das Ausmaß des Lymphödems und durch Muskelatrophie infolge von Inaktivität. Nur in Ausnahmefällen bei seltenen radiogenen Plexopathien richtiggehende Lähmungen. Zumindest die Muskelatrophien sind durch gezielte krankengymnastische Therapie reversibel	Rasches Fortschreiten von therapieresistenten Lähmungserscheinungen (◨ Abb. 28.8)
Hautfarbe im Allgemeinen unauffällig (außer bei sekundären Hautveränderungen, wie z. B. Ekzemen)	Die Hautfarbe oft glänzend, z. T. zyanotisch oder rötlich, manchmal auch weißlich-grau (◨ Abb. 28.9a). Kleine oder größere, hämatomartige Flecken, die sich rasch ausbreiten, sind hochverdächtige Zeichen für ein Angiosarkom! (◨ Abb. 28.9b)
Ausdehnung entweder deutlich distal betont oder erfasst die betroffene Extremität gleichmäßig. Ansicht des Schultergürtels meist unauffällig; Haltungsanomalien erklären sich durch die Tendenz der Patientinnen, den vom Lymphödem betroffenen Arm »zu tragen«	Ausdehnung häufig proximal betont und meist auch deutlich auf den entsprechenden Rumpfquadranten ausgedehnt (◨ Abb. 28.10). Der Hals-Akromion-Abstand erscheint häufig verkleinert, da die proximal betonte Schwellung die Konturen verwischt, so dass die Supraklavikulargrube vorgewölbt erscheint, und die Tumorausbreitung z. B. in den klavikulären Lymphknoten eine beschwerdefreie Armbewegung behindert, sodass die Patientinnen diese Seite schonen und in typischer Haltung tragen – innenrotiert, adduziert bei protrahiertem Schultergürtel (◨ Abb. 28.8)

Tab. 28.3. (Fortsetzung)

Benignes Lymphödem	Malignes Lymphödem
Selten begleitendes Ulkus nur als radiogenes Ulkus (Abb. 28.8, 28.11a, 30.19).	Ulzera können als regelrechte Krebsgeschwüre auftreten. Manchmal sind Krebsknoten erkennbar, die sich deutlich abzeichnen oder gar die Haut durchbrechen (Abb. 28.11b)
Unauffälliger Venenstatus, abgesehen von möglicherweise begleitender Varikosis	Manchmal sichtbar gestaute Kollateralvenen v. a. im Bereich der Extremitätenwurzel und am angrenzenden Rumpfquadranten
Hauttemperatur meist unauffällig, manchmal im Seitenvergleich etwas erhöht	Hauttemperatur imponiert nicht selten durch regelrechte Kälte

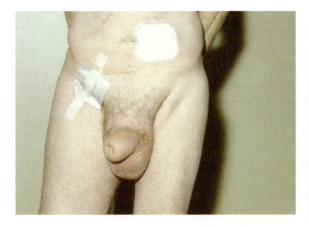

Abb. 28.7. Genitallymphödem als Zeichen des fortschreitenden bösartigen Geschehens bei vorausgegangener Therapie eines Rektumkarzinoms und nachfolgender Entwicklung eines rechtsseitig betonten sekundären Beinlymphödems

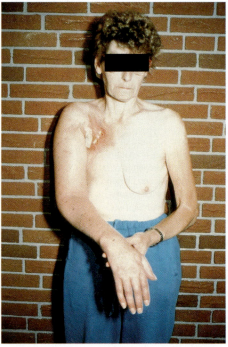

Abb. 28.8. Fortgeschrittenes sekundäres Armlymphödem mit weitgehendem Verlust der motorischen Gebrauchsfähigkeit bei gleichzeitiger ausgeprägter radiogener Schädigung im Bereich des Armplexus. Typisch ist die Haltung der Patientin – der Arm wird adduziert, innenrotiert »getragen«, wobei gleichzeitig die Schulter protrahiert ist (sog. »verkleinerter« Hals-Akromion-Abstand)

28.2 Verlauf und Charakteristik

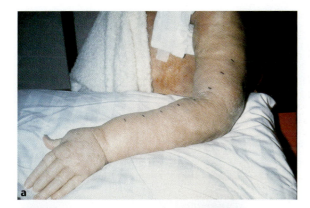

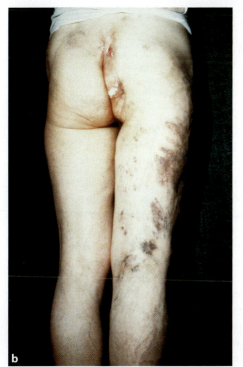

Abb. 28.9. **a** Malignes Armlymphödem mit deutlich erkennbarer »grauer« Hautfarbe, die sich eiskalt anfühlt. **b** Fortgeschrittenes Lymphangiosarkom. Auffällig sind die kleinen und großen hämatomartigen Flecken

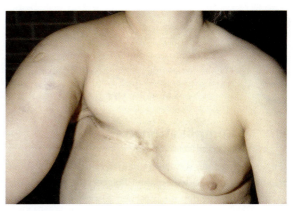

Abb. 28.10. Ausdehnung eines Armlymphödemes auf den gleichseitigen Thoraxquadranten mit besonderer Betonung der klavikulären Region

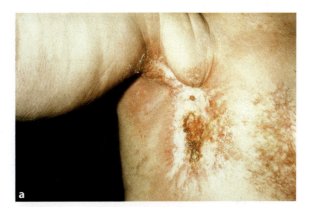

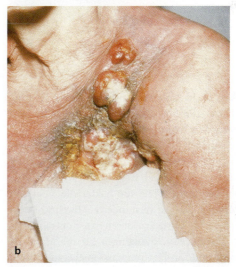

Abb. 28.11. **a** Strahlenulkus bei einem Armlymphödem nach radikaler Mastektomie. **b** Fortgeschrittene Krebserkrankung eines ehemaligen Mamma-Karzinoms

> **! Vorsicht**
> In der Physikalischen Entstauungstherapie sind alle »verdächtigen« Zeichen zu beachten. **In jedem Zweifelsfall muss der behandelnde und überweisende Arzt konsultiert werden.**

28.3 Komplikationen

Länger bestehende, vor allem unzureichend oder gar nicht behandelte Lymphödeme haben Folgeerscheinungen, die hauptsächlich auf den chronischen Eiweißstau im Interstitium und die daraus resultierenden Veränderungen des interstitiellen Milieus und der körpereigenen Antworten zurückzuführen sind. Diese Komplikationen (Übersicht 28.1) erschweren das individuelle Schicksal der betroffenen Patienten und beschränken häufig auch die Möglichkeiten der Entstauungstherapie. Nicht selten tragen sie zusätzlich zur Ödemzunahme bei, z. B. durch bakterielle Infekte.

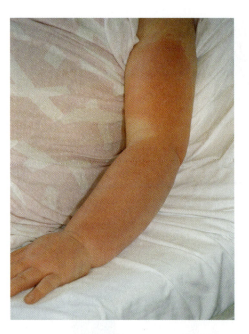

Abb. 28.12. Ausgeprägtes Erysipel eines Lymphödemarmes

> **Übersicht 28.1: Komplikationen beim chronischen Lymphödem**
> — Lokale Infekte,
> — Hautveränderungen,
> — fibrotische Gewebsveränderungen,
> — extreme Formveränderungen,
> — weichteilrheumatische und orthopädische Beschwerden,
> — Entartungsreaktionen der Gefäße,
> — Lähmungserscheinungen.

Lokale Infekte. Dazu zählen vor allem Erysipele als rezidivierende bakterielle Entzündungen (Abb. 28.12) und Mykosen (besonders Interdigitalmykosen).

Das **Erysipel** stellt die häufigste Komplikation beim chronischen Lymphödem dar. Die lokale Verminderung der Immunität gegen Erreger trägt im Wesentlichen zu dieser Komplikation bei. Wie die bakterielle Infektion sind auch **Mykosen** auf die verminderte Abwehrkraft im Lymphödembereich zurückzuführen (s. Kontraindikationen bzw. Therapieeinschränkungen für die Manuelle Lymphdrainage und für die Kompressionstherapie, Bd. 1, ▶ Kap. 4.6 und 5.4).

Hautveränderungen. Dazu zählen zunächst **Lymphzysten/Lymphbläschen** (Abb. 28.13a, b). Lymphzysten erklären sich durch den erhöhten Druck der gestauten Lymphflüssigkeit. Häufiger zu sehen sind sie im axillären Bereich, an der Extremitätenwurzel der unteren Extremität, bei Genitallymphödemen am Skrotum, aber auch auf der dorsalen Finger- und Zehenseite. Lymphzysten können zu **Lymphfisteln** werden und platzen. Aus solchen Stellen tritt einerseits Flüssigkeit aus, andererseits können sie auch zur Eintrittspforte für Erreger werden. Länger bestehende Lymphfisteln können verhärten und werden dann als **Fibrome** bezeichnet.

Papillomatosen sind multiple, bläschen- bzw. knospenartige, meist gutartige Wucherungen des Oberflächenepithels, die von den Hautpapillen ausgehen. Am häufigsten treten sie im Fußbereich auf (Abb. 28.14).

Ulzera sind selten und kommen hauptsächlich als **radiogene Ulzera** (Abb. 28.8, 28.11a, 28.15c) in Verbindung mit begleitenden Hauterkrankungen wie Pyodermien (Pustelausschlag durch Eitererreger) oder bei gleichzeitigen Erkrankungen vor, bei denen wiederum ein Ulkus als Komplikation auftreten kann (z. B. CVI Stadium III oder bei Mikroangiopathien verschiedenster Ursachen).

Dekubitalgeschwüre treten nur bei immobilisierten Patienten auf und hier vor allem an den lagebedingten

28.3 Komplikationen

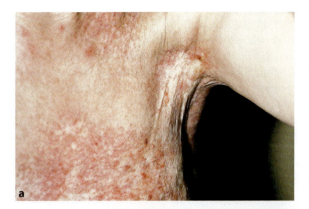

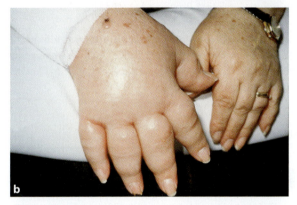

Abb. 28.13a,b. Lymphbläschen **a** im axillären Bereich, **b** auf Hand- und Fingerrücken

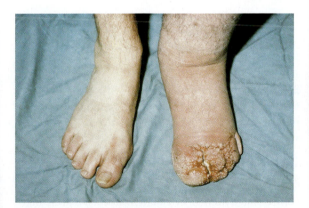

Abb. 28.14. Vorfußpapillomatose

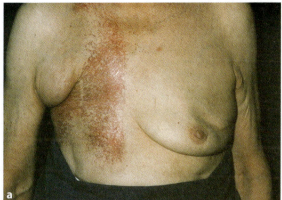

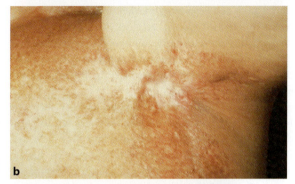

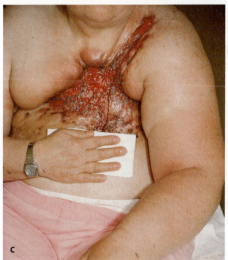

Abb. 28.15. a Teleangiektasien als Spätschaden der Radiatio. Die glänzenden Hautareale zeigen dünne und dadurch gespannte Hautareale. **b** Blick in die Achselhöhle bei abduziertem Arm mit deutlich sichtbaren Narbenzügen, die als Spätfolge der Bestrahlung entstanden sind. Diese Narbenzüge limitieren den Bewegungsradius. **c** Blutendes Strahlenulkus als ausgeprägteste (und sehr seltene) Form eines Strahlenschadens

Schwerpunktstellen wie Ferse, Unterschenkelrückseite, Gesäß etc.

Ekzeme kommen bei Lymphödempatienten häufiger vor als bei nicht ödematisierten Patienten (Herpertz 1991). Die besondere Gefahr besteht in der Entstehung von Rhagaden (Rissbildung der Haut, sog. Schrunden), woraus sich durch Kratzen aufgrund des Juckreizes kleine Ulzera mit wiederum erhöhtem Erysipelrisiko entwickeln können.

Fibrotische Gewebsveränderungen. Es gehört zum typischen Palpationsbefund, dass bei Lymphödemen ab dem Stadium II lokale Gewebsverhärtungen zu finden sind. Durch den **Eiweißstau** werden über Fibrozyten vermehrt Bindegewebsfasern gebildet. Diese widerstehen den üblichen Entstauungsbemühungen und können nur durch konsequentes Tragen von Kompression, unterstützt durch lokale Druckerhöhungspolster in **langen Zeiträumen**, vermindert werden.

Fibrotische Gewebsveränderungen können auch die Folge von **Strahlenschäden der Haut** sein. Sie reichen von der akuten Radiodermatitis während und kurz nach der Bestrahlung bzw. während der Bestrahlungsserie bis zu heute selten vorkommenden Spätschäden wie Teleangiektasien (◘ Abb. 28.15a), Hautpigmentverschiebungen und Hautatrophie (»pergamentartige« dünne und dadurch leicht verletzliche Haut, wie in ◘ Abb. 28.15a durch die Lichtreflexion zu erkennen). Auch subkutane Fibrosen mit Elastizitätsverlust und Schrumpfungen oder gar mit Bildung von Narbenzügen (◘ Abb. 28.15b) bis zu Ulzera (◘ Abb. 28.15c) können entstehen (siehe auch ▶ Kap. 30.3, »Besonderheiten bei der Behandlung bestrahlter Körperregionen«).

Extreme Formveränderungen. Dazu zählen vor allem Fettproliferationen, die wulst- und lappenartige Auswüchse annehmen können und dann zu vielfältigen Behinderungen führen (siehe ◘ Abb. 29.6, 29.8). Földi spricht von der **lobulären Form der lymphostatischen Elephantiasis**.

Weichteilrheumatische und orthopädische Beschwerden. Dazu zählen Periarthropathien (besonders Schultergelenk und Hüftgelenk), Tendovaginitiden (besonders Hand-Finger-Extensoren und -Flexoren), Epikondylitiden und Achillodynien sowie das Karpaltunnelsyndrom. Diese Komplikationen gehen auf die ödematöse Durchtränkung und die gewichtsbedingte Überlastung zurück.

Bedingt durch statische Veränderungen aufgrund der oft einseitigen Volumen- und Gewichtszunahme führt das chronische Lymphödem über Haltungs- und/oder Gangveränderungen zu weit reichenden Beschwerdesymptomen wie Schulter-Nacken-Arm-Syndromen, Periarthropathien, arthrotischen Beschwerden besonders der Knie- und Sprunggelenke und Überlastungsbeschwerden der Füße, vor allem der Fußgewölbe.

Entartungsreaktionen der Gefäße. Beim **Angiosarkom** bzw. **Stewart-Treves-Syndrom** handelt es sich um eine bösartige Geschwulst, die vom Gefäßendothel ausgeht und eine äußerst schlechte Prognose hat (◘ Abb. 28.9b).

Lähmungserscheinungen. Meist als Tumorrezidiv nach Ablatio mammae, in seltenen Fällen auch als radiogene Plexopathie (Sauer 1998; Mumenthaler et al. 2003) (siehe auch ▶ Kap. 31.5).

28.4 Prognose

> **Hinweis**
>
> Unbehandelt sind Lymphödeme prinzipiell progredient (fortschreitend) und können einen extremen Umfang erreichen. Zudem können sie vielfältige sekundäre Gewebsveränderungen nach sich ziehen (▶ Kap. 28.3 »Komplikationen«). Eine chronische Lymphabflussstörung ist prinzipiell ein irreversibler Zustand. Eine Heilung kann also nicht erfolgen.

Eine Therapie hat folgende Ziele:
- die Entstehung einer Schwellung verhindern;
- eine vorhandene Schwellung reduzieren;
- chronische Gewebsveränderungen verhindern und beseitigen.

Gutartige Lymphödeme im Stadium I lassen sich mit einer konsequenten Kombinierten Physikalischen Entstauungstherapie häufig so weit reduzieren, dass man von einer Rückführung in das Latenzstadium (Stadium 0) sprechen kann.

Lymphödeme in fortgeschritteneren Stadien, d. h. mit ausgeprägten sekundären Gewebsveränderungen, bedürfen einer konsequenten und langjährigen Behandlung, die sich zusammensetzt aus

- mehrwöchigen Aufenthalten in speziellen lymphologischen Kliniken (=sog. Entstauungs- oder Volumenreduktionsphasen) und
- nachfolgenden ambulanten Behandlungsserien (=sog. Erhaltungs- oder Stabilisierungsphasen).

In besonders hartnäckigen Fällen wechseln sich diese Phasen mehrere Jahre lang intervallartig ab. Nur so ist es möglich, dem Idealzustand des Stadiums 0 möglichst nahe zu kommen.

28.4.1 Vorbeugung/Information

Nach ärztlichen Eingriffen in das Lymphgefäßsystem wie z. B. der operativen Lymphknotenentfernung (=Lymphonodektomie) und vor allem der Radiatio ist die Transportkapazität für diesen Körperabschnitt prinzipiell vermindert. Ob sich daraus eine Lymphabflussstörung ergibt, die lediglich mit bildgebenden Verfahren nachweisbar ist (Stadium 0), oder gar eine klinisch relevante Schwellung (Stadium I–III), ist prinzipiell nicht vorhersagbar.

> **! Vorsicht**
> Grundsätzlich müssen Patienten nach ärztlichen Eingriffen in das Lymphgefäßsystem als **ödemgefährdet** eingestuft und entsprechend aufgeklärt und auch beraten werden.

Bei Patienten, bei denen sich bereits ein Lymphödem manifestiert hat, dient eine solche Beratung der Vorbeugung, damit sich das Lymphödem durch unbedachte Handlungen nicht noch verschlechtert. Die betroffenen Patienten sollten darauf hingewiesen werden, dass sie ihr Ödemleiden durch entsprechende Lebensführung positiv beeinflussen können.

> **Hinweis**
> Grundsätzlich gilt: Der Patient muss alles vermeiden, was die restlichen intakten Lymphabflusswege einengen, behindern oder gar zerstören bzw. zusätzliche Ödemflüssigkeit hervorrufen würde.

Im »Merkblatt und Ratgeber für Lymphödempatienten/innen und für Ödemgefährdete« (▶ Kap. 34 und ● CD-ROM) sind die wichtigsten Punkte zusammengefasst.

28.5 Therapiemöglichkeiten

Beim Lymphödem werden heute folgende Möglichkeiten der Therapie in Betracht gezogen:
- chirurgischer Eingriff,
- medikamentöse Behandlung,
- gezielte Ernährung,
- psychotherapeutische Betreuung,
- Physikalische Therapie.

Chirurgischer Eingriff. Prinzipiell sind chirurgische Eingriffe im Bereich eines Lymphödemes problematisch, da sie die vorhandene Schwellung durch die mit der Heilungsphase verbundene entzündliche Reaktion meist noch verstärken. Außerdem ist die Heilungstendenz im lymphödematösen Bereich schlechter als üblich. Alle versierten Lymphologen warnen deshalb immer wieder vor **unbedachten** chirurgischen Eingriffen.

Die einzige wirklich schwellungsmindernde Operation ist heute die **mikrochirurgische Rekonstruktion unterbrochener Lymphabflusswege** durch die sog. autologe Lymphgefäßtransplantation von RGH Baumeister, Klinikum Großhadern der Chirurgischen und Poliklinik der Universität München (Baumeister 1997).

Die **Entfernung von »Hautsäcken«** vor allem nach einer erfolgreichen Entstauungstherapie kann manchmal notwendig sein, um die dauerhafte Versorgung mit Kompressionsstrümpfen erst zu ermöglichen.

Außerdem kann es nötig sein, **massive lymphokutane Fisteln** oder **Fibrome** zu entfernen.

Im Falle eines diagnostizierten **Angiosarkoms** wird gelegentlich überlegt, der Ausbreitung der Krebserkrankung durch lokale Resektionen (Döller et al. 2003) oder gar durch eine Amputation der betroffenen Gliedmaße zu begegnen (Gregl et al. 1982).

Medikamentöse Behandlung. **Diuretika** als Dauergabe beim chronischen Lymphödem werden heute als **kontraindiziert** angesehen! Sinnvoll ist die Verabreichung lediglich bei Begleiterkrankungen wie einer dekompensierten Herzinsuffizienz, nephrotischen oder hepatogenen Begleiterkrankungen etc.

Medikamente zur **besseren Eiweißbewältigung durch Makrophagen** werden gelegentlich unterstützend gegeben, sind jedoch nicht ausreichend, um eine wirkliche Ödemverminderung zu bewirken.

Medikamente, die weniger Eiweiß durch die Blutkapillaren passieren lassen oder die Lymphgefäßtätigkeit steigern sollen, werden (u. a. von Földi 1993) als nicht relevant bzw. sogar als falsch beurteilt.

Gezielte Ernährung. Eine gezielte Diät gegen das Lymphödem gibt es nicht. Trotzdem sollte Patienten geraten werden, sich abwechslungsreich und gesund zu ernähren und auf ihr Gewicht zu achten, da ein zusätzliches Übergewicht die Auswirkungen des Lymphödems noch verschlechtert.

Psychotherapeutische Betreuung. Gerade nach einer diagnostizierten Krebserkrankung bedürfen betroffene Patienten häufig einer psychotherapeutischen Unterstützung.

Physiotherapie. Die vorrangige Zielsetzung bei Lymphödempatienten ist natürlich die Entstauungstherapie, wobei verschiedene Maßnahmen kombiniert eingesetzt werden. Die kombinierte physikalische Entstauungstherapie hat sich als Mittel der Wahl erwiesen, und ihre Wirkung wird heute nicht mehr angezweifelt (z. B. Werner 2001; Brauer et al. 2003; Schuchardt et al. 2003).

Die wesentlichen Säulen einer solchen **Maßnahmenkombination** sind:
- die Manuelle Lymphdrainage,
- die Kompressionstherapie,
- die Bewegungs- und Atemtherapie.

Isoliert haben die Maßnahmen beim chronischen Lymphödem kaum einen Effekt. Lediglich die Kombination bewirkt, dass sich die rückflussfördernden Wirkungen der einzelnen Therapien zu einer »schlagkräftigen« Gesamtstrategie verbinden, die heute allgemein als Komplexe bzw. Kombinierte Physikalische Entstauungstherapie (KPE) bekannt ist.

Die Einbeziehung anderer rückflussfördernder Maßnahmen wie die Hochlagerung dient weniger der Ödemreduzierung als vielmehr der Prophylaxe.

28.5.1 Die Komplexe bzw. Kombinierte Physikalische Entstauungstherapie (KPE)

Ein Hauptproblem der Entstauungstherapie beim Lymphödem ist die Zusammensetzung der Ödemflüssigkeit, d. h. die frühzeitige Ansammlung von Eiweißen im Interstitium mit ihren vielfältigen Folgen. Dadurch widersteht eine solche Schwellung entstauenden Maßnahmen wie der **alleinigen Hochlagerung** und dem **isolierten Einsatz der Muskel- und Gelenkpumpe** (s. Bd. 1, ▶ Kap. 13).

Manuelle Lymphdrainage

Weiterhin ist einleuchtend, dass die Griffe der Manuellen Lymphdrainage erst in zweiter Linie auf die Verbesserung des Lymphabtransportes im Lymphödemgebiet abzielen können; es geht vielmehr zunächst darum, die gelartige Ödemkonsistenz oder gar die fibrotischen Bereiche zu verändern und die Flüssigkeit in intakte Körperregionen, in denen dann wieder die Lymphgefäßmotorik genutzt wird, zu verschieben, verdrängen und umzuleiten.

> **Hinweis**
>
> Zur Behandlung des Lymphödems müssen die **Grundgriffe** der Manuellen Lymphdrainage immer **durch Sondergriffe ergänzt** werden. Außerdem müssen die Lymphdrainagegriffe quasi »**modifiziert**«, d. h. den Ödemverhältnissen in Druckstärke und Geschwindigkeit stufenweise angepasst werden. Die »Endstufen« dieser Modifizierung stellen die **speziellen Lymphödemgriffe** dar (s. hierzu auch die ◻ Tab. 29.1, 30.4, 30.5).

Dies bedeutet, dass die Griffe meist mit **mehr Druck** appliziert werden, dann jedoch noch **langsamer** ausgeführt werden müssen. Außerdem muss gelegentlich die **Dynamik der Griffe** angepasst werden. Griffe, die üblicherweise beidhändig im Wechsel ausgeführt werden (z. B. der beidhändige Pumpgriff über den ventralen Oberschenkel), werden also nun in parallel-dynamischer Weise bei gleichzeitig größerem Druck appliziert.

Weiterhin muss z. T. die **zu behandelnde Strecke verkürzt** werden. Dies bedeutet, dass z. B. am ventralen Oberschenkel nicht die Gesamtstrecke vom Knie zur Extremitätenwurzel behandelt wird, sondern zunächst die proximale Hälfte und erst danach die distale. In manchen Fällen werden sogar noch kleinere Entstauungsabschnitte gewählt.

Ergibt der Befund, dass die Ödemkonsistenz prall und hart ist, sich beim Versuch, die Haut zu verschieben, quasi »zäh« anfühlt und eine Dellenbildung nur schwer bzw. erst bei erheblichem Druck möglich ist, sind Grund- und Sondergriffe auch in modifizierter Form alleine nicht mehr ausreichend. Hier muss mit den speziellen Lymphödemgriffen behandelt werden, und zwar nach den in Bd. 1, ▶ Kap. 2.1.8 dargestellten Kriterien.

Nicht nur das eigentliche Lymphödemgebiet bedarf bei der Entstauung gesonderter Betrachtungen, sondern auch die notwendigen Zusatz- bzw. Ersatzabflussgebiete. Neben der Förderung des lymphanatomischen Abflussweges gilt es, »neue Wege« zu eröffnen, indem die Haut als »Transportorgan« (Knorz et al. 1995) genutzt wird. Außerdem ergibt sich daraus ein »Trainingseffekt« für die Anastomosen, die die lymphatischen Wasserscheiden überbrücken. Sie sorgen dann zukünftig dafür, dass diese Wege eigenständig genutzt werden können – ohne die dauernde Unterstützung der »drainierenden Hand« des Therapeuten. Solche Effekte sind selbstverständlich nicht nach einer Behandlungsserie von »6-mal Lymphdrainage« pro Quartal, sondern nur längerfristig bei konsequenter Entstauung sowohl in der Entstauungs- bzw. Volumenreduktionsphase als auch in der Erhaltungs- bzw. Stabilisierungsphase zu erzielen (Behandlungszeiten und -frequenz s. unten).

Kompressionstherapie und Hautpflege

Auch die Kompressionstherapie muss sich den Veränderungen in Ausmaß und Form anpassen. Während der Phase der eigentlichen Entstauung kommt nur die **Kompressionsbandagierung**, der sog. lymphologische Kompressionsverband (LKV), in der Phase der Erhaltung nur ein **Maßkompressionsstrumpf** in Frage. Sortimentstrümpfe können in aller Regel den trotz aller Entstauungsbemühungen verbleibenden individuellen Veränderungen nicht gerecht werden.

Äußerst wichtig ist die **sorgfältige Hautpflege**. Die unbedingte Notwendigkeit, ständig Kompressionsmittel zu tragen, erfordert eine konsequente Behandlung der Haut mit pH-neutralen Cremes, um den austrocknenden und mechanisch belastenden Effekt der verschiedenen Kompressionsmaterialien abzufangen. Außerdem muss ärztlicherseits für eine Hautsanierung gesorgt werden, falls Hautveränderungen, wie sie in ▶ Kap. 28.3, »Komplikationen« beschrieben werden, vorliegen.

Bewegungs- und Atemtherapie

Patienten mit Beinlymphödemen müssen im Allgemeinen lediglich dazu angehalten werden, sich bandagiert täglich ausreichend zu bewegen. Man sollte jedoch bedenken, dass die Bandage das Gangbild noch weiter verändert als das Beinlymphödem allein. Eine Gang- und Haltungskorrektur sollte also in jedem Falle erfolgen.

Lediglich bei Patienten, die aufgrund der Gesamtkonstitution einen eingeschränkten Bewegungsradius haben, empfiehlt sich ein **zusätzliches Bewegungsprogramm**. Es wird zunächst unter therapeutischer Anleitung speziell für den Patienten ausgearbeitet und überwiegend als »Hausaufgabenprogramm« ausgeführt. Ein solches Übungsprogramm kann auch immer dann absolviert werden, wenn in den täglichen Pausen und Ruhephasen das **bandagierte** Bein hochgelagert wird. In dieser Kombination hat die **Hochlagerung** dann einen zusätzlichen rückstromfördernden und dadurch im geringen Maße auch ödemmindernden Effekt.

Grundlegend anders verhält es sich bei Patienten mit Armlymphödemen. Hier ist nahezu immer eine spezielle bewegungs- und atemtherapeutische Betrachtung nötig (▶ Kap. 31, 32).

28.5.2 Behandlungszeiten und -frequenz

Prinzipiell gibt es zur notwendigen Anzahl der Entstauungsbehandlungen und zum benötigten Zeitraum bis zur »vollständigen« Entstauung keine allgemein gültigen Vorgaben. Der Verlauf ist zu individuell, als dass solche Aussagen wirklich aussagekräftig wären – auch wenn sie dennoch immer wieder formuliert werden. Meist entstehen solche Vorgaben (manchmal sogar tabellarisch mit genauer Angabe der Anzahl und der Behandlungstage) im Bestreben, Physikalische Therapie medikamentengleich zu verabreichen. Die Erfahrung hat jedoch gezeigt, dass solche Aussagen letztlich niemandem nutzen: Die Erwartungen des Patienten werden oft enttäuscht, der verordnende Arzt drängt auf eine Einhaltung der Vorgaben, und der Therapeut ist frustriert, weil er der Vorgabe nicht genügen konnte. Kommt dann der Patient »im nächsten Quartal« wieder, da ihm ja nun wieder Behandlungen »zustehen«, muss man häufig wieder bei null beginnen.

Grundsätzlich lässt sich also nur sagen: Die Behandlungszeit sollte **mindestens 45 Minuten** pro Sitzung täglich betragen. Bei den häufig vorkommenden lokalen Problemen ist eine noch **längere Behandlungszeit** nötig (60 bis 90 Minuten täglich, in manchen Fällen auch 2-mal täglich) – unter der Voraussetzung, dass die Gesamtkonstitution der Patienten eine solch ausgedehnte Entstauung zulässt.

> ❶ **Vorsicht**
> Die Vorlasterhöhung durch eine intensive Manuelle Lymphdrainage ist nicht zu unterschätzen, zumal in der »lymphdrainagefreien Zeit« die Kompressionstherapie

unter Bewegung ebenfalls für einen erheblichen Rückstrom sorgt. Es ist also immer abzuklären, ob keine kardiologischen Bedenken gegen eine massive Drainage bestehen.

So zeitlich aufwändig und ausgedehnt ist die Behandlung vor allem in der **Volumenreduktionsphase**, d. h. in der Phase, in der das Ödem in einem 4- bis 6-wöchigen Zeitraum im Allgemeinen unter klinischen Bedingungen weitestmöglich entstaut wird. Dies ist dann die Voraussetzung, um eine ambulante Weiterbehandlung mit dem Ziel der Erhaltung und Stabilisierung des Ergebnisses zu gewährleisten. Unter den Bedingungen der (ambulanten) **Stabilisationsphase** sind meist Behandlungszeiten von 45 Minuten bei 3-mal wöchentlicher Wiederholung ausreichend, wobei dies natürlich auch hier auf den Einzelfall abzustimmen ist. So wird man z. B. bei beidseitigen Lymphödemen um eine tägliche Behandlung nicht herumkommen.

Wir sind uns auch an dieser Stelle bewusst, dass diese Richtgrößen – bedingt durch die gesundheitspolitischen Veränderungen in den vergangenen Jahren – nicht mit der derzeitigen Praxis übereinstimmen. Wir betonen jedoch, dass es nicht Ziel eines Lehrbuches sein kann, sich ständig wandelnden ökonomischen Überlegungen zu unterwerfen. Wir betrachten es als unsere Aufgabe, die nunmehr auf mehr als 20 Jahren dokumentierter Erfahrung beruhenden **optimalen** Behandlungsrichtlinien darzustellen.

28.5.3 Befund und Dokumentation

Ein wichtiges Instrument zur Beurteilung des Therapieverlaufs ist der zu Beginn erhobene Befund, der durch Zwischenbefunde immer wieder aktualisiert wird und damit einen guten Überblick über den bisherigen und den zu erwartenden Verlauf der Schwellung ermöglicht. Ein wichtiger Bestandteil des Befundes sind die Daten, die durch die Volumenbestimmung gewonnen werden. Gerade diese Form der Dokumentation eröffnet die Chance, Argumente zur Fortsetzung der Entstauung oder auch zur Änderung der bisherigen Strategie zu untermauern (▶ Kap. 48 sowie die ● CD-ROM).

Primäre Lymphödeme

G. Bringezu, O. Schreiner, P. Streibl

29.1 Ätiologie – 104
29.1.1 Klassifikationskriterien – 104
29.1.2 Geschlechterverteilung – 106
29.1.3 Lokalisation – 106
29.1.4 Auslösende Faktoren – 106

29.2 Behandlungskonzepte bei einseitigen und beidseitigen primären Beinlymphödemen – 106
29.2.1 Manuelle Lymphdrainage – 106
29.2.2 Kompressionstherapie – 116
29.2.3 Bewegungstherapie – 116

29.1 Ätiologie

G. Bringezu, O. Schreiner

> **Definition**
> Primäre Lymphödeme beruhen auf einer Fehlanlage, d. h. einer Dysplasie der Lymphgefäße. Diese kann sowohl die Lymphgefäße als auch die Lymphknoten betreffen.

29.1.1 Klassifikationskriterien

Unterscheidung nach Ursache

Man unterscheidet heute zwischen
- Lymphgefäßfehlanlagen und
- Lymphknotenfehlanlagen.

Bei den **Lymphgefäßfehlanlagen** wird eine zahlenmäßige Minderanlage als **Hypoplasie** oder auch als **Minusvariante** bezeichnet. Nach Herpertz (1991) ist diese Form mit 85% die häufigste. Liegt eine anlagebedingte Erweiterung der Lymphgefäße vor, wird sie als **Hyperplasie** bzw. **Lymphangiektasie** oder auch als **Plusvariante** bezeichnet. Ähnlich wie bei varikösen Venen führt die Erweiterung zu einer Klappeninsuffizienz und damit zu einem ständigen Reflux der Lymphe. Gefäßdarstellungen mit der heute praktisch obsoleten direkten (öligen) Lymphangiographie zeigten in solchen Fällen oftmals sogar eine Vielzahl an Lymphgefäßen, die über die übliche Anzahl hinausgeht; da sie nicht voll funktionsfähig sind, entsteht jedoch trotzdem ein Lymphödem.

Unter **Aplasie** versteht man das teilweise Fehlen von Lymphgefäßen. Földi (1993) zitiert Clodius, der in Tierversuchen bewiesen hat, dass das völlige Fehlen von Lymphgefäßen bereits einer Extremität nicht mit dem Leben vereinbar ist. Bei einer solchen Fehlanlage käme es zu einem Absterben der sich entwickelnden Frucht. Gemäß neueren Untersuchungen kann es vorkommen, dass die Lymphkapillaren fehlen können oder zumindest nicht funktionsfähig sind, so dass die Lymphbildung sehr eingeschränkt ist. Der manchmal auch gebrauchte Begriff »**Atresie**« besagt, dass kein ausreichendes Gefäßlumen vorhanden ist. Auch die Aplasie/Atresie stellt demnach eine **Minusvariante** der Lymphgefäßanlage dar.

Auch bei **Lymphknoten** kann es vorkommen, dass sie in der Anlage fehlen. Dann spricht man von einer **Aplasie/Agenesie**. Bei der **Lymphknotenfibrose** dagegen handelt es sich um eine Vernarbung von inguinalen Lymphknoten unbekannter Ursache.

Unterscheidung nach Anamnese

Aufgrund der Anamnese lässt sich unterscheiden zwischen:
- der hereditären und
- der sporadischen Form.

In seltenen Fällen kann eine sog. **hereditäre**, also erbliche Form nachgewiesen werden, wenn dies aus der Familienanamnese erkennbar ist (Abb. 29.1). Ist das primäre Lymphödem bereits bei der Geburt vorhanden, spricht man vom **Typ Nonne-Milroy**; manifestiert es sich erst mit der Pubertät, spricht man vom **Typ Meige**.

Am häufigsten, nämlich bei ca. 90% des primären Lymphödemvorkommens, liegt jedoch keine erkennbare erbliche Form vor; dann lautet die Bezeichnung »**sporadische Form**«.

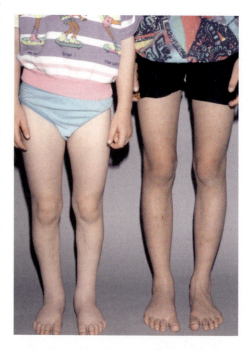

Abb. 29.1. Geschwister mit primären Lymphödemen. Das Mädchen links war zum Zeitpunkt der Aufnahme 5 Jahre, das Mädchen rechts 7 Jahre alt. Links zeigt sich das primäre Lymphödem an beiden Füßen und Unterschenkeln, wobei das rechte Bein stärker betroffen ist. Rechts handelt es sich um ein einseitiges primäres Beinlymphödem der rechten Seite

29.1 Ätiologie

Weitere Formen von Angiodysplasien, wie z. B. das **Klippel-Trénaunay-Weber-Syndrom**, das **Ullrich-Turner-Syndrom** und andere können mit einer Lymphgefäßfehlentwicklung einhergehen.

Unterscheidung nach Manifestationsalter

Das Manifestationsalter primärer Lymphödeme ist ein weiteres Klassifikationskriterium, vor allem zur Abgrenzung von Lymphödemen sekundärer Genese. Man unterscheidet zwischen:
- Lymphoedema praecox und
- Lymphoedema tardum.

Primäre Lymphödeme, die vor dem 35. Lebensjahr festgestellt wurden, werden als **Lymphoedema praecox** bezeichnet (Abb. 29.2a,b). Es handelt sich dabei mit über 80% des Vorkommens um die weitaus häufigste Form. War die Ödematisierung bereits bei der Geburt feststellbar, spricht man von der kongenitalen (angeborenen) Form bzw. vom **Lymphoedema congenitum** (Abb. 29.3). Die weitaus häufigste Form des Lymphoedema praecox (ca. 90%) ist jedoch die, die sich erst im Laufe der ersten beiden Lebensjahrzehnte zeigt; daher manchmal die Bezeichnung »juvenile (jugendliche) Form«.

Primäre Lymphödeme, die erst nach dem 35. Lebensjahr auftreten – das sog. **Lymphoedema tardum** –, sind verständlicherweise viel seltener (17% nach Herpertz) als solche der ersten Lebenshälfte.

Der Altersgipfel der Erstmanifestation liegt nach Weissleder u. Schuchhardt (1996) bei 17 Jahren. Der späteste Zeitpunkt der Manifestation wird mit dem 5. Lebensjahrzehnt angegeben (Lymphoedema tardum).

> **Vorsicht**
> Bevor die Diagnose **Lymphoedema tardum** gestellt werden darf, ist jede bösartige Ursache auszuschließen, da diese viel wahrscheinlicher ist als die Ausnahmesituation, dass man über 4 Jahrzehnte mit einem angeborenen insuffizienten Lymphgefäßsystem leben konnte, ohne dass

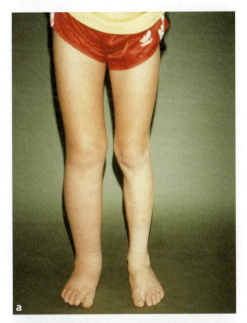

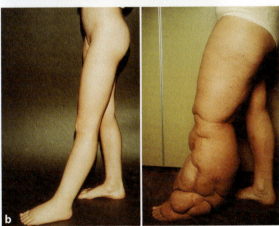

Abb. 29.2. **a** Primäres Beinlymphödem bei einem 8-jährigen Jungen. **b** Linksseitiges primäres Beinlymphödem bei einem 9-jährigen Mädchen und einer 44-jährigen Frau, bei der das primäre Lymphödem jedoch vor dem 35. Lebensjahr entstand

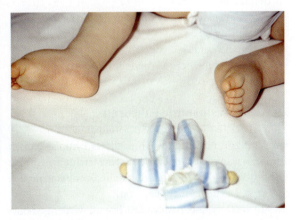

Abb. 29.3. Angeborenes beidseitiges Lymphödem. Das Mädchen war zum Zeitpunkt der Aufnahme 7 Monate alt

dies bereits früher in Form eines Lymphödems offenbar wurde.

29.1.2 Geschlechterverteilung

Nach Brunner (1985) sind 87% der vom primären Lymphödem Betroffenen Frauen und nur 13% Männer. Schwarz führte 1987/88 eine epidemiologische Studie an über 1000 Probanden (613 Frauen und 394 im Alter zwischen 19 und 64 Jahren) durch und bediente sich zunächst des Stemmer-Zeichens. Bei 83 der über 1000 Probanden war es positiv, weshalb weitere Untersuchungen mit der Fragestellung nach einem primären Lymphödem durchgeführt wurden. Unter den 83 Probanden waren ebenfalls deutlich mehr Frauen als Männer.

Herpertz (1991) dagegen stellte beim Vergleich der in der Feldberg-Klinik Dr. Asdonk behandelten Patienten mit primärem Lymphödem eine Geschlechterverteilung von 55% Frauen zu 45% Männern fest.

Uns selbst sind ebenfalls deutlich mehr weibliche Patienten mit primären Lymphödemen bekannt.

29.1.3 Lokalisation

Nach Herpertz (1991) treten primäre Lymphödeme eindeutig am häufigsten an den unteren Extremitäten auf, und zwar in folgender Verteilung:
- 95% an den Beinen (davon 50% einseitig). Die beidseitig vorkommenden primären Lymphödeme sind meist deutlich asymmetrisch, d. h. eine Seite ist dominant.
- 1% der primären Lymphödeme einseitig an den Armen.
- 1% an Kopf und Genitale.
- Bei 3% sind mehrere Körperteile betroffen.

29.1.4 Auslösende Faktoren

Der häufigste Auslöser für ein primäres Lymphödem ist ein meist minimales **Trauma** (z. B. eine leichte Distorsion im Sprunggelenk) oder auch ein minimaler **operativer Eingriff** (z. B. Leistenhernienoperation).

Ein weiterer in der Anamnese immer wieder genannter Auslöser ist die **Schwangerschaft**. Für das labile Gleichgewicht der bis dahin evtl. gerade noch funktionierenden Lymphdrainage kann eine Schwangerschaft der entscheidende Faktor für die endgültige Überforderung sein.

Häufig tritt das primäre Lymphödem auch **spontan** auf, d. h. ohne konkretes auslösendes Ereignis.

29.2 Behandlungskonzepte bei einseitigen und beidseitigen primären Beinlymphödemen

G. Bringezu, O. Schreiner, P. Streibl

29.2.1 Manuelle Lymphdrainage

Betrachtet man die häufigste Form der Fehlanlage der Lymphgefäße, nämlich die Hypoplasie, leuchtet es ein, dass das Ziel der Manuellen Lymphdrainage nicht darin bestehen kann, zur vermehrten Tätigkeit der Lymphgefäße beizutragen. Es geht vielmehr darum, die im Interstitium gestaute eiweißreiche lymphpflichtige Last dorthin zu verdrängen bzw. zu verschieben, wo sie von einem intakten Lymphgefäßsystem übernommen werden kann – also in das nächstgelegene **Ödemabflussgebiet**. Dazu genügen im Allgemeinen die Grundgriffe der Manuellen Lymphdrainage nicht; die Grundreihenfolge muss durch Sondergriffe und vor allem auch durch die speziellen Lymphödemgriffe ergänzt werden (s. Bd. 1, ▶ Kap. 4.8).

Inwieweit die **anatomisch vorgegebene Entstauungsrichtung** (Leiste und anschließende iliakale und lumbale Lymphknotenketten) für die erfolgreiche Reduktion eines primären Beinlymphödemes genutzt werden kann, ist von folgenden Faktoren abhängig:
- Sind die inguinalen Lymphknoten überhaupt voll funktionsfähig, oder liegt die Ursache etwa in einer Minderanlage oder gar Fibrosierung gerade dieser wichtigen Zwischenstation?
- Ist das Ausmaß der Beinschwellung eher geringgradig, oder liegt ein massives Lymphödem vor (◘ Abb. 29.2b)? Mit anderen Worten: Kann man davon ausgehen, dass der anatomisch vorgegebene Weg genügt, oder muss man mit einer Überforderung rechnen?

29.2 Behandlungskonzepte bei einseitigen und beidseitigen primären Beinlymphödemen

> **Hinweis**
>
> Bei einem primären Lymphödem im Stadium I ist sicherlich mit einer geringeren Belastung der Lymphknoten der Leisten-Becken-Region zu rechnen als bei einem ausgeprägten Lymphödem im Stadium II oder gar III!

Bei einem beidseitigen primären Beinlymphödem sollte man sicherheitshalber ebenfalls annehmen, dass die zu entstauende Menge aus beiden Extremitäten für die Lymphknoten des iliolumbalen Bereichs zu einer Überforderung führen könnte.

> **Hinweis**
>
> Im Zweifelsfall empfiehlt es sich, zum eigentlichen Ödemabflussgebiet **Zusatzabflussgebiete** wie die ipsilaterale oberflächliche Thoraxseite mit den Lymphknoten der Axilla und evtl. auch die kontralaterale Lymphknotenansammlung der inguinalen Region in den Behandlungsaufbau einzubeziehen.

Um die Variabilität der Vorgehensweise zu zeigen, die sich aus der Ausprägung eines primären Beinlymphödemes und aus dem Befund ergibt, stellen wir im Folgenden die Behandlungssystematik
- bei einem einseitigen primären Beinlymphödem im Stadium I und
- bei einem ausgeprägten primären Beinlymphödem im Stadium II/III

gegenüber.

An diese prinzipiellen Betrachtungen schließt sich eine ausführliche Griffeübersicht an (**Tab. 29.1**), die die befundabhängig unterschiedliche Griffesystematik in den einzelnen Beinabschnitten gegenüberstellt. Dadurch ergibt sich eine einzigartige Möglichkeit der Orientierung bei allen griffepraktischen Fragen, die sich im Therapiealltag an konkreten Fällen ergeben.

Behandlungs- und Griffesystematik bei einseitigen primären Beinlymphödemen im Stadium I
(**Abb. 29.4, 29.5**)

Halsregion
Die Behandlung beginnt in der Halsregion (sog. Basisbehandlung), wobei aufgrund der Entfernung zum eigent-

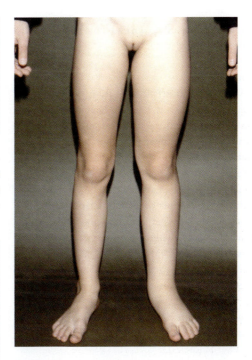

Abb. 29.4. Primäres Beinlymphödem Stadium I bei einem 9-jährigen Mädchen

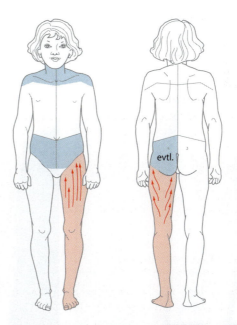

Abb. 29.5. Schema des Behandlungsumfanges bei einem einseitigen primären Beinlymphödem im Stadium I. Die blau markierten Körperregionen stellen die sog. Ödemabflussgebiete dar, die roten Körperabschnitte die Schwerpunkt- und eigentliche Ödemregion. Die Pfeile zeigen die Entstauungsrichtung

lichen Ödemgebiet evtl. auf die Griffabläufe in der Schulterregion verzichtet werden kann.

Bauchregion

Die Behandlung der Bauchregion hat ihren Schwerpunkt in den tiefen Abflusswegen, d. h. in der **Bauchtiefdrainage**. Da sich die damit verbundene kostoabdominale Atmung hervorragend als »Hausaufgabe« eignet und damit zu einer Rückflussförderung beiträgt, die die Patienten öfter selbstständig durchführen können, lässt sich damit die Abstromförderung erheblich verbessern.

Alternativ ist die Technik der sog. **Brustkorbrand-** bzw. **Oberbauchatemgriffe** denkbar. Die **Kolonbehandlung** als weitere Ergänzung der Bauchgriffe ist lediglich bei gleichzeitiger Obstipation zu erwägen (s. ▶ Kap. 44). Aus prophylaktischen Gründen kann die kontralaterale Leistenlymphknotenregion als zusätzliches Ödemabflussgebiet einbezogen werden, und zwar über die sog. interinguinalen Anastomosengriffe (Beschreibung s. »Behandlungs- und Griffesystematik bei primären Beinlymphödemen fortgeschrittener Stadien«).

Lenden-/Gesäßregion

Der Bereich der Lendenregion auf der Ödembeinseite wird nur behandelt, wenn das Ödemproblem auch die Hüft-, Lenden- und Gesäßregion betrifft.

Bein, ventrale und dorsale Seite

Die Behandlung der ventralen und dorsalen Beinseite bei einem primären Lymphödem in Stadium I erfordert griffetechnisch überwiegend eine Anpassung der Grundgriffabläufe an die bereits veränderte Konsistenz, die jedoch noch als »weich« beschrieben werden kann, und an den Umfang des Ödems. Die einzelnen Griffe dazu gehen vorwiegend aus dem rechten Teil der ◘ Tab. 29.1 hervor.

> **Hinweis**
>
> Zum Abschluss der Behandlung der einzelnen Entstauungsabschnitte/-teilgebiete am Bein empfiehlt sich jeweils das »Nacharbeiten« in Richtung der inguinalen Lymphknoten.

Behandlungs- und Griffesystematik bei primären Beinlymphödemen fortgeschrittener Stadien (Stadium II und III) (◘ Abb. 29.6, 29.7)

Anders als bei primären Beinlymphödemen im Stadium I ist hier mit einem wesentlich höheren Aufwand in der Entstauungstherapie zu rechnen.

Die Behandlungssystematik dieser »problematischen« primären Beinlymphödeme (◘ Abb. 29.7) unterscheidet sich deshalb oftmals von der für Stadium I (◘ Abb. 29.5).

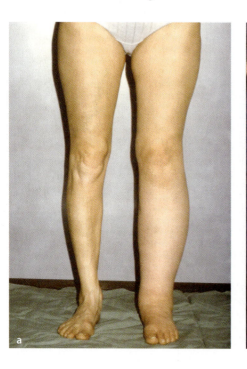
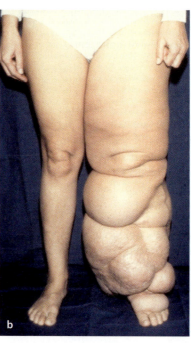

◘ **Abb. 29.6a,b.** Primäres Beinlymphödem **a** im Stadium II, **b** im Stadium III

29.2 Behandlungskonzepte bei einseitigen und beidseitigen primären Beinlymphödemen

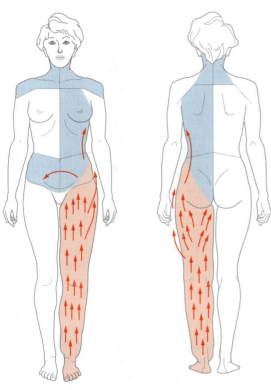

Abb. 29.7. Schema des Behandlungsumfanges bei einem einseitigen primären Beinlymphödem im Stadium III. Die blau markierten Körperregionen stellen die sog. Ödemabflussgebiete und die Zusatzabflussgebiete dar, die roten Körperabschnitte die Schwerpunkt- und eigentliche Ödemregion. Die Pfeile zeigen die verschiedenen Entstauungsrichtungen

> **Hinweis**
>
> Bei sehr ausgeprägten Fällen vor allem des Stadiums III sollte die Behandlung zunächst über mehrere Wochen unter stationären Bedingungen in sog. lymphologischen Fachkliniken erfolgen.

Nur durch gezielte, konsequente (d. h. geduldige) Kombinierte physikalische Entstauungstherapie lässt sich die Progression der Ödementwicklung aufhalten und schrittweise rückgängig machen (**Abb. 29.8a,b**).

Halsregion

Die Behandlung beginnt in der Halsregion in gleicher Weise wie bei Stadium I.

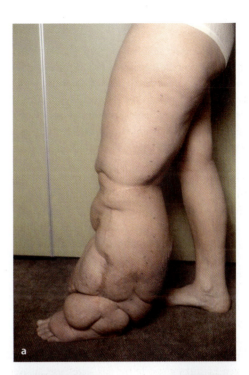
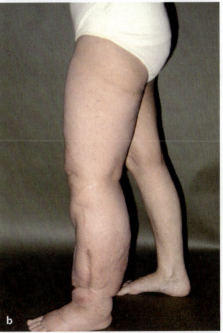

Abb. 29.8a,b. Primäres Beinlymphödem im Stadium III – vor und nach der Behandlung. Zwischen dem Aufnahmebefund **a** und Foto **b** liegt ein Zeitraum von insgesamt vier Jahren, in dem mehrere stationäre Entstauungsphasen, gefolgt von ambulanten Behandlungen zur Erhaltung erfolgten

Nackenregion

Die Nackenregion fungiert lediglich als mögliches Behandlungsgebiet, wobei es auf die jugulare/zervikale Lymphknotenkette beiderseits und auf die Schlüsselbeingrube selbst (»Terminusregion«) ankommt. Vor allem bei der Behandlung der Körperrückseite können dabei im Zuge des »Nacharbeitens« Griffe ausgeführt werden, ohne dass eine Lageveränderung notwendig wird.

Brust- und Rückenregion

In vielen Fällen – vor allem dann, wenn sich die Ödematisierung deutlich auf den entsprechenden Rumpfquadranten erstreckt – ist die Brust- und Rückenregion der betroffenen Seite als **Zusatzabflussgebiet** heranzuziehen. Hier wird also ergänzend auch zu den Lymphknoten der Axilla der betroffenen Seite gearbeitet. Diese Vorgehensweise basiert auf der Überlegung, dass bei massiver Ödemausprägung die Ödemtherapie allein über die ilioinguinalen Lymphknotenketten nicht ausreichend ist.

Neben der Grundgriffreihenfolge zur Anregung der Lymphgefäßmotorik des oberflächlichen Lymphgefäßsystemes erfolgen Ergänzungsgriffe für das tiefe System wie **ICR-Spreizgriffe** und **Brustkorbrand-/Oberbauchatemgriffe** auf der ventralen Rumpfseite.

Bauchregion

Die Behandlung der Bauchregion hat neben dem Schwerpunkt der tiefen Abflusswege (**Bauchtiefdrainage** – Gewöhnung an eine gezielte kostoabdominale Atmung, hervorragend als »Hausaufgabe« geeignet) auch das Training der Anastomosen zwischen Axilla und Leistenregion (axillo-inguinale Anastomosen) zum Ziel. Dazu müssen die **Anastomosengriffe** auf der transversalen Wasserscheide häufig wiederholt werden.

Die **Kolonbehandlung** als weitere Ergänzung der Bauchgriffe muss lediglich bei gleichzeitiger Obstipation erwogen werden (siehe ▶ Kap. 8.5). Ein weiteres Ziel besteht darin, grifftechnisch die kontralaterale Leistenlymphknotenregion als zusätzliches Ödemabflussgebiet einzubeziehen. Dies geschieht durch das Ausführen sog. interinguinaler **Anastomosengriffe**, also mittels bimanueller Stehender Kreise auf der Höhe der Symphyse, wobei die Fingerspitzen nach kaudal zeigen und zur ödemfreien kontralateralen Seite ausgekreist wird (◘ Abb. 29.9).

Lenden-/Gesäßregion

Der Bereich der Lendenregion wird nur auf der Ödembeinseite behandelt. Wenn das Ödemproblem auch die Hüft-, Lenden- und Gesäßregion stark betrifft, erfolgt allerdings eine grifftechnische Abwandlung insofern, als die Drehgriffe zur Axilla ausgerichtet werden, um die Inguinalregion zu entlasten.

Bein,-ventrale und dorsale Seite

Die Behandlung der ventralen und dorsalen Beinseite bei einem primären Lymphödem im fortgeschrittenen Stadium erfordert grifftechnisch eine Anpassung an die veränderte Konsistenz, die meist als prall, hart und zäh beschrieben werden kann, ebenso wie an den z. T. erheblichen Umfang. Hier muss jedoch betont werden, dass ein hartes Lymphödem nicht unbedingt gleich bedeutend ist mit einem enormen Ausmaß und eine erhebliche Umfangzunahme nicht unbedingt immer als prall und hart imponiert. Lymphödemtypisch sind alle Varianten denkbar.

Die einzelnen Griffe gehen vorwiegend aus dem linken Teil der ◘ Tab. 29.1 hervor. Erstreckt sich die Ödematisierung bereits auf den entsprechenden Rumpfquadranten oder ist am Ödemausmaß von Anfang an zu erkennen, dass die Entstauungsrichtung »Leiste« nicht ausreicht, wird zusätzlich in der Oberschenkelregion nach lateral in Richtung Hüfte umgeleitet, um dann von hier aus sowohl zur kontralateralen Leiste als auch zur Axilla der Ödembeinseite weiterzuleiten.

> **Hinweis**
>
> Zum Abschluss der Behandlung der einzelnen Entstauungsabschnitte/-teilgebiete am Bein empfiehlt sich jeweils das »Nacharbeiten« in Richtung der inguinalen und axillären Lymphknoten.

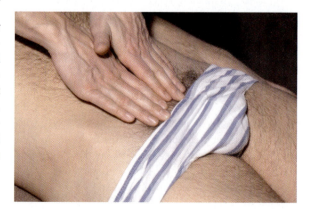

◘ **Abb. 29.9.** »Anastomosengriff« mittels Stehender Kreise interinguinal über die median-sagittale Wasserscheide

29.2 Behandlungskonzepte bei einseitigen und beidseitigen primären Beinlymphödemen

Tab. 29.1 Übersicht über die Griffmöglichkeiten beim primären Beinlymphödem verschiedener Ausprägung und Ödemkonsistenz[1].

Ödembeschaffenheit

Prall und hart	Gelartig bis zäh	Weich
Dellenbildung nur sehr schwer möglich, keine Verschieblichkeit der Haut möglich, dadurch Grundgrifftechnik der ML nicht möglich, sondern ausschließlich spezielle Lymphödemgriffe	Dellenbildung nur durch starken Druck möglich, Verschieblichkeit der Haut geringfügig möglich, dadurch Grundgrifftechnik der ML alleine nicht möglich, sondern oft nur nach vorheriger Behandlung mit Lymphödemgriffen	Dellenbildung leicht möglich, Delle füllt sich jedoch schnell wieder, nur geringe Einschränkung der Verschieblichkeit der Haut, dadurch Grundgrifftechnik der ML »modifiziert« gut möglich; spezielle Lymphödemgriffe meist nicht (mehr) nötig

Griffesystematik ventrale Seite des Oberschenkels

- Behandlung der iliakalen und inguinalen Lymphknoten
- Ringförmiger Lockerungsgriff

• Stehender Pumpgriff	• Stehender Pumpgriff	• Beidhändiger Pumpgriff in parallel-dynamischer Form ausgeführt	• Beidhändiger Pumpgriff als ödembewusste Grundgriffversion
	• Stehender Drehgriff	• Beidhändiger Drehgriff in parallel-dynamischer Form ausgeführt, falls die Fläche dies zulässt	• Drehgriffe als ödembewusste Grundgriffversion
		• Kombinationsgriff als ödembewusste Grundgriffversion	• Kombinationsgriff als ödembewusste Grundgriffversion
		• Evtl. Großflächiger Umleitungsgriff Richtung Zusatzabflussgebiet(e), wenn nötig!	
• Kleinflächigere Lymphödemgriffe wie Fibrosegriff und/oder Kleinflächiger Lockerungsgriff bei lokalen Problemen	• Kleinflächigere Lymphödemgriffe wie Fibrosegriff und/oder Kleinflächiger Lockerungsgriff bei lokalen »Rest-Problemen«		
• Bei Veränderung der Ödemkonsistenz im Sinne einer »Lockerung« (bessere Verschieblichkeit) zusätzliche Griffe möglich (s. weichere Ödemvarianten)		• Bei Veränderung der Ödemkonsistenz im Sinne einer weiteren »Lockerung« (noch bessere Verschieblichkeit) (s. Vorgehensweise bei noch weicherer Ödemvariante mit großer Verschieblichkeit)	

Erfordert der Befund eine Entstauung zusätzlich in Richtung Axilla und/oder kontralaterale Leiste, ▶ Kap. 30.5 und Tab. 30.4.

Griffesystematik dorsale Seite des Oberschenkels

- Behandlung der iliakalen und inguinalen Lymphknoten
- Ringförmiger Lockerungsgriff

---

[1] Die Dreiteilung der Tabellenkopfzeile spiegelt die unterschiedliche Ödembeschaffenheit wider. Die Vierteilung der Griffeaufzählung zeigt die Zuordnung der Griffe und verdeutlicht die Variabilität der Vorgehensweise, die sich am jeweiligen Befund orientiert. Der farbliche Übergang von dunkel nach hell spiegelt die Veränderung von einer ausgesprochen harten zur weichen Konsistenz wider

◻ Tab. 29.1. (Fortsetzung)

Ödembeschaffenheit			
Prall und hart	**Gelartig bis zäh**		**Weich**
• Stehender Pumpgriff			
	• Stehender Drehgriff nach medial und lateral gerichtet	• Beidhändiger Drehgriff in parallel-dynamischer Form ausgeführt, falls die Fläche dies zulässt, nach medial und lateral gerichtet	• Drehgriffe als ödembewusste Grundgriffversion, nach medial und lateral gerichtet
		• Kombinationsgriff als ödembewusste Grundgriffversion	• Kombinationsgriff als ödembewusste Grundgriffversion
• Kleinflächigere Lymphödemgriffe wie Kleinflächiger Lockerungsgriff in Kombination mit dem Kleinflächigen Verschiebegriff bei den nicht seltenen lokalen Problemstellen eines »Ödemkissens« an der queren Gesäßfalte (◻ Abb. 29.12). Bei sonstigen lokalen Verhärtungen Fibrosegriff und/oder Kleinflächiger Lockerungsgriff	• Kleinflächigere Lymphödemgriffe wie Fibrosegriff und/oder Kleinflächiger Lockerungsgriff bei lokalen »Rest-Problemen«		
• Bei Veränderung der Ödemkonsistenz im Sinne einer »Lockerung« (bessere Verschieblichkeit) zusätzliche Griffe möglich (s. weichere Ödemvarianten)	• Bei Veränderung der Ödemkonsistenz im Sinne einer weiteren »Lockerung« (noch bessere Verschieblichkeit) s. Vorgehensweise bei noch weicherer Ödemvariante mit großer Verschieblichkeit		
Erfordert der Befund eine Entstauung zusätzlich in Richtung Axilla und/oder kontralaterale Leiste, ▶ Kap. 30.5 und ◻ Tab. 30.4.			
Griffesystematik ventrale Seite des Knies			
• Ringförmiger Lockerungsgriff (jedoch wegen der Prominenzen nur eingeschränkt möglich)			
• Stehender Pumpgriff	• Stehender Pumpgriff	• Beidhändiger Pumpgriff in parallel-dynamischer Form ausgeführt, falls das Ödemausmaß dies zulässt, ansonsten Pumpgriff einhändig, konsistenzangepasst	• Pumpgriff als ödembewusste Grundgriffversion
• Stehende Kreise bimanuell, proximal begonnen	• Stehende Kreise bimanuell, proximal begonnen	• Stehende Kreise in Grundgriffversion	• Stehende Kreise in Grundgriffversion
		• Stehende Kreise in der Poplitea und Poplitea-Dehnung	• Stehende Kreise in der Poplitea und Poplitea-Dehnung

29.2 Behandlungskonzepte bei einseitigen und beidseitigen primären Beinlymphödemen

Tab. 29.1. (Fortsetzung)

Ödembeschaffenheit			
Prall und hart	**Gelartig bis zäh**	**Weich**	
• Kleinflächigere Lymphödemgriffe wie v. a. Fibrosegriff in der medialen Knieregion (Prädilektionsstelle für Fibrosen)	• Kleinflächigere Lymphödemgriffe bei lokalen Problemen wie v. a. Fibrosegriff in der medialen Knieregion (Prädilektionsstelle für Fibrosen)	• Daumenkreise in paralleler Form über die gesamte Knieregion	• Daumenkreise in paralleler Form über die gesamte Knieregion
• Bei Veränderung der Ödemkonsistenz im Sinne einer »Lockerung« (bessere Verschieblichkeit) zusätzliche Griffe möglich (s. weichere Ödemvarianten)	• Bei Veränderung der Ödemkonsistenz im Sinne einer weiteren »Lockerung« (noch bessere Verschieblichkeit) s. Vorgehensweise bei noch weicherer Ödemvariante mit großer Verschieblichkeit		

Griffesystematik dorsale Seite des Knies			
• Stehender Pumpgriff	• Stehender Pumpgriff	• Pumpgriff einhändig, konsistenzangepasst	• Pumpgriff als ödembewusste Grundgriffversion
• Stehende Kreise bimanuell, proximal begonnen	• Stehende Kreise bimanuell, proximal begonnen	• Stehende Kreise in Grundgriffversion	• Stehende Kreise in Grundgriffversion
		• Stehende Kreise auf der Poplitea	• Stehende Kreise auf der Poplitea
• Kleinflächigere Lymphödemgriffe wie v. a. Fibrosegriff in der medialen Knieregion (Prädilektionsstelle für Fibrosen)	• Kleinflächigere Lymphödemgriffe bei lokalen Problemen wie v. a. Fibrosegriff in der medialen Knieregion (Prädilektionsstelle für Fibrosen)	• Daumenkreise in paralleler Form über die gesamte Poplitealregion	• Daumenkreise in paralleler Form über die gesamte Poplitealregion
		• Poplitea-Dehnung	• Poplitea-Dehnung
• Bei Veränderung der Ödemkonsistenz im Sinne einer »Lockerung« (bessere Verschieblichkeit) zusätzliche Griffe möglich (s. weichere Ödemvarianten)		• Bei Veränderung der Ödemkonsistenz im Sinne einer weiteren »Lockerung« (noch bessere Verschieblichkeit) s. Vorgehensweise bei noch weicherer Ödemvariante mit großer Verschieblichkeit	

Griffesystematik ventrale Seite des Unterschenkels			
• Ringförmiger Lockerungsgriff			
• Stehender Pumpgriff	• Stehender Pumpgriff	• Beidhändiger Pumpgriff in parallel-dynamischer Form ausgeführt	• Beidhändiger Pumpgriff als ödembewusste Grundgriffversion

1 Die Dreiteilung der Tabellenkopfzeile spiegelt die unterschiedliche Ödembeschaffenheit wider. Die Vierteilung der Griffeaufzählung zeigt die Zuordnung der Griffe und verdeutlicht die Variabilität der Vorgehensweise, die sich am jeweiligen Befund orientiert. Der farbliche Übergang von dunkel nach hell spiegelt die Veränderung von einer ausgesprochen harten zur weichen Konsistenz wider

◘ **Tab. 29.1.** (Fortsetzung)

Ödembeschaffenheit			
Prall und hart	**Gelartig bis zäh**		**Weich**
• Stehender Pumpgriff	• Stehender Drehgriff	• Beidhändiger Drehgriff in parallel-dynamischer Form ausgeführt, falls die Fläche dies zulässt	• Drehgriffe als ödembewusste Grundgriffversion
		• Kombinationsgriff als ödembewusste Grundgriffversion	• Kombinationsgriff als ödembewusste Grundgriffversion
		• Pumpgriffe und Schöpfgriffe kombiniert in ödembewusster Grundgriffversion	• Pumpgriffe und Schöpfgriffe kombiniert in ödembewusster Grundgriffversion
			• Schöpfgriffe beidhändig über den dorsalen Unterschenkel
• Kleinflächigere Lymphödemgriffe wie Fibrosegriff und/oder Kleinflächiger Lockerungsgriff bei lokalen Problemen	• Kleinflächigere Lymphödemgriffe wie Fibrosegriff und/oder Kleinflächiger Lockerungsgriff bei lokalen »Rest-Problemen«		
• Bei Veränderung der Ödemkonsistenz im Sinne einer »Lockerung« (bessere Verschieblichkeit) zusätzliche Griffe möglich (s. weichere Ödemvarianten)		• Bei Veränderung der Ödemkonsistenz im Sinne einer weiteren »Lockerung« (noch bessere Verschieblichkeit) s. Vorgehensweise bei noch weicherer Ödemvariante mit großer Verschieblichkeit	

Griffesystematik dorsale Seite des Unterschenkels			
• Die Griffabläufe der dorsalen Unterschenkelseite entsprechen (außer der Anwendung der Schöpfgriffe) denen der ventralen Seite! **Zusätzlich** jedoch:			
• Intensive Behandlung des retromalleolären Bereiches mittels Daumenkreisen, zusätzlich Kombinationsgriff im Bereich des Achillessehnenverlaufes	• Intensive Behandlung des retromalleolären Bereiches mittels Daumenkreisen, zusätzlich Kombinationsgriff im Bereich des Achillessehnenverlaufes	• Intensive Behandlung des retromalleolären Bereiches mittels Daumenkreisen, zusätzlich Kombinationsgriff im Bereich des Achillessehnenverlaufes	• Intensive Behandlung des retromalleolären Bereiches mittels Daumenkreisen, zusätzlich Kombinationsgriff im Bereich des Achillessehnenverlaufes

Griffesystematik Fußrücken			
• Schwerpunkt der Griffe: zunächst kleinflächige Lymphödemgriffe wie v. a. der Kleinflächige Lockerungsgriff in Verbindung mit dem Kleinflächigen Verschiebegriff	• Kleinflächige Lymphödemgriffe wie v. a. der Kleinflächige Lockerungsgriff in Verbindung mit dem Kleinflächigen Verschiebegriff	• Daumenkreise in paralleler Version über dem OSG und den gesamten Fußrücken	• Daumenkreise in paralleler Version über dem OSG und den gesamten Fußrücken
• Denkbar auch: Stehender Pumpgriff einhändig	• Stehender Pumpgriff einhändig	• Pumpgriff einhändig in dynamischer Form	• Pumpgriff einhändig in dynamischer Form

29.2 Behandlungskonzepte bei einseitigen und beidseitigen primären Beinlymphödemen

Tab. 29.1 (Fortsetzung)

Ödembeschaffenheit			
Prall und hart		**Gelartig bis zäh**	**Weich**
• Denkbar auch: Ringförmiger Lockerungsgriff als einhändige Variante (Abb. 29.10a,b)			
• Intensive Zehenbehandlung mittels Daumenkreisen, zusätzlich Kombinationsgriff am Großzeh	• Intensive Zehenbehandlung mittels Daumenkreisen, zusätzlich Kombinationsgriff am Großzeh	• Intensive Zehenbehandlung mittels Daumenkreisen, zusätzlich Kombinationsgriff am Großzeh	• Intensive Zehenbehandlung mittels Daumenkreisen, zusätzlich Kombinationsgriff am Großzeh
• Bei Veränderung der Ödemkonsistenz im Sinne einer »Lockerung« (bessere Verschieblichkeit) zusätzliche Griffe möglich (s. weichere Ödemvarianten)		• Bei Veränderung der Ödemkonsistenz im Sinne einer weiteren »Lockerung« (noch bessere Verschieblichkeit) s. Vorgehensweise bei noch weicherer Ödemvariante mit großer Verschieblichkeit	
Griffesystematik plantare Seite			
• Prinzipiell keine Unterscheidung in verschiedene Ödematisierungsgrade nötig!			
• Einzige indizierte Griffeausführung: Daumenkreise, wie sie als Grundgriffe ausgeführt werden			
Erfordert der Befund eine Entstauung zusätzlich in Richtung Axilla und/oder kontralaterale Leiste, ▶ Kap. 30.5 und Tab. 30.4.			

1 Die Dreiteilung der Tabellenkopfzeile spiegelt die unterschiedliche Ödembeschaffenheit wider. Die Vierteilung der Griffeaufzählung zeigt die Zuordnung der Griffe und verdeutlicht die Variabilität der Vorgehensweise, die sich am jeweiligen Befund orientiert. Der farbliche Übergang von dunkel nach hell spiegelt die Veränderung von einer ausgesprochen harten zur weichen Konsistenz wider

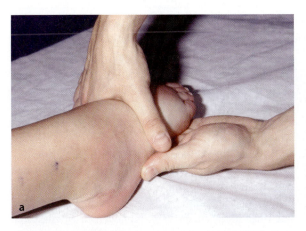 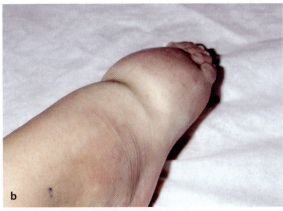

Abb. 29.10. a Ringförmiger Lockerungsgriff als einhändige Variante bei einem massiven Fußrückenödem – sog. »bombierten Fußrücken«. **b** Typische Dellenbildung als Ergebnis des ringförmigen Lockerungsgriffes

Behandlungs- und Griffesystematik bei beidseitigen primären Beinlymphödemen

Bei der beidseitigen Ödematisierung ist es im Allgemeinen so, dass ein Bein stärker und das andere weniger stark und evtl. nur partiell (z. B. im Bereich des Fußes und des Unterschenkels) geschwollen ist. Dies erfordert jeweils eine genaue Abstimmung der zeitlichen Einteilung und des Behandlungsintervalls auf die Anzahl der Verordnungen bzw. auf die Aufenthaltstage in der Klinik. Griffetechnisch ist zu verfahren wie bereits oben beschrieben (Tab. 29.1).

Auf eine Beschreibung der Vorgehensweise bei **primären Armlymphödemen** haben wir bewusst verzichtet, da sich die (äußerst selten benötigte) Behandlung aus der Kenntnis der Therapie bei primären Bein- und sekundären Armlymphödemen logisch ergibt.

29.2.2 Kompressionstherapie

Die Kompressionstherapie ist die zweite unentbehrliche Säule bei der Entstauung eines Lymphödemes.

Während der eigentlichen **Volumenreduktionsphase** ist einzig die **Bandagierung** angezeigt (s. Bd. 1, ▶ Kap. 5.5). Inwieweit die Bandagierung des Beines auf die Hüftregion ausgedehnt werden muss, hängt vom individuellen Befund ab. Ist die Hüfte stark ödematisiert, das Ödem ausgesprochen hart und fibrosiert, sollte dieser Bereich zumindest anfangs mitbandagiert werden. Bei einem ausgeprägt konischen Oberschenkel besteht die Gefahr, dass die Kompressionsbinden nicht genügend Halt finden und einrollen. Dadurch kann es erforderlich werden, dass sich die Bandage auf den Körperstamm bis etwa auf Bauchnabelhöhe ausdehnt (Abb. 29.11).

Hierbei ist es sehr wichtig, dem betroffenen Patienten klarzumachen, dass dieses Kompressionsausmaß zeitlich begrenzt ist – sobald sich der Zustand der Hüftregion bessert, wird man versuchen, mit einer Bandagierung lediglich bis zur Extremitätenwurzel auszukommen.

> **Hinweis**
>
> Nach Anlage der Kompressionsbandage wirkt sich ein nochmaliges Ausführen der Bauchtiefendrainage vorteilhaft aus.

In der **Stabilisierungsphase** sollte das Bein so weit entstaut sein, dass die betroffenen Patienten mit einer **Maßkom-**

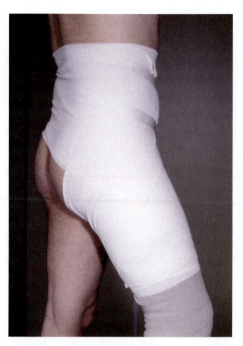

Abb. 29.11. Ausdehnung der Beinbandagierung auf die untere Körperhälfte zur Kompression der Hüftregion

pressionsbestrumpfung auskommen (s. Bd. 1, ▶ Kap. 5.2, »Kompressionsstrümpfe«).

29.2.3 Bewegungstherapie

Wie bereits ausgeführt, beschränkt sich die notwendige Bewegungstherapie bei Beinlymphödempatienten zunächst häufig auf eine Haltungs- und Gangkorrektur. Diese ist jedoch sehr wichtig, weil bei einem Beinlymphödem alleine schon durch das zusätzliche Gewicht eine Gang- und Haltungsveränderung erfolgt (Abb. 29.12). Dazu kommt natürlich noch die Gelenkbeweglichkeitseinschränkung.

Um vor allem orthopädische Folgeschäden zu vermeiden, muss aus prophylaktischen Gründen bereits in den Anfangsstadien eine Gang- und Haltungskorrektur durchgeführt und ständig kontrolliert werden. Bei Patienten mit lange bestehenden Beinlymphödemen ist zusätzlich zu bedenken, dass das vorrangige Ziel darin besteht, die Gelenkbeweglichkeit zu erhalten bzw. zu verbessern.

29.2 Behandlungskonzepte bei einseitigen und beidseitigen primären Beinlymphödemen

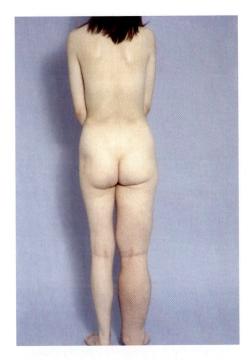

◘ **Abb. 29.12.** Deutliche Haltungsveränderungen bei einer 17-jährigen Frau mit primärem Beinlymphödem. Besonders deutlich wird dies an der Stellung der Schulterblätter. Die Ausdehnung des Lymphödems auf die Hüft-, Gesäß- und Lendenregion wird durch die unterschiedlichen Konturen im Seitenvergleich deutlich. Ebenfalls typisch ist die lokale Ödemansammlung (sog. »Ödemkissen«) an der queren Gesäßfalte

Da Patienten in solchen Fällen zu manchmal abenteuerlich anmutenden »Latschen«, übergroßen Hausschuhen oder Sandalen greifen, die nicht selten äußerst unfallträchtig sind, sollte der Therapeut dies berücksichtigen und kontrollieren. Sanitätshäuser bieten meist entsprechende sog. Rehabilitationsschuhe mit Reißverschlüssen, Klettverschlüssen oder beidem an. Inwieweit diese verordnungs- und beihilfefähig sind, muss im Einzelfall abgeklärt werden.

> **Hinweis**
>
> Günstig ist ein »Hausaufgabenprogramm«, bestehend aus befundorientierten und nicht zu komplizierten Bewegungsabläufen für die Beine. Es sollte immer dann ausgeführt werden, wenn in täglichen Ruhephasen und Pausen die **Beine hochgelagert** sind. Werden dabei abstromfördernde Bewegungen **unter Kompression** (!) ausgeführt, lassen sich mehrere Wirkungen gleichzeitig erzielen.

Geeignetes Schuhwerk bei Beinbandagen

Da zum Erfolg der kombinierten Entstauungstherapie unbedingt auch die Bewegung unter Kompression gehört, ergibt sich natürlich die Frage nach geeigneten Schuhen, die den »dicken Fuß« mit den gewickelten Kompressionsmaterialien aufnehmen.

Sekundäre Lymphödeme

G. Bringezu, H. Ewald, G. Heusinger von Waldegg, O. Schreiner, P. Streibl

30.1	Ätiologie	–121
30.1.1	Ursachen der Schädigung	–121

30.2   Onkologische Ursachen, Häufigkeit und mögliche Therapieansätze   –122
30.2.1   Lymphabflussbarrieren und die Folgen für das Lymphgefäßsystem   –123
30.2.2   Lymphödeme bei speziellen Tumorarten/-lokalisationen   –124

30.3   Besonderheiten bei der Behandlung bestrahlter Körperregionen   –129
30.3.1   Grundlagen: Was heißt eigentlich »Bestrahlung«?   –129
30.3.2   Wozu wird ein Patient bestrahlt?   –130
30.3.3   Bestrahlungsgeräte und Strahlenqualitäten   –131
30.3.4   Wirkung der Bestrahlung im Gewebe   –134
30.3.5   Frühe und späte Strahlenreaktion   –135
30.3.6   Praktische Hinweise für die Entstauungstherapie bei bestrahlten Patienten   –137
30.3.7   Überlegungen zur Dosiswirkung bei einer Strahlentherapie für die physiotherapeutische Praxis   –138

30.4   Die besondere Bedeutung der Pathophysiologie sekundärer Lymphödeme für die Entstauungstherapie   –139

30.5   Behandlungskonzepte bei einseitigen und beidseitigen sekundären Beinlymphödemen   –140
30.5.1   Manuelle Lymphdrainage   –141
30.5.2   Kompressionstherapie   –149
30.5.3   Apparative Expression   –150
30.5.4   Bewegungstherapie   –150

30.6   Behandlungskonzepte bei sekundären Lymphödemen des äußeren Genitale   –150
30.6.1   Manuelle Lymphdrainage   –151
30.6.2   Kompressionstherapie   –152
30.6.3   Bewegungstherapie   –152

30.7	Behandlungskonzepte bei sekundären Armlymphödemen nach einseitiger und beidseitiger Ablatio mammae	–152
30.7.1	Manuelle Lymphdrainage	–153
30.7.2	Kompressionstherapie	–165
30.7.3	Apparative Expression	–167
30.7.4	Bewegungs- und Atemtherapie	–167
30.8	Behandlungskonzepte bei sekundären Lymphödemen des Kopfes	–167
30.8.1	Manuelle Lymphdrainage	–167
30.8.2	Kompressionstherapie	–172
30.8.3	Bewegungs- und Atemtherapie	–173

30.1 Ätiologie

G. Bringezu, O. Schreiner

> **Definition**
> Von einem **sekundären Lymphödem** spricht man, wenn das Ödem aus einer nachhaltigen Schädigung des ursprünglich völlig intakten Lymphgefäßsystems hervorgeht.

Zur Abgrenzung von anderen (besonders von reversiblen) traumatisch bedingten Schwellungen müssen jedoch folgende Voraussetzungen gegeben sein:
— Die Schädigung muss vor allem das Lymphgefäßsystem betreffen.
— Die Transportkapazität des Lymphgefäßsystems muss dadurch in einem erheblichen Ausmaß vermindert und weitgehend irreversibel sein.

Prinzipiell kann ein sekundäres Lymphödem in jedem Alter auftreten; aufgrund seiner spezifischen Ursachen kommt es jedoch meist bei Erwachsenen vor.

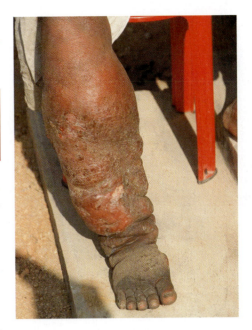

Abb. 30.1. Lymphostatische Elephantiasis aufgrund eines Filarienbefalls vor 20 Jahren. (Mit freundlicher Genehmigung des Asher-Bihar-Krankenhauses, Indien)

30.1.1 Ursachen der Schädigung

Die irreversible Schädigung, die die Lymphgefäße isoliert, aber auch Lymphgefäße und Lymphknoten gleichermaßen betreffen kann, kann folgende **Ursachen** haben:
— Lymphgefäß-/Lymphknotenentzündungen,
— traumatische Lymphangiopathien,
— maligne Prozesse,
— iatrogene Schäden am Lymphsystem.
Die Ursachen werden im Folgenden näher erläutert.

Lymphgefäß-/Lymphknotenentzündungen
Entzündungen der Lymphgefäße bzw. Lymphknoten können hervorgerufen werden:
— durch Bakterien, Viren oder Pilze, die zur Lymphangitis/Lymphonoditis und damit zu Vernarbungen und Atresie (Lumenverlegung) führen, oder
— durch Parasiten, vor allem Filarien (fadenförmige, meist außerhalb des Verdauungstraktes parasitierende Würmer=Nematoden), die in subtropischen und tropischen Regionen hauptsächlich durch Insektenstiche/-bisse übertragen werden und die sog. Filariasis hervorrufen. Im Spätstadium bildet sich ein Lymphödem (Abb. 30.1).

> **Hinweis**
> Von der WHO wird die Zahl der an einem Filariasis-Lymphödem leidenden Menschen auf 300 Millionen (!) geschätzt. Damit ist dies die weltweit häufigste Lymphödemform.

Traumatische Lymphangiopathien
Traumatische Lymphangiopathien entstehen nach Verletzungen, die mit ausgeprägten Narbenbildungen (vor allem nach Verbrennungen oder Verätzungen durch Säuren oder Laugen) oder auch mit Komplikationen wie rezidivierenden Entzündungen einhergehen (Abb. 30.2).

Ein weiteres Kriterium für die Entstehung solcher Formen sekundärer Lymphödeme sind Verletzungen an Stellen, die für das Funktionieren des Lymphgefäßsystemes von entscheidender Bedeutung sind. Dies trifft vor allem auf sog. physiologische Flaschenhalsregionen wie die mediale Knieregion, die inguinale Region sowie die Ellenbeuge und die Axilla zu. Solche (allerdings seltenen) posttraumatisch-sekundären Lymphödeme sind unbedingt von allen sonstigen posttraumatischen Schwellungen zu differenzieren, die natürlich keine Lymphödeme sind (▶ Kap. 16-18).

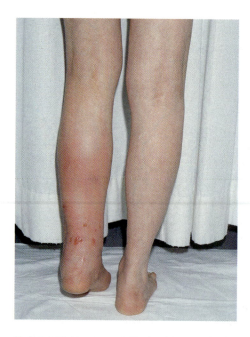

Abb. 30.2. Posttraumatisch-sekundäres Lymphödem nach Trümmerfraktur des linken Sprunggelenkes und mehreren rekonstruierenden Operationen. Außerdem traten mehrere Erysipele auf. Die Diagnose des posttraumatischen Lymphödemes ist in diesem Falle lymphszintigraphisch abgesichert

Eine besondere Form in diesem Zusammenhang stellt das sog. »**artifizielle**« **Lymphödem** dar, das der Patient selbst in Selbstverstümmelungsabsicht (artifiziell= «künstlich«, also z. B. durch gezieltes Abschnüren) hervorgerufen hat. Gründe für ein solches Verhalten sind entweder starke psychische Störungen oder die Absicht, auf diese absurd erscheinende Weise zu einer Einstufung der Früherwerbsunfähigkeit zu gelangen.

Maligne Prozesse

Hier handelt es sich entweder um einen Primärtumor (Lymphangiosis carcinomatosa) oder um ein Rezidiv (häufigste Form) (▶ Kap. 28.2, 30.2).

Iatrogene Schäden am Lymphgefäßsystem

Hier kommen folgende Ursachen infrage (Weissleder u. Schuchhardt 1996; Földi 1988):
- diagnostische und/oder therapeutische Lymphknotenexstirpationen im Zuge der ärztlichen Krebstherapie,
- Bestrahlungen der Lymphabflusswege aus dem gleichen Grund,
- Venenentnahmen zur Bypassoperation (evtl. Verletzung von Lymphgefäßbündeln),
- Varizenoperationen,
- rekonstruktive Gefäßeingriffe im femoropoplitealen Bereich bei der Therapie der arteriellen Verschlusskrankheit,
- Komplikationen nach Arterienpunktion im Leistenbereich und
- in seltenen Fällen auch Operationen zur Beseitigung von lokalen Fettansammlungen oder gar
- Meniskus- und andere orthopädische Operationen.

> **Hinweis**
>
> In Westeuropa und Nordamerika ist die **ärztliche Krebstherapie** die weitaus häufigste Ursache für die Entstehung sekundärer Lymphödeme.

Daher zielen alle folgenden Betrachtungen auf die Gruppe der sekundären Lymphödeme mit **chirurgisch-onkologischer Ursache** ab.

30.2 Onkologische Ursachen, Häufigkeit und mögliche Therapieansätze

G. Heusinger von Waldegg, O. Schreiner

Prinzipiell bedeuten ärztliche Eingriffe in das Lymphgefäßsystem wie die operative Lymphknotenentfernung und besonders auch die Strahlentherapie eine Verminderung der Transportkapazität für diesen Körperabschnitt. Ob sich daraus eine Lymphabflussstörung ergibt, die lediglich mit bildgebenden Verfahren nachweisbar ist (=Latenzstadium), oder gar eine klinisch relevante Schwellung, ist prinzipiell nicht vorhersagbar.

> **Hinweis**
>
> Patienten nach Eingriff in das Lymphgefäßsystem sind immer als ödemgefährdet einzustufen. Sie müssen daher entsprechend aufgeklärt, beraten und behandelt werden (▶ Kap. 34 und ⊙ CD-ROM, Informationsmaterialien zum Ausdrucken).

Die Reaktion des Lymphgefäßsystems auf eine invasive Intervention bei diagnostizierter Krebserkrankung kann

30.2 Onkologische Ursachen, Häufigkeit und mögliche Therapieansätze

also sehr unterschiedlich ausfallen. Bei einer Lymphknotenexstirpation sind folgende Reaktionen möglich:

- Akute postoperative Schwellung, die nach kurzer Zeit wieder abklingt; die betroffene Patientin/der betroffene Patient bleibt lebenslang ödemfrei.
- Akute postoperative Schwellung, die nach kurzer Zeit abklingt und längere Zeit klinisch symptomlos bleibt. Wochen, Monate, Jahre oder gar Jahrzehnte (!) später kann ein chronisches Lymphödem auftreten, das entweder spontan entsteht oder durch ein Ereignis »ausgelöst« wurde. Häufig ist das auslösende Ereignis ein Rezidiv, manchmal in Zusammenklang mit einer Radiatio, wenn die Krebserkrankung durch die chirurgische Intervention alleine nicht aufzuhalten war.

> **Hinweis**
>
> Aussagen wie »Wenn nach fünf Jahren keine Schwellung aufgetreten ist, wird später auch kein Lymphödem mehr entstehen« entbehren jeglicher Grundlage!

- Akute postoperative Schwellung, die nicht wie erwartet abklingt, sondern sich weiterentwickelt, so dass quasi »übergangslos« ein chronisches sekundäres Lymphödem entsteht.
- Keine postoperative Schwellung, aber Entstehung eines Lymphödems nach Wochen, Monaten, Jahren oder gar Jahrzehnten, entweder spontan oder durch ein Ereignis »ausgelöst« (s. oben).
- Keine Schwellung, weder postoperativ noch später.

Die möglichen Verlaufsvarianten sind in ◘ Tab. 30.1 nochmals zusammengefasst.

30.2.1 Lymphabflussbarrieren und die Folgen für das Lymphgefäßsystem

Die lymphostatische Insuffizienz des ursprünglich völlig intakten Lymphgefäßsystems hat also seine Ursache in einer lokalen Lymphabflussbarriere. Die Barriere ist entweder durch die operative Entfernung von Lymphknoten oder durch die gezielte Bestrahlung von Lymphabflusswegen und der sich daraus ergebenden Atresie dieser Kollektoren entstanden.

In der Frühphase der Entstehung des Lymphödemes reagieren intakte Lymphgefäße distal der »Schadensstelle« mit einer vermehrten Tätigkeit im Sinne der Sicherheitsventilfunktion. Mit anderen Worten: Zunächst erhöht sich sowohl die Frequenz als auch die Amplitude der Lymphangiomotorik; gleichzeitig steigt der intralymphvaskuläre Druck an. Nach kurzer Zeit jedoch erlahmt diese gesteigerte Tätigkeit bis zum völligen Stillstand; distal der Lymphabflussbarriere gibt es dann zahlreiche gestaute und »untätige« Lymphgefäße. Mit diesem Rückstau und der daraus resultierenden Gefäßerweiterung ist ein sekundärer Funktionsverlust der Taschenklappen verbunden. Man spricht von der **valvulären Insuffizienz**.

In älteren Gefäßdarstellungen mit der in den 70er-Jahren noch üblichen Methode der direkten Lymphangiographie zeigt sich dies sehr eindrucksvoll. Auf solchen Bildern ist oft auch zu erkennen, dass sich das distal injizierte Kontrastmittel im Verlauf der Transportbahn manchmal in kleineren oder größeren Depots in der Haut wieder findet, d. h., es ist aus den dauerhaft überdehnten Lymphgefäßen durch die Gefäßwand wieder ausgetreten. Aufgrund der **muralen Insuffizienz** der Lymphgefäße spricht man hier vom »**dermalen Reflux**« bzw. »**dermal backflow**«.

An besonderen Stellen mit dicht nebeneinander liegenden Kollektoren (z. B. mediale Knieregion, ulnare

◘ **Tab. 30.1.** Ärztliche Krebstherapie und Lymphödementwicklung: mögliche Verläufe

Schwellung direkt postoperativ			Keine Schwellung postoperativ	
Postoperative Schwellung klingt ab, kein chronisches Lymphödem lebenslang	Postoperative Schwellung klingt ab, zeitverzögert (Wochen, Monate, Jahre später) entsteht ein chronisches Lymphödem. Häufigster Auslöser: Rezidiv und/oder Radiatio!	Chronisches Lymphödem entsteht übergangslos aus der akuten Schwellung	Zeitverzögert, Wochen, Monate, Jahre später entsteht ein chronisches Lymphödem. Häufigster Auslöser: Rezidiv und/oder Radiatio!	Kein Lymphödem lebenslang

Ellenbogenseite, Sulcus bicipitalis medialis am Oberarm etc.) kann man manchmal strangartige Verhärtungen in der Tiefe palpieren. Dies erklärt sich dadurch, dass die mit eiweißreicher Lymphe quasi durchtränkten Lymphkollektorwände sowie deren nächste Umgebung fibrosiert sind. Hier spricht man von der Bildung »**perilymphvaskulärer Fibrosen**«.

30.2.2 Lymphödeme bei speziellen Tumorarten/-lokalisationen

G. Heusinger von Waldegg

Sekundäre Lymphödeme entstehen häufig im Zusammenhang mit der krebschirurgischen und/oder strahlentherapeutischen Primärtherapie dreier Tumorarten/-lokalisationen:

- bei Mammakarzinomen,
- bei gynäkologischen Karzinomen und hier in erster Linie beim Zervixkarzinom und
- bei Karzinomen des Hals-Nasen-Ohren-Bereichs.

Die Gefahr der Lymphödementwicklung besteht prinzipiell auch bei anderen Tumorlokalisationen immer dann, wenn bei der Operation Lymphknoten im Bereich eines Extremitätenansatzes – der Kopf-Hals-Bereich gilt in diesem Zusammenhang als Extremität – entfernt werden. In diesem Zusammenhang ist das **maligne Melanom an der unteren und oberen Extremität** zu nennen, bei dem in einigen dermatoonkologischen Zentren neben der Tumorentfernung eine inguinale bzw. axilläre Lymphadenektomie durchgeführt wird. Ebenfalls können durch **Bestrahlungen der Lymphknotenketten des Becken-Lumbal-Bereiches** Lymphödeme der unteren Extremitäten auftreten. Ferner sind Lymphödeme auch bei progredienten, ausgedehnten Verläufen von

- Rektum-,
- Harnblasen-,
- Hoden- und
- Analkarzinomen

zu beobachten, wenn durch die sich rasch ausbreitenden Tumormassen lymphatische Strukturen bedrängt werden.

Bei den **malignen Lymphomen** finden sich erstaunlicherweise so gut wie nie Lymphödeme. Dies mag damit zusammenhängen, dass in betroffenen Lymphknotenstationen immer noch ausreichend nicht befallene Lymphknoten vorhanden sind, die über Kollaterale und internodale Verzweigungen den Lymphabfluss sicherstellen.

Im Folgenden soll nach dem Prinzip »Häufiges ausführlich, Seltenes gestreift« näher zu den häufigsten Tumorarten/-lokalisationen Stellung genommen werden.

Das Mammakarzinom

In Deutschland erkranken pro Jahr ca. 40.000 Frauen an einem Tumor der Brustdrüse, dem Mammakarzinom. Ca. 21.000 Frauen versterben pro Jahr infolge des Mammakarzinomes. Zwischen 7 und 10% der Patientinnen entwickeln im Verlaufe ihrer Karzinomerkrankung ein sekundäres Lymphödem, d. h. ca. 4000 Frauen pro Jahr in Deutschland (Schünemann 1997). Gelegentlich treten Mammakarzinome auch bei Männern auf. Das Verhältnis Frauen : Männer liegt bei 200:1. Die Behandlung des Mammakarzinoms des Mannes erfolgt analog zu der bei Frauen.

Bei Mammakarzinomen handelt es sich um Adenokarzinome, die entweder vom Drüsengang oder den Drüsenläppchen ausgehen und sehr oft hormonabhängig sind (Progesteron und/oder Östrogen). Mammakarzinome neigen zur frühzeitigen Metastasierung über das Blut- und Lymphgefäßsystem (=hämatogene und lymphogene Metastasierung). Die Metastasen treten besonders in Knochen, Leber und Gehirn auf. Genetische Untersuchungen haben zwei Brustkrebsgene identifiziert, die die familiäre Häufung der Mammakarzinomerkrankung erklären.

Die Stadien- bzw. Tumorgrößeneinteilung erfolgt mit Hilfe der TNM-Klassifikation (Abb. 30.3).

Mit ca. 50% ist der **äußere obere Quadrant** der am häufigsten betroffene (Abb. 30.4). Weitere 10% der Tumoren treten im **äußeren unteren Quadranten** auf. Da dieser Teil der Brustdrüse nahezu vollständig direkt in die axillären Lymphknoten abfließt, ist es notwendig, die axillären Lymphknoten nach Befall feingeweblich zu untersuchen. Tumoren im **inneren unteren Quadranten** haben eine sehr schlechte Prognose; sie haben noch frühzeitiger Fernmetastasen, da der Lymphabfluss zum Teil über Lymphknoten entlang der A. mammaria interna erfolgt.

Therapie

Die Therapie des Mammakarzinomes steht auf vier großen Säulen:

- der chirurgischen Therapie,
- der Strahlentherapie,
- der Zytostatikatherapie und
- der antihormonellen Therapie.

30.2 Onkologische Ursachen, Häufigkeit und mögliche Therapieansätze

TNM-Klassifikation

T für Tumorgröße T_0-T_4

N für Lymphknotenstatus

N_0 = kein Lymphknotenbefall N_1 = regionaler Lymphknotenbefall N_2 = Fernlymphknotenbefall

M für Metastasen

M_0 = keine Fernmetastasen M_1 = Fernmetastasen

Vorsätze   **p** = Pathologischer Befund
                c = klinischer Befund

Grading = Differenzierung des Tumors

G1 = hochdifferenziert

G2 = mäßig differenziert

G3 = schlecht differenziert

Abb. 30.3. Klassifikation von malignen Tumoren nach dem TNM-System

Hinweis

Jede wegen eines Mammakarzinomes operierte und/oder bestrahlte Frau hat zumindest eine latente Lymphabflussstörung auf der betroffenen Seite, auch wenn sie kein manifestes Lymphödem aufweist.

Exkurs
Lymphödementstehung nach Operationen

Um den Zusammenhang zwischen der Operation und der Lymphödementstehung zu verstehen, muss man einen »Ausflug« in die Medizingeschichte machen.
Um 1880 lag die Fünf-Jahres-Überlebensrate des Mammakarzinoms – also der Anteil der erkrankten Patienten, die nach 5 Jahren der Tumorerkrankung noch leben – lediglich bei ca. 4%. Die Chirurgen William Halsted (1852–1922) aus Baltimore und Josef Rotter (1858–1924) aus Berlin führten eine radikale Operationsmethode ein, bei der der Brustdrüsenkörper en bloc entfernt wurde sowie sämtliche Lymphknoten. Außerdem wurden beide Pektoralismuskeln durchtrennt. Dabei wurde auf den Wundverschluss keinerlei Rücksicht genommen. Durch diese nach heutigem Verständnis sehr radikale Vorgehensweise konnte jedoch die Fünf-Jahres-Überlebensrate Anfang 1900 auf fast 40% gesteigert werden. Erst das Scheitern noch radikalerer Operationen und die sich daraus ergebenden Operationsfolgen führten zu einem Umdenken und zu weniger radikalen Vorgehensweisen. So blieb z. B. in der modifizierten radikalen Mastektomie nach Patey der M. pectoralis unversehrt.

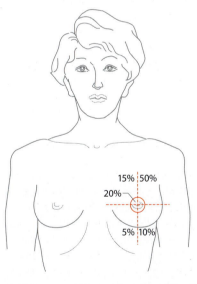

Abb. 30.4. Statistische Häufigkeit des Tumorvorkommens in der Brustdrüse

Lymphologisch relevant sind die **chirurgischen** und die **strahlentherapeutischen** Maßnahmen, da dabei das Lymphgefäßsystem nachhaltig geschädigt wird.

Heutzutage werden in der Mammakarzinomchirurgie zwei große Vorgehensweisen unterschieden:
- die brusterhaltende Therapie (BET) und
- die einfache Mastektomie (Ablatio mammae bzw. Mammaamputation).

Beide Verfahren beinhalten die **diagnostische Axilladissektion**. Dabei werden 10–12 Lymphknoten der Level I–III, d. h. aller Tiefen der Axilla für die histopathologische Untersuchung entnommen.

Level I = untere Axilla – Lymphknoten lateral des lateralen Randes des M. pectoralis minor;

Level II = mittlere Axilla – Lymphknoten zwischen dem medialen und lateralen Rand des M. pectoralis minor und interpektorale Lymphknoten;
Level III = apikale Axilla – Lymphknoten medial des medialen Randes des M. pectoralis minor einschließlich der als subklavikulär, infraklavikulär oder apikal bezeichneten Lymphknoten.

Die früheren radikaleren Operationsmethoden umfassten die **therapeutische Axilladissektion,** bei der so viele Lymphknoten wie möglich entfernt wurden. Es ist einleuchtend, dass bei den modernen moderaten Operationsmethoden das Lymphgefäßsystem der Axilla weniger geschädigt wird.

Voraussetzung für die **brusterhaltende Therapie (BET)** des Mammakarzinomes ist (nach Schmidt-Matthiesen 1995) nicht die absolute Tumorgröße inklusive nichtinvasivem Anteil <3 cm, sondern die vernünftige Relation zwischen Tumorgröße und Brustgröße. Hier gelten folgende Vorgaben:

- Der Abstand zwischen Tumorrand und Mamille sollte >2 cm sein.
- Eine Multizentrizität ist klinisch ausgeschlossen.
- Die potenzielle Multizentrizität des Tumors muss unwahrscheinlich sein.
- Der Tumor muss sicher als Ganzes mit 1 cm Umgebungsmanschette zu entfernen sein.
- Eine effiziente Nachbestrahlung muss möglich sein.

Eine Festlegung auf eine Fünf-Jahres-Überlebensrate ist heute nicht möglich, da die Diagnose »Mammakarzinom« derzeit lediglich als Oberbegriff für eine heterogene Gruppe maligner Prozesse der Brustdrüse aufgefasst wird. Der histologische Subtyp, das Ausbreitungsstadium (TNM-Klassifikation), die histologische Differenzierung und zahlreiche molekularbiologische und zytogenetische Faktoren können zur Erstellung eines individuellen Risiko- und Prognoseprofiles herangezogen werden. Die in der Literatur angegebenen Zahlen der heutigen Fünf-Jahres-Überlebensrate schwanken deshalb je nach untersuchtem Patientenkollektiv zwischen 35 und 82%. Da, wie eingangs erwähnt, 1995 ca. 40.000 Mammakarzinom-Neuerkrankungen registriert wurden bei ca. 21.000 durch das Mammakarzinom bedingten Todesfällen, ist die Prognose des Mammakarzinoms insgesamt betrachtet nach wie vor eher schlecht.

Für die weitere **adjuvante (unterstützende) Therapie** des Mammakarzinoms ist im Wesentlichen der metastatische Befall der Lymphknoten entscheidend. Die Modalitäten der weiteren onkologischen Therapie werden bestimmt durch die jährlich modifizierten Empfehlungen des **St. Gallen Konsensus**, einer Mammakarzinomexpertenkommission.

Für die **Zukunft** zeichnen sich in der Mammakarzinomchirurgie **zwei Verfahren** ab, die eine weitere Schonung des axillären Lymphgefäßsystems bedeuten:

- Zum einen wird die diagnostische Axilladissektion durch eine **endoskopische Axillainspektion** ersetzt, bei der suspekte Lymphknoten endoskopisch entfernt werden.
- Zum anderen wird die **Lymphszintigraphie** verwendet, um den »**sentinel lymphnode**« darzustellen, d. h. den Lymphknoten, in den Lymphe direkt aus dem Tumor abfließt.

Beide Verfahren haben bisher keinen Eingang in den St. Gallen Konsensus gefunden und werden nicht routinemäßig verwendet.

Auch in der **Strahlentherapie** werden Techniken angewandt, die das axilläre Lymphgefäßsystem zunehmend schonen. Im Gegensatz zu früheren Techniken erfolgt die Radiatio nicht mehr über stationäre Strahlenquellen, wo es zu schweren Schädigungen der Haut – dem sog. Radioderm – kam, sondern durch pendelnde oder entgegengesetzte Strahlenquellen, bei denen das Dosismaximum in der Tiefe des Zielgewebes liegt (▶ Kap. 30.3). In der Regel beobachtet man heute nach abgeschlossener Radiatio lediglich eine leichte Rötung, gelegentlich auch stärker ausgeprägt mit oberflächlicher Schuppung. Oftmals kommt es zur Hyperpigmentierung, d. h. Braunfärbung der Haut.

Das klassische Radioderm ist eine alle Hautschichten durchgreifende Entzündung, die durch die Strahlenwirkung hervorgerufen wird. Man sieht es bei älteren Patientinnen, bei denen vor 15–30 Jahren eine radikale Operation und eine Radiatio vorgenommen wurden. Bei diesen Patientinnen besteht häufig ein altes ausgeprägtes Lymphödem, bei dessen Behandlung mit ML/KPE das Radioderm und die Narbenverhältnisse berücksichtigt werden müssen.

Ein weiterer Faktor ist die Ausdehnung des Strahlenfeldes. Die Bestrahlung der Brust nach brusterhaltender Operation (das häufig verwendete Wort **Restbrust** sollte tunlichst vermieden werden!) wird heute als obligat angesehen; die Bestrahlung des axillären Lymphabflusses hängt vom Lymphknotenstatus ab, also vom Befall von Lymphknoten.

30.2 Onkologische Ursachen, Häufigkeit und mögliche Therapieansätze

Tab. 30.2. Häufigkeit des Lymphödems nach Mammakarzinom

Therapieverfahren	Lymphödemhäufigkeit in Prozent
Radikale Mastektomie	22
Radikale Mastektomie und Bestrahlung	44
Modifizierte radikale Mastektomie	19
Modifizierte radikale Mastektomie und Bestrahlung	29
Brusterhaltende Operation	7
Brusterhaltende Operation und Bestrahlung	10

Tab. 30.3. Inzidenz der HNO-Tumoren

Ort des Primärtumors	Häufigkeit in Prozent
Larynx	27,7
Zunge[a]	12,9
Gaumen und übrige Mundhöhle	11,3
Lippen	10,4
Oropharynx[b]	8,3
Mundboden	7,8
Hypopharynx[c]	6,6
Große Speicheldrüsen	5,6
Epipharynx[d]	3,7
Andere	5,7

a Kehlkopf; b Pharynx=Rachen bzw. Schlund, oropharyngeal=den Mund und Rachen betreffend; c unterster Teil des Rachens, der vom Kehlkopf bis zum Eingang in die Speiseröhre reicht; d nasaler Abschnitt des Rachenraumes, sog. Nasen-Rachen-Raum.

In einer großen retrospektiven Studie an über 5000 Patienten aus 35 Jahren haben Schünemann und Willich 1997 gezeigt, wie die Häufigkeit des Lymphödemes mit der Therapie zusammenhängt (Tab. 30.2).

Wie keine andere Krebserkrankung greift die Mammakarzinomerkrankung in das psychosoziale und emotionelle Erleben der Patientinnen ein. Die hohe Rezidivgefahr durch frühzeitige Mikrometastasierung, das Risiko des kontralateralen Mammakarzinomes und die Gefahr der Spätmetastasierung verändern das Leben einer jeden Betroffenen nachhaltig.

Gynäkologische und urologische Tumoren

Von den Tumoren des weiblichen Genitale sind die Karzinome der Cervix uteri lymphologisch für die Entstehung von sekundären Beinlymphödemen besonders interessant. Aufgrund des Lymphabflusses der Zervix erfolgt die operative Therapie nämlich sehr radikal, und zwar mit der Technik nach Wertheim-Meigs. Diese wird auch bei ausgedehnten Tumoren des Corpus angewandt. Weitere Lymphödeme der unteren Körperhälfte können, wie bereits erwähnt, bei fortgeschrittenen Tumorstadien an Organen des kleinen Beckens auftreten.

Tumoren des HNO-Traktes

Die Tumoren des oberen Aerodigestivtraktes, also des oberen Luft- und Verdauungstraktes, sind hauptsächlich Plattenepithelkarzinome, d. h. Karzinome, die von der oberflächlichen Epithelschicht der Schleimhäute ausgehen. Sie zeichnen sich durch besonders frühzeitige Metastasierung aus.

Sehr häufig sind Lymphknotenmetastasen von nicht nachweisbaren Mikrokarzinomen der erste klinische Hinweis auf das eigentliche Karzinomgeschehen. Man spricht dann von einem CUP-Syndrom (CUP=cancer unknown primary). Klinisch fallen zudem subkutane Knotenbildung, Heiserkeit und Veränderung an den Schleimhäuten oder den Tonsillen auf.

Die Tab. 30.3 zeigt die Ergebnisse der SEER-Studie des National Cancer Institute zur Lokalisation von HNO-Tumoren. Die Studie wurde im Zeitraum 1973–1984 mit 52.000 Patienten durchgeführt.

Hauptrisikofaktor der HNO-Tumoren ist das Rauchen. Durch zusätzlichen Alkoholmissbrauch wird das Risiko potenziert. Ein Großteil der HNO-Tumorpatienten blickt auf eine lange Suchtkrankheitsgeschichte zurück, an deren Ende die Tumorerkrankung steht. Dies erschwert sowohl die rechtzeitige Diagnosestellung – erst fortgeschrittene Tumorstadien werden diagnostiziert – als auch die Nachbehandlung.

Therapie

Bei der Therapie der HNO-Tumoren gibt es zwei mögliche Verfahren:

- die sog. **Neck-dissection** (wörtlich »Halsausräumung«), d. h. die chirurgische Tumor- und therapeutische Lymphknotenentfernung und
- die Strahlentherapie.

Von den Zytostatika werden in der Regel nur Platinverbindungen zur Chemosensibilisierung eingesetzt.

Aufgrund der frühzeitigen lymphogenen Metastasierung ist die **Neck-dissection** – uni- oder bilateral – praktisch bei jedem HNO-Tumorpatienten notwendig. Sie wird entweder **radikal**, d. h. über mehrere Lymphknotenlevel auf die ganze Halsseite bezogen, durchgeführt oder **funktionell**, also strikt auf den regionalen Lymphabfluss beschränkt.

Die **Prognose** der HNO-Tumoren ist in Abhängigkeit von der Lokalisation insgesamt sehr schlecht – besonders deshalb, weil die Diagnose erst bei weit fortgeschrittenen Tumorstadien erfolgt. Daraus resultiert bei einem kurativen Therapieansatz ein ausgedehnter operativer Eingriff mit höherem Risiko eines Lymphödemes.

> **Hinweis**
>
> Eine **Neck-dissection** bedingt immer zumindest eine latente, zumeist aber eine manifeste Störung des zervikalen Lymphabflusses im Sinne eines Lymphödemes. Die adjuvante Strahlentherapie, die aufgrund des geringen Tumor-Haut-Abstandes in höheren therapeutischen Dosen verabreicht wird als bei anderen Tumorarten, verstärkt die Schädigung des Lymphgefäßsystems.

Zuverlässige Daten über die Häufigkeit des Lymphödemes nach HNO-Tumortherapie liegen nicht vor. Im klinischen Alltag wird in 60–70% der Fälle eine Kopf-Hals-Lymphabflussstörung beobachtet.

Im Gegensatz zu den Mammakarzinomen ist das Ausmaß der Therapien sehr unterschiedlich. Daraus resultieren auch die unterschiedlichen Ausprägungen. Aufgrund der verbesserten Möglichkeiten der Rekonstruktion durch plastische Operationen wird eher eine radikale Tumortherapie angestrebt.

Besonders in Zusammenhang mit der Behandlung von Lymphödemen nach HNO-Tumortherapie wird gerade im universitären Bereich immer wieder die Warnung vor der **Manuellen Lymphdrainage** ausgesprochen. Die Manuelle Lymphdrainage sei für eine rasch fortschreitende Metastasierung mitverantwortlich. Abgesehen davon, dass harte, empirisch evaluierte Daten nicht vorliegen, werden von den Kritikern **zwei Aspekte** vollkommen **vernachlässigt**:

1. HNO-Tumorerkrankung haben per se eine schlechte Prognose – je weiter fortgeschritten das Stadium, desto schlechter die Prognose. Für die betroffenen Patienten ist aber die Entstellung des Gesichts durch das Lymphödem die psychisch und physisch am meisten belastende Therapiefolge. Durch die Manuelle Lymphdrainage wird eine wirkliche **Verbesserung der Lebensqualität** erreicht, die als wichtiger zu bewerten ist als eine hypothetische Lebensverlängerung.
2. Es gibt Untersuchungen, die **einen manuellen Transport von Tumorzellen ausschließen**. Wer das Verschleppen von Tumorzellen durch Manuelle Lymphdrainage fürchtet, sollte sich nochmals vor Augen halten, dass die Nachweisgrenze von Tumoren 10^8 Zellen beträgt (**Abb. 30.5**). Es ist müßig zu diskutieren, ob eine geringe Zahl von Tumorzellen ver-

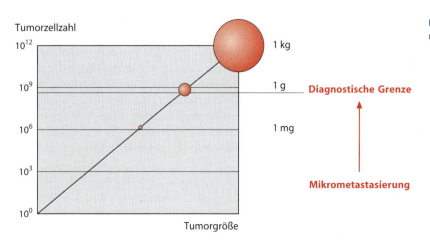

Abb. 30.5. Nachweisgrenze für manifeste Tumoren

schleppt werden könnte. Dies ist zum einen nicht nachweisbar, zum anderen müssten durch die Manuelle Lymphdrainage vermehrt lymphogene Fernmetastasen zu erwarten sein, da diese Technik den Lymphfluss vermehrt.

Warnungen vor der Manuellen Lymphdrainage bei der Behandlung des Lymphödems als Therapiefolge nach Tumorerkrankungen wird es immer wieder geben. Sicherlich sind Unwissenheit über die Therapieform Manuelle Lymphdrainage, Budgetzwänge und Ignoranz die Triebfedern.

> **Hinweis**
>
> Aus lymphologischer Sicht ist allein die Indikation für die Manuelle Lymphdrainage entscheidend. Dies gilt auch für Patienten mit aktiven, nicht kurierbaren Tumorleiden. Bei solchen Patienten kann die Manuelle Lymphdrainage zur wichtigsten Therapiemaßnahme werden, wenn sich dadurch die Lebensqualität steigern lässt. Gleiches gilt für alle anderen lymphologisch relevanten Tumorarten.

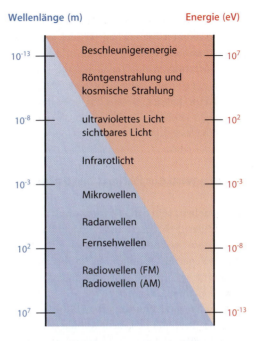

Abb. 30.6. Darstellung der verschiedenen Wellenlängen der elektromagnetischen Strahlung mit Angabe der jeweils möglichen technischen Anwendung

30.3 Besonderheiten bei der Behandlung bestrahlter Körperregionen

H. Ewald

30.3.1 Grundlagen: Was heißt eigentlich »Bestrahlung«?

Einen Patienten zu bestrahlen heißt zunächst nur, seinem Körper Energie in Form von Strahlung zuzuführen. Die Strahlungsenergie kann dabei z. B. ganz einfach Wärme sein, die in Form von Wärmestrahlung zugeführt wird. Das beste Beispiel dafür ist die aus der Physikalischen Therapie allen bekannte Rotlichtlampe. Die dabei freigesetzte Strahlung stellt nichts anderes dar als elektromagnetische Wellen, die bei der Wärmestrahlung eine relativ große Wellenlänge haben. Die ◘ Abb. 30.6 zeigt die verschiedenen Wellenlängen der elektromagnetischen Wellen und die möglichen praktischen Anwendungen.

Die **energieärmste Strahlung,** die in oberflächliche Körperpartien eindringen kann, ist die **UV-Strahlung** (=Ultraviolett-Strahlung). Sie ist der Teil des Sonnenlichts, der für die Reizung der Haut in Form eines Sonnenbrandes verantwortlich ist. Durch ihre hohe Energie kann sie Zellschäden hervorrufen, die bei häufiger intensiver Sonnenbestrahlung im Lauf des Lebens zur Entwicklung von Hautkrebs, z. B. einem malignen Melanom, führen können.

Eine **energiereichere Strahlung** stellt die **Röntgenstrahlung** dar. Sie kann den Körper durchdringen und einen Röntgenfilm dahinter schwärzen, so dass Weichteile und Skelettstrukturen auf den entsprechenden Bildern voneinander unterschieden werden können. Auf der gleichen Basis – technisch allerdings weit ausgefeilter – wird im **Computertomogramm (CT)** der Körper schichtweise im Querschnitt dargestellt. Mit dieser Technik können auch einzelne Organe sehr gut voneinander abgegrenzt werden.

Bei der **Bestrahlung von Krebspatienten** wird in vielen Fällen ebenfalls elektromagnetische Strahlung verwendet. Sie ist aber kurzwelliger und wesentlich energiereicher als Röntgen- oder UV-Strahlung (◘ Abb. 30.6). Eine andere

Art von Strahlung wird bei einer oberflächlichen Strahlentherapie zur Krebsbehandlung angewendet. Hier werden **Elektronenstrahlen** eingesetzt, also keine elektromagnetischen Wellen, sondern eine Teilchenbestrahlung mit Elektronen, den negativ geladenen Bausteinen der Atomhülle. Auch hierbei können unterschiedliche Energien verwendet werden, wodurch die Eindringtiefe der Elektronen ins Gewebe festgelegt werden kann.

30.3.2 Wozu wird ein Patient bestrahlt?

Die Strahlentherapie ist neben der Chirurgie und der Chemotherapie eine der drei Säulen in der Behandlung von Krebserkrankungen. Die Basis der Therapie von Organtumoren ist in der Regel die Operation. Diese wird heute in vielen Fällen durch eine Bestrahlung und/oder eine Chemo- oder Hormontherapie ergänzt.

In frühen Stadien kann eine Reihe von Tumoren auch durch die alleinige Bestrahlung geheilt werden (z.B. Prostata-Ca, HNO-Tumore, Collum-Ca, Corpus-Ca). Abgesehen vom Prostata-Ca wird aber zur weiteren Verbesserung der Ergebnisse in der Regel eine kombinierte Behandlung angestrebt.

Auch in der Therapie systemischer Krebserkrankungen wie Hodgkin- oder Non-Hodgkin-Lymphomen hat die Bestrahlung einen hohen Stellenwert. Diese Krebserkrankungen gehen von lymphatischen Zellen aus und befallen von vorneherein ganze Körperregionen, so dass eine operative Behandlung nicht möglich ist. Die primäre Chemo-/Radiotherapie ist hierbei die Methode der Wahl.

Im Folgenden werden die Grundlagen der verschiedenen strahlentherapeutischen Behandlungsansätze mit praktischen Beispielen kurz dargestellt.

Adjuvante Bestrahlung

Eine adjuvante Bestrahlung (lat. adiuvare=helfen) ist eine Bestrahlung, die eine andere Therapieform – in der Regel die Operation – ergänzt. Der betroffene Krebspatient wird also erst operiert und im Anschluss an die Operation zusätzlich bestrahlt. Dabei wird die Körperregion, die einen besonderen Risikobereich darstellt, in das Bestrahlungsfeld einbezogen. Das ist in der Regel die ehemalige Tumorregion mit den benachbarten Lymphknotenstationen.

Durch die adjuvante Behandlung werden die Heilungschancen des Patienten verbessert. In der Regel liegt dieser Effekt bei ca. 10–15% zusätzlich geheilten Patienten. Von 100 Patienten werden also 10–15 Patienten mehr gesund, wenn eine adjuvante Bestrahlung und/oder Chemotherapie durchgeführt wird.

Bei Frauen mit Brustkrebs, die brusterhaltend operiert worden sind, ist die adjuvante Bestrahlung zumindest der operierten Brust sogar zwingend erforderlich, da ohne Bestrahlung bis zu 40% der Patientinnen ein Tumorrezidiv entwickeln.

Palliative Bestrahlung

Eine Bestrahlung wird als palliative Bestrahlung bezeichnet (lat. palliare=bedecken, ummänteln, verbergen), wenn ein bösartiger Tumor bestrahlt wird und schon vor der Behandlung feststeht, dass der betroffene Patient trotzdem nicht geheilt werden kann. Palliative Bestrahlungen werden meist bei Patienten mit fortgeschrittenen Tumoren durchgeführt, wenn eine Operation nicht mehr möglich ist. Dazu zählen vor allem Patienten mit großen Tumoren im Hals-/Nasen-/Ohren-Bereich und Patientinnen mit fortgeschrittenen Gebärmutter- oder Gebärmutterhalstumoren. Die palliative Bestrahlung kann zu einer Lebensverlängerung führen, die teilweise mehrere Jahre betragen kann. Sie soll aber vor allem auch Beschwerden verhindern, verzögern oder lindern (z. B. Schluckbeschwerden bei HNO-Patienten).

Palliativmedizinische Bestrahlung

Als palliativmedizinisch (▶ Kap. 33) wird eine Bestrahlung dann bezeichnet, wenn die Krebserkrankung eines Patienten schon sehr weit fortgeschritten ist. Das Hauptziel jeder medizinischen Behandlung ist dann nicht mehr die Lebensverlängerung oder die Verminderung von Tumorzellen, sondern die Verbesserung der Lebensqualität der betroffenen Patienten.

Das beste Beispiel hierfür ist die Bestrahlung von schmerzhaften Knochenmetastasen. Diese Behandlung führt bei ca. 90% der Patienten zu einer deutlichen Schmerzlinderung, ein großer Teil der Patienten braucht sogar überhaupt keine Schmerzmittel mehr. Zusätzlich werden in osteolytischen Knochenbereichen (Zonen, die als Folge einer tumorbedingten Entkalkung nicht mehr stabil sind) wieder Mineralien eingelagert, so dass sich die Stabilität des Knochens im Verlauf von einigen Monaten langsam wieder verbessert. Die Patienten werden dadurch mobiler und können teilweise auf störende orthopädische Hilfsmittel wie Gehstützen oder ein Korsett verzichten. Der Verlauf der Tumorerkrankung und die Überlebenszeit werden durch eine palliativmedizinische Bestrahlung aber in der Regel nicht beeinflusst.

30.3.3 Bestrahlungsgeräte und Strahlenqualitäten

Derzeit werden hauptsächlich zwei prinzipiell unterschiedliche Bestrahlungsgeräte für die perkutane Bestrahlung – also die Bestrahlung von außen durch die Haut – eingesetzt, und zwar
- Telekobaltgeräte und
- Beschleuniger (Linear- oder Kreisbeschleuniger).

Letztere unterscheiden sich im Wesentlichen durch die Art der Beschleunigungsstrecke für die Elektronen, die bei den Linearbeschleunigern gerade ist, bei den Kreisbeschleunigern einer Kreisbahn entspricht.

Telekobaltgeräte

Die ältere Geräteart ist das Telekobaltgerät. Bei diesen Geräten wird zur Bestrahlung radioaktives Kobalt ($60Co$) verwendet. Im Gerät ist eine festgelegte Menge Kobalt in einem strahlendichten Behälter untergebracht. Zur Bestrahlung wird dieses Kobalt mechanisch aus dem Schutzbehälter in den Kopf des Bestrahlungsgerätes gefahren, so dass die radioaktive Strahlung nach außen dringen kann. Nachdem der Patient bestrahlt wurde, wird das Kobalt wieder in den strahlendichten Schutzbehälter zurückgefahren, so dass keine weitere Strahlung nach außen dringen kann. Das Bedienungspersonal kann den Raum dann wieder ungefährdet betreten. Die Bestrahlung dauert pro Feld ca. 1–5 Minuten, je nachdem, wie alt die Kobaltquelle bereits ist (Abb. 30.7a,b).

Der **Vorteil** des Gerätes ist sein einfaches Prinzip – die Strahlung muss nicht technisch erzeugt werden, sondern wird durch den radioaktiven Zerfall (Halbwertszeit: 6,25 Jahre) des Kobalts kontinuierlich freigesetzt. Die **Nachteile** sind eine gewisse Randunschärfe des Bestrahlungsfeldes, die relativ langen Bestrahlungszeiten und die für bestimmte Indikationen ungünstigen Tiefendosiskurven. Die Telekobaltbestrahlung führt dadurch zu einer relativ hohen Hautbelastung.

Beschleuniger

Eine modernere Geräteart stellen die Beschleuniger dar (Abb. 30.8). Mit diesen Geräten wird die Strahlung erst nach dem Einschalten technisch erzeugt. Im Gegensatz zu den Telekobaltgeräten befindet sich in den Beschleunigern kein radioaktives Material.

Das Funktionsprinzip basiert auf der Beschleunigung von Elektronen in einem elektrischen Feld und dem anschließenden Abbremsen in einem Metallblock, dem Target. Beim Abbremsen wird eine hochenergetische Gamma-Strahlung freigesetzt, die »Bremsstrahlung«, die

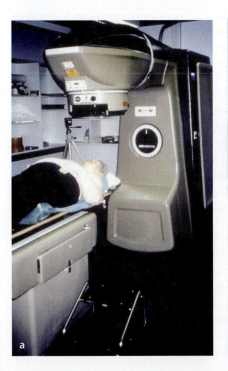
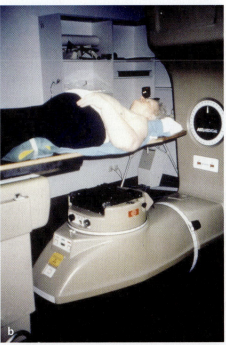

Abb. 30.7a,b. Bestrahlung der Brustwirbelsäule am Telekobaltgerät (Theratron). Die Patientin wird in Rückenlage von dorsal bestrahlt. Die Feldgrenzen sind dazu auf der Bauchhaut markiert. **a** zeigt die Einstellung des Bestrahlungsfeldes. Nach der Einstellung des Feldes wird die Gantry um 180 Grad gedreht. **b** Die Bestrahlung wird dann von dorsal durch die Holzplatte des Tisches durchgeführt. (Mit freundlicher Genehmigung der Klinik für Strahlentherapie – Radioonkologie – der Christian-Albrechts-Universität Kiel, Direktor: Prof. Dr. med. Dr. rer. nat. B. Kimming)

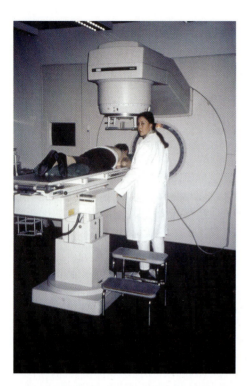

Abb. 30.8. Bestrahlung der Halswirbelsäule am Linearbeschleuniger (SL 25). Die Bestrahlung wird hier in Bauchlage durchgeführt, die Feldgrenzen sind am Nacken markiert. (Mit freundlicher Genehmigung der Klinik für Strahlentherapie – Radioonkologie – der Christian-Albrechts-Universität Kiel, Direktor: Prof. Dr. med. Dr. rer. nat. B. Kimming)

dann nach entsprechender Filterung gezielt aus dem Gerät auf das Bestrahlungsfeld gelenkt werden kann.

Die Beschleuniger haben den **Vorteil**, dass die Energie der Strahlung eingestellt werden kann. Dadurch können unterschiedliche Körpertiefen bei bestmöglicher Hautschonung gezielter getroffen werden. Besonders für Tumoren, die in der Tiefe des Körpers liegen, bietet die Bestrahlung mit Beschleunigern deutliche Vorteile.

Daneben besteht die Möglichkeit, statt der Bremsstrahlung auch die beschleunigten Elektronen direkt auf das Bestrahlungsfeld zu lenken. Das ist dann erforderlich, wenn nur die äußeren Körperschichten bestrahlt werden sollen. Elektronenstrahlen dringen nicht sehr tief in den Körper ein, so dass damit – unter bestmöglicher Schonung der tiefen Regionen – die oberflächlichen Bereiche bestrahlt werden können. Auch hier kann die Energie der Elektronen und damit die Eindringtiefe in den Körper am Bestrahlungsgerät eingestellt werden.

Weitere perkutane Bestrahlungsgeräte

Daneben gibt es einige Spezialgeräte zur perkutanen Bestrahlung, die aber nur in speziellen Zentren und bei sehr speziellen Indikationen eingesetzt werden. Dazu zählen

- das »Gamma-Knife«, ein spezielles Kobaltgerät, mit dem sich sehr kleine Bezirke sehr exakt bestrahlen lassen. Es wird z. B. bei bestimmten und aufgrund ihrer Lage nicht operablen Hirntumoren eingesetzt;
- die Neutronenbestrahlungsgeräte, die den Vorteil bieten, auch Tumorzellen zu treffen, die schlecht mit Sauerstoff versorgt sind. Sie lösen jedoch besonders an der Haut sehr starke Nebenwirkungen aus; und
- die Ionenbestrahlungsgeräte, die die Möglichkeit bieten in tiefen Körperregionen unter maximaler Schonung des umgebenden Gewebes sehr exakt kleine Bezirke zu bestrahlen.

Im Gegensatz zu Telekobaltgeräten, Beschleunigern und Gamma-Knives, deren Strahlung – abgesehen von der Elektronenstrahlung der Beschleuniger – in Form von hochenergetischen **elektromagnetischen Wellen** abgegeben wird, erzeugen die Neutronen- und Ionenbestrahlungsgeräte eine hochenergetische **Teilchen**strahlung, die eine intensivere Wechselwirkung mit dem Gewebe zur Folge hat.

Zur oberflächlichen Bestrahlung werden auch spezielle Röntgenbestrahlungsgeräte eingesetzt. Je nach gewählter Energie (kV-Bereich) ist die Eindringtiefe in den Körper sehr klein, so dass nur die Haut mit einer therapeutischen Dosis belastet wird.

Brachytherapiegeräte

Die Brachytherapie bietet die Möglichkeit, im Nachladeverfahren (Afterloading) gezielt kleinere Regionen hoch dosiert zu bestrahlen, ohne das umgebende Gewebe wesentlich zu belasten. Im Gegensatz zu den perkutanen Geräten, bei denen die Strahlung von außen appliziert wird, werden hierbei entweder Applikatoren in Körperhöhlen eingeführt (z. B. Scheide oder Gebärmutter) oder Sonden in Form von Nadeln oder Plastikschläuchen unter Narkose in der Tumorregion platziert (z. B. Prostata oder Zungengrund). Danach wird das Afterloadinggerät an diese Sonden oder Applikatoren angeschlossen und fährt – von einem anderen Raum aus gesteuert – radioaktive Iridiumdrähte in die Sonden ein, die dann dort an festgelegten Positionen für kurze Zeit (einige Minuten) liegen bleiben und anschließend wieder in den Tresor des Afterloadinggerätes zurückgefahren werden.

30.3 Besonderheiten bei der Behandlung bestrahlter Körperregionen

Im Gegensatz zu den früher üblichen gynäkologischen Radiumeinlagen, die durch den Arzt von Hand platziert wurden, wird das Bedienungspersonal bei der Afterloadingtechnik keiner Strahlung ausgesetzt.

Die Brachytherapie wird oft in Kombination mit einer perkutanen Bestrahlung eingesetzt, um die besonders kritische Region höher dosiert behandeln zu können.

Die Praxis der Bestrahlung ist im Exkurs ausführlich dargestellt. Wie die Haut während und nach der Therapie gepflegt werden sollte, wird auf S. 134 beschrieben.

Exkurs

Praxis der Bestrahlung

Ist bei einem Patienten eine Bestrahlung erforderlich, sieht der Behandlungsablauf folgendermaßen aus:

1. Zunächst erfolgt eine **ambulante Vorstellung**, bei der die Indikation zur Bestrahlung geprüft wird. Dazu ist neben der allgemeinen Beurteilung des Patienten eine genaue Kenntnis des Tumorstadiums (TNM-Stadium) und der lokalen Ausdehnung des Tumors – Sonographie, Röntgenbilder, Computertomographie (CT), Kernspintomographie (MRT/NMR) – sowie der Histologie, d. h. der feingeweblichen Untersuchung des Tumors erforderlich. Die Vorgänge, Wirkungen und Nebenwirkungen der Bestrahlung werden im Rahmen der **Aufklärung** ausführlich mit dem Patienten besprochen. Nach seiner Einwilligung in die Bestrahlung wird ein Termin zur Simulation abgesprochen.

2. Vor Beginn der eigentlichen Bestrahlung muss das Zielvolumen anhand von Röntgen-, CT- oder MRT-Bildern festgelegt werden. Danach werden im Rahmen der **Simulation** die Bestrahlungsfelder mit farbigen Linien auf der Haut oder bei Bestrahlungen im Kopf-/Halsbereich auf der Bestrahlungsmaske markiert. Die Simulation erfolgt mit einem speziellen Röntgengerät, dem Simulator. Der Patient ist dabei – wie später bei der Bestrahlung auch – auf einem höhenverstellbaren und seitlich verschiebbaren sowie drehbaren Bestrahlungstisch gelagert. Als Hilfsmittel für die Lagerung können größendefinierte Nackenkissen, Knierollen, Armauflagen und anderes verwendet werden. Die Holzplatte des Bestrahlungstisches kann aus technischen Gründen nicht gepolstert werden und ist relativ schmal, so dass die Lagerung für den Patienten in manchen Fällen unangenehm sein kann. Gleichzeitig ist die **exakte und reproduzierbare Lagerung** aber besonders wichtig, da nur so gewährleistet ist, dass auch genau die geplante Region bestrahlt wird.

3. Bei komplizierteren Techniken, bei denen das Zielvolumen zur Schonung des umgebenden gesunden Gewebes aus mehreren unterschiedlichen Richtungen bestrahlt wird, muss vor Beginn der eigentlichen Bestrahlung noch ein **Bestrahlungsplan** erstellt werden. Dieser wird von Physikern erarbeitet und vom behandelnden Arzt auf medizinischen Nutzen und Machbarkeit überprüft und dann zur Anwendung freigegeben.

4. Bei der **Ersteinstellung**, d. h. der ersten Bestrahlung, werden alle Parameter nochmals sorgfältig überprüft und vom Arzt gemeinsam mit der medizinisch-technischen Assistentin eingestellt. Der Patient wird nun an den Werktagen täglich einmal bestrahlt, in Einzelfällen auch zweimal täglich im Abstand von mindestens 6 Stunden. Zur Kontrolle der richtigen Einstellung wird bei der ersten Bestrahlung eine **Verifikationsaufnahme** angefertigt. Dazu wird ein spezieller Röntgenfilm im Strahlengang hinter dem Patienten platziert, der dann ein Bild der bestrahlten Region liefert. Dieses Verifikationsbild wird mit dem Zielvolumen verglichen; nötigenfalls wird die Einstellung danach korrigiert. Zur Sicherheit werden solche Verifikationsaufnahmen mindestens einmal wöchentlich wiederholt.

5. Die Gesamtdauer der Bestrahlung beträgt je nach Indikation 2–7 Wochen. Die notwendige sehr exakte Indikationsstellung und die Planungsarbeit erfordern einen Zeitraum von ca. 1–2 Wochen zwischen erster ambulanter Vorstellung und dem Beginn der Bestrahlung. Auch wenn das für den einzelnen Patienten subjektiv eine relativ lange Wartezeit ist, wird durch diese geringe Verzögerung die Prognose des Tumorleidens nicht negativ verändert, das Risiko für falsche Indikationen oder Fehlplanungen dagegen aber weitestgehend ausgeschlossen.

Im Gegensatz zu einer nuklearmedizinischen Diagnostik oder Behandlung (z. B. Skelettszintigraphie, Radiojodtherapie), bei der der Patient infolge der Injektion des radioaktiven Materials vorübergehend eine geringe Strahlung an seine Umgebung abgibt, bleibt bei der beschriebenen Bestrahlung **keine Strahlung im Körper**, nachdem das Bestrahlungsgerät abgeschaltet ist. Es besteht somit **keine Gefahr** für das Personal und alle anderen mit dem Patienten beschäftigten Personen.

> **Exkurs**
>
> **Pflege der Bestrahlungsfelder während und nach der Strahlentherapie**
> Während der Bestrahlung wird die Haut in den nicht-behaarten Bereichen lediglich gepudert, um die Oberfläche zu vergrößern und dadurch die Wärmeabfuhr zu verbessern. Gleichzeitig hält das Puder die Haut trocken und verhindert das Verwischen der farbig eingezeichneten Feldgrenzen.
> In Hautfalten und im behaarten Bereich wird nicht gepudert, da sich in den behaarten Regionen oft Krusten entwickeln oder in Hautfalten – besonders anal – ein Scheuereffekt durch Puderklümpchen entsteht.
> Cremes, Lotionen o. Ä. sollen normalerweise unter der Bestrahlung nicht angewendet werden. Besonders stark fetthaltige Zubereitungen führen zu einer Verschlechterung der Hautreaktion, weil sie die Haut abdichten und die Wärmeabfuhr verhindern.
> Die Bestrahlungsfelder sollen in der Regel nicht gewaschen werden, um die markierten Feldgrenzen nicht zu verwischen. In Regionen, in denen die Feldgrenzen nicht auf der Haut markiert sind und die weniger empfindlich sind, ist das Waschen eingeschränkt möglich. So kann man den Patienten z. B. einmal wöchentlich das Haarewaschen mit einem milden Shampoo erlauben. Verstärkte Hautreaktionen sind dabei nicht zu beobachten.
> Bestehen in einer Region feuchte Epitheliolysen, wird statt Puder eine antibakterielle Salbe auf Wasserbasis angewendet, um eine bakterielle Superinfektion zu vermeiden.
> Nach Abschluss der Bestrahlung werden die Bestrahlungsfelder nicht mehr gepudert, sondern mit einer wasserhaltigen Basiscreme gepflegt.

30.3.4 Wirkung der Bestrahlung im Gewebe

Ionisation

Das physikalische Prinzip einer strahlentherapeutischen Tumorbehandlung ist die **Ionisation** von Atomen oder Molekülen. Die Strahlenarten, die genügend Energie enthalten, um eine Ionisation bewirken zu können, werden deshalb zusammenfassend als »ionisierende Strahlung« bezeichnet.

Im menschlichen Körper, der zu ca. 50–60% aus Wasser besteht, spielt die Ionisation der Wassermoleküle die größte Rolle. Hierbei werden durch die (teilweise) Absorption der ionisierenden Strahlung Elektronen aus der Atomhülle herausgeschlagen, so dass positiv geladene Moleküle (Ionen) und freie negativ geladene Elektronen entstehen (Compton-Effekt). Diese freien Elektronen führen zu weiteren Ionisationen im Gewebe.

In der Folge werden chemische Bindungen zerstört, wodurch u. a. freie Radikale entstehen. Diese können in einer weiteren Folgereaktion andere chemische Bindungen zerstören, so dass es letztlich durch die Veränderung biochemischer Moleküle zur Zellschädigung oder zum Zelltod kommt.

Es gibt daneben weitere Wechselwirkungen der Strahlung im Gewebe, die aber bei den praktisch verwendeten Bestrahlungsenergien nur eine untergeordnete Rolle spielen und deswegen hier nicht näher dargestellt werden.

Der Sauerstoffeffekt

Um eine bestmögliche Wirkung der Bestrahlung im Gewebe zu erreichen, ist eine ausreichende Sauerstoffversorgung der Zellen notwendig. Bei verminderter Sauerstoffversorgung (Hypoxie) sind die Effekte der Bestrahlung weniger ausgeprägt und die Zellen damit weniger empfindlich. Die Größenordnung dieses Effektes liegt bei einem Faktor von 2,5–3 – d. h., dass in gut oxygeniertem Gewebe 2,5- bis 3-mal so viele Tumorzellen abgetötet werden wie in hypoxischen Regionen.

Die Ursache dieses Effektes ist nicht vollständig geklärt. Es wird jedoch vermutet, dass sich bei guter Sauerstoffversorgung zusammen mit den bestrahlungsinduzierten kurzlebigen freien Radikalen Peroxide bilden, die längerlebig und toxischer sind als die freien Radikale selbst und dadurch größere Zellschäden auslösen können.

Abhängigkeit der Bestrahlungseffekte vom Zellzyklus

In unterschiedlichen Stadien des Zellzyklus (**Abb. 30.9**) sind die Tumorzellen ebenso wie das normale Gewebe unterschiedlich strahlensensibel. Während der Mitose können am ehesten irreparable Schäden induziert werden, die stabilste Phase ist dagegen die späte S-Phase (DNA-Synthese) oder die Ruhephase der Zellen (G_0-Phase).

Tumorzellen teilen sich in der Regel sehr rasch und werden deshalb häufig in sensiblen Zellzyklusphasen getroffen. Normales Körpergewebe ist überwiegend ausdifferenziert und befindet sich in der stabilen G_0-Phase.

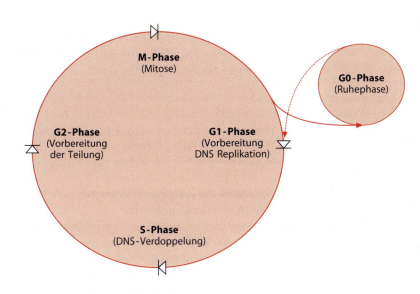

Abb. 30.9. Darstellung der wesentlichen Phasen des Zellzyklus mit: G_0-Phase (Ruhephase), G_1-Phase (Vorbereitungsphase zur DNS-Replikation), S-Phase (DNS-Replikationsphase), G_2-Phase (Vorbereitungsphase zur Zellteilung) und M-Phase (Teilungsphase/Mitose)

Die Folgen der Bestrahlung sind dann weniger kritisch, da oft keine weiteren Teilungszyklen mehr durchlaufen werden.

> **Hinweis**
>
> Rasch proliferierende normale Körpergewebe wie das Blut bildende Knochenmark, die Schleimhäute und die Haut reagieren besonders empfindlich auf eine Bestrahlung und sind für einen großen Teil der frühen Strahlenreaktionen verantwortlich.

30.3.5 Frühe und späte Strahlenreaktion

Frühe Strahlenreaktion der Haut

> **Definition**
>
> Unter der **frühen Strahlenreaktion** versteht man die akuten Veränderungen im bestrahlten Gebiet, die sich im Verlauf der Bestrahlung entwickeln und nach Abschluss der Therapie innerhalb weniger Wochen wieder abklingen. Sie basieren auf einer Entzündungsreaktion des Gewebes. Die klinische Symptomatik ist je nach den im Bestrahlungsfeld liegenden Organen unterschiedlich.

Für die Komplexe Physikalische Entstauungstherapie ist vor allem die **Reaktion der Haut** wichtig. Die frühe Strahlenreaktion der Haut läuft in allen Körperregionen gleich ab, wobei aber nicht alle Regionen gleich empfindlich reagieren. Besonders am Hals, im Bereich von Falten sowie an mechanisch besonders belasteten und feuchten Stellen (Rima ani, Leisten) zeigen sich stärkere Reaktionen als z. B. am Rücken oder im Bereich der Extremitäten. Die Reaktionen auf die Bestrahlung sind immer abhängig von der Feldgröße, der Dosierung, der Einzeldosis und der Strahlenart. Die frühe Strahlenreaktion der Haut ist überwiegend durch die Reaktion der Epidermis vermittelt.

Innerhalb der **ersten beiden Bestrahlungswochen** ist – abgesehen von einer gelegentlich auftretenden leichten Rötung im Feld – in der Regel keine besondere Hautreaktion erkennbar. **Nach ca. zwei Wochen** treten eine zunehmende und anhaltende Rötung und eine unterschiedlich ausgeprägte Pigmentierung auf, und die Haare beginnen auszufallen. Subjektiv kann es zu einer Art »Brennen« in der Region kommen. Die Haut wird zunehmend trocken und beginnt zu schuppen. Zusätzlich kann, ebenfalls als Ausdruck der Entzündungsreaktion, ein leichtes Ödem auftreten. Die Reaktionen sind **immer** streng auf das Bestrahlungsfeld begrenzt. Hautreaktionen außerhalb der Feldgrenzen sind nie eine unmittelbare Folge der Bestrahlung!

Die Reaktionen nehmen im weiteren Verlauf der Bestrahlung langsam zu, bis es in der **4. und 5. Bestrahlungswoche** in besonders belasteten Regionen – z. B. im Bereich von Hautfalten – zu Epitheldefekten kommen kann, durch die Serum austritt. Diese ausgeprägten Reaktionen sind subjektiv für den Patienten sehr belastend, kommen mit den heutigen Bestrahlungstechniken aber in der Regel nur lokalisiert an besonders empfindlichen Stellen vor und nicht in größeren Bezirken. Besonders kritische Regionen sind z. B. Ohrläppchenansatz, vorderer Hals, Axilla, Analfalte und Leisten. Die Strahlenreaktion kann durch Stoffwechselerkrankungen (z. B. Diabetes mellitus) oder photosensibilisierende Medikamente und Chemotherapeutika verstärkt werden.

Etwa **eine Woche nach Abschluss der Bestrahlung** beginnt die Regeneration der Haut. Sie ist häufig ca. 3 Wochen nach Bestrahlungsende schon weitgehend abgeschlossen. Davon ausgenommen ist die verstärkte Pigmentierung, die sich erst im Verlauf von Monaten zurückbildet, und der Haarwuchs, der erst ca. 2 Monate nach dem Ende der Bestrahlung wieder einsetzt oder bei hohen Gesamtdosen ganz ausbleibt.

Späte Strahlenreaktion der Haut

> **Definition**
>
> **Späte** oder **chronische Strahlenreaktionen** sind Veränderungen in Geweben/Organen des Bestrahlungsfeldes, die erst nach Monaten oder Jahren eintreten.

Die therapeutischen Bestrahlungsdosen werden so gewählt, dass die Wahrscheinlichkeit, innerhalb von 5 Jahren nach Abschluss der Bestrahlung schwerwiegende Nebenwirkungen zu erleiden, nicht über 1–5% liegt ($TD_{5/5}$). Bei besonders kritischen Regionen, wie z. B. dem Rückenmark, liegen die Dosierungen noch deutlich unter dieser Grenze.

Im Gegensatz zu den frühen Strahlenreaktionen, die sich weitestgehend zurückbilden, schreiten die späten Strahlenreaktionen langsam fort. Sie sind aber – analog den frühen Reaktionen – in der Regel immer auf das ehemalige Bestrahlungsfeld bezogen.

> **Hinweis**
>
> Bei der Haut zeigen sich die späten Strahlenreaktionen im Bereich von Dermis und Subkutis. Es kommt zu Gefäßveränderungen mit Teleangiektasien; die Anzahl der Gefäße vermindert sich, und die Gefäße erscheinen im mikroskopischen Bild unregelmäßig, das Lumen wechselnd weit. Daneben entwickelt sich eine subkutane Fibrose. Das Fettgewebe vermindert sich (Atrophie), während das dazwischenliegende Bindegewebe bestehen bleibt und in hyalines Gewebe umgewandelt wird. Die Haut wird dadurch insgesamt dünner. Die Ursache dieser Veränderungen ist vermutlich die verminderte Durchblutung der betroffenen Region.

Ulzerationen spielen mit den heutigen Bestrahlungsqualitäten, bei denen die Hautoberfläche geschont wird, nur eine untergeordnete Rolle, und sind eher eine Seltenheit.

Veränderungen am Lymphgefäßsystem/ Entwicklung von Lymphödemen

Die möglichen Veränderungen am Lymphgefäßsystem sind nur unzureichend untersucht. In älteren experimentellen Arbeiten wird beschrieben, dass Rupturen in den Übergangsbereichen von bestrahlten (fibrotischen) und nicht bestrahlten Regionen auftreten können, die aber trotzdem nicht zur Ausbildung von Lymphödemen geführt haben. Ausgussversuche von Lymphgefäßen der Gebärmutter zeigen vor und nach Bestrahlung keine wesentlichen Unterschiede. Einschränkend gilt für diese Untersuchungen aber, dass die Bestrahlungstechniken und Fraktionierungen nicht dem heutigen Standard entsprechen und dass die Beobachtungszeiten für die Beurteilung später Strahlenreaktionen eher kurz waren.

Vermutlich kann es am ehesten durch die Fibrosierung des Subkutangewebes zur Kompression von Lymphgefäßen kommen.

Lymphödeme bei Tumorpatienten sind bei der Anwendung der heute üblichen Bestrahlungsqualitäten und -techniken als Folge einer alleinigen Strahlentherapie äußerst selten. Treten sie bei Patienten ohne aktives Tumorleiden auf, sind sie meist Folge einer kombinierten Primärbehandlung mit Operation, Bestrahlung und/oder Chemotherapie.

Behandlungsbedingte Lymphödeme sind bei Patienten mit Brustkrebs als Armlymphödeme meist nur gering ausgeprägt. Stärkere Lymphödeme treten vor allem bei Patienten mit HNO-Tumoren nach ausgedehnter Operation (Neck-dissection beidseits) auf.

30.3 Besonderheiten bei der Behandlung bestrahlter Körperregionen

> **Hinweis**
>
> Weitaus die meisten stark ausgeprägten Lymphödeme bei Tumorpatienten sind die Folge eines Tumorrezidivs oder von Tumormetastasen. Bei Brustkrebspatientinnen treten sie im Bereich von Axilla oder Supraklavikularregion, bei HNO-Patienten im Bereich des Halses auf.

Jedes neu aufgetretene Lymphödem bei einem Tumorpatienten macht deshalb ein Restaging erforderlich, um ein erneutes Tumorwachstum auszuschließen oder um eine Behandlung des Tumors einleiten zu können, falls dies möglich ist.

> **❗ Vorsicht**
>
> Der Lymphdrainagetherapeut sollte vor Behandlungsbeginn darauf achten, dass eine Abklärung der Ursachen neu entstandener Lymphödeme erfolgt ist, und ggf. mit dem Hausarzt Rücksprache halten. Tumorpatienten mit neu aufgetretenem Lymphödem sollten deshalb zunächst an den Hausarzt oder das betreuende onkologische Zentrum verwiesen werden.

30.3.6 Praktische Hinweise für die Entstauungstherapie bei bestrahlten Patienten

Manuelle Lymphdrainage vor einer Bestrahlung

Ein Lymphödem in der Folge einer Krebserkrankung sollte nicht mittels Manueller Lymphdrainage versorgt werden, solange die Primärbehandlung des Tumors bei einem kurativen, also auf eine endgültige Heilung ausgerichteten Therapieansatz noch nicht abgeschlossen ist.

> **Hinweis**
>
> Je nach Stadium der Tumorerkrankung müssen Operation und adjuvante Bestrahlung und/oder Chemotherapie zu Ende geführt sein, bevor mit der Manuellen Lymphdrainage begonnen werden kann.

Besteht bei dem Patienten schon bei Diagnose des Krebsleidens keine Aussicht auf Heilung – z. B. weil sich bereits Metastasen in anderen Organen abgesiedelt haben –, ist die oben genannte Einschränkung hinfällig. In dieser Situation ist das primäre Ziel immer die Verbesserung oder Erhaltung der Lebensqualität des Patienten. Die Manuelle Lymphdrainage kann dazu ganz wesentlich beitragen und sollte dem Patienten dann nicht vorenthalten werden.

Auch unter der Vorstellung, dass tatsächlich Tumorzellen durch die Behandlung mobilisiert werden könnten, ist bisher eher unwahrscheinlich, dass sich die Prognose des Patienten dadurch wirklich verschlechtert. Wir sehen deshalb in dieser Situation die Lebensqualität des Patienten im Vordergrund und halten die Manuelle Lymphdrainage bei entsprechendem Lymphödem für indiziert. Gleiches gilt auch für Patienten, die nach lang dauernder Tumorerkrankung Metastasen und in deren Folge Beschwerden entwickeln.

> **Hinweis**
>
> Für den Lymphdrainagetherapeuten ist es äußerst wichtig, bei der Erstbehandlung eines Patienten über das Therapiekonzept und den Stand der Primärbehandlung informiert zu sein. Ggf. ist eine Rücksprache mit dem Hausarzt oder mit der behandelnden Klinik erforderlich.

Manuelle Lymphdrainage während einer Bestrahlung

> **❗ Vorsicht**
>
> Eine Manuelle Lymphdrainage in den Bestrahlungsfeldern ist während der Zeit der Bestrahlung grundsätzlich kontraindiziert. Das gilt für eine äußerlich intakt erscheinende Haut genauso wie für erkennbar reagierende Regionen, die gerötet sind, trocken schuppen oder sogar feuchte Epitheliolysen aufweisen.

Infolge der in dieser Zeit verlangsamten Regeneration der Haut wird die Epidermis zunehmend dünner, da die normalen Abschilferungsprozesse weiterlaufen. Messungen an Schweinehaut haben ergeben, dass dort die Zelldichte der Basalzellschicht und der ersten darunter liegenden Schicht während einer fraktionierten sechswöchigen Bestrahlung auf ein Drittel bis ein Viertel des ursprünglichen Wertes zurückgeht. Entsprechend muss die Haut geschont werden, um ausgeprägtere frühe Strahlenreaktionen zu verhindern.

Alle Bereiche, in denen nicht bestrahlt wird, können prinzipiell auch während einer Bestrahlungsserie mittels

Manueller Lymphdrainage behandelt werden, wenn die oben genannten Einschränkungen beachtet werden.

> **Beispiel**
> Wird eine Patientin mit Mammakarzinom wegen einer Knochenmetastase im Bereich des Beckens bestrahlt, kann ein Lymphödem des Armes problemlos weiterbehandelt werden. Im Gegensatz dazu darf das Armlymphödem nicht lymphtherapeutisch versorgt werden, wenn z. B. die Axilla, die Region oberhalb des Schlüsselbeines, der Hals oder der Arm selbst – etwa wegen einer Humerusmetastase – bestrahlt wird.

Eine Kontraindikation zur Bestrahlung ergibt sich durch das Lymphödem nicht.

Manuelle Lymphdrainage nach einer Bestrahlung

Für die Manuelle Lymphdrainage nach Abschluss der Strahlentherapie gibt es keine prinzipiellen Kontraindikationen, wenn die primäre Strahlenreaktion abgeklungen ist und die Haut sich wieder erholt hat.

> **Hinweis**
> Der Zeitraum der Erholung ist individuell unterschiedlich. Als generelle Regel gilt: Eine Manuelle Lymphdrainage ist in der Bestrahlungsregion meist ca. 6 Wochen nach Abschluss der Bestrahlung wieder möglich.

Der Therapeut muss die Haut vor Behandlungsbeginn beurteilen und im Einzelfall prüfen, ob der Heilungsprozess tatsächlich abgeschlossen ist.

Bei niedriger dosierten Bestrahlungen (30–40 Gy) und in weniger empfindlichen Körperregionen ist die Manuelle Lymphdrainage ggf. auch schon 3–4 Wochen nach Bestrahlungsende möglich. Auch hier gilt, dass der Physiotherapeut immer individuell prüfen muss, ob die Haut die Belastung durch die Behandlung bereits wieder vertragen kann; ggf. ist eine Rücksprache mit dem Strahlentherapeuten oder dem Hausarzt nötig.

Neben der klinischen Erfahrung beruhen diese Überlegungen auf der Tatsache, dass nach Abschluss der Bestrahlung am Modell der Schweinehaut ein Zeitraum von etwa 2 Wochen erforderlich war, um wieder eine normale Zelldichte in der Basalzellschicht nachweisen zu können.

Für die menschliche Haut ist bekannt, dass es ca. 3–6 Wochen dauert, bis die Zellen nach dem Ablösen von der Basalmembran zur Hautoberfläche gewandert sind. Daneben regt die bestrahlungsinduzierte Entzündungsreaktion die Proliferation des Epithels gegen Ende der Bestrahlung an. Bei einem unauffälligen Heilungsverlauf ist deshalb ein Zeitraum von 3–6 Wochen bis zur weitgehenden Regeneration der Haut meist ausreichend.

30.3.7 Überlegungen zur Dosiswirkung bei einer Strahlentherapie für die physiotherapeutische Praxis

Alle bisher genannten Überlegungen beziehen sich in der Regel auf eine Fraktionierung der Bestrahlung in den derzeit üblichen Einzeldosen von 1,8 bis 2 Gy pro Bestrahlung. Für den **HNO-Bereich**, in dem abhängig von der Vorbehandlung mit Gesamtdosen von 60–70 Gy behandelt wird, heißt das, dass ein Patient insgesamt an 30 bis 35 Tagen bestrahlt wird. Bei der Bestrahlung von **Mamma-Ca-Patientinnen** im Rahmen der Primärbehandlung wird die gesamte Brust mit 50 Gy, die ehemalige Tumorregion mit zusätzlich 10 Gy (Boost) bestrahlt. Die Behandlungsdauer beträgt dort also ebenfalls 30 Bestrahlungstage.

Bei Patienten mit **sehr schlechter Prognose** wird dieses Schema geändert, womit sich z. T. auch andere Hautreaktionen ergeben. Bei Patienten mit Glioblastomen (extrem bösartigen Hirntumoren) wird z. B. 2-mal täglich im Abstand von 6 Stunden bestrahlt, um die Behandlungszeit für die Patienten zu verkürzen. Patienten, die an **Knochenmetastasen** zur Schmerzlinderung und Stabilitätsverbesserung bestrahlt werden, erhalten häufig Einzeldosen von 3 Gy bei einer Gesamtdosis von 30 Gy, ebenfalls um die Behandlungsdauer zu verkürzen. Besonders bei dieser Gruppe ist zum Abschluss der Bestrahlung nach 2 Wochen in der Regel noch gar keine wesentliche Hautveränderung zu sehen. Sie tritt meist erst danach auf, da die Bestrahlung mit höheren Einzeldosen schneller beendet ist, als die typischen Hautreaktionen erkennbar werden, denn diese werden durch die schnellere Bestrahlung nicht beschleunigt.

> **Hinweis**
>
> Abhängig von der Gesamtdosis der Bestrahlung sind die Hautreaktionen unterschiedlich ausgeprägt. Wird ein Patient mit 30 oder 40 Gy bestrahlt, ist mit einer wesentlich geringeren Ausprägung zu rechnen als bei Patienten, die mit 60 oder 70 Gy bestrahlt werden. Entsprechend kürzer ist auch die Zeit der Regeneration der Haut.

Entwickeln sich unter der Bestrahlung feuchte Epitheliolysen in den Bestrahlungsfeldern oder sind diese Regionen zusätzlich bakteriell superinfiziert, verlängert sich die Regenerationszeit entsprechend. Die Wiederaufnahme einer Manuellen Lymphdrainage ist dann vom individuellen Verlauf abhängig.

Besonderheiten bei der kombinierten Radio-/Chemotherapie

Die beschriebene Hautreaktion läuft ab, wenn in üblicher Fraktionierung mit den gängigen Schemata, d. h. 1-mal tägliche und 5-mal wöchentliche Bestrahlung, behandelt wird.

In den letzten Jahren haben sich die onkologischen Konzepte zunehmend in Richtung einer kombinierten Radio-/Chemotherapie im Rahmen der Primärbehandlung verschoben. Dadurch werden die Stammzellen der Haut, die für die kontinuierliche Regeneration notwendig sind, zusätzlich geschädigt, und die Hautreaktionen werden bei einer kombinierten Radio-/Chemotherapie u. U. deutlich ausgeprägter als bei alleiniger Bestrahlung. Das gilt sowohl für den HNO-Bereich als auch für die Mamma-Ca-Behandlung. Besonders dort wird derzeit häufig das Zytostatikum Epirubicin in der Primärbehandlung eingesetzt, das die Strahlenreaktion ganz wesentlich verstärkt. Das Gleiche gilt in unterschiedlichem Maß auch für andere Zytostatika.

30.4 Die besondere Bedeutung der Pathophysiologie sekundärer Lymphödeme für die Entstauungstherapie

G. Bringezu, O. Schreiner

Für den Einsatz der Manuellen Lymphdrainage, aber auch für die Kompressionstherapie und den immer wieder diskutierten Einsatz apparativer Entstauungsgeräte hat die chirurgische und strahlentherapeutische Intervention besondere Konsequenzen.

Im Gegensatz zum primären Lymphödem entsteht das sekundäre Lymphödem bei zunächst vollständiger Anzahl der Lymphkollektoren. Dennoch kann die Zielsetzung der Manuellen Lymphdrainage nicht vorrangig darin bestehen, eine Steigerung der Lymphgefäßtätigkeit zu erreichen, da diese direkt nach der Schädigung bereits physiologisch stattfand. Da jedoch eine **Lymphabflussbarriere** vorhanden ist, ist das Lymphgefäßsystem an dieser Barriere gescheitert. Das grifftechnische Bestreben muss sich also darauf konzentrieren, die im Interstitium gestaute eiweißreiche lymphpflichtige Last, die quasi »keine Chance hat, jemals zur Lymphflüssigkeit zu werden«, so weit zu verschieben, bis Hautabschnitte erreicht sind – bei Extremitäten-Lymphödemen i. d. R. am Körperstamm –, in denen die physiologische Lymphdrainage wieder funktioniert. Solche Regionen werden als **Ödemabflussgebiete** bzw. **Ersatzabflussgebiete** bezeichnet.

Bei der **Auswahl von Ersatzabflussgebieten** ist Folgendes zu bedenken:

- Sie sollten möglichst auf direktem Wege grifftechnisch erreichbar sein, ohne dass mehrere lymphatische Wasserscheiden überquert werden müssen.
- Es muss feststehen, dass das Lymphgefäßsystem dieser Körperregionen von der ärztlichen Krebstherapie unberührt geblieben ist. Es dürfen also keine Lymphknoten entfernt worden sein – auch nicht zu rein diagnostischen Zwecken –, und es darf dort auch keine Bestrahlung erfolgt sein.

> **! Vorsicht**
>
> Die forcierte Entstauung in Richtung von **Barrieregebieten** ist kontraindiziert.

Solche Regionen müssen grifftechnisch umgangen werden, d. h., die Ödemflüssigkeit muss **umgeleitet** werden. Die Flüssigkeit, die durch den kombinierten Einsatz verschiedener Entstauungsmethoden trotzdem in Richtung eines solchen Barrieregebietes verdrängt wird, findet auf den beschriebenen Kompensationswegen (▶ Kap. 28.1) einen Abfluss, da eine absolute Unterbrechung aller Abstrommöglichkeiten aus einer Extremität kaum denkbar ist.

Die besondere Schwierigkeit besteht manchmal darin, sich bei der Befundaufnahme eine Vorstellung davon zu machen, wo solche Abflusshindernisse lokalisiert sein könnten. Einfach ist es, wenn eine Operationsnarbe zeigt, wo Lymphknoten entfernt wurden. Das Gleiche trifft auf Spätfolgen der Radiatio an der Haut zu, die dann anzeigen, dass und vor allem wo genau bestrahlt wurde. In manchen Fällen allerdings konnte die Tumorentfernung durch eine natürliche Körperöffnung (z. B. durch Vagina oder Harnröhre) realisiert werden, oder die Strahlentherapie hat keine sichtbaren Spätschäden hinterlassen, was heute (zum großen Glück) der Normalfall ist. Hier sind dann eine genaue Anamnese, das Studium der entsprechenden Krankenberichte und natürlich die Rücksprache mit dem überweisenden Arzt unabdingbar.

> **Vorsicht**
> Der Einsatz **apparativer Expressionsgeräte** ist meist nicht zu empfehlen und ist als Monotherapie sogar kontraindiziert.

Die Folgen einer solch einseitigen »Behandlung« mit apparativen Expressionsgeräten sind Verhärtungen durch die vor der Barriere (d. h. meist an der Extremitätenwurzel) gestaute und fibrosierte eiweißreiche Ödemflüssigkeit, die die Bildung von Lymphzysten und Lymphfisteln zusätzlich forcieren. Weiterhin besteht die Gefahr, dass sich die nach proximal gepumpte Ödemflüssigkeit in andere, eigentlich nicht betroffene Körperregionen rückgestaut hat. Boris et al. (1998) beschreiben, dass durch den Einsatz solcher Geräte bei Patienten mit sekundären Beinlymphödemen offensichtlich Genitallymphödeme entstanden. (Siehe dazu auch Bd. 1, ▶ Kap. 5.2, »Apparative Kompression«, und Band 2, ▶ Kap. 30.5.3, S. 150.)

30.5 Behandlungskonzepte bei einseitigen und beidseitigen sekundären Beinlymphödemen

G. Bringezu, O. Schreiner, P. Streibl

Isoliert einseitige sekundäre Beinlymphödeme als Folge der ärztlichen Krebstherapie sind sehr selten, da bösartige Tumoren im kleinen Becken eine mehr oder weniger ausführliche Lymphknotenentfernung beider ilioinguinaler Abstrombahnen bedingen. Auch die Strahlentherapie betrifft bei solchen Erkrankungen meist beide Seiten.

> **Hinweis**
> Unabhängig davon, ob sich ein Beinlymphödem beidseitig oder einseitig zeigt, ist aus lymphologischer Sicht stets von einer lymphostatischen Insuffizienz **beider Seiten** auszugehen.
> Hier gelten die Richtlinien für Ersatzabflussgebiete (▶ Kap. 30.4).

Vor allem bei einseitigen Tumoren, wie z. B. bei einem Melanom am Bein oder manchmal auch bei Tumoren des äußeren Genitale kommt eine unilaterale Lymphknotenexstirpation vor. Daraus kann sich dann wiederum ein **isoliert einseitiges sekundäres Beinlymphödem** entwickeln.

Um die Unterschiede in der Behandlungssystematik am Körperstamm zu zeigen, werden nachfolgend eine einseitige und eine beidseitige Problematik gegenübergestellt. Die Griffesystematik am jeweils betroffenen Bein selbst ist in beiden Fällen identisch. Sie geht aus ◘ **Tab. 30.4** hervor.

Die in diesen Fällen manchmal auftretenden Lymphödeme des äußeren Genitale werden in ▶ Kap. 30.6 gesondert betrachtet.

30.5.1 Manuelle Lymphdrainage

Behandlungs- und Griffesystematik bei einem einseitigen sekundären Beinlymphödem
(◘ Abb. 30.10, 30.11)

Halsregion
Die Behandlung beginnt in der Halsregion (sog. Basisbehandlung), wobei aufgrund der Entfernung zum eigentlichen Ödemgebiet evtl. auf die Griffabläufe in der Schulterregion verzichtet werden kann.

Nackenregion
Die Nackenregion fungiert lediglich als mögliches Behandlungsgebiet, wobei es auf die jugulare/zervikale Lymphknotenkette beiderseits und auf die Schlüsselbeingrube selbst (»Terminusregion«) ankommt. Vor allem bei der Behandlung der Körperrückseite können dabei im Zuge des »Nacharbeitens« Griffe ausgeführt werden, ohne dass eine Lageveränderung notwendig wird.

Brust- und Rückenregion
Die Brust- und Rückenregion fungiert als **Ersatzabflussgebiet** für die insuffiziente inguinale/iliakale Lymphknotenkette. Hier wird also griffetechnisch forciert zu den Lymphknoten der Axilla der betroffenen Seite gearbeitet. Diese Vorgehensweise basiert auf der Überlegung, dass zunächst die Lymphangiomotorik des oberflächlichen Lymphgefäßsystemes angeregt werden muss, um ein problemloses Überleiten von der Hüft- und oberflächlichen Bauchregion zu ermöglichen. Neben der Grundgriffreihenfolge erfolgen Sonder-/Ergänzungsgriffe für das tiefe System wie **ICR-Spreizgriffe** und **Brustkorbrandgriffe** auf der ventralen Rumpfseite.

Bauchregion
Die Behandlung der Bauchregion muss gerade hier in mehreren »Etagen« betrachtet werden.

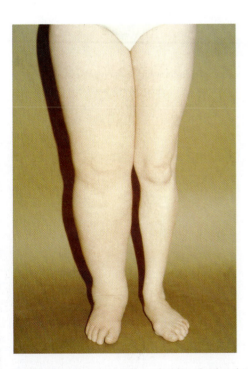

◘ Abb. 30.10. Isoliert einseitiges sekundäres Beinlymphödem im Stadium II

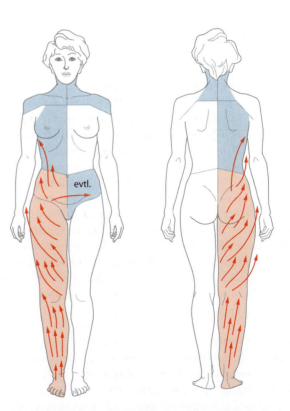

◘ Abb. 30.11. Schema des Behandlungsumfanges bei einem einseitigen sekundären Beinlymphödem im Stadium II. Die blau markierten Körperregionen stellen die sog. Ersatzabflussgebiete dar, die roten Körperabschnitte die Schwerpunkt- und eigentliche Ödemregion. Die Pfeile zeigen die verschiedenen Entstauungsrichtungen

Auf der »**gesunden**« **Seite** kann mit den üblichen Grundgriffen agiert werden, um hier sowohl die iliakalen als auch inguinalen Lymphknoten vorzubehandeln und die Lymphgefäßmotorik der Bauchhautlymphgefäße anzuregen.

Auf der **betroffenen (»kranken«) Seite** hingegen ist zu beachten, dass die Griffe nicht in Richtung der Abflussbarriere drainieren dürfen und zusätzlich das **Training der oberflächlichen Anastomosen** zwischen Axilla und Leistenregion – axilloinguinale Anastomosen – sowie der oberflächlichen interinguinalen Anastomosen gewährleistet sein muss. Ersteres erreicht man mit einer veränderten Ausführung der Drehgriffe in Richtung unterer Rippenbogen/Flankenregion. Das Training der Anastomosen geschieht mittels häufig wiederholter **Anastomosengriffe** auf der transversalen Wasserscheide. Ebenfalls denkbar sind »**interinguinale Anastomosengriffe**«, wenn sicher ist, dass die kontralateralen Inguinal-/Iliakallymphknoten nicht ebenfalls in die ärztliche Intervention mit einbezogen wurden. In solchen (seltenen) Fällen wird mittels bimanueller Stehender Kreise auf der Höhe der Symphyse gearbeitet, wobei die Fingerspitzen nach kaudal zeigen und die Ausdrehrichtung zur ödemfreien kontralateralen Seite geschieht (Abb. 29.9).

Ein weiteres Ziel stellen die Griffe für die **tiefen Abflusswege** dar, die bereits über die Brustkorbrandgriffe angesprochen wurden und nun über die **Bauchtiefendrainage** noch intensiviert werden, falls es der individuelle Zustand des Patienten zulässt und keine weitere Kontraindikation vorliegt. Zusätzlich haben beide Griffvarianten den »Nebeneffekt« der Gewöhnung an eine gezielte kostoabdominale Atmung, die sich hervorragend als »Hausaufgabe« eignet. Die **Kolonbehandlung** als weitere Ergänzung der Bauchgriffe ist lediglich bei gleichzeitiger Obstipation zu erwägen (▶ Kap. 40–44). Hierbei ist dann jedoch zu bedenken, dass die Stehenden Kreise im Verlauf des Colon transversum so zu applizieren sind, dass die Ausdrehrichtung nach kranial erfolgt.

Lenden-/Gesäßregion

Der Bereich der Lenden-/Gesäßregion wird meist nur auf der »**Ödembeinseite**« behandelt. Auch hier erfolgt eine grifftechnische Abwandlung insofern, als die Drehgriffe zur Axilla ausgerichtet werden, da die Inguinalregion als »Sackgasse« anzusehen ist.

Die Behandlung der »gesunden« Lenden-/Gesäßregion als mögliches Ersatzabflussgebiet ist selten sinnvoll, weil der Aufwand recht groß ist und der eventuelle Nutzen eher gering. Die inguinalen und die lumbalen/paraaortalen Lymphknoten sind grifftechnisch nur sehr eingeschränkt zugänglich, die iliakalen Lymphknoten sogar überhaupt nicht. Eine einseitige Unterbrechung der Lymphgefäßbahn ist, wie bereits erwähnt, äußerst selten, und selbst in einem solchen Fall wäre der ventrale Umleitungsweg ökonomischer.

Bein, ventrale und dorsale Seite

Die Behandlung der ventralen und dorsalen Beinseite beim sekundären Beinlymphödem gliedert sich in mehrere Entstauungsteilgebiete.

Dies sind zunächst die **Hüfte** und die **laterale Oberschenkelregion**. Erst wenn hier ein deutlicher Entstauungsfortschritt zu erkennen ist, ist es sinnvoll, vom ventralen/dorsalen und medialen Oberschenkel oder gar von noch weiter distal gelegeneren Beinabschnitten über diese Region abzuleiten. Dies erfolgt selbstverständlich schrittweise, d. h. von proximal aufbauend. Ab der **Knieregion** entspricht die Griffeausführung der beim primären Beinlymphödem.

Die Griffeauswahl selbst ist abhängig vom Ödemstadium und damit von Konsistenz, Verschieblichkeit der Haut und Umfang. Die einzelnen Griffe dazu gehen aus Tab. 30.4 hervor.

> **Hinweis**
>
> Zum Abschluss der Behandlung der einzelnen Entstauungsabschnitte empfiehlt sich jeweils das »Nacharbeiten« in Richtung der axillären Lymphknoten.

30.5 Behandlungskonzepte bei einseitigen und beidseitigen sekundären Beinlymphödemen

Behandlungs- und Griffesystematik bei einem beidseitigen sekundären Lymphödem der unteren Körperhälfte (◘ Abb. 30.12, 30.13)

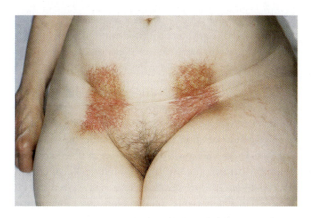

◘ Abb. 30.12. Beidseitiges sekundäres Beinlymphödem, links ausgeprägter als rechts. Zustand nach radikaler Hysterektomie (=Totalentfernung des Uterus einschließlich zahlreicher Lymphknoten) aufgrund eines fortgeschrittenen Uteruskarzinoms und anschließender bilateraler Radiatio

Halsregion (Basisbehandlung und Nacken)
Die Behandlung der Hals- und der Nackenregion erfolgt nach den gleichen Kriterien wie bei der einseitigen Problematik.

Brust- und Rückenregion
Die Brust- und Rückenregion ist das großflächige **Ersatzabflussgebiet** und wird **immer beiderseits** behandelt – unabhängig davon, ob ein einseitiges oder ein beidseitiges Beinlymphödem vorliegt. Das Ziel besteht darin, jeweils die Lymphangiomotorik des oberflächlichen Lymphgefäßsystems mit Verlauf zur Achselhöhle anzuregen und eine mittel- bis langfristige Steigerung der Leistungsfähigkeit im Sinne eines **Trainings der Anastomosen** zu erreichen. Daneben erfolgen auch hier Sonder-/Ergänzungsgriffe für das tiefe System wie **ICR-Spreizgriffe** sowie **Brustkorbrandgriffe** auf der ventralen Rumpfseite.

Bauchregion
Bei der Behandlung der Bauchregion ist zu bedenken, dass nun keine »gesunde« Seite vorhanden ist. Die Behandlung der beiden iliakalen/inguinalen Lymphknotenketten entfällt also, und alle oberflächlich wirksamen Griffe müssen nach kranial gerichtet ausgeführt werden. Ansonsten stehen auch hier das **Training der axilloinguinalen Anastomosen** der transversalen Wasserscheide und die befundabhängige Behandlung der tiefen Abflusswege mittels **Bauchtiefendrainage** im Vordergrund. Ob eine **Kolonbehandlung** durchgeführt wird, ist einerseits davon abhängig, ob eine Obstipation vorliegt; andererseits ist der Zustand der Bauchdecke selbst von Bedeutung (Gibt es OP-Narben? Wie ist ihr Heilungszustand? Liegen Hautstrahlenschäden vor?).

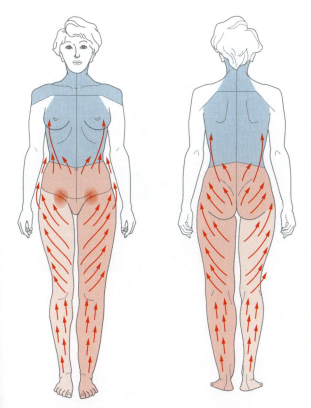

◘ Abb. 30.13. Schema des Behandlungsumfanges bei einem beidseitigen sekundären Beinlymphödem. Die blau markierten Körperregionen stellen die sog. Ersatzabflussgebiete dar, die roten Körperabschnitte die Schwerpunkt- und eigentliche Ödemregion. Die unterschiedliche Rotmarkierung der Beine soll unterschiedliche Ödematisierungsgrade versinnbildlichen. Die Pfeile zeigen die Entstauungsrichtungen

> **Hinweis**
>
> Bei frischen abdominalen OP-Narben muss abgeklärt werden, ob sie mitbehandelt werden dürfen. So ließe sich eine möglichst gute Verschieblichkeit erreichen, so dass die spätere Narbe als grifftetechnische Behinderung die Behandlung nicht noch weiter erschwert.

Das Prinzip der Narbenbehandlung wird in ▶ Kap. 16–18 ausführlich erläutert.

Lenden-/Gesäßregion
Die Lendenregion wird ebenfalls beidseits behandelt, und zwar mit Abänderung aller notwendigen Griffabläufe nach kranial, da beide Inguinalregionen als insuffizient angesehen werden müssen.

Bein, ventrale und dorsale Seite
Die Behandlung erfolgt hier analog zur einseitigen Problematik.

> **Hinweis**
>
> Sollte trotz beidseitiger lymphostatischer Insuffizienz lediglich ein Bein ein erkennbares Lymphödem aufweisen, ist eine regelmäßige Messkontrolle beider Beine äußerst wichtig (▶ Kap. 48, »Befunderhebung und Dokumentation«). So können auch geringste Schwellungstendenzen/-veränderungen frühzeitig erfasst werden, und man kann entsprechend darauf reagieren.

Bei beidseitigen Beinlymphödemen muss die Gesamtbehandlung äußerst sorgfältig geplant werden, um sowohl dem »dickeren« als auch dem weniger problematischen Bein im Rahmen der Gesamtbehandlung Rechnung zu tragen (▶ Kap. 28.5, »Behandlungszeiten und -frequenz«).

Die einzelnen Griffe an der Hüft- und Beinregion gehen aus ◘ Tab. 30.4 hervor.

> **Hinweis**
>
> Zum Abschluss der Behandlung der einzelnen Entstauungsabschnitte empfiehlt sich jeweils das »Nacharbeiten« in Richtung der axillären Lymphknoten.

◘ Tab. 30.4 Übersicht über die Griffmöglichkeiten beim sekundären Beinlymphödem verschiedener Ausprägung und Ödemkonsistenz.[1]

Ödembeschaffenheit			
Prall und hart	**Gelartig bis zäh**		**Weich**
Dellenbildung nur sehr schwer möglich, keine Verschieblichkeit der Haut möglich, dadurch Grundgrifftechnik der ML nicht möglich, sondern ausschließlich spezielle Lymphödemgriffe	Dellenbildung nur durch starken Druck möglich, Verschieblichkeit der Haut geringfügig möglich, dadurch Grundgrifftechnik der ML alleine nicht möglich, sondern oft nur nach vorheriger Behandlung mit Lymphödemgriffen		Dellenbildung leicht möglich, Delle füllt sich jedoch schnell wieder, nur geringe Einschränkung der Verschieblichkeit der Haut, dadurch Grundgrifftechnik der ML »modifiziert« gut möglich; spezielle Lymphödemgriffe meist nicht (mehr) nötig
Griffesystematik Hüfte und laterale Seite des Oberschenkels			
Sowohl aus Rücken- und aus Bauchlage, vor allem aber aus Seitlage auszuführen			
• Ringförmiger Lockerungsgriff			
• Stehender Pumpgriff	• Stehender Pumpgriff	• Beidhändiger Pumpgriff in parallel-dynamischer Form ausgeführt	• Beidhändiger Pumpgriff als ödembewusste Grundgriffversion

30.5 Behandlungskonzepte bei einseitigen und beidseitigen sekundären Beinlymphödemen

◻ **Tab. 30.4.** (Fortsetzung)

Ödembeschaffenheit			
Prall und hart	**Gelartig bis zäh**		**Weich**
• Stehender Pumpgriff	• Stehender Drehgriff	• Beidhändiger Drehgriff in parallel-dynamischer Form ausgeführt, falls die Fläche dies zulässt	• Drehgriffe als ödembewusste Grundgriffversion
	• Stehende Kreise	• Stehende Kreise	• Stehende Kreise
		• Kombinationsgriff als ödembewusste Grundgriffversion	• Kombinationsgriff als ödembewusste Grundgriffversion
• Kleinflächigere Lymphödemgriffe wie Fibrosegriff und/oder Kleinflächiger Lockerungsgriff bei lokalen Problemen	• Kleinflächigere Lymphödemgriffe wie Fibrosegriff und/oder Kleinflächiger Lockerungsgriff bei lokalen »Rest-Problemen«		
• Bei Veränderung der Ödemkonsistenz im Sinne einer »Lockerung« (bessere Verschieblichkeit) zusätzliche Griffe möglich (s. weichere Ödemvarianten)		• Bei Veränderung der Ödemkonsistenz im Sinne einer weiteren »Lockerung« (noch bessere Verschieblichkeit) s. Vorgehensweise bei noch weicherer Ödemvariante mit großer Verschieblichkeit	
Griffesystematik Oberschenkel			
a) von medial über ventral nach lateral und zur Hüfte			
b) von medial über dorsal nach lateral und zur Hüfte			
• Ringförmiger Lockerungsgriff			
• Stehender Drehgriff	• Beidhändiger Drehgriff in parallel-dynamischer Form ausgeführt, falls die Fläche dies zulässt	• Drehgriffe als ödembewusste Grundgriffversion	
	• Stehende Kreise bimanuell zur Umleitung nach lateral	• Stehende Kreise bimanuell zur Umleitung nach lateral	• Stehende Kreise bimanuell zur Umleitung nach lateral
		• Großflächiger Umleitungsgriff	• Großflächiger Umleitungsgriff

1 Die Dreiteilung der Tabellenkopfzeile spiegelt die unterschiedliche Ödembeschaffenheit wider. Die Vierteilung der Griffeaufzählung zeigt die Zuordnung der Griffe und verdeutlicht die Variabilität der Vorgehensweise, die sich am jeweiligen Befund orientiert. Der farbliche Übergang von dunkel nach hell spiegelt die Veränderung von einer ausgesprochen harten zur weichen Konsistenz wider

◘ **Tab. 30.4.** (Fortsetzung)

Ödembeschaffenheit			
Prall und hart	**Gelartig bis zäh**		**Weich**
• Kleinflächigere Lymphödemgriffe wie Fibrosegriff und/oder Kleinflächiger Lockerungsgriff bei lokalen Problemen, wie z. B. »Ödemkissen« an der queren Gesäßfalte (◘ Abb. 29.12)	• Kleinflächigere Lymphödemgriffe wie Fibrosegriff und/oder Kleinflächiger Lockerungsgriff bei lokalen »Rest-Problemen«		
• Bei Veränderung der Ödemkonsistenz im Sinne einer »Lockerung« (bessere Verschieblichkeit) zusätzliche Griffe möglich (s. weichere Ödemvarianten)		• Bei Veränderung der Ödemkonsistenz im Sinne einer weiteren »Lockerung« (noch bessere Verschieblichkeit) s. Vorgehensweise bei noch weicherer Ödemvariante mit großer Verschieblichkeit	
Griffesystematik ventrale Seite des Knies			
• Ringförmiger Lockerungsgriff (jedoch wegen der Prominenzen nur eingeschränkt möglich)			
• Stehender Pumpgriff	• Stehender Pumpgriff	• Beidhändiger Pumpgriff in parallel-dynamischer Form ausgeführt falls das Ödemausmaß dies zulässt, ansonsten Pumpgriff einhändig, konsistenzangepasst	• Pumpgriff als ödembewusste Grundgriffversion
• Stehende Kreise bimanuell, proximal begonnen	• Stehende Kreise bimanuell, proximal begonnen	• Stehende Kreise in Grundgriffversion	• Stehende Kreise in Grundgriffversion
		• Stehende Kreise in der Poplitea sowie Poplitea-Dehnung	• Stehende Kreise in der Poplitea sowie Poplitea-Dehnung
• Kleinflächigere Lymphödemgriffe wie v. a. Fibrosegriff in der medialen Knieregion (Prädilektionsstelle für Fibrosen)	• Kleinflächigere Lymphödemgriffe bei lokalen Problemen wie v. a. Fibrosegriff in der medialen Knieregion (Prädilektionsstelle für Fibrosen)	• Daumenkreise in paralleler Form über die gesamte Knieregion	• Daumenkreise in paralleler Form über die gesamte Knieregion

30.5 Behandlungskonzepte bei einseitigen und beidseitigen sekundären Beinlymphödemen

Tab. 30.4. (Fortsetzung)

Ödembeschaffenheit			
Prall und hart	**Gelartig bis zäh**		**Weich**
• Bei Veränderung der Ödemkonsistenz im Sinne einer »Lockerung« (bessere Verschieblichkeit) zusätzliche Griffe möglich (s. weichere Ödemvarianten)	• Bei Veränderung der Ödemkonsistenz im Sinne einer weiteren »Lockerung« (noch bessere Verschieblichkeit) s. Vorgehensweise bei noch weicherer Ödemvariante mit großer Verschieblichkeit		• Daumenkreise in paralleler Form über die gesamte Knieregion
Griffesystematik dorsale Seite des Knies			
• Stehender Pumpgriff	• Stehender Pumpgriff	• Pumpgriff einhändig, konsistenzangepasst	• Pumpgriff als ödembewusste Grundgriffversion
• Stehende Kreise bimanuell, proximal begonnen	• Stehende Kreise bimanuell, proximal begonnen	• Stehende Kreise in Grundgriffversion	• Stehende Kreise in Grundgriffversion
		• Stehende Kreise auf der Poplitea	• Stehende Kreise auf der Poplitea
• Kleinflächigere Lymphödemgriffe wie v. a. Fibrosegriff in der medialen Knieregion (Prädilektionsstelle für Fibrosen)	• Kleinflächigere Lymphödemgriffe bei lokalen Problemen wie v. a. Fibrosegriff in der medialen Knieregion (Prädilektionsstelle für Fibrosen)	• Daumenkreise in paralleler Form über die gesamte Poplitealregion	• Daumenkreise in paralleler Form über die gesamte Poplitealregion
		• Poplitea-Dehnung	• Poplitea-Dehnung
• Bei Veränderung der Ödemkonsistenz im Sinne einer »Lockerung« (bessere Verschieblichkeit) zusätzliche Griffe möglich (s. weichere Ödemvarianten)		• Bei Veränderung der Ödemkonsistenz im Sinne einer weiteren »Lockerung« (noch bessere Verschieblichkeit) s. Vorgehensweise bei noch weicherer Ödemvariante mit großer Verschieblichkeit	
Griffesystematik ventrale Seite des Unterschenkels			
• Ringförmiger Lockerungsgriff			

1 Die Dreiteilung der Tabellenkopfzeile spiegelt die unterschiedliche Ödembeschaffenheit wider. Die Vierteilung der Griffeaufzählung zeigt die Zuordnung der Griffe und verdeutlicht die Variabilität der Vorgehensweise, die sich am jeweiligen Befund orientiert. Der farbliche Übergang von dunkel nach hell spiegelt die Veränderung von einer ausgesprochen harten zur weichen Konsistenz wider

Tab. 30.4. (Fortsetzung)

Ödembeschaffenheit

Prall und hart	Gelartig bis zäh		Weich
• Stehender Pumpgriff	• Stehender Pumpgriff	• Beidhändiger Pumpgriff in parallel-dynamischer Form ausgeführt	• Beidhändiger Pumpgriff als ödembewusste Grundgriffversion
• Stehender Pumpgriff	• Stehender Drehgriff	• Beidhändiger Drehgriff in parallel-dynamischer Form ausgeführt, falls die Fläche dies zulässt	• Drehgriffe als ödembewusste Grundgriffversion
		• Kombinationsgriff als ödembewusste Grundgriffversion	• Kombinationsgriff als ödembewusste Grundgriffversion
		• Pumpgriffe und Schöpfgriffe kombiniert in ödembewusster Grundgriffversion	• Pumpgriffe und Schöpfgriffe kombiniert in ödembewusster Grundgriffversion
			• Schöpfgriffe beidhändig über den dorsalen Unterschenkel
• Kleinflächigere Lymphödemgriffe wie Fibrosegriff und/oder Kleinflächiger Lockerungsgriff bei lokalen Problemen	• Kleinflächigere Lymphödemgriffe wie Fibrosegriff und/oder Kleinflächiger Lockerungsgriff bei lokalen »Rest-Problemen«		
• Bei Veränderung der Ödemkonsistenz im Sinne einer »Lockerung« (bessere Verschieblichkeit) zusätzliche Griffe möglich (s. weichere Ödemvarianten)		• Bei Veränderung der Ödemkonsistenz im Sinne einer weiteren »Lockerung« (noch bessere Verschieblichkeit) s. Vorgehensweise bei noch weicherer Ödemvariante mit großer Verschieblichkeit	

Griffesystematik dorsale Seite des Unterschenkels

• Die Griffabläufe der dorsalen Unterschenkelseite entsprechen (außer der Anwendung der Schöpfgriffe) denen der ventralen Seite! Zusätzlich jedoch:

• Intensive Behandlung des retromalleolären Bereiches mittels Daumenkreisen, zusätzlich Kombinationsgriff im Bereich des Achillessehnenverlaufes	• Intensive Behandlung des retromalleolären Bereiches mittels Daumenkreisen, zusätzlich Kombinationsgriff im Bereich des Achillessehnenverlaufes	• Intensive Behandlung des retromalleolären Bereiches mittels Daumenkreisen, zusätzlich Kombinationsgriff im Bereich des Achillessehnenverlaufes	• Intensive Behandlung des retromalleolären Bereiches mittels Daumenkreisen, zusätzlich Kombinationsgriff im Bereich des Achillessehnenverlaufes

30.5 Behandlungskonzepte bei einseitigen und beidseitigen sekundären Beinlymphödemen

Tab. 30.4 (Fortsetzung)

Ödembeschaffenheit			
Prall und hart	Gelartig bis zäh		Weich
Griffesystematik Fußrücken			
• Schwerpunkt der Griffe: zunächst kleinflächige Lymphödemgriffe wie v. a. der Kleinflächige Lockerungsgriff in Verbindung mit dem Kleinflächigen Verschiebegriff	• Kleinflächige Lymphödemgriffe wie v. a. der Kleinflächige Lockerungsgriff in Verbindung mit dem Kleinflächigen Verschiebegriff	• Daumenkreise in paralleler Version über dem OSG und den gesamten Fußrücken	• Daumenkreise in paralleler Version über dem OSG und den gesamten Fußrücken
• Denkbar auch: Stehender Pumpgriff einhändig	• Stehender Pumpgriff einhändig	• Pumpgriff einhändig in dynamischer Form	• Pumpgriff einhändig in dynamischer Form
• Ringförmiger Lockerungsgriff als einhändige Variante (◘ Abb. 29.10a)			
• Intensive Zehenbehandlung mittels Daumenkreisen, zusätzlich Kombinationsgriff am Großzeh	• Intensive Zehenbehandlung mittels Daumenkreisen, zusätzlich Kombinationsgriff am Großzeh	• Intensive Zehenbehandlung mittels Daumenkreisen, zusätzlich Kombinationsgriff am Großzeh	• Intensive Zehenbehandlung mittels Daumenkreisen, zusätzlich Kombinationsgriff am Großzeh
• Bei Veränderung der Ödemkonsistenz im Sinne einer »Lockerung« (bessere Verschieblichkeit) zusätzliche Griffe möglich (s. weichere Ödemvarianten)		• Bei Veränderung der Ödemkonsistenz im Sinne einer weiteren »Lockerung« (noch bessere Verschieblichkeit) s. Vorgehensweise bei noch weicherer Ödemvariante mit großer Verschieblichkeit	
Griffesystematik plantare Seite			
• Prinzipiell keine Unterscheidung in verschiedene Ödematisierungsgrade nötig!			
• Einzige indizierte Griffeausführung: Daumenkreise, wie sie als Grundgriffe ausgeführt werden			

1 Die Dreiteilung der Tabellenkopfzeile spiegelt die unterschiedliche Ödembeschaffenheit wider. Die Vierteilung der Griffeaufzählung zeigt die Zuordnung der Griffe und verdeutlicht die Variabilität der Vorgehensweise, die sich am jeweiligen Befund orientiert. Der farbliche Übergang von dunkel nach hell spiegelt die Veränderung von einer ausgesprochen harten zur weichen Konsistenz wider

30.5.2 Kompressionstherapie

Die Kompressionstherapie ist die zweite unentbehrliche Säule der Entstauung der Beinlymphödeme.

Während der eigentlichen **Volumenreduktionsphase** ist einzig die **Bandagierung** in Form des lymphologischen Kompressionsverbandes angezeigt (s. Bd. 1, ▶ Kap. 5.5). Inwieweit die Bandagierung des Beines auf die Hüftregion ausgedehnt werden muss, hängt vom individuellen Befund ab. Ist die Hüfte stark ödematisiert und das Ödem dort ausgesprochen hart und fibrosiert, sollte dieser Bereich zumindest anfangs mitbandagiert werden. Dies erfordert allerdings, dass sich die Bandage auf den Körperstamm bis etwa auf Bauchnabelhöhe ausdehnt (◘ Abb. 29.11). Hier entscheidet dann der individuelle Befund (z. B. Verlauf und Zustand von OP-Narben, evtl. künstlicher Darmausgang, evtl. Hautstrahlenschäden etc.), ob die Ausdehnung der Bandagierung überhaupt möglich ist (s. dazu als typisches Beispiel ◘ Abb. 28.7).

Hierbei ist es sehr wichtig, dem betroffenen Patienten klarzumachen, dass dieses Kompressionsausmaß zeitlich begrenzt ist – sobald sich der Zustand der Hüftregion bessert, wird man versuchen, mit einer Bandagierung lediglich bis zur Extremitätenwurzel auszukommen.

> **Hinweis**
>
> Nach dem Anlegen der Kompressionsbandage wirkt sich ein nochmaliges Ausführen der Bauchtiefendrainage positiv aus.

In der **Erhaltungsphase** sollte das Bein so weit entstaut sein, dass die Patienten mit einer **Maß**kompressionsbestrumpfung auskommen (s. Bd. 1, ▶ Kap. 5.2, »Kompressionsstrümpfe«).

Geeignetes Schuhwerk bei Beinbandagen

Welches Schuhwerk bei Beinbandagen geeignet ist, wird in ▶ Kap. 29.7 erläutert.

30.5.3 Apparative Expression

Vorsicht
Der Einsatz der apparativen Expression gerade bei Lymphabflussbarrieren an den Extremitätenwurzeln ist äußerst fragwürdig. Monotherapeutisch ist diese Maßnahme sogar kontraindiziert.

Denkbar ist folgende Variante: Nach einer ausgiebigen manuellen Vorbehandlung in den Körperstammgebieten und einer Entstauung einschließlich Umleitung am Oberschenkel können die Manschetten im Knie-, Unterschenkel- und Fußbereich eingesetzt werden. Im Anschluss an eine solche Behandlung muss jedoch wiederum manuell »nachgearbeitet«, also erneut umgeleitet werden, und abschließend muss eine Behandlung am Körperstamm in den Ersatzabflussgebieten erfolgen.

30.5.4 Bewegungstherapie

Hier gelten im Wesentlichen die Aussagen in ▶ Kap. 28.15 (»Bewegungs- und Atemtherapie«) und in ▶ Kap. 29.7 (»Bewegungstherapie bei primären Beinlymphödemen«).

Sind die Patienten mobil und bewegen sich bei gleichzeitiger Kompression im alltäglichen Rahmen, wird der Rückstrom durch Einsatz der Muskel- und Gelenkpumpe optimal gefördert.

> **Hinweis**
>
> Ergänzend empfiehlt sich ein leichtes »Hausaufgabenprogramm«. Es sollte immer dann ausgeführt werden, wenn in täglichen Ruhephasen und Pausen die **Beine hochgelagert** sind. Werden dabei abstromfördernde Bewegungen **unter Kompression** (!) ausgeführt, lassen sich mehrere Wirkungen gleichzeitig erzielen.

Inwieweit sonstige spezielle bewegungstherapeutische Aspekte in Betracht zu ziehen sind, hängt nicht zuletzt auch von der Prognose ab: Handelt es sich um einen rein palliativen Therapieansatz (z. B. bei Patienten im Terminalstadium der Krebserkrankung), oder ist die Prognose günstig?

> **Hinweis**
>
> Nach operativen Eingriffen und nach strahlentherapeutischen Interventionen im urogenitalen Bereich leiden Patienten oft unter einer vorübergehenden oder dauerhaften Inkontinenz. Daher sind Behandlungen aus dem gynäkologischen Bewegungsübungsprogramm – Stichwort »Beckenboden-Gymnastik« – zu erwägen.

30.6 Behandlungskonzepte bei sekundären Lymphödemen des äußeren Genitale

G. Bringezu, O. Schreiner

Sekundäre Lymphödeme des äußeren Genitale können beim Mann als Penis-Skrotum-Lymphödem und bei der Frau als Vulva-Lymphödem vorkommen (◘ Abb. 30.14a,b sowie ◘ Abb. 28.7). Im Regelfalle sind der Unterbauch, ibesonders die Region des Mons pubis, und die Dammregion mitbetroffen.

In den meisten Fällen treten Genitallymphödeme **zusätzlich zu sekundären Beinlymphödemen** auf, nicht

30.6 Behandlungskonzepte bei sekundären Lymphödemen des äußeren Genitale

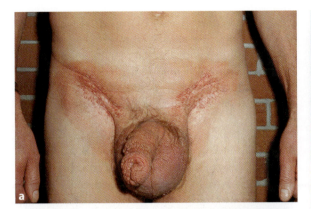

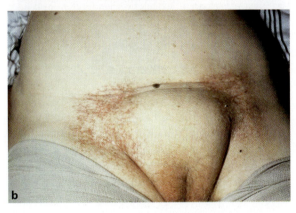

Abb. 30.14. **a** Penis-Skrotum-Lymphödem nach Hodenkarzinom und operativer und strahlentherapeutischer Behandlung. Gleichzeitig besteht ein mäßig ausgeprägtes Lymphödem Stadium II des rechten Beines. **b** Ausgeprägtes Lymphödem der Vulva und der Mons pubis nach radikaler Hysterektomie und bilateraler Radiatio. Gleichzeitig besteht ein beidseitiges Lymphödem Stadium II

selten als Folge einer malignen Entwicklung (=malignes Lymphödem) oder im benignen Fall aus den gleichen Gründen wie das Extremitätenlymphödem, nämlich wegen der ilioinguinalen Lymphabflussstörung.

Sekundäre Lymphödeme isoliert am Genitalbereich ohne gleichzeitiges Extremitätenödem sind ausgesprochen selten. In Ausnahmefällen können Genitallymphödeme auch aufgrund einer nicht durchgeführten Entstauungstherapie oder gar aufgrund einer falsch gewählten Entstauungsrichtung oder -methode (z. B. monotherapeutische apparative Expression) auftreten.

Bei der **Entstauungstherapie** sollte in jedem Falle auch dieser Lymphödembereich mitentstaut werden – es sei denn, die betroffenen Patienten verweigern die Behandlung. Selbstverständlich sollte darauf geachtet werden, dass die Behandlung von einem Therapeuten gleichen

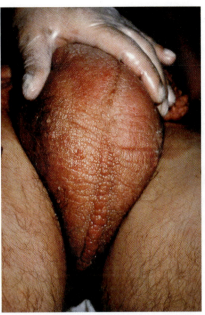

Abb. 30.15. Lymphzysten beiderseits des Skrotums an den Stellen, die durch Reibung am Oberschenkel besonders gefährdet sind

Geschlechtes durchgeführt wird, um die (beiderseitige) Schamgrenze nicht noch mehr zu strapazieren.

Prinzipiell entsprechen die entstauenden Maßnahmen denen bei anderen Lymphödemlokalisationen.

> **Hinweis**
>
> Die **Hautpflege/Hygiene** ist bei sekundären Lymphödemen des äußeren Genitale noch wichtiger als bei Extremitätenlymphödemen. Gerade im Genitalbereich kommen häufig Lymphzysten vor, und damit besteht auch eine besondere Gefahr für die Entstehung eines Erysipels (Abb. 30.15).

30.6.1 Manuelle Lymphdrainage

Die Manuelle Lymphdrainage erfolgt mit allen Einschränkungen, die diese sensible Region gebietet. Es ist empfehlenswert, im eigentlichen Genitalbereich mit Untersuchungs-Handschuhen zu arbeiten. Der Behandlungsaufbau ist prinzipiell identisch mit dem beim beidseitigen Beinlymphödem (Abb. 30.13). Die Entstauungsrichtung ist vom eigentlichen Genitalbereich in Richtung Symphyse/Mons pubis und von hier über den gesamten Unterbauch Richtung Achselhöhlen vorzunehmen.

Nach unserer Erfahrung ist es sinnvoller, sich grifftechnisch auf die »gut zugänglichen« Regionen zu beschränken, d. h. vor allem bei männlichen Patienten auf die ventrolateralen 3/4 des Skrotums. Der Bereich des Dammes ist grifftechnisch kaum zu erreichen und sollte – wenn möglich – durch Kompression entstaut werden. Gleiches gilt für weibliche Patienten.

> **Hinweis**
>
> In manchen Fällen ist es sinnvoll, den Patienten zur **Selbstbehandlung** anzuleiten.

30.6.2 Kompressionstherapie

Eine Kompressionsbehandlung sollte immer dann erfolgen, wenn es der Hautzustand zulässt.

Bei **männlichen Patienten** hat sich die Verwendung eines maßgefertigten Suspensoriums bewährt, das durch eine Penisbandage mit Mullbinden ergänzt werden kann (◘ Abb. 30.16). Beides kann der Patient auch selbst handhaben, was sicherlich zur psychischen Entlastung beiträgt. Es kann durchaus sinnvoll sein, das Suspensorium etwas größer als nötig anfertigen zu lassen. Dadurch ergibt sich die Möglichkeit, eine Einlage aus dünnem (ca. 3,5 mm) Schaumstoff zu platzieren. So kann versucht werden, durch das manchmal enorme Eigengewicht eines Lymphödem-Skrotums eine zusätzliche milde Kompression an verhärteten Regionen zu erzielen.

Bei **weiblichen Patienten** berichtet Süssle (1998) vom Einsatz zugeschnittener Schaumstoffteile für den gesamten ödematösen Bereich, die mit einer Kompressionshose kombiniert werden. Die Form der Schaumstoff-Pelote ähnelt dabei der eines Tischtennisschlägers, wobei das größere Teil über der Mons pubis liegt und der »Handgriff« im Schritt. Sogar für ödematöse Labien können angepasste kleine Schaumstoffteile verwendet werden. Für die nötige Hygiene empfiehlt sich die Verwendung von auswechselbaren Schlauchverbandhüllen und/oder von Slipeinlagen.

30.6.3 Bewegungstherapie

Bewegungstherapeutisch ist bei sekundären Lymphödemen des äußeren Genitale besonders zu berücksichtigen, dass die betroffenen Patienten nicht selten inkontinent sind. Neben allen sonstigen Ansätzen, die für die sekundären Lymphödeme speziell der Beine gelten, ist hier vor allem die **Beckenbodengymnastik** von großer Bedeutung.

30.7 Behandlungskonzepte bei sekundären Armlymphödemen nach einseitiger und beidseitiger Ablatio mammae

G. Bringezu, O. Schreiner, P. Streibl

Die Konzepte für sekundäre Lymphödeme der **oberen Extremitäten** sind aus verschiedenen Gründen etwas differenzierter zu betrachten als die für Lymphödeme der unteren Extremitäten. Dies erklärt sich aus der Tatsache, dass sich eine Lymphabflussstörung nach ärztlicher Therapie des Mammakarzinoms (als weitaus häufigste Ursache für sekundäre Lymphödeme) im Regelfall auf **eine Seite** beschränkt; an den unteren Extremitäten dagegen sind meist beide Seiten betroffen. Dies führt – therapieerleichternd – zur Möglichkeit, die Umleitung des Armlymphödemes auf die kontralaterale Achselhöhle zu beschränken, wenn Narbenverlauf und Hautzustand an der ventralen Thoraxseite dies zulassen.

Für ein solches Vorgehen spricht außerdem, dass die Griffeausführung am betroffenen Arm selbst lediglich

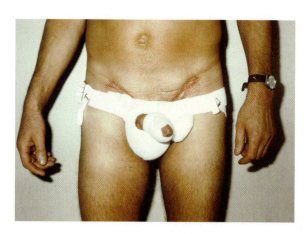

◘ Abb. 30.16. Kompressionsbehandlung eines Penis-Skrotum-Lymphödemes durch Kombination von Maß-Suspensorium und Mullbinden

30.7 Behandlungskonzepte bei sekundären Armlymphödemen

dann in befriedigender Weise möglich ist, wenn **die Patientin auf dem Rücken liegt** – was nicht nur für die Patientin selbst, sondern auch für den Therapeuten eine Erleichterung darstellt. Jegliche Änderung dieses »General- bzw. Königsweges« führt dazu, dass ein größerer Aufwand hinsichtlich der vorzubereitenden Ersatzabflussgebiete zu betreiben ist. Zudem muss die Behandlung teilweise in sitzender Position der Patientin oder gar in »halber Seitenlage« durchgeführt werden, was meist mit einem größeren Zeitaufwand verbunden ist und auch nicht selten zu einem reduzierten Entstauungsergebnis führt. Trotzdem ist eine solche Positionsänderung aufgrund der sehr unterschiedlichen Befunde immer wieder notwendig (s. dazu die folgenden Patientenbilder).

Um die Unterschiede in der Behandlungssystematik am Körperstamm und die daraus resultierende Frage nach dem Zeitpunkt der eigentlichen Entstauung des sekundären Armlymphödemes zu zeigen, werden im Folgenden verschiedene einseitige und beidseitige Situationen gegenübergestellt. Die Griffesystematik am betroffenen Arm ist in allen Fällen identisch und wird in **Tab. 30.5** dargestellt.

Wir beschränken uns auf das Mammakarzinom der Frau als Armlymphödemursache, da andere Ursachen wie Melanome an der Thoraxwand oder der oberen Extremität mit Lymphknotenentfernung aus der Axilla im Vergleich dazu eher selten sind und letztlich nicht anders entstaut werden. **Gleiches gilt für das Mammakarzinom beim Mann.**

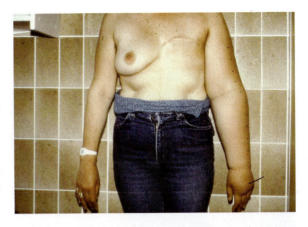

Abb. 30.17. Ablatio mammae links mit ausgeprägtem Armlymphödem Stadium II. Die OP-Narbe ist komplikationslos

30.7.1 Manuelle Lymphdrainage

Behandlungs- und Griffesystematik nach einseitiger Ablatio mammae bei komplikationslosem Haut- und Narbenzustand (Abb. 30.17, 30.18)

Halsregion
Die Behandlung beginnt in der Halsregion und sollte komplett in der Grundgriffereihenfolge ausgeführt werden, da sich die Lymphödemregionen in unmittelbarer Nähe befinden. Ist auch die Schulter- und Schlüsselbeinregion mitbetroffen (**Abb. 28.10**), kann durch spezielle Griffe zur anderen Seite über das oberflächlichste klappenlose/klappenarme Lymphgefäßnetz zur Entlastung beigetragen werden. Man spricht deshalb von sog. **Entlastungsgriffen** (**Abb. 30.19a,b**).

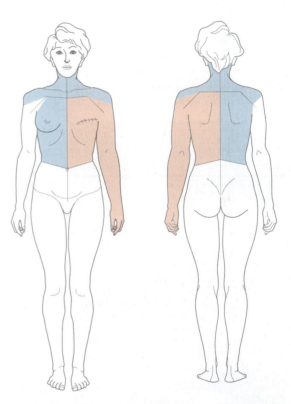

Abb. 30.18. Schema des Behandlungsumfanges bei einem einseitigen sekundären Armlymphödem im Stadium II nach Ablatio mammae. Die blau markierten Körperregionen stellen die sog. Ersatzabflussgebiete dar, die roten Körperabschnitte die Schwerpunkt- und eigentliche Ödemregion

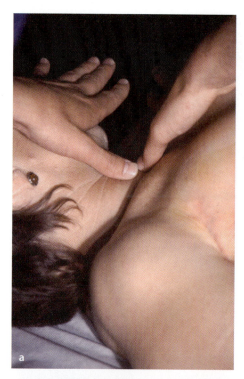

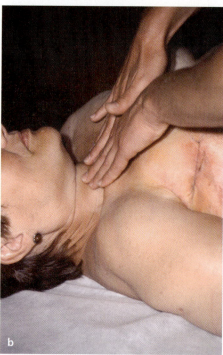

Abb. 30.19a,b. Entlastungsgriff **a** durch vorsichtige Daumenkreise, **b** mit Stehenden Kreisen und beiden Händen

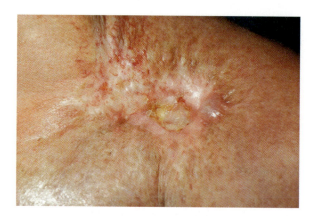

Abb. 30.20. Strahlenulkus in der Fossa supraclavicularis

In Ausnahmefällen können in dieser Behandlungsregion Spätschäden der Strahlentherapie vorliegen (Abb. 30.20). Sollte der Zustand der Haut selbst die geringfügige mechanische Belastung durch die Griffe der Manuellen Lymphdrainage nicht zulassen, dürfen selbstverständlich lediglich die Griffe auf der intakten Hautregion ausgeführt werden.

Brustregion der nichtbetroffenen Seite

Die Brustregion der sog. »gesunden« Seite fungiert als **Ersatzabflussgebiet** für die insuffiziente Axilla auf der Seite der Ablatio mammae. Neben der Grundgriffreihenfolge erfolgen Ergänzungsgriffe für das tiefe System wie **ICR-Spreizgriffe** und **Brustkorbrandgriffe**. Anschließend werden **Anastomosengriffe** auf der median-sagittalen Wasserscheide ausgeführt, wobei der Schwerpunkt auf den interaxillären Anastomosen liegt (Abb. 30.21).

Diese Vorgehensweise basiert auf der Überlegung, dass hier zunächst die Lymphangiomotorik des oberflächlichen Lymphgefäßsystems angeregt werden muss, um ein problemloses Überleiten von der betroffenen Thoraxregion und danach auch vom Lymphödem-Arm zu ermöglichen.

Brustregion der betroffenen Seite

Die Brustregion der betroffenen Seite stellt nicht nur das OP-Gebiet dar, sondern teilweise auch bereits das Lymphödemgebiet. Die Arbeitsrichtung verändert sich hier so, dass alle Griffe – also Stehende Kreise und Drehgriffe – zur gesunden Seite hin abgeändert werden müssen. Eine völlig komplikationsfreie, also sehr gut verschiebliche und reizfreie Operationsnarbe kann praktisch ignoriert werden (Abb. 30.22).

30.7 Behandlungskonzepte bei sekundären Armlymphödemen

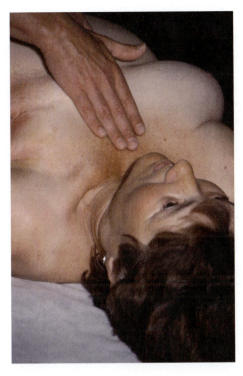

Abb. 30.21. »Anastomosengriff« in Form Stehender Kreise auf der median-sagittalen Wasserscheide zum Training der interaxillären Anastomosen

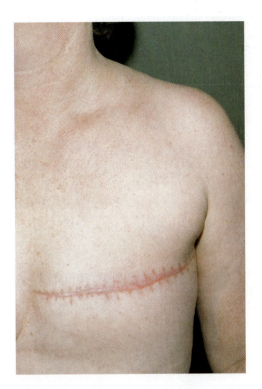

Abb. 30.23. OP-Narbe mit nicht abgeschlossener Heilungsphase und erkennbaren Tendenzen zur Narbenkeloidbildung

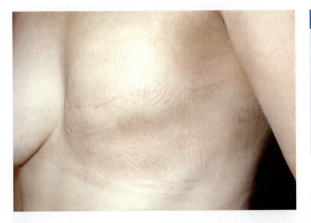

Abb. 30.22. Gemäß Sicht- und Tastbefund komplikationsfreie Narbe

> **Hinweis**
>
> Bei frischen OP-Narben muss abgeklärt werden, ob sie mitbehandelt werden dürfen, um eine spätere gute Verschieblichkeit und damit Beschwerdefreiheit zu erreichen (**Abb. 30.23**). Wenn ein Brustwiederaufbau geplant ist, ist ebenfalls zu klären, welche griffetechnischen Interventionen während dieser Phase gewünscht bzw. erlaubt sind.

Zur Behandlung der Thoraxwandschwellung an der Flanke ist bei ungenügender Abduktionsfähigkeit des Armes so zu verfahren, dass mittels Stehender Kreise alleine oder auch als Kombinationsgriff von der Axilla nach kaudal gearbeitet wird (**Abb. 30.24**), bevor mittels weiterführender Stehender Kreise oder/und Drehgriffen zur gegenüberliegenden Thoraxseite weiterverschoben werden kann.

Ergänzend werden auch hier **ICR-Spreizgriffe** sowie **Brustkorbrand-/Oberbauchatemgriffe** für das tiefe System ausgeführt.

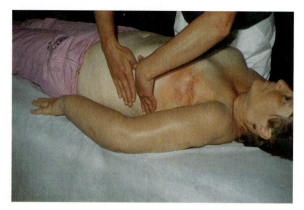

Abb. 30.24. Kombinationsgriff an der Flanke mit abgeänderter Arbeitsrichtung nach kaudal

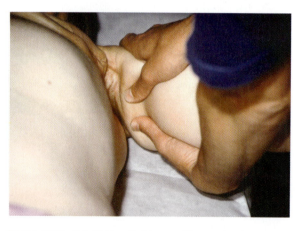

Abb. 30.25. Kleinflächiger Umleitungsgriff vom Sulcus bicipitalis medialis ausgehend parallel ausgeführt zur lateralen Oberarmregion

prallen, harten Armlymphödem müssen zunächst die Griffe des linken Teils eingesetzt werden, bevor allmählich zum rechten Teil übergegangen werden kann.

Nacken- und Rückenregion

Die Behandlung der Nacken- und Rückenregion **der gesunden und der betroffenen Seite** dient in diesem Fall zur Ergänzung des ventralen »Königsweges«. Griffetechnisch wird nach den gleichen Prinzipien behandelt wie bei den entsprechenden ventralen Rumpfabschnitten. Lediglich bei der Nackenbehandlung kann es vorkommen, dass hier **Entlastungsgriffe** von einer Terminusregion zur gegenüberliegenden Region notwendig werden, besonders wenn der ventrale Weg nicht möglich ist (Inakzeptanz z. B. wegen Beklemmungsgefühl).

> **Hinweis**
>
> Zum Abschluss der Behandlung der einzelnen Entstauungsabschnitte empfiehlt sich jeweils das »Nacharbeiten« in Richtung der axillären Lymphknoten der »gesunden« Seite.

Behandlungs- und Griffesystematik nach einseitiger Ablatio mammae mit verschiedenen Narbenproblemen und/oder ausgeprägten Spätschäden nach Strahlentherapie am ventralen Thorax (Abb. 30.26–30.29)

In all den Fällen, in denen die kontralaterale Thoraxseite/Axilla als alleiniges Ersatzabflussgebiet nicht ausreichend

Armregion

Die Behandlung des Armes gliedert sich in mehrere Entstauungsteilgebiete, wobei zunächst die Deltaregion und die laterale Oberarmseite zu entstauen sind. Erst danach kann die Oberarminnenseite einbezogen werden, wobei die Sulcus(-bicipitalis)-medialis-Region Ausgangspunkt für Umleitungsgriffe ist (Abb. 30.25). Erst wenn der Oberarm insgesamt gut entstaut ist und auch von einem ausreichenden Training der oberflächlichen Brusthautgefäße und der interaxillären Anastomosen ausgegangen werden kann, erfolgt die weitere Entstauung distalerer Armabschnitte.

Die einzelnen Griffe sind in Tab. 30.5 aufgeführt. Handelt es sich um ein eher weiches Armlymphödem, genügen die Griffe des rechten Tabellenteils; bei einem

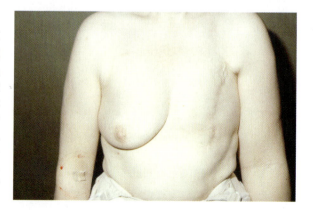

Abb. 30.26. Die vertikal verlaufende und nichtverschiebliche Narbe stellt eine grifftechnische Barriere für die Flüssigkeitsverschiebung zur kontralateralen Axilla dar

30.7 Behandlungskonzepte bei sekundären Armlymphödemen

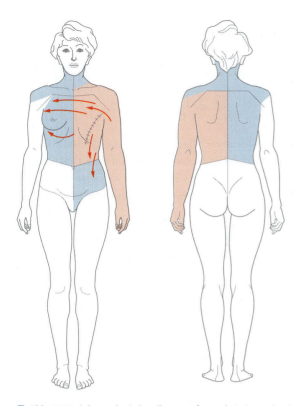

Abb. 30.27. Schema des Behandlungsumfanges bei einem einseitigen sekundären Armlymphödem im Stadium II. Die blau markierten Körperregionen stellen die sog. Ersatzabflussgebiete dar, die roten Körperabschnitte die Schwerpunkt- und eigentliche Ödemregion. Die Pfeile zeigen die verschiedenen Entstauungsrichtungen

erscheint, da komplizierte, die Griffeabläufe behindernde Narbenverläufe und/oder Strahlenspätschäden vorhanden sind, muss die **Leistenregion auf der Ödemseite** als weiteres **Ersatzabflussgebiet** in Betracht gezogen werden (◘ Abb. 30.26, 30.27). Ob in solchen Fällen die Behandlung des Ödemarmes selbst direkt nach der ventralen Körperseite erfolgen kann oder ob der Entstauungsweg hauptsächlich oder gar ausschließlich über die dorsale Körperseite erfolgen muss, ist wiederum vom Hautzustand der ventralen Thoraxseite abhängig (◘ Abb. 30.28, 30.29). Aus den Gründen, die einleitend in ▶ Kap. 30.7 genannt werden, ist es natürlich günstiger, wenn hauptsächlich über ventral zur kontralateralen Axilla entstaut werden kann. Wird über die dorsale Körperseite entstaut, sind die Erfolgsaussichten geringer.

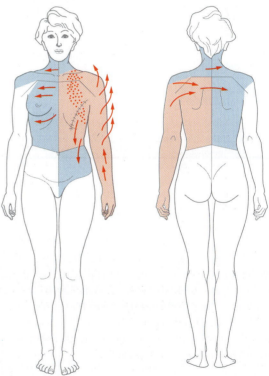

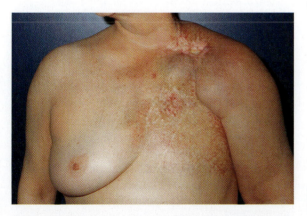

Abb. 30.28. Zustand nach Ablatio mammae links mit ausgeprägten Spätschäden der Strahlentherapie. Deutlich sichtbar ist die Stauung im Bereich des vorderen Achselwulstes als Hinweis auf eine unüberwindliche Barriere auch für griffetechnische Versuche, zur kontralateralen Axilla über den ventralen Weg abzuleiten

Abb. 30.29. Schema des Behandlungsumfanges bei einem einseitigen sekundären Armlymphödem im Stadium II. Die blau markierten Körperregionen stellen die sog. Ersatzabflussgebiete dar, die roten Körperabschnitte die Schwerpunkt- und eigentliche Ödemregion. Die Pfeile zeigen die verschiedenen Entstauungsrichtungen und die Umleitung über dorsal

Halsregion und nichtbetroffene Brustseite

Die Behandlung der Halsregion und der »gesunden« Brustseite ist identisch mit der bei komplikationslosem Haut- und Narbenzustand.

Brustregion der betroffenen Seite

Inwieweit die betroffene Brustseite behandelbar ist, wird vom Haut- und Narbenzustand bestimmt. Die Spannweite reicht von geringfügigen Einschränkungen durch hypertrophe Narben bzw. Narbenkeloide über eine vorübergehende Nichtbehandelbarkeit während bestimmter Phasen des Brustwiederaufbaus oder während der Bestrahlungen bis zur völligen Unbehandelbarkeit der Region aufgrund ausgeprägter Strahlenschäden. Im Falle hypertropher Narben bei ansonsten unauffälligem Hautbefund ist an eine Narbenbehandlung zu denken (▶ Kap. 16.5), die nach vorheriger ärztlicher Rücksprache auch mit einer entsprechenden Narbenpflege durch geeignete Salben verbunden werden kann.

Bauchregion

> **Hinweis**
>
> Ist die Mitbehandlung der Bauchregion erforderlich, erfolgt sie lediglich **einseitig** auf der Ödemseite und **vor der Behandlung** der betroffenen Brustseite.

Eine solche Vorgehensweise basiert auf der Überlegung, die ilioinguinale Lymphknotenkette als zusätzliches **Ersatzabflussgebiet** für Schwellungen der Thoraxwand zu nutzen. Dazu ist eine Aktivierung der Motorik der oberflächlichen Bauchhautlymphgefäße und auch der tiefen, retroperitonealen Wege nötig. Erreicht wird dies durch die Grundgriffe auf dieser Seite, durch die bereits vorausgegangenen **Brustkorbrand-/Oberbauchatemgriffe** während der Brustbehandlung der nichtbetroffenen Seite und zusätzlich durch einige Griffe der **Bauchtiefendrainage**, die hinzugezogen werden können.

Armregion

Ist die Entstauung des Armes über die ventrale Thoraxseite gewährleistet, schließt sich nun die Behandlung der Armregion an (Abb. 30.26, 30.27).

> **Hinweis**
>
> Muss über die dorsale Thoraxseite entstaut werden, müssen vor dem Arm zunächst noch der Nacken und beide Rückenhälften behandelt werden (Abb. 30.28, 30.29).

Dies erfordert vor allem während der Griffeabläufe der Delta- und lateralen Oberarmregion eine **Lagerung der Patientin in halber Seitlage**, so dass zwischen den einzelnen Griffesequenzen zur »gesunden« Rückenregion abgeleitet werden kann.

Die Behandlung des Armes selbst erfolgt jedoch nach den gleichen Kriterien wie bei komplikationslosem Haut- und Narbenzustand (s. S. 156). Der Aufbau geht aus Tab. 30.5 hervor.

Nacken- und Rückenregion

Die Behandlung des Nackens und der »gesunden« Rückenseite entspricht prinzipiell der bei komplikationslosem Haut- und Narbenzustand (s. S. 156). Sollte es jedoch nicht möglich sein, die Patientin aus Bauchlage zu behandeln, werden die **Griffe im Sitzen** ausgeführt.

Die **betroffene Rückenseite** sollte bevorzugt aus Seitlage behandelt werden.

> **Hinweis**
>
> Zum Abschluss empfiehlt sich jeweils das »Nacharbeiten« in Richtung der axillären Lymphknoten der »gesunden« Seite und evtl. auch zur ipsilateralen Leistenregion.

Behandlungs- und Griffesystematik nach beidseitiger Ablatio mammae

Zunächst ist festzustellen, dass mit einer beidseitigen Ablatio mammae nicht unbedingt eine beidseitige sekundäre Armlymphödemproblematik verbunden sein muss. Ein sekundäres Armlymphödem entsteht dabei nach den Kriterien, die in ▶ Kap. 30.2 erläutert werden.

Wenn überhaupt ein Armlymphödem entsteht, ist der Befund häufig »nur« einseitig. Es ist jedoch schwierig, eine geringfügige Ödematisierung der anderen Seite mit den Mitteln des Sicht- und Tastbefundes objektiv auszuschließen, da latente Lymphabflussstörungen lange Zeit symptomlos bleiben können und außerdem eine »gesunde« Bezugsseite fehlt. Daher gilt:

30.7 Behandlungskonzepte bei sekundären Armlymphödemen

> **! Vorsicht**
> Wenn die Mastektomie mit einer beidseitigen Lymphknotenentnahme verbunden war, ist immer von einer lymphostatischen Insuffizienz **beider Achselhöhlenregionen** auszugehen.

> **Hinweis**
> Eine regelmäßige Messkontrolle beider Arme ist äußerst wichtig (s. dazu ▶ Kap. 48, »Befunderhebung und Dokumentation« und ⊙ CD-ROM). So können auch geringste Schwellungstendenzen/-veränderungen frühzeitig erfasst werden, und man kann entsprechend darauf reagieren.

Lediglich wenn nach einer diagnostizierten Tumorerkrankung einer Brustdrüse die andere Seite **aus rein prophylaktischen Gründen** ebenfalls entfernt wurde, hat in aller Regel dann dort auch keine Lymphknotenentnahme stattgefunden. Eine solche Situation ist jedoch die Ausnahme!

Da also beide axillären Lymphknotenregionen als Entstauungsgebiete entfallen müssen, bleibt als **Ersatzabflussgebiet** lediglich die Leistenregion. Dies bedeutet, dass bei einer beidseitigen Ablatio mammae **immer** die Bauchregion mitbehandelt werden muss, obwohl unbestritten ist, dass dies ein sehr langer und teilweise auch schwieriger Weg ist.

> **! Vorsicht**
> Es muss davor gewarnt werden, aus Zeitmangel und Vereinfachungsgründen auf die **ausführliche Körperstammvorbehandlung** zu verzichten und stattdessen lediglich in Richtung Schlüsselbeingrube zu entstauen. Dies ist eine sichere Sackgasse!

Eine weitere Besonderheit der beidseitigen Ablatio mammae ist im vielschichtigen Befund der ventralen Thoraxseite zu finden. Hier reichen die Möglichkeiten von einem insgesamt völlig unauffälligen Narben- und Hautzustand (⊡ **Abb. 30.30**) über einen Befund, der auf beiden Thoraxseiten sehr unterschiedlich ausfallen kann (⊡ **Abb. 30.32a**), bis zur völligen Unbehandelbarkeit der gesamten ventralen Seite (⊡ **Abb. 28.15c**).

Für die Behandlungssystematik bedeutet dies: Auch hier ist – wann immer möglich – der Entstauungsweg über die **ventrale Thoraxseite** zu bevorzugen, woran sich dann die Entstauung des Arms bzw. der Arme anschließt. Die Rückseite, d. h. die Nacken- und Rückenregion, dient dann lediglich der Ergänzung (⊡ **Abb. 30.30, 30.31**).

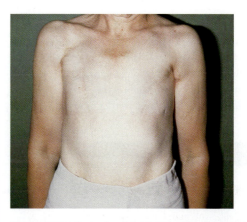

⊡ **Abb. 30.30.** Zustand nach beidseitiger Mastektomie mit geringgradigem sekundärem Armlymphödem links. Die OP-Narben sind komplikationslos und verlaufen zudem noch »entstauungsgünstig«, d. h. vertikal

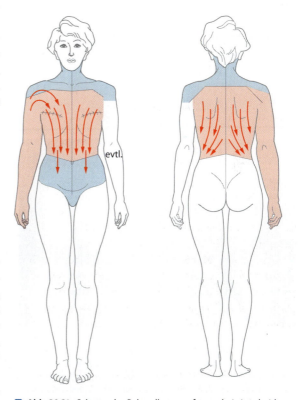

⊡ **Abb. 30.31.** Schema des Behandlungsumfanges bei einer beidseitigen Mastektomie ohne grifftechnischen Einschränkungen durch den Narben-/Hautzustand. Die blau markierten Körperregionen stellen die sog. Ersatzabflussgebiete dar, die roten Körperabschnitte die Schwerpunkt- und eigentliche Ödemregion. Die Pfeile zeigen die Entstauungsrichtung

Ist eine Entstauung über die ventrale Thoraxseite nicht möglich, muss nach mehr oder weniger ausführlicher ventraler Vorbehandlung zunächst die Nacken- und Rückenregion vorbereitet werden. Erst dann kann mit der eigentlichen Entstauung des betroffenen Armes bzw. auch beider betroffenen Arme begonnen werden (**Abb. 30.32a,b, 30.33**).

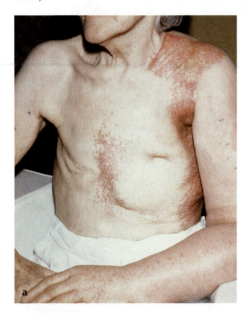

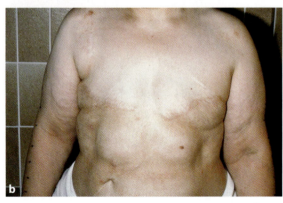

Abb. 30.32. a Zustand nach beidseitiger Mastektomie und einem ausgeprägten Armlymphödem links und ausgeprägten Strahlenschäden. Zwischen beiden Brustdrüsenoperationen liegt ein Zeitraum von fast 10 Jahren. Da das neuerliche Tumorvorkommen rechts in einem frühen Stadium erkannt wurde, konnte schonender operiert werden als 10 Jahre davor links; ebenfalls konnte rechts auf eine Strahlentherapie verzichtet werden. **b** Zustand nach beidseitiger Mastektomie mit beidseitigem sekundärem Armlymphödem. Der Narbenzustand und -verlauf ist für eine bevorzugt ventrale Entstauungsrichtung ungeeignet

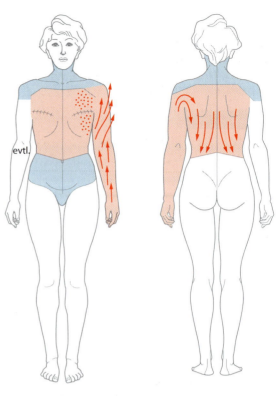

Abb. 30.33. Schema des Behandlungsumfanges bei einer beidseitigen Mastektomie mit ausgeprägten OP-Narben und Strahlenschäden. Die blau markierten Körperregionen stellen die sog. Ersatzabflussgebiete dar, die roten Körperabschnitte die Schwerpunkt- und eigentliche Ödemregion. Die Pfeile zeigen die verschiedenen Entstauungsrichtungen

Halsregion

Die Behandlung der Halsregion ist identisch mit der bei einseitiger Ablatio mammae (s. S. 153).

Bauchregion

Die Bauchregion dient insgesamt als **Ersatzabflussgebiet** und wird komplett behandelt. Mit anderen Worten: Die Grundgriffe für das oberflächliche Lymphgefäßsystem und die **Bauchtiefendrainage** als Ergänzungsgriffe für die tiefen Lymphkollektoren und Lymphknoten sind notwendig. Die **Kolonbehandlung** ist lediglich bei vorliegender Obstipation ergänzend nötig.

Brustregion

Die Griffeabläufe der Brustregion beginnen zunächst mit ausführlicher Behandlung der axilloinguinalen Anastomosen auf der transversalen Wasserscheide. Die Grundgriffe müssen so abgeändert werden, dass die Arbeits-

30.7 Behandlungskonzepte bei sekundären Armlymphödemen

richtung jeweils nach kaudal zum Ersatzabflussgebiet führt (als Beispiel ◘ Abb. 30.24, S. 156). Dazu eignen sich neben Kombinationsgriffen und Stehenden Kreisen an der Flanke vor allem Drehgriffe auf der ventralen Thoraxseite – vorausgesetzt, Narbenverlauf, Narbenzustand und Hautzustand insgesamt lassen diese großflächigen Griffe zu. Für die tiefen intrathorakalen Lymphgefäße erfolgen **ICR-Spreizgriffe** und **Brustkorbrand-/Oberbauchatemgriffe** überall dort, wo es der Haut- und Narbenzustand zulässt.

Armregion

Ist die Entstauung des Armes (bzw. der Arme) über die ventrale Thoraxseite gewährleistet, schließt sich die Behandlung der Armregion an (◘ Abb. 30.30, 30.31).

> **Hinweis**
>
> Muss über die **dorsale Thoraxseite** entstaut werden, sind vor dem Arm zunächst noch der Nacken und beide Rückenhälften zu behandeln (◘ Abb. 30.32a,b, 30.33).

Dies erfordert dann vor allem während der Griffeabläufe zur Behandlung der Delta- und lateralen Oberarmregion eine **Lagerung der Patientin in halber Seitlage**, so dass zwischen den einzelnen Griffesequenzen nach dorsal/kaudal abgeleitet werden kann. Die Behandlung des Armes selbst erfolgt jedoch unter gleichen Kriterien, wie im Zusammenhang mit der einseitigen Ablatio mammae beschrieben (s. S. 156). Die einzelnen Griffe gehen aus ◘ Tab. 30.5 hervor.

Nacken- und Rückenregion

Die Behandlung des Nackens entspricht der bei einseitiger Ablatio mammae (s. S. 156). Die Behandlung der **Rückenregion beiderseits** entspricht prinzipiell der der Brustregion, wobei die Arbeitsrichtung nach kaudal zur Flanke hin zu wählen ist. Sollte es nicht möglich sein, die Patientin aus Bauchlage zu behandeln, werden alle Griffe der Nacken und Rückenregion im Sitzen ausgeführt (◘ Abb. 30.34).

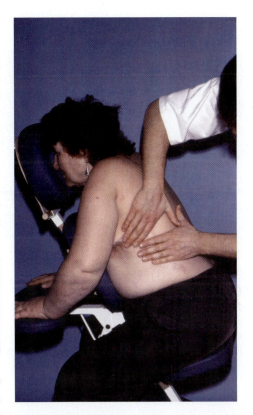

◘ Abb. 30.34. Ausführung der Griffe auf der Rückenregion im Sitzen

> **Hinweis**
>
> Vor Behandlung der Nacken- und Rückenregion und am Schluss der Behandlung empfehlen wir, aus der Rückenlage ausführlich auf den Inguinallymphknoten zu behandeln und die Bauchtiefendrainage oder aber zumindest die Brustkorbrandgriffe/Oberbauchatemgriffe auszuführen.

Tab. 30.5. Übersicht über die Griffmöglichkeiten beim sekundären Armlymphödem verschiedener Ausprägung und Ödemkonsistenz.[2]

Ödembeschaffenheit

Prall und hart	Gelartig bis zäh		Weich
Dellenbildung nur sehr schwer möglich, keine Verschieblichkeit der Haut möglich, dadurch Grundgrifftechnik der ML nicht möglich, sondern ausschließlich spezielle Lymphödemgriffe	Dellenbildung nur durch starken Druck möglich, Verschieblichkeit der Haut geringfügig möglich, dadurch Grundgrifftechnik der ML alleine nicht möglich, sondern oft nur nach vorheriger Behandlung mit Lymphödemgriffen		Dellenbildung leicht möglich, Delle füllt sich jedoch schnell wieder, nur geringe Einschränkung der Verschieblichkeit der Haut, dadurch Grundgrifftechnik der ML »modifiziert« gut möglich; spezielle Lymphödemgriffe meist nicht (mehr) nötig

Griffesystematik an der Deltaregion und der lateralen Seite des Oberarmes

- Vor allem aus Rückenlage, eingeschränkt auch aus Seitlage auszuführen
- Ringförmiger Lockerungsgriff als einhändige Variante an der Deltaregion, am Oberarm zirkulär

• Stehender Pumpgriff einhändig	• Stehender Pumpgriff einhändig	• Pumpgriff als ödembewusste Grundgriffversion	• Pumpgriff als ödembewusste Grundgriffversion
	• Stehender Drehgriff	• Stehender Drehgriff	
	• Stehende Kreise	• Stehende Kreise	• Stehende Kreise
		• Kombinationsgriff als ödembewusste Grundgriffversion	• Kombinationsgriff als ödembewusste Grundgriffversion
• Kleinflächigere Lymphödemgriffe wie Fibrosegriff und/oder Kleinflächiger Lockerungsgriff bei lokalen Problemen	• Kleinflächigere Lymphödemgriffe wie Fibrosegriff und/oder Kleinflächiger Lockerungsgriff bei lokalen »Rest-Problemen«		
• Bei Veränderung der Ödemkonsistenz im Sinne einer »Lockerung« (bessere Verschieblichkeit) zusätzliche Griffe möglich (s. weichere Ödemvarianten)		• Bei Veränderung der Ödemkonsistenz im Sinne einer weiteren »Lockerung« (noch bessere Verschieblichkeit) s. Vorgehensweise bei noch weicherer Ödemvariante mit großer Verschieblichkeit	

2 Die Dreiteilung der Tabellenkopfzeile spiegelt die unterschiedliche Ödembeschaffenheit wider. Die Vierteilung der Griffeaufzählung zeigt die Zuordnung der Griffe und verdeutlicht die Variabilität der Vorgehensweise, die sich am jeweiligen Befund orientiert. Der farbliche Übergang von dunkel nach hell spiegelt die Veränderung von einer ausgesprochen harten zur weichen Konsistenz wider

30.7 Behandlungskonzepte bei sekundären Armlymphödemen

Tab. 30.5. (Fortsetzung)

Ödembeschaffenheit			
Prall und hart	**Gelartig bis zäh**		**Weich**
Griffesystematik am Oberarm von medial nach lateral und zur Deltaregion			
• Ringförmiger Lockerungsgriff			
	• Stehende Kreise zur Umleitung nach lateral	• Stehende Kreise zur Umleitung nach lateral	• Stehende Kreise zur Umleitung nach lateral
	• Kleinflächiger Umleitungsgriff, der Konsistenz angepasst	• Kleinflächiger Umleitungsgriff	• Kleinflächiger Umleitungsgriff
• Bei Veränderung der Ödemkonsistenz im Sinne einer »Lockerung« (bessere Verschieblichkeit) zusätzliche Griffe möglich (s. weichere Ödemvarianten)		• Bei Veränderung der Ödemkonsistenz im Sinne einer weiteren »Lockerung« (noch bessere Verschieblichkeit) s. Vorgehensweise bei noch weicherer Ödemvariante mit großer Verschieblichkeit	
Griffesystematik an der Ellenbogengelenkregion			
• Stehender Pumpgriff einhändig	• Stehender Pumpgriff einhändig	• Pumpgriff als ödembewusste Grundgriffversion	• Pumpgriff als ödembewusste Grundgriffversion
	• Stehende Kreise	• Stehende Kreise	• Stehende Kreise
• Kleinflächigere Lymphödemgriffe wie v. a. Fibrosegriff an der medialen Ellenbogenregion (Prädilektionsstelle für Fibrosen)	• Kleinflächigere Lymphödemgriffe wie v. a. Fibrosegriff an der medialen Ellenbogenregion (Prädilektionsstelle für Fibrosen)	• Daumenkreise in paralleler Form über die gesamte Ellenbogenregion	• Daumenkreise in paralleler Form über die gesamte Ellenbogenregion
• Bei Veränderung der Ödemkonsistenz im Sinne einer »Lockerung« (bessere Verschieblichkeit) zusätzliche Griffe möglich (s. weichere Ödemvarianten)		• Bei Veränderung der Ödemkonsistenz im Sinne einer weiteren »Lockerung« (noch bessere Verschieblichkeit) s. Vorgehensweise bei noch weicherer Ödemvariante mit großer Verschieblichkeit	

◘ **Tab. 30.5.** (Fortsetzung)

Ödembeschaffenheit			
Prall und hart	**Gelartig bis zäh**		**Weich**
Griffesystematik am Unterarm			
• Ringförmiger Lockerungsgriff			
• Stehender Pumpgriff	• Stehender Pumpgriff	• Beidhändiger Pumpgriff in parallel-dynamischer Form ausgeführt	
• Stehender Pumpgriff	• Stehender Pumpgriff	• Kombinationsgriff als ödembewusste Grundgriffversion	• Kombinationsgriff als ödembewusste Grundgriffversion
		• Schöpfgriffe in ödembewusster Grundgriffversion	• Schöpfgriffe in ödembewusster Grundgriffversion
• Kleinflächigere Lymphödemgriffe wie Fibrosegriff und/oder Kleinflächiger Lockerungsgriff bei lokalen Problemen	• Kleinflächigere Lymphödemgriffe wie Fibrosegriff und/oder Kleinflächiger Lockerungsgriff bei lokalen »Rest-Problemen«		
• Bei Veränderung der Ödemkonsistenz im Sinne einer »Lockerung« (bessere Verschieblichkeit) zusätzliche Griffe möglich (s. weichere Ödemvarianten)		• Bei Veränderung der Ödemkonsistenz im Sinne einer weiteren »Lockerung« (noch bessere Verschieblichkeit) s. Vorgehensweise bei noch weicherer Ödemvariante mit großer Verschieblichkeit	
Griffesystematik an Hand und Finger			
• Schwerpunkt der Griffe: zunächst kleinflächige Lymphödemgriffe wie v. a. der Kleinflächige Lockerungsgriff in Verbindung mit dem Kleinflächigen Verschiebegriff	• Kleinflächige Lymphödemgriffe wie v. a. der Kleinflächige Lockerungsgriff in Verbindung mit dem Kleinflächigen Verschiebegriff	• Daumenkreise in paralleler Version sowohl um das gesamte Handgelenk als auch auf der dorsalen und volaren Seite der Hand	• Daumenkreise in paralleler Version sowohl um das gesamte Hand- dorsalen und volaren Seite der Hand
• Stehende Kreise einhändig auf der dorsalen Handseite, der harten Konsistenz angepasst	• Stehende Kreise einhändig auf der dorsalen Handseite, der Konsistenz angepasst	• Stehende Kreise einhändig auf der dorsalen Handseite ödembewusst	• Stehende Kreise einhändig auf der dorsalen Handseite ödembewusst
• Intensive Fingerbehandlung mittels Daumenkreisen, angepasste Kombinationsgriffe an den Seiten der Finger	• Intensive Fingerbehandlung mittels Daumenkreisen, angepasste Kombinationsgriffe an den Seiten der Finger	• Intensive Fingerbehandlung mittels Daumenkreisen, angepasste Kombinationsgriffe an den Seiten der Finger	• Intensive Fingerbehandlung mittels Daumenkreisen, angepasste Kombinationsgriffe an den Seiten der Finger

30.7 Behandlungskonzepte bei sekundären Armlymphödemen

◘ **Tab. 30.5.** (Fortsetzung)

Ödembeschaffenheit		
Prall und hart	**Gelartig bis zäh**	**Weich**
• Bei Veränderung der Ödemkonsistenz im Sinne einer »Lockerung« (bessere Verschieblichkeit) zusätzliche Griffe möglich (s. weichere Ödemvarianten)		• Bei Veränderung der Ödemkonsistenz im Sinne einer weiteren »Lockerung« (noch bessere Verschieblichkeit) s. Vorgehensweise bei noch weicherer Ödemvariante mit großer Verschieblichkeit

2   Die Dreiteilung der Tabellenkopfzeile spiegelt die unterschiedliche Ödembeschaffenheit wider. Die Vierteilung der Griffeaufzählung zeigt die Zuordnung der Griffe und verdeutlicht die Variabilität der Vorgehensweise, die sich am jeweiligen Befund orientiert. Der farbliche Übergang von dunkel nach hell spiegelt die Veränderung von einer ausgesprochen harten zur weichen Konsistenz wider

30.7.2 Kompressionstherapie

Die Kompressionstherapie stellt die zweite unentbehrliche Säule für die Entstauung der Armlymphödeme dar.

Während der eigentlichen **Volumenreduktionsphase** ist einzig die **Bandagierung** in Form des lymphologischen Kompressionsverbands angezeigt (s. Bd. 1, ▶ Kap. 5, speziell 5.5). Inwieweit die Bandagierung in Form des lymphologischen Kompressionsverbandes des Armes auf die Schulterregion ausgedehnt werden muss, hängt vom individuellen Befund ab. Ist die Region des Deltoideus stark ödematisiert (◘ **Abb. 28.10**, S. 95) und das Ödem ausgesprochen hart und fibrosiert, sollte dieser Bereich zumindest anfangs mitbandagiert werden. Dies erfordert allerdings eine Ausdehnung der Bandage auf den Thoraxbereich. Hier entscheidet dann der individuelle Befund (z. B. Verlauf und Zustand von OP-Narben, evtl. Phase des Brustwiederaufbaus, evtl. Hautstrahlenschäden), ob eine Ausdehnung der Bandagierung überhaupt möglich ist.

> **Hinweis**
>
> Die fixierenden Bindentouren müssen von der proximalen Oberarmregion von ventral ausgehend über die Schulter **nach dorsal** zur Thoraxgegenseite verlaufen (◘ **Abb. 30.35**). Nach ventral verlaufende Bindentouren forcieren die haltungsungünstige Innenrotation und Adduktion des Armes.

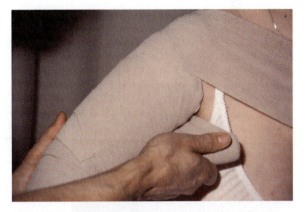

◘ **Abb. 30.35.** Bindentourenverlauf von ventral nach dorsal bei Ausdehnung der Armbandage auf die Schulter-/Thoraxregion

Die betroffenen Patientinnen bevorzugen meist sowieso die Innenrotation und Adduktion des Armes und damit eine Haltung, die korrigiert werden muss (als typisches Beispiel ◘ **Abb. 28.8**, S. 94). Die Bandagierung darf diese Fehlhaltung nicht noch unterstützen, sondern der Bindentourenverlauf muss einen zusätzlichen Anreiz zur richtigen Schultergürtelhaltung geben (s. hierzu auch ▶ Kap. 31).

Der **Bindentourenverlauf** zur Fixation am Thorax kann auf zweierlei Wegen erfolgen:
1. Über die Schulterblattregion zur gegenüberliegenden Achselhöhle und von dort über die ventrale Seite zurück, um nach einer »Festhaltetour« am pro-

ximalen Oberarm erneut diesen Weg zu nehmen (◘ Abb. 30.36).
Der Vorteil hierbei ist die vollständige Kompression des Deltabereiches selbst – er wird quasi »rundum« komprimiert. Der Nachteil ist der ventrale Verlauf, der einen komplikationslosen Hautzustand voraussetzt.
2. Über die Schulterblattregion zur gegenüberliegenden Achselhöhle und von hier wieder über den Rücken in »8er-Tour« zurück – auch als »Rucksacktour« bekannt (◘ Abb. 30.37).

Der geringe Nachteil, dass die Deltaregion nur bei Verwendung ausreichend breiter Kurzzugbinden von 10–12 cm (je nach Körpergröße und Ausmaß der Schwellung) komplett komprimiert wird, wird durch die **Vorteile** wieder aufgewogen:

— Die Ausführung ist auch dann möglich, wenn Strahlenschäden ventral vorhanden sind oder wenn sich die Patientin gerade in einer Phase des Brustwiederaufbaus befindet.
— Der Bindenverlauf verhindert auch gezielte Techniken der Atemlenkung, wie z. B. die kostosternale Atmung, nicht (▶ Kap. 32).
— Die aufrechte Körperhaltung, die gerade bei diesen Patientinnen gefördert werden muss, wird in besonderem Maße unterstützt.

Hierbei ist es sehr wichtig, den Patientinnen klarzumachen, dass dieses Kompressionsausmaß zeitlich begrenzt ist – sobald sich die Ödemkonsistenz und das Schwellungsausmaß der Deltoideusregion bessern, wird man versuchen, mit einer Bandagierung lediglich bis zur Extremitätenwurzel auszukommen.

In der **Stabilisierungsphase** sollte der Arm so weit entstaut sein, dass die Patientinnen mit einer **Maß**kompressionsbestrumpfung auskommen (s. Bd. 1, ▶ Kap. 5.2, »Kompressionsstrümpfe«).

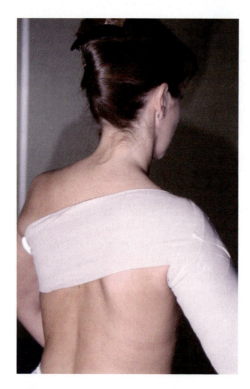

◘ **Abb. 30.36.** Thoraxfixation mit einfachem Bindentourenverlauf über dorsal zur gegenüberliegenden Seite und mit ventralem Rückweg

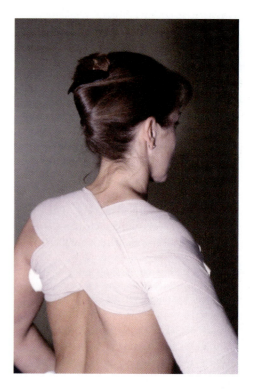

◘ **Abb. 30.37.** Thoraxfixation mit dorsalem Rückweg der Bindentouren in Form einer »Rucksacktour«

30.7.3 Apparative Expression

> **Vorsicht**
> Der Einsatz der apparativen Expression gerade bei Lymphabflussbarrieren an den Extremitätenwurzeln ist äußerst fragwürdig. Monotherapeutisch ist diese Maßnahme sogar kontraindiziert.

Denkbar ist folgende Variante: Nach einer ausgiebigen manuellen Vorbehandlung in den Körperstammgebieten und einer Entstauung einschließlich Umleitung an der Deltoideus- und Oberarmregion können die Manschetten im Ellenbogen- und Unterarmbereich eingesetzt werden. Die schwierige Entstauung der Hand bleibt ohnehin der manuellen Entstauung vorbehalten. Im Anschluss an eine solche Behandlung muss jedoch wiederum manuell »nachgearbeitet«, also erneut umgeleitet werden, und abschließend muss eine Behandlung am Körperstamm in den Ersatzabflussgebieten erfolgen.

30.7.4 Bewegungs- und Atemtherapie

Da Bewegungstherapie und Atemtherapie in der Behandlung von Patientinnen nach Ablatio mammae einen besonderen Stellenwert haben, sind sie in gesonderten Kapiteln (31 und 32) ausführlich dargestellt.

30.8 Behandlungskonzepte bei sekundären Lymphödemen des Kopfes

G. Bringezu, O. Schreiner

Prinzipiell gelten für die Behandlung von Patienten mit sekundären Lymphödemen der Kopf- und Halsregion die gleichen Richtlinien der Entstauungstherapie wie bei den Extremitätenlymphödemen. Entsprechend sollte der Therapeut folgendermaßen vorgehen:
- Entstauungsrichtung in Regionen mit Lymphabflussbarrieren wie unverschieblichen OP-Narben, Strahlennarben u. Ä. unbedingt vermeiden.
- Nach **Ersatzabflussgebieten** für insuffiziente Lymphknotenregionen suchen.
- Die Ersatzabflussgebiete vorbehandeln mit dem Ziel, das gesunde, leistungsfähige Lymphgefäßsystem mit den dazugehörigen Lymphknoten zu aktivieren, d. h. deren Transportkapazität zu steigern.
- Anschließend Ödem in Richtung der vorbereiteten Ersatzabflussgebiete verschieben; dabei anatomische Gegebenheiten, aber auch
- Veränderungen dieser Region durch die invasive ärztliche Therapie beachten.

Allerdings setzen die besonderen Gegebenheiten der Kopf-/Halsregion diesen Richtlinien besonders enge Grenzen. So ist es beispielsweise keine Frage, dass sich das Gesamtgriffespektrum der Manuellen Lymphdrainage – Grund- und Sonder-/Ergänzungsgriffe und in geringem Maße auch die speziellen Lymphödemgriffe –, in der Gesichts- und Halsregion auf die Technik des **Stehenden Kreises** in den verschiedensten Varianten reduziert.

Im Folgenden werden die wesentlichen Aspekte solcher Entstauungsbehandlungen am Beispiel einer beidseitigen sog. »Neck-dissection« nach bösartigem Tumor der Kehlkopfregion dargestellt.

Die **Behandlungszeiten und -frequenzen** entsprechen den üblichen Lymphödembehandlungszeiten.

30.8.1 Manuelle Lymphdrainage

Behandlungs- und Griffesystematik beim Kopf-/Halslymphödem nach beidseitiger Neck-dissection

Die in **Abb. 30.38** sichtbaren Stauungslokalisationen lassen sich auf eine Verlegung des Hauptentsorgungsweges für die extrakranielle Region über die zervikalen und jugularen Lymphgefäße und -knoten zurückführen (**Abb. 30.39**). Da hierfür nun eine Ersatzabflussregion gefunden werden muss, die sich sinnvoll grifftechnisch »ansteuern« lässt, gerät die Rückenregion mit den dortigen axillären Lymphknoten ins Blickfeld des Interesses. Daraus ergibt sich folgende Reihenfolge der zu behandelnden Körpergebiete (**Abb. 30.40**):
1. Rückenregion,
2. Nackenregion,
3. Gesicht.

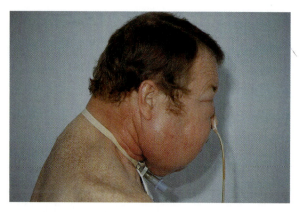

Abb. 30.38. Zustand nach beidseitiger Neck-dissection aufgrund eines Larynx-Karzinoms

Rückenregion

Die Griffe der Rückenregion dienen der Anregung der Lymphgefäßmotorik und der Vorbehandlung der axillären »Ersatz«-Lymphknotenregion. Sie müssen in jedem Fall im Sitzen ausgeführt werden (**Abb. 30.41**).

Dem Verlauf der Hautwasserscheide (Verbindungslinie auf Höhe der Schulterblattgräten) wird mittels Stehender Kreise im Sinne der **Anastomosengriffe** Rechnung getragen (**Abb. 30.42**).

Nackenregion

Die Behandlung der Nackenregion, ebenfalls im Sitzen ausgeführt, bildet den Übergang zwischen der Region mit intakten Lymphgefäßen zur Region mit insuffizientem Lymphgefäßsystem (**Abb. 30.43**). Die Zielsetzung der Griffe reicht von entstauend über transportierend bis zu »verbindend« (**Abb. 30.44a,b**) – über neuerliche **Anastomosengriffe** auf der horizontalen Wasserscheide der Schulterblattgräten zur Rückenregion.

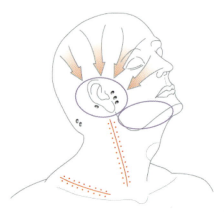

Abb. 30.39. Schematische Verdeutlichung der zwangsläufig entstehenden Schwellungsschwerpunkte durch die operative und strahlentherapeutische Intervention. Die Pfeile zeigen die Richtung der physiologischen Lymphdrainage

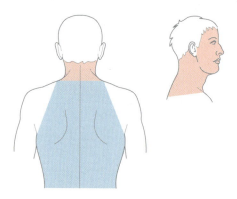

Abb. 30.40. Schema des Behandlungsumfanges bei einer beidseitigen Neck-dissection. Die blau markierten Körperregionen stellen die sog. Ersatzabflussgebiete dar, die roten Körperabschnitte die Schwerpunkt- und eigentliche Ödemregion

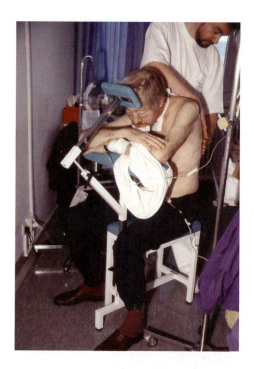

Abb. 30.41. Rückenbehandlung mit möglichst beschwerdefreier/ entspannter Lagerung des Kopfes und des Schultergürtels

30.8 Behandlungskonzepte bei sekundären Lymphödemen des Kopfes

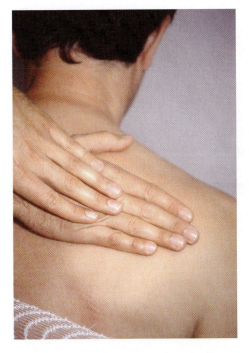

Abb. 30.42. »Anastomosengriffe« in Form Stehender Kreise auf der horizontalen Wasserscheide etwa auf Höhe der Spina scapulae

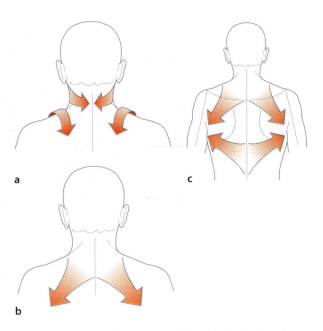

Abb. 30.43. Schema der Entstauungsrichtung in der Nackenregion

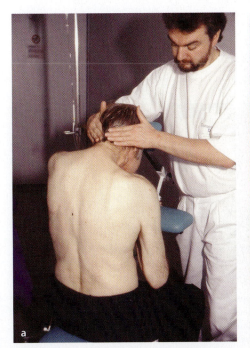

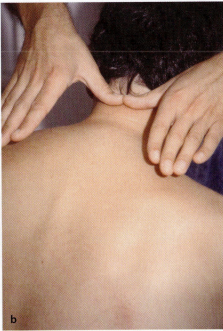

Abb. 30.44. a Stehende Kreise in der Nackenregion in Richtung Ersatzabflussgebiet Rücken. **b** Parallele Daumenkreise in der Nackenregion in Richtung Ersatzabflussgebiet Rücken

Gesicht und vordere Halsregion

Die Gesichts- und vordere Halsregion wird sowohl aus Rückenlage, gelegentlich in halbsitzender Position, teilweise auch aus Seitlage behandelt. Sie stellt das eigentliche Ödemgebiet dar – mit all den Problemen, die eine ärztliche Tumortherapie nach sich zieht und die die Grifftechnik erschweren. Um hier sinnvoll behandeln zu können, empfiehlt sich eine Einteilung dieser Region in vier **Entstauungsteilgebiete** (◘ Abb. 30.45).

Die Behandlung beginnt im **Entstauungsteilgebiet I** mit dem Ziel, die Verbindung zur Nackenregion herzustellen (◘ Abb. 30.46, 30.47). Das **Entstauungsteilgebiet II** bildet ebenfalls eine Verbindung zur Nackenregion und eröffnet den Entstauungsweg aus der Gesichtsregion, da nur über diesen Weg einigermaßen sicher an den vorhandenen Narben vorbeigearbeitet werden kann (◘ Abb. 30.48, 30.49).

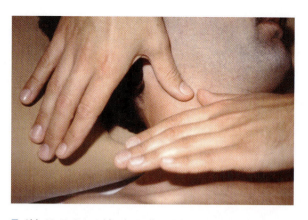

◘ **Abb. 30.47.** Beispiel für die Griffeausführung im Teilentstauungsgebiet I in Form von Daumenkreisen, die nach dorsokaudal gerichtet sind

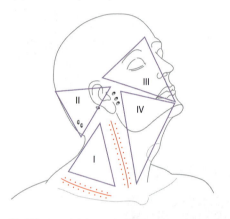

◘ **Abb. 30.45.** Schema der Teilentstauungsgebiete der Gesichts- und ventralen Halsregion

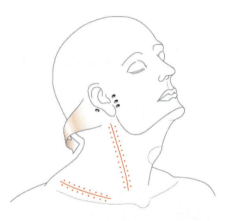

◘ **Abb. 30.48.** Schema der Entstauungsrichtung im Teilentstauungsgebiet II

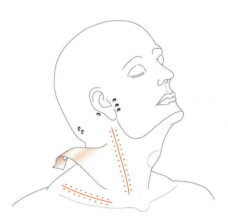

◘ **Abb. 30.46.** Schema der Entstauungsrichtung im Teilentstauungsgebiet I

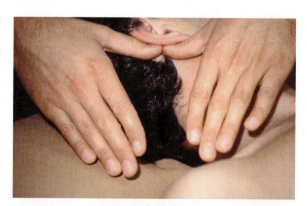

◘ **Abb. 30.49.** Beispiel für die Griffeausführung im Teilentstauungsgebiet II, ebenfalls als Daumenkreise, die von der Ohrregion nach dorsokaudal führen. Die Griffe können/müssen gelegentlich im Sitzen ausgeführt werden

30.8 Behandlungskonzepte bei sekundären Lymphödemen des Kopfes

Die vordere Gesichtsregion und damit die **Entstauungsteilgebiete III** (Abb. 30.50, 30.51a, b) und **IV** (Abb. 30.52, 30.53a, b) werden nun in Richtung Ohrumgebung behan-

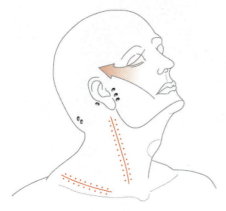

Abb. 30.50. Schema der Entstauungsrichtung im Teilentstauungsgebiet III

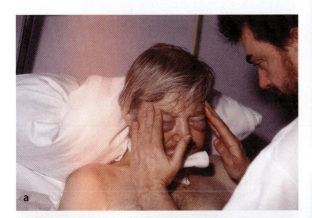

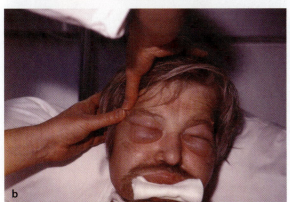

Abb. 30.51a,b. Beispiele für die Griffeausführung im Teilentstauungsgebiet III in Richtung der vorausgegangenen Teilentstauungsgebiete

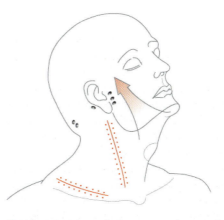

Abb. 30.52 Schema der Entstauungsrichtung im Teilentstauungsgebiet IV

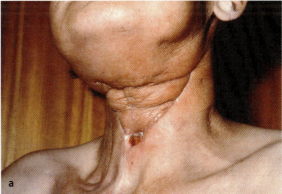

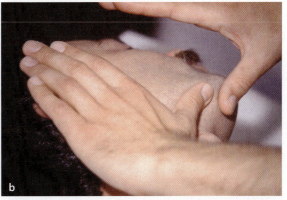

Abb. 30.53. a Durch den beidseitigen Narbenverlauf eingegrenzte Ödemregion, die sich oftmals besonders verhärtet zeigt. **b** Beispiel für die Griffeausführung in dieser Region

delt, von wo aus – wie bei den Extremitätenlymphödemen üblich – wieder zur Nackenregion, über die Nackenregion zur Rückenregion und zu den dortigen Achselhöhlen abgeleitet wird.

Für die **Mundinnendrainage** gibt es kein unbedingtes Muss; sie ist allerdings auch nicht als generell unmöglich zu bezeichnen. Die Frage nach einem Beweis für den Sinn einer solchen Maßnahme kann prinzipiell nicht konkret beantwortet werden – einen »Entstauungsweg« zu benennen ist nicht möglich. Man wird diese Technik bei den Patienten ausführen, bei denen man es (eher intuitiv) als notwendig **und möglich** betrachtet.

Neben all diesen Überlegungen sollte man gerade bei diesen vom Schicksal hart getroffenen Patienten berücksichtigen, was es für sie bedeutet, wenn es ein anderer Mensch als selbstverständlich betrachtet, die betroffene Gesichtsregion zu berühren und zu behandeln. Es ist bekannt, dass gerade bei solchen Patienten die große Gefahr besteht, dass sie der Isolation anheim fallen. Eine solche Behandlung bzw. ihre Verordnung ist also auch unter diesem Aspekt zu betrachten.

30.8.2 Kompressionstherapie

Die zweite Säule der kombinierten Entstauungstherapie bei Lymphödemen, die Kompressionstherapie, scheitert häufig an nahe liegenden Gründen (atmen, sehen, Nahrungsaufnahme, evtl. Tracheostoma etc.). Ein weiterer wichtiger Punkt ist die Frage nach der Prognose. Nicht selten ist der Behandlungsansatz palliativ, häufig befinden sich die Patienten gar im Terminalstadium der Erkrankung, so dass man von Kompressionsmaßnahmen absehen **muss**.

Prinzipiell kann eine Kompressionstherapie dieser Region, wenn sie denn im Einzelfall möglich ist, nur von zeitlich begrenzter Dauer sein (d. h. stundenweise), da kaum erwartet bzw. gar verlangt werden kann, dass sich ein solchermaßen bandagierter Patient in der Öffentlichkeit zeigt – von den sonstigen Einschränkungen ganz abgesehen (**Abb. 30.54**).

Es haben sich deshalb zwei Verfahrensweisen bewährt:
1. Bandagierung durch ein Familienmitglied bzw. einer anderen betreuenden Person nach vorherigem Anlernen durch den Therapeuten. So kann die Maßnahme immer auf die jeweiligen Alltagsbedingungen und -situationen abgestimmt werden.

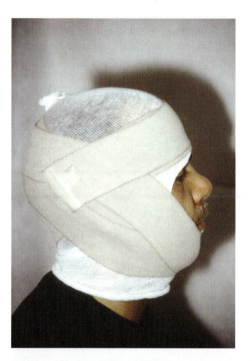

Abb. 30.54. Bandage der Kopfregion mit besonderer Bindentourenführung im Unterkieferbereich

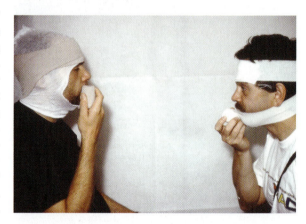

Abb. 30.55. Anleitung durch den Therapeuten zur Selbstbandage

2. Anleitung zur Selbstbandage. Voraussetzung ist hier, dass die Beweglichkeit im Schultergürtelbereich nicht durch die operativen und strahlentherapeutischen Maßnahmen eingeschränkt ist. Außerdem ist ein ausführliches Training mit dem Therapeuten nötig (**Abb. 30.55** und **30.56**).

Ob und in welchem Ausmaß neben den üblichen Materialien auch Schaumstoffeinlagen zur lokalen Druckerhöhung auf fibrosierten Bereichen eingesetzt werden können, muss auf den Einzelfall abgestimmt werden.

Der Materialaufwand bei einer solchen Bandage erstreckt sich auf ein entsprechend großes Stück Schlauchmull, in das eine Gesichtsöffnung geschnitten wird, 2–3 Kurzzugbinden von 6–8 cm Breite, evtl. ein Stück Wattebinde und einige Stücke verdichteten Schaumstoff.

> **Hinweis**
>
> Als besonders vorteilhaft hat sich erwiesen, die Bandage mit den Fibrosepolstern vor einem Logopädietermin nochmals zu tragen. Dann fallen alle Übungen der Mimik und der speziellen Atmung leichter.

narbige Bewegungsbehinderungen bestehen und inwieweit sie aufgrund der Hautsituation behandelbar sind.

Atemtherapeutisch muss bedacht werden, dass eine Laryngektomie das gesamte Atembild verändert (◘ Abb. 30.56). Welche atemverbessernden Techniken, wie z. B. Hustentechniken nötig und möglich sind, ist individuell sehr verschieden.

> **Hinweis**
>
> Die interdisziplinäre Zusammenarbeit mit der Logopädin/dem Logopäden ist hier besonders wichtig.

30.8.3 Bewegungs- und Atemtherapie

Welche Rolle bewegungs- und atemtherapeutische Aspekte spielen, ist gerade bei diesen Patienten davon abhängig, ob der Behandlungsansatz ausschließlich palliativ ist bzw. ob die Prognose solche Maßnahmen überhaupt zulässt.

Bewegungstherapeutisch steht die Haltungsschulung im Vordergrund. Welche Korrekturen möglich sind, ist jedoch von sehr vielen Faktoren abhängig – z. B. davon, ob, welche und wie viel Muskulatur entfernt wurde, ob

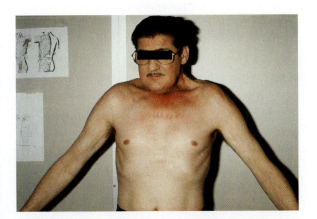

◘ **Abb. 30.56.** Typische Haltung des Kopfes und Schultergürtels eines Patienten nach Neck-dissection und ausgeprägter Radiatio. Besonders beachtenswert ist neben der Haltung des Kopfes die hervortretende Schultermuskulatur sowie die Stellung des Thorax mit sich deutlich abzeichnenden Rippen

Besondere bewegungstherapeutische Aspekte nach Ablatio mammae

B. Schreiner, O. Schreiner

31.1 Allgemeine bewegungstherapeutische Aspekte – 176
31.1.1 Ziele der Bewegungstherapie – 176
31.1.2 Gruppeneignung oder Einzeltherapie? – 176
31.1.3 Übungen mit oder ohne Bandage/Kompressionsstrumpf? – 177
31.1.4 Bewegungsbad? – 177
31.1.5 Bewegungstherapeutische Möglichkeiten – 177

31.2 Bewegungstherapie direkt postoperativ – 177

31.3 Beginnende Bewegungsverminderungen besonders des Schultergelenkes – 178

31.4 Ausgeprägte Bewegungsverminderungen des Schultergelenkes und der Arm-/Handregion – 178

31.5 Plexusschäden mit Lähmungserscheinungen – 178

Im Gegensatz zu Patienten mit Beinlymphödemen bilden Patientinnen nach Ablatio mammae eine für die Bewegungstherapie besonders beachtenswerte Gruppe (s. dazu auch die Anmerkungen in ▶ Kap. 29.2, 30.5, 30.6).

Patienten nach Ablatio mammae neigen dazu, den betroffenen Arm bzw. die gesamte betroffene Seite zu schonen und oftmals sogar unbewusst »ruhig zu stellen«. Ein solches Verhalten ist gerade deshalb beachtenswert, weil bekannt ist, dass der Schultergürtel auf Schonhaltung mit einer ausgeprägten Beweglichkeitsverminderungen reagiert von vielen anderen Folgen abgesehen.

31.1 Allgemeine bewegungstherapeutische Aspekte

Da das klinische Bild nach Ablatio mammae und damit meist verbundener Radiatio sehr vielschichtig ist, lassen sich keine allgemein gültigen Übungsfolgen auflisten. Um jedoch trotzdem Anhaltspunkte für eine Behandlung geben zu können, ist es notwendig, die Patientinnen nach Ablatio mammae in verschiedene Kategorien einzuteilen – vor allem bezüglich des Schweregrads der Bewegungseinschränkungen.

Dazu muss vor Beginn einer Behandlung selbstverständlich ein **gründlicher Befund** erstellt werden, der Antwort auf folgende Fragen geben muss:
- Wie ist die unkorrigierte, also die Alltags-Haltung der Patientin?
  Meist wird die Schulter der betroffenen Seite in vermehrter Innenrotation bei gleichzeitiger Adduktion und oft auch Protraktion »getragen«. Mit anderen Worten: Es ist eine meist unbewusst eingenommene, für diese Patientinnen typische Schon-/Schutzhaltung des betroffenen Armes erkennbar.
- Welche Auswirkungen der Operation und der evtl. Radiatio sind am Thorax feststellbar?
  - Bestehen restriktive Atembehinderungen?
  - Ist ein Brustwiederaufbau geplant? (Mit welcher Methode?)
  - Ist ein Brustwiederaufbau durchgeführt worden?
- Besteht eine eingeschränkte Schulterbeweglichkeit? (Seitenvergleich!)
  - Ist die Beweglichkeit durch Schmerzen limitiert?
  - Ist sie durch ein muskuläres Defizit bedingt?
  - Ist sie durch eine narbige Behinderung am Thorax bedingt?
  - Ist sie durch vermutete oder gar tastbare narbige Veränderungen in der Tiefe der Axilla (durch die Bestrahlung) bedingt?
  - Ist sie durch kapsuläre Beeinträchtigungen bedingt?
  - Treffen mehrere/alle dieser Komponenten zu?
- Bestehen Einschränkungen der groben Kraft des Armes/der Hand?
- Ist die Feinmotorik beeinträchtigt?
- Bestehen Sensibilitätsstörungen?

31.1.1 Ziele der Bewegungstherapie

Die Ziele der Bewegungstherapie bei Patientinnen nach Ablatio mammae sind weitgehend identisch mit den allgemein gültigen Zielen der Bewegungstherapie, wobei einigen Punkten gerade bei diesem Beschwerdebild eine besondere Bedeutung zukommt:
- Erhalt der Beweglichkeit
  - zur Kontrakturprophylaxe und
  - zur Gelenkernährung;
- Verbesserung der Beweglichkeit bei Einschränkungen;
- Erhalt der Muskelkraft und der motorischen Fähigkeiten;
- Verbesserung der Muskelkraft bei Minderungen;
- Haltungsschulung
  - zur Vermeidung bzw. Korrektur von Schonhaltungen und Ausweichbewegungen und
  - zur Schulung des Körpergefühls;
- Unterstützung sowohl des venösen als auch des lymphatischen Rückstromes durch Gelenk-, Muskel- und Hautpumpmechanismen,
  Effekt: Verbesserung der Beweglichkeit durch Schwellungsminderung!

31.1.2 Gruppeneignung oder Einzeltherapie?

Ein wichtiger Aspekt bei der Festlegung der Möglichkeiten der Bewegungstherapie ist die Frage, ob die Behandlung im Rahmen einer Gruppentherapie durchgeführt werden kann oder ob der Schweregrad bzw. die spezielle Zielsetzung eine Einzeltherapie erfordert.

Für die Therapie in einer Gruppe sprechen folgende Aspekte:

- Es liegt kein Ödem bzw. lediglich ein leichtes Lymphödem vor.
- Besteht ein ausgeprägtes Armlymphödem, dürfen keine sonstigen bewegungsmindernden Ursachen vorhanden sein.
- Leichte Bewegungseinschränkung dürfen ihre Ursache lediglich in einer Schonhaltung haben.

❗ Vorsicht
Bei stark ausgeprägten Bewegungseinschränkungen bzw. bei Einschränkungen durch narbige und/oder schmerzhafte Zustände sollte generell nicht in der Gruppe behandelt werden. Gleiches gilt für die meisten Patientinnen in einer Phase des Brustwiederaufbaus.

Prinzipiell ist es notwendig, nur solche Patienten in einer Gruppe zusammenzufassen, die eine etwa gleiche Leistungsfähigkeit und etwa gleiche Beweglichkeit haben. Ob es sinnvoll ist, Patientinnen nach dem Kriterium Lymphödem oder ödemfrei zu trennen, lässt sich nicht allgemein gültig beantworten. Es kann vorkommen, dass sich eine einzelne Patientin mit Armlymphödem in einer Bewegungsgruppe ödemfreier Patientinnen ihrer zusätzlichen Einschränkung noch bewusster wird und darunter leidet. Es kann aber auch sein, dass die gute Atmosphäre einer solchen Gruppe der Patientin dabei hilft, ihre vermeintliche Außenseiterrolle zu überwinden.

31.1.3 Übungen mit oder ohne Bandage/Kompressionsstrumpf?

Ob die Übungen unter Kompression durchgeführt werden sollten, hängt davon ab, ob ein »kompressionsbedürftiges« Armlymphödem besteht und welche Zielsetzung die Bewegungstherapie hat. Es ist zwar richtig, dass durch die Kompression die Aspekte der Muskel- und Gelenkpumpe auf das extrafasziale Lymphödem zur Wirkung kommen; andererseits schränkt eine Kompression prinzipiell den Bewegungsumfang eines Gelenkes ein. Daher ist im Einzelfall abzuwägen, welche Aspekte im Vordergrund stehen.

31.1.4 Bewegungsbad?

Prinzipiell stellen Übungen im Wasser eine gute Möglichkeit dar, da die meisten Bewegungsbäder nicht wärmer als 33/34°C sind und damit nicht über der selbst beim Armlymphödem erlaubten Temperatur liegen. Die meisten Bewegungsbäder liegen sogar deutlich unter diesem Temperaturbereich. Allerdings muss man sich im Klaren sein, dass sich das Bewegungsbad lediglich für allgemeine Aspekte des Beweglichkeitserhalts bzw. der Verbesserung der Beweglichkeit eignet, nicht jedoch für gezielte Mobilisationen.

31.1.5 Bewegungstherapeutische Möglichkeiten

Die Möglichkeiten umfassen die gesamte Palette moderner krankengymnastischer/physiotherapeutischer Techniken. Abgestimmt auf den Befund und die daraus resultierenden Zielsetzungen sind dies
- »klassische« krankengymnastische Übungen mit und ohne Geräte und Hilfsmittel (Stäbe, Bälle, Therapiebänder etc.),
- Sensibilitäts-, Feinmotorik- und Körpergefühlschulung,
- allgemeine Muskelkräftigung, Kräftigung und Koordination durch PNF, moderne medizinische Trainingstherapie,
- Kontrakturprophylaxen bzw. Kontrakturbehandlung (Manuelle Therapie) und
- passive Maßnahmen wie Lagerung einschließlich evtl. Versorgung mit Orthesen (Schienen) bis hin zu prophylaktischen Maßnahmen (Kreislauf-, Thromboseprophylaxe) direkt postoperativ oder bei Immobilisation im Terminalstadium.

31.2 Bewegungstherapie direkt postoperativ

Eine Bewegungstherapie direkt nach der Operation beinhaltet folgende Aspekte:
- Prophylaxe gegen Thrombose/Embolie in den ersten Tagen,
- richtige Lagerung,
- Atemtherapie (hoher Stellenwert) (▶ Kap. 32.2),
- Haltungsschulung, um Schonhaltung von vornherein zu vermeiden,
- Übungsprogramm zur Prophylaxe gegen zu raschen Kraft- und Bewegungsverlust und
- Tipps für den Alltag.

31.3 Beginnende Bewegungsverminderungen besonders des Schultergelenkes

Mögliche Ursachen für die Minderung des Bewegungsausmaßes sind in ◘ Tab. 31.1 genannt. Hier finden sich gleichzeitig Empfehlungen zu Gruppen- oder Einzeltherapie und zur Anwendung von Kompression bei gleichzeitigem Lymphödem.

31.4 Ausgeprägte Bewegungsverminderungen des Schultergelenkes und der Arm-/Handregion

Neben den in ◘ Tab. 31.1 genannten Ursachen können für eine zusätzliche Bewegungsverminderung der Arm-/Handregion noch weitere Gründe vorliegen, wie in ◘ Tab. 31.2 beschrieben. Auch hier erfolgen Therapieempfehlungen.

31.5 Plexusschäden mit Lähmungserscheinungen

Lähmungen des betroffenen Armes nach Ablatio mammae zählen sicherlich zu den problematischsten Komplikationen und stellen für die Behandlung die größte anzunehmende Schwierigkeit dar. Obwohl die Ursache für eine Plexopathie in den meisten Fällen ein Tumorrezidiv ist, wird auch ein radiogener Plexusschaden als palliative Entwicklung angesehen (Sauer 1998; Mumenthaler et al. 2003).

Die Basis für die möglichen physiotherapeutischen Maßnahmen bildet ein **ausführlicher Befund**, der neben den oben erwähnten Punkten auch die Aspekte berück-

◘ **Tab. 31.1.** Ursachen für Bewegungsverminderungen im Schultergelenk und Therapieempfehlungen

Ursache	Gruppen-/Einzeltherapie	Maßnahmen bei gleichzeitigem Lymphödem
Muskulärer Kraftverlust durch Schonhaltung	Gute Gruppeneignung	Alle Übungen unter Kompression möglich
Kapsuläre Einschränkung durch Schonhaltung	Bedingte Gruppeneignung (abhängig vom Ausmaß der Einschränkung)	Bei **Gruppeneignung** Übungen unter Kompression möglich, bei notwendiger **Einzeltherapie** kann eine gleichzeitige Kompression störend sein
Narbige Behinderungen oberflächlich bzw. tief durch OP	Einzeltherapie	Gleichzeitige Kompression meist störend
Schmerzhafte Bewegungseinschränkung	Unbedingt Einzeltherapie	Gleichzeitige Kompression nicht sinnvoll

◘ **Tab. 31.2.** Zusätzliche Ursachen für eine ausgeprägte Bewegungsverminderung des Schultergelenks **und** der Arm-/Handregion; Therapieempfehlungen

Ursache	Gruppen-/Einzeltherapie	Maßnahmen bei gleichzeitigem Armlymphödem
Radiogene Narben	Unbedingt Einzeltherapie	Kompression während der Übungen meist störend
Ausgeprägtes Armlymphödem als Hauptursache der Bewegungseinschränkung	Bedingte Gruppeneignung; Einzeltherapie empfehlenswert	Bei gezielter Einzeltherapie behindert Kompression das Ziel der Beweglichkeitsverbesserung!
Lähmungserscheinungen	Unbedingt Einzeltherapie	Kompression während der Übungen störend

31.5 Plexusschäden mit Lähmungserscheinungen

sichtigt, die **aus physiotherapeutisch-neurologischer Perspektive** von Bedeutung sind:
- Hautzustand wie Farbe und Temperatur als Hinweis auf die vegetative Mitbeteiligung.
- Muskulatur zur Feststellung des Lähmungsgrades:
  - Komplette periphere Lähmung ohne Reaktion?
  - Lediglich Tonusminderung?
  - Faszikulationen?
  - Welche Ausweich- bzw. Kompensationsbewegungen sind vorhanden?
- Oberflächensensibilität.
- Tiefensensibilität.
- Genauer Gelenkstatus.

Die Beurteilung des Atrophiegrades einzelner Muskeln durch seitenvergleichende Messungen ist nur möglich, wenn kein Armlymphödem vorliegt.

Bei der Behandlung ist auch darauf zu achten, dass **Folgeschäden aus der Plexopathie** vermieden bzw. so gut wie möglich korrigiert werden, vor allem:
- die Luxation des Schultergelenkes und
- skoliotische Fehlhaltungen.

Eine weitere Gefahr ergibt sich aus der schlechten Trophik infolge der Plexopathie, nämlich aus der Entwicklung zusätzlicher reflexdystrophischer Symptome einschließlich osteoporotischer Veränderungen.

Auf eine Darstellung der Behandlungsmöglichkeiten im Einzelnen wird hier verzichtet. Wir verweisen auf die physiotherapeutischen Lehrbücher zu neurologischen Therapieansätzen.

Besondere atemtherapeutische Aspekte nach Ablatio mammae

B. Schreiner, O. Schreiner

32.1 Grundsätzliche atemtherapeutische Aspekte –182
32.1.1 Allgemeine Ziele der Atemtherapie –182

32.2 Atemtherapie direkt postoperativ –183

32.3 Atemtherapie bei komplikationsloser OP-Narbe –183

32.4 Atemtherapie bei narbenbedingten Einschränkungen –184
32.4.1 Einschränkung durch die OP-Narbe –184
32.4.2 Einschränkung durch radiogene Schäden –184

32.5 Atemtherapeutische Aspekte bei der Entstauung mit Manueller Lymphdrainage –184

Ebenso wie bei Beinödempatienten ist die Atemtherapie auch bei Patientinnen nach Ablatio mammae eine wichtige Behandlungsmethode, die sich in Kombination mit den entstauenden Maßnahmen als umso wirkungsvoller erweist.

Bei Schwellungen der Beine, vor allem bei Lymphödemen, ist ungeklärt, ob durch eine forcierte kostoabdominale Atmung eine nennenswerte Rückstromverbesserung zu erreichen ist (s. Bd. 1, Kap.8.2); außerdem wird dieser Aspekt bereits im Rahmen der Manuellen Lymphdrainage und der dabei nahezu immer durchgeführten Bauchbehandlung/Bauchtiefendrainage berücksichtigt. Bei Patienten nach Ablatio mammae dagegen bildet die Atemtherapie sowohl eine wichtige rückstromfördernde Komponente als auch eine notwendige Form der Atemkorrektur aufgrund des Gesamtbildes postoperativ und nach evtl. vorausgegangener Radiatio.

32.1 Grundsätzliche atemtherapeutische Aspekte

> **Definition**
> Der Begriff »Atemtherapie« umfasst verschiedene therapeutische Verfahren, die die Atmung bzw. die Atemform auf unwillkürlichem und willkürlichem Wege verändern und Patienten zur bewussten Wahrnehmung ihrer normalerweise unbewussten Atmung anleiten.

Unter dem Begriff der **Atembewegungen** versteht man in diesem Zusammenhang alle sichtbaren Zeichen der Atmung wie das Heben und Senken des Brustkorbes, die Bauchdeckenbewegung und evtl. den Einsatz der Atemhilfsmuskulatur (s. auch Bd. 1, Kap.8).

Man unterscheidet dabei prinzipiell zwei Atembewegungen bzw. **Atemtypen:**
- kostosternale Atembewegung und
- kostoabdominale Atembewegung.

Die Atmung läuft in **drei unterscheidbaren Phasen** ab:
- **Einatmung**=Inspiration,
- **Ausatmung**=Exspiration,
- **Ruhephase**=Atemruhelage (Phase zwischen Aus- und nächster Einatmung), auch endexspiratorische Phase genannt; gekennzeichnet durch entspannte Gewebe, keine (Atem-)Muskelkontraktion.

Die **Atemformen** werden unterschieden in
- Nasenatmung und
- Mundatmung.

Die **Ruhefrequenz der Atmung** beim Gesunden liegt bei 12–14 Atemzügen/Minute.

Voraussetzungen für das sog. »freie« Atmen sind natürliche freie Luftwege und:
- die volle Beweglichkeit des Thorax einschließlich der Wirbelsäule, d. h., die kostosternale Flexibilität und die kostovertebrale Gelenkbeweglichkeit dürfen nicht eingeschränkt sein, und
- die uneingeschränkte Gebrauchsfähigkeit der Atemmuskeln und deren Trainingszustand.

> **Hinweis**
> Atmung und Körperhaltung stehen in einer Wechselbeziehung. Mit anderen Worten: Eine schlechte Körperhaltung hat eine schlechte Atmung zur Folge.

32.1.1 Allgemeine Ziele der Atemtherapie

Generell verfolgt die Atemtherapie folgende Ziele:
- Korrektur auffälliger Atemabweichungen,
- Thoraxmobilisation (Haut, Muskulatur, Rippen-Wirbel-Gelenke, kostosternale Gelenke),
- Verbesserung der Pleurablattbewegungen (bei Pleuraverklebung),
- bessere Belüftung aller Lungenabschnitte,
- bessere Lungendurchblutung (Umverteilung des Blutvolumens in der Lunge),
- Sekretlösung und Förderung des Sekrettransportes/Schulung von Abhustetechniken,
- Förderung des venösen und lymphatischen Transportes/Entstauung,
- Konditionsverbesserung (Atemmuskelkoordination und Atemmuskelkraft),
- Haltungsschulung und Haltungskorrektur,
- Entspannung.

Um diese Ziele zu erreichen, steht prinzipiell eine große Zahl verschiedener **Techniken** zur Verfügung. Dabei wird unterschieden zwischen
- Techniken zur Wahrnehmen von Atembewegungen,
- Kontaktatmung mit und ohne Druck,

- Einatemtechniken durch die Nase z. B. mittels »Schnüffel-« oder »Schnupperatmung« oder auch Nasenstenoseatmung,
- Einatemtechniken durch den Mund,
- vor allem »Gähnatmung«,
- Ausatemtechniken, z. B. phonische und aphonische Ausatemwiderstände, »Lippenbremse«, Totraumvergrößerer, Hustentechniken,
- therapeutischen Körperstellungen
  - im Sitzen (z. B. »Kutschersitz«),
  - im Liegen (z. B. Dreh- und Dehnlagerungen, spezielle Drainagelagerungen etc.),
- manuellen Techniken wie
  - Streichungen/Massagen,
  - »Atemreizgriff« d. h. Packe- oder Hängegriffe und
  - Klopfungen, Vibrationen, Schüttelungen, manuelle Thoraxkompression,
- unterstützenden Maßnahmen z. B. heiße Rolle, Inhalation, Armbäder, Güsse, Bürstungen.

Natürlich sind nicht all diese Maßnahmen bei Patienten nach Ablatio mammae geeignet, da sowohl die Narbensituation (operativ und/oder radiogen) als auch die Möglichkeit der Entstehung eines Armlymphödemes oder gar das Vorhandensein desselben berücksichtigt werden muss!

Hinweis
Vor einer Atemtherapie sollte neben dem allgemeinen Befund zusätzlich ein aussagekräftiger Atembefund erstellt werden.

Neben den allgemeinen Befundaspekten ist hier speziell auf Veränderungen der Atembewegung und Atemform zu achten, die evtl. durch den operativen Eingriff am Thorax und die Radiatio ausgelöst wurden.

32.2 Atemtherapie direkt postoperativ

Das **Atemmuster** nach Operationen sieht typischerweise folgendermaßen aus:
- flache und (meist) hochfrequente Atemzüge (>14/min),
- fehlender Hustenstoß (bewusste Vermeidung),
- nach thorakalen Eingriffen überwiegen Atembewegungen der nicht operierten Seite.

Ziele der Atemtherapie direkt postoperativ
- Prophylaxe im Hinblick auf Pneumonie,
- Korrektur auffälliger Atemabweichungen,
- Unterstützung der Entstauung bei postoperativen Schwellungen.

Geeignete Techniken in den ersten Tagen postoperativ
- Kontaktatmung ohne Druck auf der operierten Seite,
- Kontaktatmung mit Druck auf der kontralateralen Seite,
- Ein- und Ausatemverlängerung (Nasenstenose, Lippenbremse).

Geeignete Techniken nach den ersten Tagen
- Zunächst Kontaktatmung ohne Druck auf der operierten Seite und
- Kontaktatmung mit Druck auf der kontralateralen Seite,
- dann Kontaktatmung zur Atemlenkung in alle Richtungen,
- Ein- und Ausatemverlängerung (Nasenstenose, Lippenbremse),
- Lagerung (C-Lage).

❗ Vorsicht
Aufgrund der operativen Intervention in der Axilla dürfen Armbewegungen bei der Lagerung nur bis max. 90 Grad vor allem in Abduktion und Flexion erfolgen. In andere Richtungen (z. B. Adduktion) ist unbedingt auf Schmerzfreiheit zu achten!

32.3 Atemtherapie bei komplikationsloser OP-Narbe

Atemtherapeutische Ziele
- Vermeidung von haltungsbedingten Atemabweichungen,
- Entstauung bei vorhandenem Armlymphödem,
- bei erfolgter Radiatio zusätzlich Prophylaxe der möglichen Verklebungen der Pleurablätter.

Geeignete Techniken
- Kontaktatmung, je nach zeitlichem Abstand zur OP auch mit Druck auf der operierten Seite,
- Kontaktatmung in alle anderen Richtungen,

- weiche Hauttechniken in Verbindung mit der Narbenbehandlung/-pflege auch als Hausaufgabe,
- Lagerung; bei zunehmender Armbeweglichkeit Erarbeiten der jeweiligen Endstellung.

32.4 Atemtherapie bei narbenbedingten Einschränkungen

Bei narbenbedingten Einschränkungen unterscheidet man zwischen
- Einschränkungen durch die OP-Narbe und
- Einschränkungen durch radiogene Schäden.

32.4.1 Einschränkung durch die OP-Narbe

Atemtherapeutische Ziele
- Korrektur der haltungsbedingten Atemabweichungen,
- Thoraxmobilisation,
- Beweglichkeitsverbesserung des Schultergürtels,
- Entstauung bei vorhandenem Armlymphödem.

Geeignete Techniken
- Kontaktatmung in alle Richtungen,
- Lagerung; bei zunehmender Armbeweglichkeit Erarbeiten in Richtung der jeweiligen Endstellung,
- weiche Hauttechniken in Verbindung mit der Narbenbehandlung/-pflege auch als Hausaufgabe,
- Atmung und Bewegung.

32.4.2 Einschränkung durch radiogene Schäden

Atemtherapeutische Ziele
- Korrektur der haltungsbedingten Atemabweichungen,
- vorsichtige Thoraxmobilisation,
- vorsichtige Beweglichkeitsverbesserung des Schultergürtels,
- Verbesserung der Pleurablattbewegungen,
- Entstauung bei vorhandenem Armlymphödem.

Geeignete Techniken
- Kontaktatmung; je nach zeitlichem Abstand zur Radiatio und Hautzustand auch mit Druck auf der operierten Seite,
- Kontaktatmung in alle anderen Richtungen,
- Lagerung; abhängig von der Armbeweglichkeit Erarbeiten in Richtung der jeweiligen Endstellung,
- Ein- und Ausatemverlängerung,
- Atmung und Bewegung.

32.5 Atemtherapeutische Aspekte bei der Entstauung mit Manueller Lymphdrainage

Während der Behandlung mit Manueller Lymphdrainage
- Kontaktatmung Richtung hochkostosternal während/nach Halsbehandlung,
- Kontaktatmung während der Thoraxgriffe vor allem auf der operierten Seite,
- Kontaktatmung während der Umleitung von der betroffenen Rückenseite zum Ersatzabflussgebiet gesunde Rückenseite aus der Seitlage,
- ML-Behandlung aus der Seitlage in Verbindung mit Dehnung der betroffenen Seite durch Unterlagerung,
- Oberbauchatemgriffe und Bauchtiefengriffe.

Im Anschluss an die Manuelle Lymphdrainage
- Lagerungstechniken.

Palliativmedizinische Aspekte in der Komplexen Physikalischen Entstauungstherapie

H. Ewald

33.1 Was hat Physiotherapie mit Palliativmedizin zu tun? –186

33.2 Das Konzept der Palliativmedizin –186
33.2.1 Symptomkontrolle –187
33.2.2 Psychosoziale Betreuung/Umfeldorganisation –187
33.2.3 Einbindung und Mitbetreuung von Angehörigen und nahen Bezugspersonen –188
33.2.4 Sterben, Tod und Trauer –188
33.2.5 Hilfen für die Therapeuten –188

33.3 Organisationsformen der palliativmedizinischen Betreuung –189

33.4 Physiotherapie in der Palliativmedizin –189
33.4.1 Manuelle Lymphdrainage in der Palliativmedizin –190
33.4.2 Besonderheiten im Umgang mit palliativmedizinischen Patienten –191

33.5 Adressen –191

33.1 Was hat Physiotherapie mit Palliativmedizin zu tun?

Physiotherapeuten, besonders diejenigen, die im stationären Bereich arbeiten, haben oft mit schwerkranken Patienten zu tun, häufig auch mit Krebspatienten, deren Erkrankung nicht mehr heilbar ist. Sie haben dabei die Aufgabe, die Mobilität und Selbstständigkeit des Patienten so lange wie möglich zu erhalten. Viele dieser Patienten können als »palliativmedizinische Patienten« bezeichnet werden.

Das ist einerseits eine besondere Herausforderung für den Therapeuten, andererseits ist diese Arbeit mit einer großen (psychischen) Belastung verbunden. Ganz besonders gilt das für den Bereich der Manuellen Lymphdrainage im Rahmen der Komplexen Physikalischen Entstauungstherapie.

Im Gegensatz zu früher ist das **ausgeprägte** Armlymphödem bei Patientinnen mit Mamma-Ca heute in der Regel die Folge von Tumormetastasen im Bereich von Axilla und Supraklavikularregion und nicht die primäre Folge von Operation oder Bestrahlung. Leichte Ödemformen ohne raschen Progress sind dagegen eher therapiebedingt und meist auch weniger problematisch.

Im Rahmen der Manuellen Lymphdrainage kommt bei Patienten mit ausgeprägten Lymphödemen häufig ein pro Woche mehrstündiger Kontakt zum Therapeuten zustande. Dabei finden auch lange und intensive Gespräche statt. Diese Therapiezeiten sind häufig deutlich länger als die Gesprächszeiten zwischen Patient und Psychologe oder Seelsorger. Bei ambulanten Patienten ist sogar oft gar keine psychosoziale Betreuung vorhanden, und dem Physiotherapeuten wird dadurch manchmal die Rolle des Seelsorgers aufgezwungen.

Der Physiotherapeut wird daher von solchen Patienten nicht nur auf medizinisch-fachlicher Ebene besonders gefordert, sondern zusätzlich als Gesprächspartner für die aktuellen Probleme. Das kann das Fortschreiten der Krebserkrankung sein oder die Sorge um die Familie, oft ist es auch der Gedanke an Tod und Sterben. Solche schwerstkranken Krebspatienten benötigen eine palliativmedizinische Betreuung, die sich um die Linderung quälender Beschwerden, die psychische Betreuung und um die Organisation der häuslichen Versorgung kümmert.

Diese Anforderungen verlangen eine besondere Vorbereitung auf den Umgang mit solchen Patienten. Im Rahmen dieses Kapitels sollen im Folgenden einige Prinzipien der palliativmedizinischen Konzepte sowie die Konsequenzen für den Physiotherapeuten erläutert werden. Am Ende des Kapitels sind weiterführende Literatur, Kontaktadressen und Möglichkeiten der Weiterbildung auf dem Gebiet der Palliativmedizin angegeben.

33.2 Das Konzept der Palliativmedizin

> **Definition**
> Palliativmedizin ist die **aktive**, ganzheitliche **Behandlung** von Patienten mit einer progredienten, weit fortgeschrittenen Erkrankung und einer begrenzten Lebenserwartung zu der Zeit, in der die Erkrankung nicht mehr auf eine kurative Behandlung anspricht und die Beherrschung von Schmerzen, anderen Krankheitsbeschwerden, psychologischen, sozialen und spirituellen Problemen höchste Priorität besitzt (Definition der Weltgesundheitsorganisation WHO).

Es geht in der palliativmedizinischen Betreuung vor allem darum, die Lebensqualität der Patienten zu verbessern oder zumindest so weit wie möglich zu erhalten. Dazu ist ein Team von Mitarbeitern erforderlich, das sich aus Pflegern, Ärzten, Physiotherapeuten, Seelsorgern, Psychologen, Sozialarbeitern u. a. zusammensetzt. Außerdem gehört ein Umfeld dazu, das möglichst wenig Krankenhauscharakter hat, und die Möglichkeit, Angehörige mitzubetreuen.

In der Palliativmedizin wird zunächst eine bestmögliche (meist medikamentöse) Einstellung der klinischen Symptomatik angestrebt. Eine Behandlung des Tumors selbst ist dabei oft nicht sinnvoll, da durch Chemotherapie, Bestrahlung oder Operation häufig keine prinzipielle Verbesserung geschaffen werden kann. Der Patient kann dagegen infolge der Belastung durch diese Therapien an Lebensqualität verlieren, ohne dass nach Abschluss der Behandlung eine entsprechende Erholung und längerfristige Verbesserung der Situation geschaffen wird.

Neben den somatisch-medizinischen Möglichkeiten werden in der Palliativmedizin besonders die psychosozialen Bedürfnisse des Patienten berücksichtigt. Dabei ist besonders die offene und sensible Kommunikation mit dem Patienten und seinen Angehörigen wichtig. Die Themen sind nicht einfach, und es geht häufig um Tod und Sterben in den Gesprächen, um den Sinn des Lebens und um das, was nach dem Tod kommt.

> **Hinweis**
>
> Für das betreuende Team ist eine Supervision erforderlich, in der die besondere Belastung im Rahmen der Arbeit mit Schwerstkranken und Sterbenden reflektiert und bearbeitet werden kann.

33.2.1 Symptomkontrolle

Die Basis jeder palliativmedizinischen Therapie besteht darin, zunächst die klinische Symptomatik soweit als möglich zu bessern. Dazu werden prinzipiell alle Möglichkeiten der modernen Medizin eingesetzt, wobei invasive Maßnahmen nur zur Anwendung kommen, wenn der zu erwartende Nutzen der Behandlung die durch das Verfahren bedingten Beeinträchtigungen deutlich überwiegt.

Praktisch stehen im Vordergrund der Symptomatik vor allem Schmerzen, die beim überwiegenden Teil der Patienten mit **medikamentösen Maßnahmen** wesentlich zu bessern sind. Das Prinzip der Schmerztherapie ist es, bei bekannter Symptomatik die analgetische Medikation kontinuierlich und prophylaktisch einzusetzen und nicht nach jeder Medikamentengabe mit der nächsten Applikation zu warten, bis der Schmerz wieder auftritt. Es bedarf oft wiederholter Diskussionen, bis das auch die Patienten und ihre Angehörigen verstehen, die oft Angst vor »zu vielen Medikamenten« haben. Hilfreich ist es dabei zu erklären, dass durch die regelmäßige Einnahme der Analgetika die insgesamt benötigte Schmerzmedikation reduziert werden kann und dass mit einem festen Einnahmerhythmus auch beim Einsatz von stark wirksamen Opioiden keine Abhängigkeiten zu befürchten sind.

> **Hinweis**
>
> Das **Hauptziel** der Schmerztherapie besteht darin, die Lebensqualität der Patienten zu verbessern und das Leben wieder lebenswert zu machen. Dazu muss der Patient nicht völlig schmerzfrei sein.

Letzteres ist in vielen Fällen auch gar nicht der Wunsch der Patienten, und besonders bei stark belastungsabhängigen Schmerzen ist eine völlige Schmerzfreiheit oft nicht zu erreichen. Die unter Belastung nötige Medikation würde dann in Ruhe eine Überdosierung bedeuten, während die in Ruhe ausreichende Medikation unter Belastung noch starke Schmerzen empfinden ließe. Durch eine Bedarfsmedikation zusätzlich zu den regelmäßig verabreichten Analgetika kann dies bis zu einem gewissen Grad ausgeglichen werden. Viele Patienten haben aber daneben auch das Empfinden, durch einen **geringen** »Restschmerz« eine subjektive Kontrolle über den Verlauf der Erkrankung zu haben, also merken zu können, wenn sich etwas verändert, wenn etwas besser oder schlechter wird, und sie möchten diese »Kontrolle« nicht verlieren.

> **Hinweis**
>
> Für den Physiotherapeuten gilt: Bei einigen Patienten ist es nötig, dass sie rechtzeitig, d.h. ca. 30–60 Minuten vor Beginn der Behandlung, ihre analgetische Bedarfsmedikation einnehmen, um belastungsabhängige Schmerzen unter der Behandlung zu vermindern. Gibt es noch keine Bedarfsmedikation für den Patienten, so muss das bei der täglichen Teambesprechung eingebracht bzw. mit dem Hausarzt besprochen werden.

Neben den Schmerzen spielen andere Symptome wie Übelkeit, Erbrechen, Obstipation, Dyspnoe etc. eine große Rolle. Es ist die Aufgabe des behandelnden Arztes, hier die effektivsten Behandlungsmöglichkeiten für den individuellen Patienten zu finden. Besonders wichtig sind in diesem Rahmen die Rückmeldungen des Teams, da der Patient oft jedem nur einen Teil seiner Beschwerden mitteilt, und erst die Zusammenschau ergibt das für die Planung der Behandlung erforderliche Bild.

Eine gute Symptomkontrolle ist die wichtigste Voraussetzung, um auch auf den anderen Gebieten der palliativmedizinischen Betreuung arbeiten zu können.

33.2.2 Psychosoziale Betreuung/ Umfeldorganisation

In die psychosoziale Betreuung ist das gesamte palliativmedizinische Team eingebunden, wobei wesentliche Teile der Arbeit durch den Sozialdienst, die Hospizmitarbeiter und durch die Brückenschwester übernommen werden.

Eine der wichtigsten Aufgaben dieser Arbeit ist die **Organisation der häuslichen Versorgung**. Hierbei ist es erforderlich, die Besuche durch ambulante Pflegedienste, Hospizmitarbeiter und andere an der Betreuung Beteiligte zu koordinieren. Daneben müssen die notwendigen Hilfsmittel, wie z. B. ein elektrisch verstellbares Bett, Toilettenstuhl, Rollator, Unterarmgehstützen, Steckbecken u. a., besprochen und beschafft werden. Über die Brückenschwester, die im Idealfall ihre Arbeitszeit zwischen Palliativstation und externer Arbeit in der Wohnung des Patienten aufteilt, können dabei die individuellen Bedürfnisse im häuslichen Umfeld des Patienten ermittelt werden.

Auf die speziellen psychischen Bedürfnisse wird im ▶ Abschn. 33.2.4, »Sterben, Tod und Trauer« näher eingegangen.

33.2.3 Einbindung und Mitbetreuung von Angehörigen und nahen Bezugspersonen

Eine gute palliativmedizinische Versorgung ist nicht ohne Einbindung der Angehörigen oder naher Bezugspersonen möglich. Häufig besteht bei diesen Personen eine hohe Bereitschaft, sich an der Versorgung zu beteiligen, aber genauso viel Angst, etwas »nicht zu können« oder Fehler zu machen. Das Palliativteam hat hier die Aufgabe, Pflegetechniken zu vermitteln, Reaktionen z. B. auf Medikamente zu erklären und den Verlauf und mögliche Komplikationen der Erkrankung zu besprechen. Es ist besonders wichtig, dass für den Fall von zu Hause auftretenden Komplikationen eine Art Handlungsanweisung besprochen und mitgegeben wird, so dass – besonders bei schwerwiegenden Ereignissen wie massiven Blutungen oder Atemnot – keine Panik entsteht.

Die Versorgung eines schwerstkranken oder sterbenden Patienten zu Hause stellt für die Familie und die anderen beteiligten Bezugspersonen eine extreme Belastung dar. Zur Betreuung dieser Gruppe gehört deshalb genauso die psychische Betreuung durch Psychologen/Seelsorger oder Hospizmitarbeiter. Im Rahmen eines stationären Aufenthaltes des Patienten auf einer Palliativstation, bei dem die Angehörigen ggf. mit aufgenommen werden können, ist es möglich, die entsprechenden Kontakte zu vermitteln und Gespräche durchzuführen.

33.2.4 Sterben, Tod und Trauer

Patienten am Ende einer zum Tode führenden Erkrankung sind mit dem Sterben konfrontiert, das unausweichlich immer näher auf sie zukommt. Es besteht Angst vor dem Sterben, besonders vor dem »Wie«, meist mehr als vor dem Tod. Fragen nach dem, was nach dem Sterben kommt, werden immer wichtiger – aber selten direkt angesprochen. Es ist deshalb eine der Aufgaben des Teams auf einer Palliativstation, dem Patienten diese Fragen zu ermöglichen, ihm – und auch den Angehörigen – das Fragen zu erleichtern.

Manche Patienten mit christlichem Hintergrund suchen Hilfe zum Beten und trauen sich nicht, das zu sagen. Andere mit anderer Religion oder Geisteshaltung suchen Unterstützung in ihren spirituellen Gedanken. Das Team und besonders Psychologe und Seelsorger sind gefordert, offen zu sein für die verschiedenen Weltbilder und zu versuchen, jedem Patienten die für ihn nötige Hilfe anzubieten.

Sterben hat mit Abgeben zu tun – mit dem Abgeben von Dingen, die jemandem wichtig sind, von Beziehungen, von persönlichen Eigenschaften – schließlich mit dem Abgeben des Lebens. Das macht traurig – vor dem Tod sowohl den Patienten als auch seine Angehörigen und Freunde, nach dem Tod bleibt die Trauer bei den Überlebenden. Trauer ist nicht einfach auszuhalten von Außenstehenden. Sie ist chaotisch, und entsprechend wirken die Trauernden manchmal in den Augen der anderen. Nichts ist so, wie es war, alles verschwimmt, und der Boden rutscht den Trauernden unter den Füßen weg. Die Wertigkeiten der verschiedenen Dinge kehren sich um, und alles wirbelt durcheinander.

Trauer entsteht auch im Palliativteam. Beziehungen zu Patienten werden aufgebaut und zerbrechen wieder am Tod der Patienten. Täglich neu. Beziehungen zu Angehörigen werden aufgebaut, und diese gehen wieder, wenn der Patient entlassen wird oder verstirbt.

Es ist wichtig, diese Trauer zuzulassen, bei Patienten, bei den Angehörigen und im Team. Trauer dauert lange – Monate, Jahre, Jahrzehnte. Sie ist nie ganz verschwunden, sondern nimmt nur unterschiedlich viel Raum im Leben ein – manchmal kann sie nach langer Zeit wieder wachsen, z. B. ausgelöst durch besondere Ereignisse, und plötzlich für eine gewisse Zeit erneut ganz viel Platz im Leben beanspruchen.

33.2.5 Hilfen für die Therapeuten

Auch für »professionelle« Helfer ist der tägliche Umgang mit Schwerstkranken und Sterbenden eine besondere Belastung, die ohne entsprechende Unterstützung auf Dauer nicht auszuhalten ist. Neben der ganz persönlichen Belastung kommen Spannungen im Team dazu, die z. B.

durch unterschiedliche Vorstellungen über das Vorgehen in Grenzsituationen auftreten können.

Das Team benötigt deshalb einerseits die Team-Supervision, die dazu dient, Spannungen innerhalb des Teams oder nach außen abzubauen, den Umgang mit problematischen Patienten zu besprechen oder bei Bedarf auch spezielle Probleme einzelner Teammitglieder zu bearbeiten. Andererseits sollte jeder für sich persönlich eine »Insel« haben, auf der er sich entspannen kann, abschalten kann von der Belastung der täglichen Arbeit und auf der er Kraft schöpfen kann. Diese »Inseln« sind sehr individuell und können ganz verschieden aussehen. Wichtig ist vor allem, dass sie benutzt werden und in der persönlichen Zeitplanung nicht hintenanstehen.

33.3 Organisationsformen der palliativmedizinischen Betreuung

Die Versorgung von Patienten in der letzten Lebensphase lässt sich prinzipiell **ambulant** durchführen mit der Beteiligung von Hausärzten, Pflegediensten, Physiotherapeuten, Hospizmitarbeitern sowie ggf. Psychologen, Seelsorgern oder anderen Therapeuten. Wenn die an der Betreuung Beteiligten eine Basisausbildung für die palliativmedizinische Versorgung durchlaufen haben, kann so ein großer Teil der Patienten bereits ausreichend versorgt werden.

Für speziellere Probleme ist eine weiter gehende Ausbildung nötig, die in Deutschland für Ärzte bisher noch gar nicht angeboten wird, für Pflegepersonal eingeschränkt verfügbar ist. Die Patienten benötigen dann einen speziellen palliativmedizinischen Dienst, d. h. ein Team bestehend aus Arzt, Pflegedienst, Physiotherapeuten, psychosozialen Mitarbeitern u. a., die sich in enger Kooperation gemeinsam um die Lösung der anstehenden individuellen Probleme bemühen. Solche spezialisierten Dienste sind bisher in Deutschland nur an wenigen Orten verfügbar. Um eine breite Versorgung der Bevölkerung zu ermöglichen, ist neben einer Verbesserung der Ausbildungsmöglichkeiten auch eine Umstrukturierung der Abrechnungsmöglichkeiten im ambulanten Bereich nötig. Dazu sind derzeit noch erhebliche gemeinsame Anstrengungen von Berufsverbänden, Kostenträgern und Politik erforderlich.

Ein Teil der palliativmedizinischen Patienten ist aber trotz eines gut ausgebildeten Teams ambulant nicht ausreichend versorgt und bedarf einer spezialisierten **stationären Betreuung**. Hierfür gibt es spezielle Palliativstationen, die als kleine Einheiten (optimal ca. 8–10 Betten) mit einem besonderen Personalschlüssel und besonderen räumlichen Bedingungen ausgestattet sind. Anfang 1999 standen in Deutschland 55 solcher Stationen zur Verfügung, die aber noch nicht in allen Punkten unter den angestrebten Bedingungen arbeiten konnten. Besonders der Pflegepersonalschlüssel (optimal ca. 1,3–1,5 Pflegepersonen pro Patient) ist teilweise aus wirtschaftlichen Gründen ausgedünnt.

Auf Palliativstationen ist eine kontinuierliche intensive und spezialisierte Versorgung der Patienten und ihrer Angehörigen möglich, so dass neben einer bestmöglichen Linderung belastender Symptome (Symptomkontrolle) auch eine optimale psychosoziale Betreuung durchgeführt werden kann.

> **Hinweis**
>
> Das Ziel der Behandlung auf einer Palliativstation besteht darin, den Patienten nach medikamentöser Einstellung der Symptomatik und Organisation der ambulanten Versorgung wieder in seine gewohnte Umgebung zu entlassen.

In besonderen Fällen ist stattdessen auch die Verlegung in ein stationäres Hospiz möglich.

33.4 Physiotherapie in der Palliativmedizin

> **Hinweis**
>
> Die Physiotherapie spielt für palliativmedizinische Patienten eine sehr wichtige Rolle. Sie trägt dazu bei, dass die Patienten ihre Selbstständigkeit so weit wie möglich erhalten können.

In einer Lebenssituation, in der das Ende des Lebens direkt absehbar ist und in der der Patient zunehmend Dinge, Fähigkeiten, Wünsche und Beziehungen abgeben muss, ist es besonders wichtig, die Grundfunktionen des täglichen Lebens so lange wie möglich selbst zu beherrschen. Die wichtigste Aufgabe des Physiotherapeuten ist es daher, die Mobilität des Patienten so lange und so weitgehend wie möglich zu erhalten.

Daneben spielt die Prophylaxe möglicher Komplikationen eine große Rolle. In diesen Bereich gehören vor allem die **Atemtherapie**, die z. B. bei Patienten mit Bronchial-Ca oder bei weitgehend bettlägerigen Patienten notwendig ist, und das **stabilisierende Training** bei Patienten mit Skelettmetastasen im Bereich der Wirbelsäule. Es gibt außerdem eine Reihe weiterer Indikationen wie neurophysiologisches Training, Massagen u. a., auf die hier nicht näher eingegangen werden kann.

33.4.1 Manuelle Lymphdrainage in der Palliativmedizin

Die Manuelle Lymphdrainage hat in der Palliativmedizin eine besondere Bedeutung – zum einen mit Hinblick auf die Beschwerden als Folge eines ausgedehnten Lymphödems, zum anderen wegen des besonders intensiven Patientenkontakts.

Indikationen zur Manuellen Lymphdrainage

> **Indikation**
> Bei palliativmedizinischen Patienten ist eine Manuelle Lymphdrainage immer indiziert, wenn ein behandlungsbedürftiges Lymphödem besteht. Dabei spielt es in der Regel keine Rolle, ob im Therapiebereich Metastasen liegen oder nicht.

Mit Hinblick auf die Gesamtprognose hat das theoretisch mögliche Verschleppen von Tumorzellen im Rahmen der Lymphdrainage für den Verlauf der Erkrankung keine Bedeutung. Probleme durch evtl. therapiebedingt induzierte neue Metastasen sind nicht zu erwarten, da der Patient diese Probleme in der Regel aufgrund der bereits weit fortgeschrittenen Erkrankung nicht mehr erlebt. Der Therapeut kann sich deshalb ganz darauf konzentrieren, den bestmöglichen **aktuellen Nutzen** für den Patienten zu erreichen.

Anders als bei Patienten mit längerer Lebenserwartung ist aber bei palliativmedizinischen Patienten nicht jedes Lymphödem unbedingt therapiebedürftig, sondern bei leichten und nicht rasch progredienten Lymphödemen besteht hier nur eine relative Behandlungsindikation.

> **Beispiel**
> Bei einer Patientin mit Mamma-Ca und seit der Primärbehandlung bestehendem diskretem Armlymphödem, die jetzt eine massive und rasch progrediente Lebermetastasierung hat, steht die Symptomatik infolge der Lebermetastasierung absolut im Vordergrund. Wenn durch das Armlymphödem keine besonderen Beschwerden bestehen, ist eine Behandlung aus medizinischer Sicht in dieser Situation nicht zwingend erforderlich.

Wie alle Maßnahmen in einer solchen Lebenssituation richtet sich das Vorgehen bei einer relativen Indikation vor allem nach den Wünschen des Patienten.

Kontraindikationen zur Manuellen Lymphdrainage

> **Hinweis**
> In der palliativmedizinischen Situation gibt es nur zwei echte Kontraindikationen für die Manuelle Lymphdrainage:
> — bei Bestrahlungen und
> — in der terminalen Phase.

Wird ein Patient **bestrahlt** oder liegt die Bestrahlung weniger als 4–6 Wochen zurück, so darf in den Bestrahlungsfeldern während dieser Zeit keine Manuelle Lymphdrainage durchgeführt werden. Obwohl in der palliativmedizinischen Situation eine Behandlung des Tumors in der Regel nicht sinnvoll ist, können Patienten aber mit gutem Erfolg im Bereich von Knochenmetastasen bestrahlt werden, um eine Schmerzlinderung und Stabilisierung zu erreichen. Die Prognose des Patienten wird dadurch zwar meistens nicht verbessert, die Lebensqualität kann aber häufig wesentlich gesteigert werden.

In der letzten Erkrankungsphase – der **terminalen Phase** –, die sich meist über wenige Tage erstreckt und mit dem Tod des Patienten endet, werden alle Maßnahmen weitestgehend eingeschränkt, um den »Rückzug« des Sterbenden möglichst wenig zu stören. Eine Manuelle Lymphdrainage ist in dieser Phase auch bei ausgedehntem Ödem oft nicht angebracht.

Davon ausgenommen ist eine Situation, in der der Patient diese Behandlung ausdrücklich weiterhin wünscht. Oft ist es von Seiten des Therapeuten sinnvoll, die Behandlung langsam »auszuschleichen«, d. h. die Behandlungszeit zu reduzieren (oft wünschen die Patienten das auch), und ggf. teilweise durch Gesprächszeit zu ersetzen. Um eine ausreichend sichere Beurteilung der Situation zu ermöglichen, ist die enge Einbindung des Physiotherapeuten in das Team der Palliativstation erforderlich. Dort wird im Rahmen der täglichen Übergaben die Situation des Patienten diskutiert und das jeweils aktuelle Therapieziel (z. B. schmerzfreies Sterben) sowie die Einschätzung der Prognose durch das Team besprochen.

33.4.2 Besonderheiten im Umgang mit palliativmedizinischen Patienten

Für palliativmedizinische Patienten haben sich Werte und Maßstäbe verglichen mit Gesunden in der Regel deutlich verschoben. In dem Wissen der stark begrenzten Lebenserwartung steht die Beschäftigung mit Tod und Sterben, mit dem, was nach dem Tod kommt oder mit noch ausstehenden wichtigen Erledigungen (z. B. Testamentserstellung, Treffen mit lange nicht gesehenen Kindern/Freunden, Abschiednehmen u. a.) ganz im Vordergrund.

Alle therapeutischen Maßnahmen haben das Hauptziel, die Lebensqualität zu verbessern und Bedingungen zu schaffen, unter denen die betroffene Person die für **sie** wichtigen Dinge erledigen kann. Mehr als in allen anderen medizinischen Gebieten steht deshalb der Wunsch des Patienten im Vordergrund und nicht die Konsequenz medizinischer Maßnahmen. Entscheidungen werden deshalb in der Regel nach pragmatischen Gesichtspunkten gefällt.

> **Hinweis**
>
> Auch der Physiotherapeut muss sich den Wünschen des Patienten anpassen. Ob die Behandlung an einem Tag durchgeführt wird, entscheidet der Patient, nicht der Therapeut. Dieser bietet die Therapie lediglich an.

Patienten in dieser Lebenssituation sind oft sehr wechselhaft in ihren Entscheidungen. Es ist deshalb wichtig, dass der Therapeut die Ablehnung einer Behandlung nicht auf sich als Person bezieht und einen Ärger gegenüber dem Patienten entwickelt – vor allem dann, wenn die Behandlung mehrfach hintereinander abgelehnt wird oder der Patient ärgerlich auf das Therapieangebot reagiert. In dieser Situation ist wieder der enge Teamkontakt untereinander von entscheidender Bedeutung, bei dem möglichst viele Informationen über den Patienten ausgetauscht werden sollen. So kann der Physiotherapeut bei der Übergabe etwa erfahren, dass der Patient an diesem Tag eine schlechte Nachricht erhalten hat, und die Reaktionen des Patienten werden für ihn dann eher erklärlich.

Trotz eines guten Austauschs im Team lassen sich von außen nicht alle Verhaltensweisen eines Patienten erklären, manches muss einfach akzeptiert und hingenommen werden. Für den Therapeuten (sowie für das gesamte Team) ist im Rahmen dieser Arbeit die Supervision von entscheidender Bedeutung.

33.5 Adressen

Allgemein

Deutsche Gesellschaft für Palliativmedizin (DGP)
Präsident: Prof. Dr. Eberhard Klaschik
v.-Hompesch-Str. 1
53123 Bonn

Ansprechpartner Physiotherapie:
Malteser Krankenhaus Bonn
Peter Nieland
Physiotherapie
v.-Hompesch-Str. 1
53123 Bonn
Tel./Fax: 0228/6481-323
eMail : peter.nieland@malteser.de

Fortbildungsstätten

Zentrum für Palliativmedizin
Malteser Krankenhaus Bonn
v.-Hompesch-Str. 1
53123 Bonn

Dr. Mildred Scheel Akademie
Joseph-Stelzmann-Str. 9
50924 Köln

Ratgeber und Merkblatt für Ödempatienten

G. Bringezu

34.1 **Alltägliche Gefahrenquellen** – 194
34.1.1 Kleidung – 194
34.1.2 Körperpflege – 194
34.1.3 Haushalt und Berufsleben – 195
34.1.4 Freizeit – 195
34.1.5 Sonstiges – 195

Bei Ödemgefährdung oder bereits bestehendem Lymphödem ist es wichtig, den Patienten umfassend zu informieren. Diese Beratung des Patienten durch den Arzt oder den behandelnden Therapeuten darf nicht unterschätzt werden, denn das Verhalten des Patienten im Alltag trägt wesentlich zum weiteren Verlauf bei.

> **Hinweis**
>
> Die Patienten müssen lernen, einen Teil der Verantwortung für ihr Leiden selbst zu tragen ihr Leben entsprechend zu gestalten.

Grundsätzlich müssen die Patienten deshalb alle Maßnahmen vermeiden,
- die die restlichen Lymphabflusswege einengen, behindern oder gar zerstörten würden und
- die die Bildung zusätzlicher Ödemflüssigkeit begünstigen würden.

Im Folgenden werden die einzelnen Punkte erläutert, die im »Merkblatt und Ratgeber für Lymphödempatienten/innen und für Ödemgefährdete« enthalten sind. Dieses Merkblatt ist am Ende dieses Kapitels und als Kopiervorlage auf der ⊙ CD-ROM zu finden. Es ist empfehlenswert, das Merkblatt **mit den Patienten durchzusprechen** und die Punkte zu markieren, die individuell zutreffen. Dadurch wird vermieden, dass ihm das Merkblatt als »Verbotsliste« erscheint.

34.1 Alltägliche Gefahrenquellen

34.1.1 Kleidung

Ein verantwortungsbewusster Therapeut achtet auf **Lymphabflussbehinderungen** durch Kleidungsstücke der Patienten. Es kommt nicht selten vor, dass die Entödematisierung durch Einschnürungen wesentlich erschwert oder sogar behindert wird. **Ungeeignete Kleidungs- bzw. Schmuckstücke** sind:
- Büstenhalter, die zu eng sind oder zu schmale Träger haben. Durch die (manchmal recht schwere) Brustprothese kommt es zu Abschnürungen im Bereich des Trapeziusrandes, einer Region also, die bei Armlymphödemen entscheidend für den Entödematisierungsweg ist. Daher ist es unerlässlich, die Träger entweder zu verbreitern, die Abschnürung durch eine Polsterung zu verhindern oder das BH-Modell zu wechseln. Evtl. muss auf eine andere Prothese umgestiegen werden.
- Armbanduhren und Schmuck am betroffenen Arm. Sie können zu Einschnürungen, Verletzungen etc. führen.
- Unterwäsche wie zu enge Slips, Mieder etc. Bei Beinlymphödempatienten bzw. -gefährdeten Patienten können sie als abflussbehindernd wirken.
- Zu enges Schuhwerk oder gar zu enge Socken. Hier besteht die Gefahr, dass Druckstellen bzw. Blasen am Fuß entstehen, die dann sehr leicht zu Entzündungen und damit zu einer Verschlimmerung des Zustands führen.

34.1.2 Körperpflege

Da der Ödemarm bzw. das Ödembein erfahrungsgemäß zu Entzündungen neigen, ist unbedingt auf Hygiene zu achten. Pflege- und Reinigungsmittel dürfen die Haut **nicht** zusätzlich dadurch belasten, dass sie
- den Säuremantel zerstören,
- durch Zusatzstoffe evtl. zu Allergien führen.

Empfehlenswert sind Mittel, die dem pH-Wert der Haut (leicht sauer, etwa 5,5) angepasst sind, wie sie im medizinischen Bereich verwendet werden.

> ❗ **Vorsicht**
>
> Die Verletzungsgefahr bei der **Nagelpflege** an Händen und Füßen ist nicht zu unterschätzen.

Unter bestimmten Voraussetzungen ist die medizinische Fußpflege verordnungsfähig und sollte von versiertem Fachpersonal (am besten vom Lymphdrainagetherapeuten selbst) durchgeführt werden.

> ❗ **Vorsicht**
>
> Von den Patienten unbewusst durchgeführte »**Wärmeanwendungen**« wie heiße Reinigungsbäder bzw. Duschbäder und auch die Verwendung von zu heißen Trockenhauben beim Friseur können u. U. sogar ödemauslösend wirken. Bei bestehendem Lymphödemen sind sie in jedem Fall kontraindiziert.

Dies muss den Patienten bewusst gemacht werden.

34.1.3 Haushalt und Berufsleben

Bei der Anamnese werden immer wieder die gleichen Arten der Gefährdung offensichtlich. Daraus lassen sich bestimmte Grundregeln ableiten:
- Ödempatienten sollten die betroffene Extremität so oft wie möglich hochlegen, anstatt lange Zeit mit herabhängenden oder gar übereinander geschlagenen Beinen zu sitzen.
- Ödempatienten müssen häufiger Pause machen als Gesunde, so dass sich immer die Gelegenheit ergibt, die Muskelpumpe ausreichend zu betätigen.
- Verletzung im Garten (Dornen) oder im Haushalt (Herd) sind für Ödempatienten besonders gefährlich. Schutzmaßnahmen wie Gartenhandschuhe, Handschuhtopflappen u. a. sind daher empfehlenswert.
- Beinlymphödempatienten bzw. -gefährdeten ist das Barfußgehen unbedingt verboten.

Darüber hinaus ist es nicht empfehlenswert, die Patienten mit zu vielen Einschränkungen, Ver- und Geboten zu überfordern. Es geht vor allem darum, ihnen ihre besondere Situation bewusster zu machen.

34.1.4 Freizeit

Auch in diesem Lebensbereich gilt, dass Überanstrengungen zu vermeiden sind. Die sportliche Betätigung sollte sich in vielen Fällen beschränken auf
- Spazierengehen,
- leichtes Laufen (z. B. »Trimm-Trab« mit Pausen) oder
- ruhiges Schwimmen.

> **❗ Vorsicht**
>
> Vor ausgedehnten Sonnenbädern ist unbedingt zu warnen. Ein Sonnenbrand hat für Ödempatienten meist schlimme Folgen. Es reicht nicht aus, die gefährdete Extremität abzudecken.

Darüber hinaus sollte der Therapeut darauf hinweisen, wie wichtig Hilfsmittel und vor allem schützende Utensilien bei der Ausübung verschiedener Freizeitbeschäftigungen sind (z. B. Verletzungsgefahr beim Sticken etc.).

34.1.5 Sonstiges

Die gewünschte Mitarbeit der Patienten schließt das konsequente Tragen der entsprechenden **Kompressionsmittel** (Bandage, Kompressionsbestrumpfung) ebenso ein wie die regelmäßige Ausführung eines kleinen **atemtherapeutischen Übungsprogrammes,** das mit den Patienten eingeübt werden muss und das sie dann als Hausaufgabe mitbekommen.

> **Hinweis**
>
> Bei rehabilitativen Maßnahmen oder bei Verordnung zusätzlicher Anwendungen aus dem Bereich der Physikalischen Therapie ist darauf zu achten, dass keine Kontraindikation zur Lymphdrainagetherapie vorliegt.

Therapien wie die **klassische Massage, Bindegewebsmassagen und andere Formen der ausgeprägten mechanischen Gewebebeeinflussung** im Ödemgebiet bzw. im ödemgefährdeten Gebiet und im notwendigen Ödemabflussgebiet sind zu vermeiden. Auch krankengymnastische Behandlungen, die zur Überanstrengung oder zu Schmerzen in der betroffenen Extremität führen, stellen eine große Gefahr dar.

> **❗ Vorsicht**
>
> Unbedingt kontraindiziert sind **Wärmeanwendungen** wie großflächige Packungen, medizinische Bäder über dem indifferenten Temperaturbereich und Heißluftanwendungen – unabhängig von Applikationsart und -ort!

Das Saunabaden ist sehr umstritten und birgt ebenfalls das Risiko, dass sich das Ödem verschlimmert. Ähnlich verhält es sich mit ausgedehnter Solariumbenutzung.

Gefahren entstehen auch durch **zusätzlich ärztlich angeordnete oder durchgeführte Maßnahmen** im indirekten Ödemgebiet wie
- Injektionen, Infusionen,
- Blutabnahmen,
- Blutdruckmessungen,
- Akupunkturbehandlungen etc.

> **Hinweis**
>
> Es ist meist wirkungsvoller, die Patienten für die jeweiligen Gefahren zu sensibilisieren, als zu versuchen, die Risiken durch gezielte Aufklärung bei Pflegedienst, Arzthelferinnen etc. einzudämmen.

Ödempatienten sollten außerdem ein **Mittel gegen Entzündungen** (durch den Arzt verordnete Salbe o. Ä.) sowie ein Pflasterset bzw. Sprühpflaster mit sich führen, um bei Verletzungen (selbst Bagatellverletzungen sind zu beachten) Sofortmaßnahmen ergreifen zu können und so größere Wundinfektionen zu vermeiden. Sollten sich dennoch Zeichen einer beginnenden Entzündung zeigen, müssen die Patienten umgehend den Arzt aufsuchen!

Auch **Übergewicht** ist für diese Patienten natürlich eine zusätzliche Belastung. Eine entsprechende Ernährungsberatung ist hier angezeigt. Die örtlichen Krankenkassen bieten Informationsmaterial an.

All diese Grundregeln sollten den Patienten leicht verständlich (möglichst ohne Fachausdrücke!) vermittelt werden. Dabei ist ein gewisses Fingerspitzengefühl nötig, damit keine Verunsicherung aufkommt oder gar Ängste entstehen – wahrlich keine leichte Aufgabe! Unser Lösungsvorschlag ist das hier gezeigte **Merkblatt** (siehe auch ● CD-ROM), auf dem alle Ratschläge nochmals für den Patienten zusammengefasst sind. Es empfiehlt sich, auf dem Merkblatt den Namen des Patienten einzutragen.

34.1 Alltägliche Gefahrenquellen

Praxisstempel

Merkblatt und Ratgeber
für Lymphödempatientinnen und –patienten
sowie für Ödemgefährdete

Für Name: _____, Vorname: _____

Verehrte Patientin, verehrter Patient,

wir haben eigens auf Ihre speziellen Belange alle notwendigen Informationen zusammengefasst.

Bitte beachten Sie die folgenden Hinweise als gutgemeinte Ratschläge von Fachleuten mit langjähriger Erfahrung auf dem Gebiet der Ödemtherapie. Auf keinen Fall soll dieses Blatt eine „Verbotsliste" sein. Aber nur mit Ihrer Einsicht und Ihrer Unterstützung werden der behandelnde Arzt und/oder Therapeut Erfolg bei der Behandlung Ihres Ödems haben. Gern wird Ihr Therapeut Ihnen bei weiteren Fragen die nötigen Auskünfte erteilen oder sprechen Sie einfach mit Ihrem behandelnden Arzt.

Leisten Sie mit der Beachtung unserer Ratschläge Ihren Beitrag zum bleibenden Erfolg der ärztlichen Therapie und damit zur Verbesserung Ihrer Lebensqualität!

Die für ihr Ödemproblem besonders wichtigen Punkte ☒ werden Sie gemeinsam mit Ihrem Arzt oder Ihrem Ödemtherapeuten besprechen, festlegen und ankreuzen, damit sie nicht in Vergessenheit geraten.

Dieses Merkblatt ist hauptsächlich für Lymphödempatienten/innen (primäres und sekundäres Lymphödem) gedacht. Es ist aber auch für Patienten mit Venenerkrankungen und daraus resultierenden eventuellen Schwellungen nützlich.

Die entsprechenden Textpassagen sind dann mit einem ❖ gekennzeichnet.

Bitte lesen Sie genauso aufmerksam unsere zusätzlichen Ratschläge. Wir denken, dass sie Ihnen bei der Therapie helfen können.

Wichtige Punkte, die Sie beachten sollten
für Lymphödempatientinnen und –patienten
sowie für Ödemgefährdete

Für Name: _____, Vorname: _____

- ❏ Achten Sie darauf, dass der BH nirgendwo eingeschnürt durch eventuell zu schmale Träger oder auch eine eventuell ungeeignete Brustprothese. Sind Sie mit einer Brustprothese versorgt?
  Falls nicht: ....
  ....
  ....

UNSER RAT: Sprechen Sie mit Ihrem Arzt über die Verordnung einer Brustprothese mit dazugehörendem BH (sogenannte Lymphentlassungsleibchen. Lassen Sie sich unbedingt vor der Versorgung im Sanitätshaus durch Fachpersonal beraten. Hinterfragen Sie dort genau, ob eine Kostenübernahme durch Ihre Krankenkasse möglich ist.

- ❏ Die Unterwäsche (Slip, Mieder usw.) soll weder am Bein noch am Bund einschnüren oder drücken. Beim Tragen von Gürteln, diese nicht zu eng einstellen!

- ❏ Tragen Sie keine beengenden oder gar abschnürenden Strümpfe!

- ❏ Tragen Sie Ihre Armbanduhr und Ihren Schmuck **nicht** am betroffenen Arm.

- ❏ Durch das Schuhwerk dürfen keine Blasen oder Druckstellen entstehen (Hautverletzungen, Infektionsgefahren etc.). Lassen Sie sich ggf. über geeignetes Schuhwerk beraten. Keine Angst, es müssen nicht unbedingt orthopädische Schuhe sein.

UNSER RAT: Es kann sein, dass Sie während der Kompressionsbandagierung der Beine vorübergehend herkömmliches Schuhwerk nicht tragen können. Ihr Ödemtherapeut bzw. Ihr Arzt informiert Sie gern über die Möglichkeiten einer zeitweiligen Versorgung mit Rehabilitationsschuhen. Über eine Kostenübernahme informiert Sie sicherlich Ihre Krankenkasseund das Sanitätshausfachpersonal.

34.1 Alltägliche Gefahrenquellen

Merkblatt und Ratgeber
für Lymphödempatientinnen und –patienten sowie für Ödemgefährdete

- ❏ Achten Sie auf peinlichste Sauberkeit des betroffenen Armes bzw. Beines. Dabei sind Schwellungen mit vertieften Hautfalten besonders sorgfältig zu behandeln.

  UNSER RAT: Verzichten Sie bei der Körperpflege auf stark parfümierte Seifen, Duschmittel oder Badewasserzusätze. Ideal sind pH-neutrale Körperpflegemittel.

- ❏ Pflegen Sie die Haut in den Ödemgebieten bzw. ödemgefährdeten Gebieten regelmäßig mittels pH-neutraler Salbe, Babypuder Creme oder Lotion. Dies gilt ganz besonders vor dem Anziehen der Kompressionsstrümpfe bzw. dem Anlegen der Kompressionsbandage.

  UNSER RAT: Verwenden Sie bitte keine Pflegemittel, die Hautreizstoffe enthalten wie z. B. parfümierte Cremes o. ä. Bitte, Deodorant in Form von Spray oder Stick nicht in den ödemgefährdeten Regionen bzw. Ödemgebieten verwenden. Sogenannte Rheumasalben, die in aller Regel eine die Haut rötende Wirkung haben, sind nur in Absprache mit Ihrem Arzt oder Therapeuten einzusetzen.

- ❏ Vermeiden Sie unbedingt zu warme und zu heiße Bäder bzw. Duschbäder.
- ❖ Sie provozieren damit unweigerlich eine Ödemvolumenzunahme oder sogar die eventuelle Auslösung eines Ödems.

  UNSER RAT: Auch wenn Sie subjektiv diese Wärme als angenehm empfinden, schadet Sie Ihnen auf Dauer. Duschen oder baden Sie deshalb mit Wasser mit einer Temperatur zwischen 33 – 35° C. Nutzen Sie zur Kontrolle ein Bade-Thermometer. Nach kurzer Zeit haben Sie sich an diese Temperatur gewöhnt, die außerdem den Säureschutz-Mantel der Haut erhält.

Wichtige Punkte, die Sie beachten sollten
für Lymphödempatientinnen und –patienten sowie für Ödemgefährdete

- Die Trockenhaube bzw. der Fön kann bei zu intensiver Nutzung (zu oft, zu heiß) nachteiligen Folgen für Ihren Arm haben.

   UNSER RAT: Wählen Sie eher niedrigere Temperaturen zum Trocknen des Haares, auch wenn es etwas länger dauert. Beim Friseur weisen Sie bitte stets darauf hin.

- Führen Sie Ihre Maniküre oder Pediküre (Nagelpflege an Händen bzw. Füßen) sehr sorgfältig durch und vermeiden Sie dabei kleinste Verletzungen, vor allem des Nagelbettes.

   UNSER RAT: Wir empfehlen Ihnen hier: Lassen Sie dies möglichst von Fachleuten durchführen. Gerade bei der Fußpflege fragen Sie Ihren Arzt, ob er eine Indikation für die medizinische Fußpflege sieht. Wenn alle Voraussetzungen erfüllt sind, werden die Kosten von der Krankenkasse übernommen. Bitte, sprechen Sie vorab unbedingt auch mit Ihrer Krankenkasse über Ihr Anliegen.

- Gehen Sie im Freien möglichst nicht barfuss (bei Lymphödem am Bein), da Verletzungsgefahr besteht!

   UNSER RAT: Tragen Sie bequemes Schuhwerk entsprechend Temperatur und Jahreszeit.

- Benutzen Sie, zur Vermeidung kleinster Verletzungen, bei Arbeiten im Haushalt und Garten möglichst immer Schutzhandschuhe bzw. Topflappen.

   UNSER RAT: Beachten Sie auch: Spülen Sie Geschirr nie in zu heißem Wasser ab!

Wichtige Punkte, die Sie beachten sollten
für Lymphödempatientinnen und –patienten sowie für Ödemgefährdete

- ❏ Vermeiden Sie unbedingt ausgedehnte Sonnenbäder
- ❖ Bitte auch kein Solarium

UNSER RAT: Bereits der regelmäßige Aufenthalt im Freien vorzugsweise an schattigen Plätzen, sorgt für einen schönen Teint der Haut und dies auf gesündere Weise.

- ❏ Prüfen Sie eine mögliche Entscheidung für einen Aufenthalt (Beruf oder Urlaub) in einer heißen bzw. warmen Region unserer Erde sehr gründlich.

UNSER RAT: Lassen Sie sich von Ihrem Arzt beraten !

- ❏ Vermeiden Sie Überanstrengungen und Überlastungen. Legen Sie Pausen ein. Lagern Sie, wann immer es geht, den Arm bzw. das Bein hoch.

UNSER RAT: Falls Ihr Beruf dies nicht gestattet, lässt sich vielleicht eine Umschulungsmaßnahme oder eine Umsetzung innerhalb des Betriebes organisieren. Prüfen Sie eingehend alle Möglichkeiten und geben Sie sich nicht vorschnell mit einem ablehnendem Bescheid zufrieden. Denken Sie daran, es geht um *Ihre* Gesundheit.

- ❏ Reduzieren Sie Ihren sportlichen Ehrgeiz. Vermeiden Sie in jedem Fall regelmäßige Überlastungen auch durch Sport.

UNSER RAT: Nehmen Sie die Ratschläge Ihres Arztes und Therapeuten hinsichtlich geeigneter Betätigungen an. Lassen Sie sich eventuell von einem Sportmediziner beraten, welche Sportarten möglich sind. Dies könnten z. B. Schwimmen oder leichtes Aqua-Jogging sein.

Wichtige Punkte, die Sie beachten sollten
für Lymphödempatientinnen und –patienten sowie für Ödemgefährdete

- ❑ Tragen Sie konsequent die verordneten Kompressionsstrümpfe bzw. –bandagen.
- ❖ Nach kurzer Zeit haben Sie sich an diese unverzichtbare Versorgung gewöhnt.

UNSER RAT: Notieren Sie die Tragezeiten von Kompressionsstrümpfen bzw. –bandagen in Ihrem persönlichen Kompressions-Tagebuch. Falls Sie kein derartiges Tagebuch besitzen, fragen Sie Ihren Arzt oder Therapeuten. Er wird Ihnen gern eines aushändigen. Bringen Sie das Tagebuch stets zu Ihren Behandlungsterminen mit.

- ❑ Führen Sie die eingeübten gymnastischen Übungen – auch Atemübungen –
- ❖ wie vorgegeben regelmäßig durch.

UNSER RAT: Lassen Sie sich die als Hausaufgaben geeigneten Übungen genau erklären, damit Sie diese korrekt und mit Erfolg daheim durchführen können.

- ❑ Jede Ihnen verordnete Therapie (z. B. klassische Massage, Wärmeanwendung) darf keine Schmerzen oder verstärkte Durchblutung am betroffenen Arm, Bein oder in deren näheren Umgebung verursachen. Dies könnte zu einer Schwellungszunahme oder zur Auslösung einer Schwellung führen.

UNSER RAT: Bei schmerzhafter Muskelspannungsveränderung empfehlen wir Ihnen, alternativ zur klassischen Massage, sich eine Marnitz-Therapie, die eine besondere Art der Massage darstellt, verordnen zu lassen. Sprechen Sie darüber mit Ihrem Ödemtherapeuten, der in der Regel diese Technik beherrscht.

Wichtige Punkte, die Sie beachten sollten
für Lymphödempatientinnen und –patienten sowie für Ödemgefährdete

- ❑ Fühlen Sie sich mitverantwortlich bei ärztlichen Untersuchungsterminen.
- ❖ Blutentnahme, Infusionen, Blutdruckmessungen oder auch Akupunkturbehandlungen dürfen nicht am betroffenen Arm (Bein) durchgeführt werden.

UNSER RAT: Achten Sie unbedingt selbst darauf und bitten Sie, diese Arbeiten am anderen Arm (Bein) vorzunehmen.

- ❑ Suchen Sie unverzüglich Ihren Arzt auf:

- Wenn sich eine beginnende Entzündung am Arm, Bein oder auch am Körper zeigt, auch bei Verdacht auf eine Entzündung,
- wenn eine Schwellung erstmals auftritt, vermutet wird oder die Schwellung zunimmt,
- falls die Schwellung sich rasant verschlimmert,
- wenn Schmerzen im Bereich des Ödems auftreten, die vorher nicht vorhanden sind oder
- bei Hautveränderungen jeglicher Art.

UNSER RAT: Nur eine rechtzeitige Erkennung und Behandlung beugt Komplikationen vor und gewährleistet damit den Behandlungserfolg.

- ❑ Bemühen Sie sich um eine ausgewogene Ernährung.
- ❖ Übergewicht bekämpfen !

UNSER RAT: Nutzen Sie die Ernährungsberatung Ihrer Krankenkasse oder fragen Sie Ihren Arzt. Übrigens: Eine spezielle Ernährung oder Diät, die zur Ödemreduktion führt, gibt es nicht !

Wichtige Punkte, die Sie beachten sollten
für Lymphödempatientinnen und –patienten sowie für Ödemgefährdete

☐ Beim Lymphödem ist eine regelmäßige Lymphdrainage- und Kompressionstherapie unumgänglich und das einzig wirksame Mittel.
Setzen Sie sich deshalb dafür ein, dass Sie regelmäßig ärztlich untersucht und behandelt werden, auch wenn Einsparungen im Gesundheitswesen als Grund zur Ablehnung der Behandlung genannt werden.

UNSER RAT: Unterbrechungen der regelmäßigen Lymphödembehandlung führen unweigerlich zu erneuter Ödemvolumenzunahme. Kontrollieren Sie deshalb regelmäßig den Umfang des Ödems durch geeignete Messungen. Ihr Therapeut zeigt Ihnen gern, wie das geht.

Sollten Sie weitere Fragen haben, deren Beantwortung dieses Merkblatt nicht berücksichtigen konnte, so sprechen Sie mit Ihrem Arzt oder Therapeuten.

Raum für ergänzende Informationen:

....
....
....
....
....
....
....
....
....
....
....

Literatur

Asdonk J, Bartetzko-Asdonk C (1980) Diagnostik und Richtlinien zur physikalischen Therapie beim postmastektomischen, chronisch-progredienten Armlymphödem. Lymphol IV:51–66

Aulbert E, Zech D (1997) Lehrbuch der Palliativmedizin. Schattauer, Stuttgart New York

Baumeister RGH (1997) Operative Therapie des Lymphödems. Lymphol 21: 26–29

Baur W (1989) Chronisch-entzündliche Hautveränderungen beim Lymphödem. In: Lymphologica Jahresband. Medikon, München, S 50–51

Beckert T (1996) Behandlung maligner Lymphödeme. Lymphol 20:96

Behrendt P, Strauer BE (2002) Diagnostik und Therapie von Erkrankungen der Lymphgefäße. Internist 1:7–67

Bichler KH, Schneider M, Földi E, Michels A (1998) Sekundäre Lymphödeme der unteren Körperhälfte. In: Lymphologica Jahresband. Kagerer Kommunikation, Bonn, S 55–57

Boris M, Weindorf S, Lasinski BB (1998) The risk of genital edema after external pump compression for lower limb lymphedema. Lymphology 31:15–20

Bowdler I (1987) Plexusläsion als Folge einer Strahlentherapie. Der Schmerz 1:38–39

Brauer WJ (1996) Lymphszintigraphie. Diagnostik mit dem Laufbandergometer. Lymphol 20:87–89

Brauer WJ, Herpertz U, Schuchardt C, Weissleder H (2003) Therapierichtlinie: Lymphödem – Diagnose und Therapie. PhysMedRehabKuror 13:291–295

Brenke R, Siems W (1996) Adjuvante Therapie beim Lymphödem. Lymphol 20: 5–29

Brenke R, Heinrich B (1997) Ergebnisse und Hafteffekt der Komplexen Physikalischen Entstauungstherapie bei Patienten mit Extremitätenlymphödem. Lymphol 21:12–15

Brenke R, Siems W, Grune T (1997) Therapieoptimierungsmaßnahmen beim chronischen Lymphödem. Lymphol 21:20–22

Bringezu G (1985) Anwendung der Manuellen Lymphdrainage bei einem primären Beinlymphödem – Erfahrungsbericht. Physikalische Therapie 6:301–104, 360–364, 405–408

Bringezu G (1993) Befunderhebung eines ML-Therapeuten an verschiedenen Fallbeispielen. Physiotherapie 84:13–18

Czaika VA, Dörffel WV, Wruck U et al. (2005) Das primäre Lymphödem: Differentialdiagnose, Komplikationen, Therapie. Vasomed 17(1):14–16

Döller W, Apich G (2003) Stewart-Treves-Syndrom bei chronischem Armlymphödem nach radikaler Mastektomie (ein Fallbericht). LymphForsch 7(2):81–83

Doyle D, Hanks GWC, MacDonald N (1998) Oxford textbook of palliative medicine, 2nd edn. Oxford University Press, Oxford

Ehrenberg H (1998) Atemtherapie in der Physiotherapie/Krankengymnastik. Richard Pflaum, München Bad Kissingen Berlin Düsseldorf Heidelberg

Einfeldt H, Schmidt-Auffuhrt T, Lange G (1982) Therapeutische Lymphdrainage – auch als Palliativmaßnahme bei malignen Tumoren im Drainagebereich? Lymphol VI:108–110

Eisenhuth C (1998) Das Brustödem nach Tumorektomie. In: Lymphologica Jahresband. Kagerer Kommunikation, Bonn, S 203–204

Ewald H (1996) Strahlentherapie bei HNO-Tumoren und Lymphödemrisiko. Lymphol 20:15–20

Földi E, Földi M (1983) Die anatomischen Grundlagen der Lymphödembehandlung. Schweiz RundschauMed (Praxis) 72:1459–1464

Földi E, Földi M, Clodius L (1987) Das Lymphödemchaos. Phlebol Proktol 16:89–98

Földi E (1989) Leitsymptome des benignen und malignen Lymphödems. In: Lymphologica Jahresband. Medikon, München, S 44–46

Földi M, Kubik S (1993) Lehrbuch der Lymphologie, 3. Aufl. Fischer, Stuttgart

Földi E, Baumeister RGH, Bräutigam P, Tiedjen KU (1998) Zur Diagnostik und Therapie des Lymphödems. Dtsch Ärztebl 95:610–614

Földi M (1988) Das Lymphödem. Komplexe physikalische Entstauung als Therapie der Wahl. Arzt und Krankenhaus 1:8–11

Gregl A, Schauer A, Heyden D v et al. (1982) Stewart-Treves Syndrom am ödematösen Arm nach Brustkrebsoperation. Z Lymphol 4:51–66

Herpertz U (1991) Therapeutische Lymphdrainage und angewandte Ödemtherapie. (Unterrichtsmaterial des Lehr- und Forschungsinstitutes für Lymphologie der Feldbergklinik)

Herpertz U (1993) Komplikationen bei Lymphödemen. Lymphol 17:48–53

Horn HG (1993) Thoraxgymnastik nach Ablatio mammae. Physiotherapie 84:187–190

Husebø S, Klaschik E (1998) Palliativmedizin. Springer, Berlin Heidelberg New York Tokyo

Hutzschenreuter P, Mörler H, Brümmer H (1986) Manuelle Lymphdrainage vor und nach Lymphknotenexstirpation. In: Ödem Jahresband. perimed, Erlangen, S 92–97

Hutzschenreuter P, Einfeldt H, Besser S (1991) Lymphologie für die Praxis. Hippokrates, Stuttgart

Klose G (1987) Bewegungstherapie und Atemgymnastik in der Komplexen Physikalischen Entstauungstherapie des Lymphödems. Physikalische Therapie 8: 718–724

Knorz S, Heimann KD, Tiedjen KU (1995) Die Haut: Lymphatisches Transportorgan? Kongreßband Lymphologica, S 170–175

Leduc A, Leduc O (1997) Kombination verschiedener Therapiemaßnahmen in der Behandlung des Lymphödems. Lymphol 21:10–11

Miller A, Garbe C (2000) Sentinal Lymph Node Biopsie beim malignen Melanom der Haut. LymphForsch 4(1):16–18

Morgan CL (2001) Interruption, Transmission and treatment of filariasis – abstract. LymphForsch 5(2):94

Mumenthaler M, Stöhr M, Müller-Vahl H (2003) Läsionen peripherer Nerven und radikuläre Syndrome, 8. Aufl. Georg Thieme, Stuttgart New York

Perez CA, Brady LW (1998) Principles and practice of radiation oncology. Lippincott-Raven, Philadelphia New York

Rezai R, Nestle-Krämling C (2000) Onkoplastische Operationstechniken bei der brusterhaltenden Therapie des Mammakarzinoms. KG-Intern 2;16–23

Richter E, Feyerabend T (1996) Grundlagen der Strahlentherapie. Springer, Berlin Heidelberg New York Tokyo

Ruhe R (1996) Diagnostik des malignen Lymphödems. Lymphol 20:68–72

Rüger K (1993) Das Kopflymphödem in der klinischen Praxis. Lymphol 17:6–11

Sauer R (1998) Strahlentherapie und Onkologie, 3. Aufl. Urban & Schwarzenberg, München Wien

Scherer E, Streffer C, Flott KR (Hrsg) Radiopathology of organs and tissues, Springer, Berlin Heidelberg New York Tokyo

Scherer E (Hrsg) (1998) Strahlentherapie – Radiologische Onkologie Springer; Berlin Heidelberg New York Tokyo

Schreiner O (1990) Behandlungssystematiken verschiedener Lymphödemprobleme Physiotherapie 81: 216–223

Schreiner O (1991) Manuelle Lymphdrainage der sekundären Kopf- und Halslymphödeme. Physiotherapie 82: 504–5 11

Schreiner O (1992) Elektrotherapie in der Lymphödembehandlung? Physikalische Therapie 13: 166–173

Schreiner O (1993) Aus der Befunderhebung resultierender systematischer Behandlungsaufbau Physiotherapie 84: 18–19

Schreiner O (1993) Abstimmung der Grifftechnik auf unterschiedliche Befunde Physiotherapie 84: 20–26

Schuchhardt C, Földi E (1984) Diagnostik und Therapie des malignen L.ymphödems. SWISS MED 6: 25–26

Schuchhardt C (1997) Mamma-Ödem nach brusterhaltender Therapie wegen Mammakarzinom, LymphForsch 1: 23–25

Schuchardt C, Herpertz U (2000) Lymphologische Terminologie. LymphForsch 4(1):31–33

Schuchardt C, Bimler E (2003) Das sekundäre Lymphödem nach operativen gynäkologischen Eingriffen – Stiefkind der onkologischen Nachsorgebehandlung (Bedeutung der manuellen Lymphdraingebehandlung). Gynäkologe 36(6):496–506

Schünemann H, Willich N (1997) Lymphödeme nach Mammakarzinom. Eine Studie über 5868 Fälle. Dtsch med Wschr 122: 536–541

Schwarz U (1990) Die Häufigkeit des primären lymphödems. Eine epidemiologische Studie an über 1000 Probanden. In: Lymphologica Jahresband Medikon, München, S 109–113

Süssle M (1998) Die Behandlung des Genitallymphödems bei der Fr au. In: Lymphologica Jahresband. Kagerer Kommunikation, Bonn, S 205–207

Thiel HJ, Meier J (1996) Das Lymphödem der Beine und der äußeren Genitalorgane nach Bestrahlung. Phlebol 25: 222–238

Thoma H (1998) Behandlung des Genitallymphödems/ Unterbauchlymphödems beim Mann. In: Lymphologica Jahresband. Kagerer Kommunikation, Bonn, S 208–209

Vollmer A (1998) Falsche Kompressionsbestrumpfung bei Lymphödemen. vasomed 10: 198–203

Weissleder H (1985) lymphszintigraphische Untersuchungen beim Armlymphödem Therapiewoche 35: 2448–2458

Weissleder H, Schuchhardt C (Hrsg) (1996) Erkrankungen des Lymphgefäßsystems, 2. Aufl Kagerer Kommunikation, Bonn

Weissleder H (1998) Das Extremitäten-Lymphödem (Teil1 und Teil II). vasomed 10: 143–152, 189–196

Wenz K (1986) Behandlung der sog »Schwierigen Hand« im Rahmen der Lymphdrainage und Ödemtherapie. Physikalische Therapie 7: 79–81

Werner GT (2001) Das Lymphödem in Diagnostik und Therapie. PhysMedRehabKuror 11:71–76

Behandlungsvorschläge bei anderen Ödemen unterschiedlicher Genese

G. Bringezu, O. Schreiner, H. Trettin

36 Schwangerschaftsödem – 211

37 Lipödem-Syndrom – 217

38 Ödeme mit zentralnervösen Ursachen – 225

39 Literatur – 235

Schwangerschaftsödem

G. Bringezu, O. Schreiner

36.1 Ätiologie – 212

36.2 Therapiemöglichkeiten – 213

36.3 Physiotherapie beim Schwangerschaftsödem – 2135
36.3.1 Manuelle Lymphdrainage: Behandlungssystematik beim Schwangerschaftsödem – 215

Bei einem hohen Prozentsatz von Frauen – nach Middecke (1991) bei 85% – treten während der Schwangerschaft Ödeme von mehr oder weniger großem Umfang auf. Diese können auf die Beine beschränkt sein, jedoch auch generalisiert auftreten. Nach Berg (1990) sind bei vielen Mehrgebärenden bereits in der 5. bis 6. Schwangerschaftswoche venöse Stauungszeichen an den Beinen festzustellen. Außerdem zeigen sich nicht selten Veränderungen des oberflächlichen Venensystems, vor allem Besenreiser.

36.1 Ätiologie

Für diese Ödemneigung gibt es mehrere Ursachen.

An erster Stelle stehen **hormonelle Gründe**. Eine progesteronbedingte sog. »**Bindegewebsauflockerung**« begünstigt die **Wassereinlagerung im Gewebe**. Das Gewebe kann also eine viel größere Wassermenge aufnehmen, ohne dass dadurch der Gewebedruck wesentlich zunimmt. Außerdem führt die hormonbedingte Wasserretention zu einer **Hypervolämie**, d. h. zu einer Blutvolumenzunahme, die sich v. a. im Niederdrucksystem als **venöse Hypertension** auswirkt.

Eine weitere Folge der Bindegewebsauflockerung ist der **Spannungsverlust der Venenwände**. Daraus ergibt sich eine Verlangsamung des venösen Blutstromes bei gleichzeitiger Hypervolämie.

> **Hinweis**
>
> Die Spannungsminderung des Gewebes und der Venenwände sowie die venöse Blutdrucksteigerung führen zu einem intrakapillären Druckanstieg bei gleichzeitig verringertem Gewebedruck und damit unvermeidbar zur vermehrten Filtration.

Zusätzlich zur venösen Komponente weisen laut Földi (1993) die Lymphgefäße unter diesem hormonellen Einfluss eine verminderte Leistungsfähigkeit auf.

Sollte darüber hinaus vor der Schwangerschaft eine Lymphangiopathie in Form einer Fehlanlage vorliegen, die bis dato symptomlos blieb, da sie gerade noch kompensiert wurde, löst dann die Schwangerschaft mit Sicherheit die Entstehung eines primären Beinlymphödemes aus.

Im **fortgeschrittenen Stadium der Schwangerschaft**, d. h. vor allem im letzten Trimenon, stellt der vergrößerte Uterus nicht selten eine **Behinderung des venösen Rückstromes** vor allem der intrapelvinen Venen dar, die zusätzlich zu einem verminderten Abfluss aus den Beinvenen führt. Karl et al. (1994) kommen nach einer umfangreichen Untersuchung sogar zum Ergebnis, dass der gravide Uterus in dieser Phase der Schwangerschaft die vorrangige Ursache für die Abflussbehinderung aus den Beinen darstellt: Bereits kurze Zeit nach der Entbindung (postpartal) ist eine deutliche Verringerung des Venendurchmessers festzustellen, obwohl die hormonelle Situation noch mit der während der Schwangerschaft vergleichbar ist.

Als weitere venöse Beeinträchtigung kommt bei etwa einem Drittel der Schwangeren in Rückenlage eine mehr oder weniger leichte Form der Kompression der V. cava inferior, das Vena-cava-inferior-Syndrom, vor (Abb. 36.1).

Die schwere Form des Vena-cava-inferior-Syndroms führt zum Schock-Syndrom und letztlich auch zur Gefährdung des Fetus. Sowohl bei der leichten als auch bei der schweren Form ist die linke Seitlage zu bevorzugen.

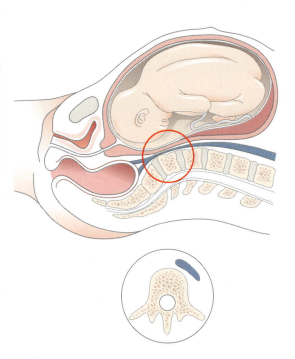

Abb. 36.1. Kompression der V. cava inferior durch den graviden Uterus in Rückenlage

Weitere »lästige« Auswirkungen von Ödemen in der Schwangerschaft sind **subjektive Beschwerden** wie
- Spannungsschmerzen in den Beinen,
- eingeschränkte Beweglichkeit vor allem der kleinen Gelenke, vorrangig der Finger, wenn die Schwellungen außer an den unteren auch an den oberen Extremitäten zu finden sind,
- Parästhesien als Kompressionssymptome an Engpassstellen und
- rasche muskuläre Ermüdbarkeit.

Dies alles muss man jedoch als »physiologischen Zustand« auffassen.

> **Vorsicht**
> Allerdings muss betont werden, dass es während der Schwangerschaft auch zu schwerwiegenden Störungen kommen kann, wie sie z. B. der Symptomenkomplex der Schwangerschaftstoxikose (Gestose) darstellt.

Die Gestose ist ein Syndrom mit vielfältigen Ursachen. Besteht z. B. eine Vorerkrankung in Form einer Nierenschädigung oder/und einer ausgeprägten Hypertonie, besteht die Gefahr der Entwicklung einer solchen »hypertensiven Erkrankung in der Schwangerschaft«, die nicht zuletzt durch Ödeme deutlich wird.

»Gestose« als Kurzform von »Gestationstoxikose« ist der Oberbegriff für die schwangerschaftsspezifischen Krankheiten als Ausdruck einer Stoffwechselentgleisung unter der Belastung durch die Gravidität. Nach dem zeitlichen Bezug zur Schwangerschaftsdauer wird unterschieden zwischen Frühgestose oder Präklampsie (im 1. Schwangerschaftsdrittel) und Spätgestose oder eklamptischem Symptomenkomplex (im letzten Drittel). Die typische Symptomatik wird nach den Leitsymptomen als EPH-Gestose bezeichnet nämlich Ödembildung (E für engl. Edema), Proteinurie und renale Hypertonie. Die Spätgestose kommt auch als monosymptomatische Gestose mit nur einem der für die EPH-Gestose typischen Symptom vor. Das 2. Drittel der Schwangerschaft bleibt im allgemeinen symptomfrei (sog. Toleranzstadium).

Die Eklampsie äußert sich in Form tonisch-klonischer Krämpfe mit und ohne Bewusstseinsverlust; sie tritt oft blitzartig auf, meist jedoch nicht ohne Prodromalsymptome: rascher Blutdruckanstieg mit starkem Kopfschmerz (meist frontal), Flimmern vor den Augen, Doppel- und Nebligsehen, ferner Magendruck und Brechreiz.

36.2 Therapiemöglichkeiten

Prinzipiell ist der Einsatz von Medikamenten gegen Beschwerden in der Schwangerschaft immer von der Plazentagängigkeit des Wirkstoffes und der sich daraus ergebenden Frage nach der möglichen Schädigung der Frucht abhängig.

Ohne zwingenden Grund wird deshalb meist auf Medikamente verzichtet.

Bei festgestellter **Gestose** dagegen gibt es folgende Therapiemöglichkeiten:
- Blutdrucksenkung.
- Ödemausschwemmung.
- Bei Proteinurie proteinreiche Ernährung und nicht, wie immer wieder praktiziert, »Reistage« und wenig Trinken, um Wasser auszuschwemmen bzw. um »unnötige Wasserzufuhr« zu vermeiden. Ein solches Vorgehen führt zu einem zusätzlichen Elektrolytmangel mit Verstärkung der Gestose-Symptomatik!
- Bei drohender Eklampsie sog. »antikonvulsive« Therapie (Antiepileptika, d. h. entkrampfende, anfallunterdrückende Medikamente).
- Überwachung des Fetus und Feststellung des kindlichen Reifegrades zur Beurteilung einer kindlichen Gefährdung und Abwägung einer vorzeitigen Beendigung der Schwangerschaft durch Sektio.
- Alle Maßnahmen, die zur Entspannung/Entkrampfung beitragen, sind sehr hilfreich.

36.3 Physiotherapie beim Schwangerschaftsödem

Die **Ziele** der physikalisch-therapeutischen Maßnahmen bei Ödemen in der Schwangerschaft sind vorrangig **prophylaktisch** definiert:
- Entlastung der venösen Gefäße durch allgemeine Maßnahmen der Rückstromförderung wie Hochlagerung, Vermeiden von zu langem Stehen oder Sitzen etc.,
- Verminderung des Risikos einer schwangerschaftsbedingten chronischen Veneninsuffizienz,
- Vermeidung einer Entstehung von Thrombophlebitiden oder gar Phlebothrombosen (während der Schwangerschaft und natürlich im Wochenbett besteht durch eine allgemeine Aktivierung der Gerinnungsfaktoren eine erhöhte Bereitschaft).

Die Bedeutung der Prophylaxe wird bisher leider allzu oft unterschätzt. Phlebologische Beobachtungen zeigen, dass auffällig viele Patientinnen etwa ein halbes Jahr nach einer Entbindung über vorher nicht vorhandene venöse Beinbeschwerden klagen, die von der Entwicklung einer Varikosis bis zu offenen Beinen reichen. Berg (1990) vermutet, dass diese Beschwerden auf nicht erkannte Phlebothrombosen während der Schwangerschaft oder der Zeit des Wochenbettes zurückzuführen sind. Sie widerspricht damit der Einstellung vieler Gynäkologen, dass es diese Komplikation des Wochenbettes heute kaum noch gäbe.

Die Tatsache, dass viele Gebärende nach komplikationsloser Entbindung bereits nach 2–3 Tagen die Geburtsklinik verlassen, mag mit zur Ansicht beitragen, dass Wochenbettthrombosen kaum noch vorkommen.

Als Maßnahmen sowohl zur **Prophylaxe** als auch zur **Entstauung** stehen zur Verfügung:
- Hydrotherapeutisches Gefäßtraining wie
  - Wassertreten (Verbindung zwischen gelenk- und gefäßwirksamen Aspekten),
  - Wechselgüsse oder, falls bereits Varizen vorhanden sind, kalte Güsse und
  - CO_2-Bäder, die ebenfalls den Gefäßtonus beeinflussen.
- Kompressionstherapie mit einer Schwangerschaftkompressionsstrumpfhose (keine Kompressions-Kniestrümpfe!) im Zusammenhang mit ausreichender Bewegung.
- Bäder zur Rückstromförderung, entweder als warme Bäder (jedoch nicht über 38°C!) oder, falls die Schwangere im Alltag eher Wärme meidet, indifferente Bäder von 34/35°C.
- Häufiges Hochlagern der Beine, wenn möglich auch nachts (es genügt, das Fußende der Matratze um ca. 10–15 cm hochzustellen.
- Schwimmen als allgemeine gesundheitsfördernde Maßnahme.
- Manuelle Lymphdrainage, spätestens im späten 2. Trimenon und natürlich im 3. Trimenon, wenn ausgeprägte Schwellungen vorhanden sind.

Eine regelrechte **Indikationsstellung** für eine **Manuelle Lymphdrainage** besteht für das eigentlich physiologische Schwangerschaftsödem jedoch nicht. Die Versorgung mit einer speziellen Kompressionsstrumpfhose für Schwangere ist ein meist ausreichendes Mittel.

> **Hinweis**
>
> Der entspannende, entkrampfende Effekt der Manuellen Lymphdrainage darf in diesem Zusammenhang nicht außer Acht gelassen werden!

Niedergelassene Therapeuten, die die Therapieform Manuelle Lymphdrainage beherrschen, werden immer wieder gebeten, Entstauungsmaßnahmen außerhalb der üblichen ärztlichen Verordnung durchzuführen. In diesen Fällen übernimmt die Schwangere, die z.T. erheblich unter den Symptomen leidet, die Kosten für die Behandlung selbst.

> **Hinweis**
>
> Immer mehr Frauen möchten die Manuelle Lymphdrainage ohne Verordnung durchführen lassen. Daher muss vor der Ausführung ausdrücklich darauf hingewiesen werden, dass geklärt sein muss, ob dem betreuenden Arzt die Schwellungen bekannt sind. Nur so ist die Gefahr auszuschließen, dass eine Komplikation wie z. B. eine EPH-Gestose übersehen bzw. deren gezielte Behandlung verschleppt wird!

Wird die Behandlung durchgeführt, ist das prinzipiell bestehende erhöhte Thromboserisiko zu bedenken. Dabei ist dringend auf **erste Thrombosezeichen** zu achten wie:
- dumpfe ziehende Schmerzen im ganzen Bein, häufig als »muskelkaterartige« Beschwerden in der Wade auftretend,
- auffällige Asymmetrie der Schwellung der Beine,
- deutliche Rötung bis Zyanose des Beines, oft verbunden mit Erwärmung, manchmal mit Fieber,
- manchmal oberflächlich lokale, prall gefüllte Venen – »Signalvenen« bzw. »Pratt-Warnvenen« über der Tibiakante und am Fußrücken,
- typische Schmerzpunkte durch Druck oder auch aktive und passive Funktionsprüfung, vor allem
  - Druckschmerzhaftigkeit der medialen Tibiakante (Meyer-Zeichen),
  - Druckschmerzhaftigkeit der Plantarmuskulatur der Fußinnenseite (Payr-Zeichen) und
  - tiefer Wadenschmerz bei Dorsalextension (Homans-Zeichen) (▶ Kap. 24.2, S. 64).

❗ **Vorsicht**
Besteht der Verdacht auf erste Thrombosezeichen, muss sofort der betreuende Arzt verständigt werden.

36.3.1 Manuelle Lymphdrainage: Behandlungssystematik beim Schwangerschaftsödem

Die Behandlungssystematik ist in ◘ Abb. 36.2 dargestellt.

Die Behandlung beginnt mit der **Halsregion** (»Basisbehandlung«). Aufgrund der Entfernung zum eigentlichen Ödemgebiet kann auf die Griffabläufe in der Schulterregion verzichtet werden.

Die sich daran anschließende Behandlung der **ventralen Thoraxregion** beschränkt sich auf die **Achselhöhle** und die **Flankenregion**. Damit wird das Ziel verfolgt, ein »**Zusatzabflussgebiet**« für die teilweise an der Leistenlymphknotenregion vorbeigeleitete Flüssigkeit zu schaffen.

Auf der **Bauchregion** werden Drehgriffe im Verlauf der **axilloinguinalen Anastomosen** ausgeführt, um zur **Achselhöhle** umzuleiten. Es versteht sich von selbst, dass alle Griffe, die in die Tiefe des Bauchraumes zielen, kontraindiziert sind.

Es erfolgt immer die Behandlung **beider Beine von ventral in einer Sitzung** mit dem Grundgriffeaufbau, der in Bd. 1, ▶ Kap. 4.7 (»Grundgriffe Bein ventral«) beschrieben wird.

Behandlungsdauer und -frequenz

Die Notwendigkeit der Behandlung beider Beine in einer Sitzung ergibt eine Behandlungszeit von 45–60 min. Es hat sich bewährt, die Behandlung mindestens 3-mal wöchentlich, wenn möglich auch öfter durchzuführen.

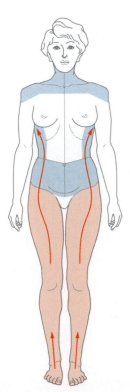

◘ **Abb. 36.2.** Schema der Behandlungssystematik beim Schwangerschaftsödem im letzten Trimenon. Die nicht direkt von der Schwellung betroffenen Körpergebiete, die jedoch aus Entstauungsgründen mitbehandelt werden müssen (sog. »Ödemabflussgebiete« bzw. »Zusatzabflussgebiete«), sind blau markiert. Die eigentliche Ödemregion ist rot markiert. Die Pfeile zeigen die Arbeitsrichtung über das oberflächliche, epifasziale Lymphgefäßnetz an

Lipödem-Syndrom

G. Bringezu, O. Schreiner

37.1 Ätiopathologie –218

37.2 Prognose –221

37.3 Therapiemöglichkeiten –221

37.4 Physiotherapie beim Lipödem-Syndrom –222
37.4.1 Manuelle Lymphdrainage: Behandlungssystematik beim Lipödem-Syndrom der Beine –222

Das **Lipödem** ist kein Ödem im Sinne der üblichen Ödemdefinitionen. Es handelt sich dabei vielmehr um eine typischerweise symmetrische, nahezu ausschließlich bei Frauen vorkommende, vorwiegend die untere Körperhälfte betreffende Vermehrung des Fettgewebes, die auch als Fettgewebsverteilungsstörung (Weissleder u. Schuchhardt 1996) bezeichnet wird.

Diese Fettgewebsverteilungsstörung geht meist mit einer Neigung zum orthostatischen Ödem einher und führt deshalb zur Wassereinlagerung und zur sekundären Schädigung des Lymphgefäßsystems. Daher existiert auch der Begriff »Lipo-Lymphödem«. Als weitere Bezeichnungen sind u.a. Lipohypertrophie, schmerzhaftes Fettsyndrom, Adipositas oedematosa oder auch Adipositas dolorosa bekannt.

Der Begriff des **Lipödem-Syndroms** bezeichnet treffend die mit dieser Fettvermehrung verbundenen verschiedenen Symptome, die im Folgenden aufgeführt werden. Daher bevorzugen wir diesen Begriff.

Die verschiedenen Formen der Fettgewebsvermehrung sind zur begrifflichen Abgrenzung in Tab. 37.1 aufgeführt.

37.1 Ätiopathologie

Die Ursache des Lipödem-Syndroms ist unbekannt. Das überwiegende Vorkommen beim weiblichen Geschlecht lässt entweder an eine nur auf das weibliche Geschlecht vererbbare Störung oder an eine hormonelle Fehlsteuerung denken. Herpertz (1993) spricht davon, dass das Lipödem grundsätzlich nur bei Frauen vorkommt; andere Autoren (Weissleder u. Schuchhardt 1996) beschreiben dagegen ähnliche Erscheinungen bei Männern, die z. B. aufgrund bestimmter Hormonbehandlungen wegen eines Prostatakarzinoms eine »Femininisierung« aufweisen. Dies würde die Hypothese einer hormonellen Ursache stützen.

Die Manifestation des Lipödems wird von Herpertz für die schlimmsten Fällen bereits mit dem Abschluss der Pubertät angegeben; gewöhnlich tritt sie jedoch später, nämlich einige Jahre präklimakterisch auf.

Das Lipödem-Syndrom äußert sich in Form typischer **klinischer Zeichen:**
- Die Fettgewebsvermehrung tritt **symmetrisch** und in den meisten Fällen an der unteren Körperhälfte auf (Abb. 37.1), mit schwerpunktmäßiger Lokalisation
    - an den Hüften als sog. Hüftkissen oder »Reithosen-Phänomen«,
    - an den Schenkeln als subinguinale, mediale Schenkelwülste,
    - im Knieinnenseitenbereich als Fettkissen,
    - im Knöchelbereich als überkragende, malleoläre Fettmassen (sog. »Fettmuff«) (Abb. 37.2).

Tab. 37.1. Einteilung der verschiedenen Formen der Fettgewebsvermehrung (nach Herpertz 1995)

Bezeichnung	Pathologie	Typisches Auftreten
Lipom	Gutartige Fettgewebsgeschwulst	Lokal
Lipomatosis	Multipel auftretende Lipome	Ungleichmäßig verteilt
Adipositas	Weiche, generalisierte Fettgewebsvermehrung des ganzen Körpers, bevorzugt jedoch am Rumpf	Symmetrisch
Lipohypertrophie	Anlagebedingte Fettgewebsvermehrung der Extremitäten; Sonderform »Cellulite« oder Reithosen-Adipositas	Symmetrisch
Lipödem	Ödematisiertes Fettgewebe bei Lipohypertrophie	Symmetrisch

37.1 Ätiopathologie

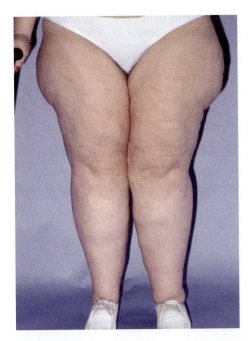

Abb. 37.1. Typische symmetrische Fettvermehrung mit besonders auffälliger Hüftbetonung

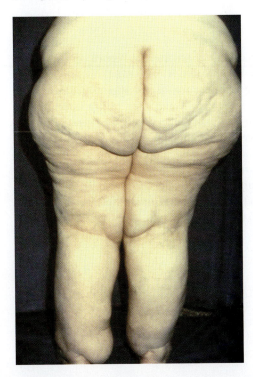

Abb. 37.2. Fortgeschrittenes Lipödem-Syndrom mit Betonung der Oberschenkelinnenseite, der Knieinnenseite und mit malleolären Fettmassen

Die distale Malleolenregion sowie der gesamte Fuß sind dagegen fett- und meist auch weitgehend ödemfrei.
– Das **Stemmer-Zeichen** ist meist **negativ** (Ausnahme: Kombination mit einer lymphostatischen Insuffizienz zum Lipo-Lymphödem).
– Eine Lageabhängigkeit besteht nicht.
– Die eigentliche Dellenbildung ist meist kaum nennenswert.
– Das Gewebe fühlt sich eher »schwabbelig-schwammig« oder auch »gummiartig« an. Dieses Gewebe mindert natürlich die Funktion der Hautpumpe bei Gelenkbewegung, sodass dadurch eine zusätzliche orthostatische Komponente zur Wasseransammlung zwischen den Fettzellen führt.
– Häufig besteht eine ausgesprochene **Druckschmerzhaftigkeit** (»schmerzhaftes Fettsyndrom«) und eine verstärkte **Neigung zur Hämatomentstehung** auf geringfügigen Druck.

Dies wird auf eine ausgeprägte Blutkapillarwandfragilität des Fettgewebes zurückgeführt (Weissleder u. Schuchhardt 1996), die sich zur Mikroangiopathie entwickeln kann und dann zum vermehrten Eiweißübertritt führt.

> **Hinweis**
>
> Das eigentliche Ödem beim Lipödem-Syndrom geht im fortgeschrittenen Stadium nicht nur mit einer Wasseransammlung, sondern auch mit einer zunehmenden Erhöhung der lymphpflichtigen Eiweißlast einher.

In Anlehnung an die typischen Zeichen des Lipödems lassen sich im wesentlichen **drei Typen** unterscheiden (Abb. 37.3a–c):
– Oberschenkeltyp oder auch »Reithosenbein«,
– Unterschenkeltyp oder auch »Bundhosenbein« und
– Knöcheltyp oder auch »Pumphosenbein«.

In seltenen Fällen tritt diese Fettverteilungsstörung auch an den Armen auf, wo sie entweder nur auf beide Oberarme lokalisiert ist – nach Herpertz der **Oberarmtyp** (Abb. 37.4) – oder aber die gesamten Arme umfasst – der **Unterarmtyp** –, wobei auch hier die Hände fettfrei sind.

Es ist bis heute nicht allgemein anerkannt, dass es sich beim Lipödem-Syndrom um eine Krankheit handelt. In

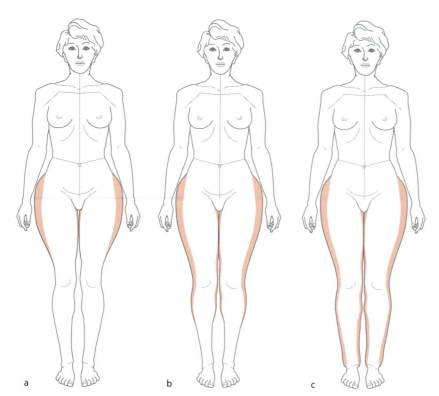

Abb. 37.3. a Oberschenkeltyp, **b** Unterschenkeltyp, **c** Knöcheltyp

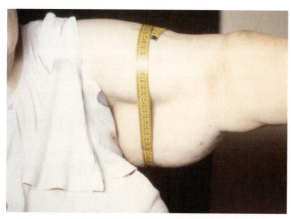

Abb. 37.4. Lipödem-Syndrom des Oberarmtyps

weise radikalen Hungerkuren im Bereich der betroffenen Areale nicht abnehmen (Gold 1996). Daraus resultiert ein langjähriger Leidensweg, der im Allgemeinen dazu führt, dass die betroffenen Frauen den frustrierenden Kampf gegen die ästhetisch äußerst unbefriedigende Formveränderungen aufgeben. Dies erklärt sicherlich, warum trotz eindeutiger Lipödem-Zeichen bei manchen Frauen gleichzeitig eine Adipositas vorliegt (**Abb. 37.5**). Sie ist das Ergebnis jahrelanger frustrierender Erfahrungen, nicht zuletzt durch die Erkenntnis, von allen als »willensschwach« und »essungezügelt« angesehen zu werden.

vielen Fällen wird das Erscheinungsbild mit einem ungezügelten Essverhalten und damit mit der Adipositas oder Obesitas, also der Fettleibigkeit, gleichgesetzt. Dagegen spricht jedoch – neben all den bisher aufgeführten Adipositas-**un**typischen Zeichen –, dass sich diese Fettvermehrung der sonstigen Fettstoffwechsel-Steuerung des Organismus entzieht und die betroffenen Patientinnen trotz teil-

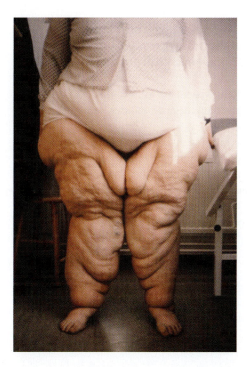

Abb. 37.5. Fortgeschrittenes Lipo-Lymphödem bei gleichzeitiger Adipositas

37.2 Prognose

Nach Weissleder u. Schuchhardt (1996) ist der Verlauf der Erkrankung von der Ausgangslage abhängig und kann, sofern keine zusätzliche Adipositas dazukommt, über Jahre hinweg unverändert bleiben. Eine zusätzliche Adipositas wird dagegen für die in manchen Fällen begleitende lymphostatische Komponente verantwortlich gemacht.

Nach Herpertz (1991) allerdings liegt die Ursache für eine mechanische Behinderung des Lymphgefäßsystems, und hier vor allem der Lymphkapillaren, bereits in der Fettgewebsvermehrung und der damit verbundenen Vergrößerung der Fettzellen beim Lipödem. Die subkutanen Lymphkollektoren verlaufen geschlängelt und tragen damit zur Verminderung der Transportfähigkeit bei. Diese Lymphostase ist durch die heutigen bildgebenden Verfahren, vor allem durch die indirekte Lymphographie, eindeutig nachgewiesen.

Földi u. Földi (1984) berichten davon, dass eine konsequente Behandlung des Lipödems in jungen Jahren zur Heilung führen kann, bei Nichtbeachtung jedoch immer zur Entwicklung eines Lipo-Lymphödemes führt, für das die Prognose entsprechend schlecht ist.

37.3 Therapiemöglichkeiten

Eine **medikamentöse Behandlung** beim Lipödem-Syndrom ist nicht bekannt bzw. nicht möglich. Von einer Behandlung mit Diuretika oder gar Abführmitteln, die manchmal empfohlen wird, ist unbedingt abzuraten (Weissleder u. Schuchhardt 1996). Auch eine hormonelle Behandlung führt zu keinem Ergebnis, d. h., selbst bei erkannten hormonellen Störungen verändert sich die Fettgewebsvermehrung durch Korrektur des Hormonhaushaltes nicht.

Eine **invasive Form der Behandlung** in Form einer **Liposuktion** (Fettabsaugung) oder einer **Lipektomie** ist lediglich bei lokalen Fettansammlungen, etwa im Hüftbereich beim isolierten Reithosenphänomen oder an den Oberarmen bei der Lipohyperplasia circumscripta; bzw. bei Lipomen denkbar. Beim eigentlichen, große Teile einer Extremität umfassenden Lipödem-Syndrom ist die Liposuktion schwierig und nicht unrisikant und kann darüber hinaus zu kosmetisch ungünstigen Ergebnissen führen (Herpertz 1995). Es ist sogar nicht auszuschließen, dass ein iatrogenes Lymphödem provoziert werden könnte, da bei der Liposuktion u. a. auch Lymphgefäße traumatisiert werden.

Gezielte **diätetische Maßnahmen** gegen das Lipödem sind nicht möglich (Zürcher 1996). In jedem Fall jedoch ist anzuraten, zusätzliches Übergewicht zu vermeiden, um die damit verbundene Entwicklung einer lymphostatischen Komponente nicht zu begünstigen. Bei gleichzeitiger alimentärer (mit der Ernährung zusammenhängender) Adipositas ist aus dem gleichen Grund eine Reduktionskost angezeigt.

Auch **sportliche Betätigung** in Kombination mit reduzierter Kalorienzufuhr führt zu keiner Reduktion dieser Fettgewebsvermehrung. Lediglich als prophylaktische Maßnahme gegen eine zusätzliche Adipositas ist eine ausreichende sportliche Betätigung sinnvoll.

Physiotherapeutische Maßnahmen sind in Form der kombinierten Entstauungstherapie angezeigt, die im Wesentlichen auf der Kombination von Kompressionstherapie und Manueller Lymphdrainage basiert.

37.4 Physiotherapie beim Lipödem-Syndrom

Die kombinierten Entstauungsmaßnahmen beim Lipödem-Syndrom haben folgende **Ziele**:
- Beseitigung der orthostatischen Wasseransammlung,
- Reduzierung der lymphpflichtigen Eiweißlast und dadurch insgesamt
- Verminderung des Spannungsdruckschmerzes.

Prinzipiell lässt sich sagen, dass die Möglichkeit, mit Entstauungstherapie die Fettgewebsvermehrung zu vermindern, lediglich im **komplikationslosen Anfangsstadium**, d. h. ohne begleitende Adipositas, als wirklich aussichtsreich angesehen werden kann. Erforderlich sind allerdings eine konsequente Durchführung der Kombination Manuelle Lymphdrainage und Kompressionstherapie sowie die Compliance der Patientin, d. h. das konsequente Tragen der Kompressionsstrumpfhosen.

> **Hinweis**
>
> Laut Földi (1984) führt vor allem das konsequente Tragen von Kompressionsstrumpfhosen der Klassen II–III über einige Jahre (!) zu einer Fettreduktion, die dann auch nicht wieder auftritt.

Diese Aussage wird auch durch Herpertz (1995) bestätigt.

Im **fortgeschrittenen Stadium**, d. h. nach langjährigem Bestehen des Lipödemes und vor allem, wenn sich bereits eine lymphostatische Komponente dazugesellt hat, sind Ergebnisse in dieser Deutlichkeit nicht mehr zu erzielen.

Häufig wird die Kompressionsbandage wegen der Druckschmerzhaftigkeit anfänglich nicht toleriert. Hier muss dann selbstverständlich zunächst darauf verzichtet werden in der Hoffnung, dass sich mit Hilfe der Manuellen Lymphdrainage die zwischen den Fettzellen eingelagerte Flüssigkeit verringern lässt und die Druckempfindlichkeit zurückgeht. Dann jedoch sollte mit der Kompressionsbandagierung begonnen werden.

37.4.1 Manuelle Lymphdrainage: Behandlungssystematik beim Lipödem-Syndrom der Beine

Die Behandlungssystematik ist in **Abb. 37.6** dargestellt.

Die Behandlung beginnt mit der **Halsregion** (»Basisbehandlung«).

Daran schließt sich die Behandlung der **Bauchregion** an. Ist die Behandlung der Bauchregion nicht möglich, empfiehlt es sich, über die Flankenregion in Richtung Achselhöhle zu entstauen und gleichzeitig über eine gezielte kostoabdominale Atembetonung die tiefen Lymphabflusswege indirekt zu erreichen.

Da das Lipödem symmetrisch auftritt, ist selbstverständlich die **Behandlung beider Beine von ventral** nötig. Dies kann jedoch nicht in einer Behandlungssitzung geschehen; aufgrund des Umfangs ergibt sich eine ähnliche abgestufte Behandlung, wie sie in ▶ Kap. 29 und 30 im Zusammenhang mit der Behandlung der Lymphö-

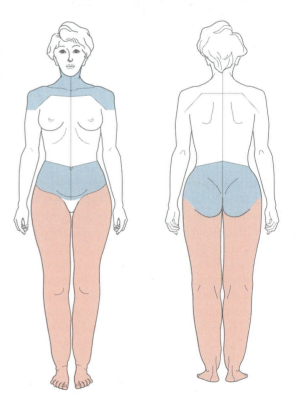

Abb. 37.6. Schema des Behandlungsumfanges beim Lipödem-Syndrom des Knöcheltyps. Die blauen Körperregionen stellen die sog. »Ödemabflussgebiete« dar, die roten Körperabschnitte die Schwerpunkt- und eigentliche Ödemregion

deme beschrieben wird. Aufgrund der häufig bestehenden Schmerzempfindlichkeit und der Neigung zu Hämatomen werden vorwiegend Grundgriffe ausgeführt. Nur im Ausnahmefall sind Ödemgriffe durchführbar. Dabei ist unbedingt die Schmerzgrenze zu beachten, weshalb vorwiegend die großflächigen Varianten eingesetzt werden können.

Der gleiche Behandlungsaufbau betrifft die **Körperrückseite**. Im täglichen Wechsel zwischen ventraler und dorsaler Körperseitenbehandlung erfolgt also auch hier **zunächst die Hals- und Bauchbehandlung** und anschließend **aus Bauchlage die Lenden- und Gesäßregion** sowie die **dorsale Beinbehandlung**.

Behandlungsdauer und -frequenz

Aufgrund des Umfanges der Behandlung ergibt sich pro Sitzung eine Behandlungszeit von 45–60 min. **Unter stationären Bedingungen** mit dem definierten Ziel einer möglichst großen Umfangsminderung ist eine **tägliche Behandlung** unumgänglich. In der Phase der Erhaltung eines durch stationären Aufenthalt erzielten Ergebnisses unter **ambulanten Bedingungen** sollte die Behandlung **mindestens 3-mal wöchentlich** durchgeführt werden.

Ödeme mit zentralnervösen Ursachen

H. Trettin, O. Schreiner

38.1 Ödeme bei Extremitätenlähmungen –226

38.2 Apoplexie und intrakranielle Blutungen –227

38.3 Schädel-Hirn-Trauma (SHT) –228

38.4 Multiple Sklerose (MS) –228

38.5 Physiotherapie bei Ödemen aufgrund zentraler Paresen – ein Diskussionsbeitrag –229
38.5.1 Atemtherapeutische Maßnahmen –229
38.5.2 Lagerungstechniken –229
38.5.3 Aktive und/oder passive Gelenkbewegungen –230
38.5.4 Kompressionstherapie –230
38.5.5 Manuelle Lymphdrainage –232

38.1 Ödeme bei Extremitätenlähmungen

H. Trettin

Sowohl bei schlaffen als auch bei spastischen Lähmungen entwickeln sich sehr häufig ausgeprägte **Stauungsödeme**, die den weiteren klinischen Verlauf und die Rehabilitation stark beeinflussen. Das Ödem erschwert die Wiederherstellung der Funktion einer gestauten Gliedmaße, so z. B. das **Handödem** bei Hemiparese infolge eines Apoplexes oder als Folge einer **Armplexusparese**. Durch die Ödematisierung des Gewebes ist nicht nur die Funktion zusätzlich gestört; in ödematösen Extremitäten kommt es nicht selten auch zu trophischen Störungen bis hin zu Reflexdystrophien.

Darüber hinaus droht ein anfänglich **lymphodynamisches Stauungsödem** mit guter Rückbildungstendenz bei ausbleibender Behandlung in das Stadium der **lymphostatischen Dekompensation** überzugehen mit der Folge der Entwicklung einer **Gewebsfibrose**. Die Fibrose erfasst dann nicht nur das interstitielle lockere Bindegewebe, sondern auch die bindegewebigen Strukturen von Nerven- und Sehnenscheiden und der Muskulatur. Sehnen- und Muskelverkürzungen und Muskelkontrakturen bis hin zu irreversiblen Fehlstellungen der Gelenke sind die zu erwartenden Spätfolgen.

> **Hinweis**
>
> Bei Stauungsödemen im Zusammenhang mit Extremitätenlähmungen handelt es sich um ein **Überschuss-Ultrafiltrat**, das als Folge eines erhöhten hydrostatischen Drucks in der Kapillare entsteht.

Dabei werden folgende **Kräfte** wirksam:
- Der hydrostatische Druck erhöht sich in den Venen einer gelähmten Gliedmaße durch die sich verstärkt auswirkende Schwerkraft. Dadurch erhöht sich der Wanddruck im venösen Schenkel der Kapillare; der Filtrationsdruck übersteigt die reabsorbierenden Kräfte an der Kapillare.
- Zudem erfolgt der Rückstrom des Blutes zum Herzen durch das Fehlen der Muskelpumpe rein passiv; der venöse Abstrom des Blutes aus der gestauten Extremität zum Herzen ist verlangsamt.
- Der Überschuss an Ultrafiltrat kann nur so lange vom **Lymphgefäßsystem** abdrainiert werden, wie die Transportkapazität des Lymphgefäßsystems nicht überschritten wird. Trotz der Tatsache, dass das Lymphgefäßsystem bei einem Gewebestau seine Transportkapazität bis zum 10fachen steigern kann, kommt es zum sichtbaren peripheren, leicht eindrückbaren proteinarmen Ultrafiltrat-Überschussödem im Interstitium. Dieses kann man als **lymphodynamisches Ödem** bezeichnen, da es nicht als Folge einer Abflussstörung im Lymphgefäßsystem selbst, sondern durch Überschreiten der Transportkapazität des Lymphgefäßsystems entsteht.

Untersuchungen mittels der **Lymphszintigraphie** haben gezeigt, dass sich in einer ödematös gestauten gelähmten Extremität ein **gesteigerter Lymphabfluss** vollzieht (Schütte et al. 1996). Es bestehen zum Teil sogar extreme Beschleunigungen des Lymphtransportes im Gegensatz zum Lymphödem (primär oder sekundär), bei dem sich eine extreme Verlangsamung der Lymphströmung findet.

Darüber hinaus lassen Messungen der Hauttemperatur und des Hautwiderstandes in gelähmten Gliedmaßen darauf schließen, dass auch Störungen der **sympathischen Innervation** zum Stauungsödem in gelähmten Gliedmaßen beitragen (Hutzschenreuter et al. 1994). Dies bestätigt die Beobachtungen von Davies (1995), die ebenfalls eine sympathische Komponente beschreibt. In späteren Phasen des Ödemes, vor allem, wenn nicht früh genug richtig behandelt wurde, lassen sich nach Davies sogar osteoporotische Veränderungen im Röntgenbild nachweisen! Insgesamt weist die Gesamtsymptomatik eine auffallende Ähnlichkeit mit der sympathischen Reflexdystrophie auf.

> **Hinweis**
>
> Heute nimmt man an, dass Ödeme in gelähmten Extremitäten nicht allein auf den erhöhten Filtrationsdruck (hydrostatisches Ödem) zurückzuführen sind, sondern zusätzlich durch eine wahrscheinlich eintretende Schädigung der Kapillarpermeabilität verstärkt werden. Die Schädigung entsteht durch eine Änderung des Gefäßtonus infolge einer Störung der Gefäßinnervation.

Dies würde auch erklären, weshalb bei einer ödematös gestauten gelähmten Extremität eine Behandlung allein mit Extremitätenhochlagerung und Bandagieren häufig nicht ausreicht, um die Entstehung einer lymphostatischen Dekompensation zu verhindern. Die Begründung liegt im gesteigerten Proteinaustritt aus der Kapillare (!).

Die Konsequenz hieraus ist eine früh einsetzende **Komplexe Physikalische Entstauungstherapie** (KPE) der gelähmten Gliedmaße, die alle Komponenten wie
— Techniken der Manuellen Lymphdrainage,
— Kompressionsbehandlung und
— krankengymnastische Beübung, wenn möglich in der Bandage,

mit einschließt.

38.2 Apoplexie und intrakranielle Blutungen

H. Trettin

> **Definition**
> Als »**Apoplexie**« oder »apoplektischer Insult« werden Krankheitsbilder mit plötzlich einsetzender zerebraler Ausfallsymptomatik wie Verlust der Sprache, Halbseitenlähmung oder Hirnnervenausfälle je nach Lokalisation des Insults bezeichnet.

In 80% der Fälle handelt es sich um einen **ischämischen Insult** durch Gefäßverschluss, in 15–20% der Fälle ist die Ursache eine Hirnblutung, in seltenen Fällen eine Hirnvenenthrombose. Nur bei **Hirnblutungen** entsteht intrakraniell eine größere Menge an **lymphpflichtiger Eiweißlast**. Diese führt zur **Hirnschwellung**, die noch längere Zeit als Ödem im Computertomogramm nachweisbar bleibt.

Da im Bereich der Hirnblutung die Blut-Hirn-Schranke eröffnet wurde, verteilt sich die lymphpflichtige Eiweißlast im interstitiellen Liquorraum und wird erst sehr langsam teils durch Makrophagen, teils durch Drainage über die prälymphatischen Transportwege in den extrakraniellen Raum und damit in das Lymphabflusssystem des äußeren Schädels transportiert. Bei der **Subarachnoidalblutung** erfolgt der Abtransport lymphpflichtiger Eiweißlast hingegen zum größeren Teil über die Arachnoidalscheiden der Hirnnerven, in geringerem Maße auch über die Wurzelscheiden spinaler Nervenwurzeln.

> **Indikation**
> Bei der **Subarachnoidalblutung** erfolgt der Transport über die prälymphatischen Transportwege (Arachnoidalscheiden der Hirnnerven, Virchow-Robinsche-Spalträume in der Adventitia). Durch Manuelle Lymphdrainage des äußeren Schädels und der Hals-/Nackenregion kann er wesentlich beschleunigt werden.

Bei der **Hemiplegie** als Folge eines apoplektischen Insultes findet sich ein charakteristisches Lähmungsmuster: die in der Regel armbetonte spastische Halbseitenlähmung. **Ödeme** treten an den gelähmten Extremitäten distal am Handrücken und an den Füßen zunächst als **hydrostatische Überlastungsödeme** auf.

> **Indikation**
> Bei **hydrostatischen Überlastungsödemen** im Zusammenhang mit einer Hemiplegie kann das zunächst eiweißarme lymphodynamische in ein lymphostatisches Ödem übergehen. Dabei besteht die Gefahr einer Gewebsfibrose. Daher ist die Manuelle Lymphdrainage immer dann angezeigt, wenn das Handrücken- oder Beinödem durch entsprechende Hochlagerung der Extremität oder durch aktiv/passives Beüben im Rahmen der Krankengymnastik ungenügend abfließt.

Allerdings erschwert die nach der Lymphdrainage erforderliche Bandagierung der gelähmten Extremität wiederum oft die krankengymnastische Übungsbehandlung und Ergotherapie, weshalb immer im Einzelfall über die erforderlichen Maßnahmen zu entscheiden ist.

> **Hinweis**
> Im **Anfangsstadium** eines **lymphodynamischen Handrückenödems** hat sich das Überstreifen eines Armstrumpfes und eines Kompressionshandschuhs sehr bewährt. Unter entsprechender Hochlagerung und Beübung der Gliedmaße ist die Manuelle Lymphdrainage dann sogar oft entbehrlich.

Fließt das Ödem durch Lagerung und aktives/passives Beüben alleine nicht mehr genügend ab, ist auf jeden Fall die Komplexe Physikalische Entstauungstherapie angezeigt, um den Übergang in die lymphostatische Dekompensation mit all ihren Konsequenzen zu verhindern.

Die Drainage der Stauungsödeme an den gelähmten Extremitäten ist auch für die weitere Behandlung des Patienten von großer Bedeutung, geht doch mit der Entödematisierung auch das unangenehme Schwellgefühl oder ein schon eingetretener Spannungsschmerz zurück. Die Hände lassen sich wieder besser feinmotorisch beüben, eine bleibende Funktionseinschränkung als Folge einer Gewebsfibrose mit Gelenkkontrakturen, Sehnenverkürzungen und Muskelkontrakturen wird verhindert.

38.3 Schädel-Hirn-Trauma (SHT)

H. Trettin

In der **Neurotraumatologie** könnte die Manuelle Lymphdrainage im postakuten Stadium nach Hirnkontusion eine Bedeutung in der Behandlung des postkontusionellen Hirnödems bekommen. Dies lassen neuere Untersuchungen an der neurochirurgischen Klinik der Medizinischen Hochschule Hannover vermuten.

Erste Erfahrungen mit Frühreha-Patienten, die sich nach schwerem SHT noch im **Wachkoma** befinden, zeigen, dass unter der Behandlung mit Manueller Lymphdrainage schmerzinduzierte motorische Unruhe und Abwehrreaktionen sistieren. Bei **vegetativer Entgleisung** mit pathologischer Sympathikusaktivierung (»Noradrenalinsturm«) wird die Manuelle Lymphdrainage wegen ihres ausgeprägten sympathikolytischen Effektes zusätzlich zur medikamentösen Therapie eingesetzt. Welche Langzeiteffekte eine solche Behandlung hat, wird Gegenstand zukünftiger Untersuchungen sein.

Beim **posttraumatischen Kopfschmerz** nach Schädel-Hirn-Traumen handelt es sich in 85% der Fälle um einen Kopfschmerz vom Spannungstyp, seltener um einen zervikogenen Kopfschmerz, dann meistens als Folge von Torsionsverletzungen der Halswirbelsäule. Der postkommotionelle/postkontusionelle Kopfschmerz geht sehr häufig mit ausgeprägten vegetativen Regulationsstörungen als Teil des postkommotionellen/-kontusionellen Syndroms einher.

> **Indikation**
>
> Beim **posttraumatischen Kopfschmerz** ist die Manuelle Lymphdrainage aufgrund ihrer ausgeprägten **vagotonisierenden Wirkung** bei gleichzeitiger Einflussnahme auf antinozizeptive Hirnstammmechanismen (hypothetisch) Therapie der Wahl.

38.4 Multiple Sklerose (MS)

H. Trettin

> **Definition**
>
> Bei der **Multiplen Sklerose (MS)** oder Encephalomyelitis disseminata handelt es sich um eine bis heute ätiologisch nicht geklärte entzündliche Entmarkungserkrankung des zentralen Nervensystems, die zum Untergang von Nervengewebe und zur Entstehung von Glianarben (daher »Sklerose«=Verhärtung) führt.

Als **Ursache** wird heute eine Autoimmunerkrankung des zentralen Nervensystems angenommen, wobei körpereigenes Nervengewebe durch eine entzündliche Immunreaktion angegriffen wird. Pathologisch-anatomisch zeichnet sich die Erkrankung durch »disseminierte«, d. h. zerstreut liegende Entmarkungsherde in der weißen Hirn- und Rückenmarksubstanz aus mit perivenösen entzündlichen Infiltraten, die später sklerosieren. Solche disseminierten Entmarkungsherde im Hirn- und Rückenmark lassen sich heutzutage sehr eindrucksvoll mit der Kernspintomographie nachweisen.

Die klinische **Symptomatik** ist entsprechend der ganz unterschiedlichen Lokalisation der Entmarkungsherde von unterschiedlichen neurologischen Ausfällen gekennzeichnet. Sehr **charakteristische klinische Bilder** der MS sind jedoch
- die spastische Paraparese der Beine,
- die neurogene Blasen-Mastdarm-Lähmung und
- Sehstörungen infolge von Entzündungsherden am Sehnerven.

Der **akute Krankheitsschub** wird üblicherweise mit Cortison behandelt, was durch die entzündungshemmende und entödematisierende Wirkung häufig zur Rückbildung der neurologischen Ausfälle führt. Sofern allerdings bereits ein Zerfall der Markscheiden der Nervenbahnen eingetreten ist (Entmarkung der Nervenbahnen), ist eine Rückbildung und damit eine Wiederherstellung nicht mehr möglich.

In der **physikalischen Therapie** stehen die Krankengymnastik und die Ergotherapie im Vordergrund. Seit längerem wird auch die Manuelle Lymphdrainage eingesetzt. Auch wir können in unserer Klinik auf mehrere Fälle von Multipler Sklerose zurückblicken, bei denen durch regelmäßig durchgeführte **Manuelle Lymphdrainage** der Kopfregion einschließlich Mundinnendrainage einige Symptome wie Sehstörungen, anhaltender Kopfdruck bzw. Kopfschmerzen (ein sehr häufiges Symptom!) oder Hirnnervenstörungen wie Gesichtslähmungen gebessert werden konnten.

Bei der **Neuritis nervi optici** (Retrobulbärneuritis) besteht ein Ödem in der Sehnervenscheide, das mit Manueller Lymphdrainage schneller prälymphatisch in die Orbitahöhle und damit in den extrakraniellen lymphatischen Raum entsorgt wird, als dies beim spontanen Verlauf möglich ist. Die gleichen Wirkmechanismen sind auch bei der lymphatischen Entsorgung über die Arachnoidalscheiden der übrigen Hirnnerven von Bedeutung.

38.5 Physiotherapie bei Ödemen aufgrund zentraler Paresen – ein Diskussionsbeitrag

O. Schreiner

Betrachtet man den allgemein gültigen physiotherapeutischen Behandlungsplan für Patienten mit zentralen Paresen (Liebenstund 1998), wird deutlich, dass ungeachtet der Ursache und des Ausmaßes immer auch Maßnahmen vorgesehen sind, die sich **rückstromfördernd** auswirken – auch wenn dies nicht immer das primäre Behandlungsziel ist, beispielsweise bei
- vielen atemtherapeutischen Techniken,
- vielen Lagerungstechniken und
- prophylaktischen Maßnahmen wie
  - aktiven und/oder passiven Thrombose-, Kontraktur- und Atrophieprophylaxen,
  - der Wickelung der Beine vor dem Sitz/Stand an der Bettkante im Zuge der Thrombose- und Embolieprophylaxe sowie
  - generell bei allen aktiven Maßnahmen im Zuge der Anregung/Anbahnung der Willkürmotorik, der Förderung selektiver Bewegungen, der Verbesserung der Koordination etc.

Die folgenden Ausführungen betreffen die Situation der Hemiplegie nach apoplektischem Insult und sind stellvertretend für andere zentrale Paresen zu verstehen.

38.5.1 Atemtherapeutische Maßnahmen

Maßnahmen, die zur Vertiefung der Atmung führen wie
- die gezielte Atemlenkung und Atemschulung bei ansprechbaren Patienten oder
- passive, atemfördernde und sekretlösende Maßnahmen bei nichtansprechbaren Patienten

wirken sich auch immer auf die venöse und lymphatische Rückströmung aus (s. dazu Bd. 1, ▶ Kap. 8).

38.5.2 Lagerungstechniken

Eine ebenfalls »sekundär-rückstromfördernde« Maßnahme stellen **viele Lagerungstechniken** dar, die zwar häufig in erster Linie pathologischen Reflexaktivitäten entgegenwirken sollen, aber zumindest bei liegenden Patienten meist allen abstromverbessernden Kriterien entsprechen (s. dazu Bd. 1, ▶ Kap. 9).

Mehr oder weniger geringgradige periphere Schwellungen **in den frühen Phasen** nach einem apoplektischen Insult oder einem Schädel-Hirn-Trauma sind durch mangelnden Muskeltonus erklärbar und können zu diesem Zeitpunkt auch noch als »lymphodynamisch« aufgefasst werden. Die gute Ansprechbarkeit solcher Schwellungen erklärt sich daher quasi »stillschweigend« durch die entsprechenden (Hoch-)Lagerungen, sodass die Schwellungen im Allgemeinen auch kein größeres therapeutisches Problem darstellen.

Anders verhält es sich dagegen bei Patienten **in späteren Phasen**, die sich im Zuge der Rehabilitation in einer Art »Zwischenphase« befinden und einen mehr oder weniger normalen alltäglichen Aktionsradius noch nicht wieder aktiv bewältigen können, sondern häufig oder gar dauerhaft im Rollstuhl sitzen müssen. Hier entspricht die Haltung/Lagerung meist nicht mehr den rückstromgünstigen Schwerkrafteinflüssen, die in der Hochlagerung aus der liegenden Position gegeben sind. Es ist auffällig, dass gerade in späteren Phasen der zentralen Paresen mit mehr oder weniger ausgeprägter willkürlicher und unwillkürlicher Muskelaktivität vermehrt Ödeme auftreten, die sich dann jedoch nicht alleine durch Hochlagerung vermindern lassen.

Laut Davies (2001) tritt das sog. »Schulter-Hand-Syndrom« mit Ödembildung und oft ausgeprägter Schmerzhaftigkeit in 66% der Fälle zwischen dem ersten und dritten Monat nach Beginn der Hemiplegie auf, also zu einem Zeitpunkt, zu dem sich die Patienten meist nicht mehr in intensiver Pflege befinden. Sie werden dann entweder auf einer neurologisch/internistischen Station oder bereits auf Rehabilitationsstationen behandelt und haben wieder einen gewissen Grad an Selbstständigkeit erreicht – jedoch nur im Vergleich zur anfänglichen Hilflosigkeit der Intensivpflegephase! Die Entstehung eines »Schulter-Hand-Syndroms« ist dann wahrscheinlich durch die nachlassende Umlagerungsfrequenz der weiterhin bettlägerigen Patienten bzw. durch manchmal stundenlanges Sitzen im Rollstuhl (wobei gerade der Arm und natürlich auch die Hand schlecht gelagert sind) zu erklären.

Hemiplegische Patienten vernachlässigen die betroffene Seite oft selbst und nehmen nicht wahr, dass z. B. die Hand in unphysiologischer Stellung herabhängt. Pflegepersonal, Therapeuten und auch die Angehörigen (!) sollten dies bedenken und durch geeignete Maßnahmen wie Schienen, Rollstuhltische etc. entgegenwirken.

> **Vorsicht**
> Bei hemiplegischen Patienten sollte der Arm keinesfalls längere Zeit seitlich herabhängen, und Handgelenk und Finger sollten sich nicht in ständiger Flexionsstellung befinden. Dies führt sowohl venös als auch lymphatisch zur Abflussbehinderung – ganz davon abgesehen, dass so das pathologische Muster verstärkt wird!

Neben anderen rückstromfördernden Lagerungsmaßnahmen für den gesamten Arm, der sich, wann immer möglich, über Herzniveau befinden sollte, empfiehlt Davies das Anfertigen von Handgelenkschienen, die die Handgelenke in genügender Dorsalextension halten.

Die Aspekte der Kompression und der Manuellen Lymphdrainage, die mit der Lagerung kombiniert werden sollten, werden in den folgenden Abschnitten erläutert.

38.5.3 Aktive und/oder passive Gelenkbewegungen

In der **frühen Phase** fördern passives Durchbewegen und/oder aktiv/passive Bewegungen zur Atrophieprophylaxe und als früher Stimulus natürlich auch den Rückfluss, da die Muskel- und Gelenkpumpe betätigt wird. Eine positive Wirkung ergibt sich auch dadurch, dass die Maßnahmen überwiegend im Liegen ausgeführt werden: Durch das Druckgefälle von peripher nach zentral sind die Voraussetzungen für den Rückfluss günstig.

Einen guten rückstromfördernden Nebeneffekt haben auch Maßnahmen wie das Vertikalisieren mit Hilfe eines Stehbretts zur propriozeptiven Stimulation und Übungen im Sitz/Stand an der Bettkante. Diese Aktivitäten erfordern immer Fußsohlenkontakt. Gleichzeitig sind dabei die Beine gewickelt. Welche Mechanismen dabei auf die Gefäße wirken, wird in Bd. 1, ▶ Kap. 6 ausführlich beschrieben.

In den **späteren Phasen** der Rehabilitation mit überwiegend aktiven Bewegungsübungen reicht der Einsatz der Muskel- und Gelenkpumpe meist aus, um Schwellungen zu vermeiden bzw. zu beseitigen. Diesen Bewegungsabläufen, die unter neurophysiologisch funktionellen Gesichtspunkten forciert werden, liegen die PNF-Muster zugrunde, die als optimal rückstromfördernd anzusehen sind (s. Bd. 1, ▶ Kap. 6).

Wirklich problematisch ist auch hier die **Phase der relativen Immobilisation**, die »**Rollstuhlphase**«, die entweder eine Zwischenphase bis zur mehr oder weniger weitgehenden Unabhängigkeit und Rehabilitation oder die »Endphase« darstellt. Es gelten die im Abschn. »Lagerungstechniken« genannten Aspekte zu prophylaktischen und therapeutischen Maßnahmen.

In der Phase der relativen Immobilisation ist häufig ein Ödemstadium erreicht, das nicht mehr nur als »klassisch lymphodynamisch« bezeichnet werden kann. Das Ödem weist allmählich auch Zeichen von Gewebsverhärtungen auf, was auf lymphostatische Komponenten schließen lässt. Daher ist in diesem Zusammenhang die Rolle der Manuellen Lymphdrainage und/oder der Kompression zu diskutieren.

38.5.4 Kompressionstherapie

Auch die Kompressionstherapie wird bei Patienten mit zentralen Paresen bereits in der **frühen Phase** eingesetzt, ohne dass sie vorrangig auf eine Schwellungsverringerung abzielt. Im Vordergrund stehen die **Thrombose-/Embolieprophylaxe** und, wenn Patienten aus der Phase der Immobilisation mobilisiert werden und dazu das Bett verlassen, die **Kreislaufprophylaxe**. Gerade beim Aufstehen nach Immobilisation besteht ansonsten die Gefahr, dass

38.5 Physiotherapie bei Ödemen aufgrund zentraler Paresen – ein Diskussionsbeitrag

die Blutsäule nach der Umlagerung aus der Horizontalen in die Vertikale regelrecht »versackt« (s. dazu auch Bd. 1, ▶ Kap. 9).

> **Hinweis**
>
> In der **frühen Phase** reichen Kompressionsmaßnahmen in Kombination mit aktiven und aktiv/passiven Bewegungen häufig aus, um die Entstehung von Ödemen zu verhindern bzw. um bestehende Schwellungen zu mindern.

Bei manifesten Schwellungen in der **späteren Phase** zielt die Kompressionstherapie vorrangig darauf ab, die Schwellungen zu mindern. Für **Ausmaß, Zeitpunkt und Dauer der Kompression** sind vor allem folgende Faktoren entscheidend:

- Ausmaß und Lokalisation der Schwellung (Begrenzung auf die distalsten Abschnitte, z. B. auf die Finger, oder Ausdehnung auf die Hand bzw. auf die gesamte Fuß-/Unterschenkelregion?),
- zeitliches Auftreten (nur zeitweise oder dauerhaft?),
- Schmerzhaftigkeit (Schwellung in Verbindung mit Schmerzen – vergleichbar mit Sudeck-Symptomatik – oder schmerzfrei?),
- Rehabilitationsgrad des Patienten, d. h.
  - Ausmaß und Qualität der willkürlichen Bewegungsabläufe,
  - Qualität der selektiven und feinmotorischen Bewegungen (Fortschritte in der Bewegung oder überwiegend Massenbewegungen mit vorrangig kompensierten Bewegungsabläufen?),
  - Ausmaß der pathologischen Muster mit Neigung zur Spastik, die möglicherweise durch geringfügige Stimuli ausgelöst wird.

Diese Aspekte sind deshalb von großer Bedeutung, weil hier noch sorgfältiger als bei Patienten mit anderen Schwellungsursachen abzuwägen ist,

- ob die Kompressionsmaßnahme und die damit verbundene Schwellungsminderung eine bessere Beweglichkeit bringen oder
- ob die angewandte Kompressionsmethode die Beweglichkeit noch stärker einschränkt oder gar verschlechtert und
- in welchem Bezug die Kompression zum generellen Ziel therapeutischer Maßnahmen steht.

Weit reichende Praxiserfahrungen oder gar wissenschaftlich begründete Vorgehensweisen gibt es in diesem Bereich bisher nicht. Es ist jedoch unbestritten, dass Schwellungen die Weichteildehnbarkeit (vor allem der Haut) einschränken und die Tiefensensibilität vermindern und dadurch die Gelenkbewegungen reduzieren.

Kompressionsmaßnahmen sind immer dann sinnvoll, wenn sich durch eine Schwellungsminderung eine bessere propriozeptive Leistung – gezielte/bewusstere Bewegungsabläufe und weniger Kompensation über Massenbewegung (d. h. mehr selektive Bewegungsabläufe) – erzielen lässt.

Wie die Kompression aussehen kann, wann sie ansetzen sollte und wie lange sie aufrechterhalten werden sollte, wird im Folgenden erläutert.

Methoden, Dauer und Zeitpunkt der Kompression

»Out« ist unserer Meinung nach die Methode des »Wrapping«, d. h. das Auswickeln geschwollener Finger bzw. der ganzen Hand mit dünnen Bindfäden. Heute gibt es ein breites Sortiment an komprimierenden Materialien (s. Bd. 1, ▶ Kap. 5). Wir empfehlen **schmale Binden**, wie z. B. Mullbinden, die sich sogar bei hartnäckigen und schwer zu behandelnden Lymphödemen an den Fingern bewährt haben. Empfehlenswert ist außerdem die Anfertigung von **Maßkompressionshandschuhen** der Klasse I oder II. Sie haben den Vorteil, dass der Patient sie jederzeit an- und ausziehen kann.

Eine Bandagierung mit **Kurzzugbinden** ist bei **Schwellungen der Hand** lediglich in Verbindung mit Dorsalextensionsschienen sinnvoll. Kurzzugbinden allein würden den Mittelhandbereich unphysiologisch komprimieren; durch die Schienen erfolgt quasi eine volare Auspolsterung (s. Bd. 1, ▶ Kap. 5).

Für den **Fuß-/Unterschenkelbereich** sind Kurzzugbinden dagegen immer empfehlenswert. So kann man gleichzeitig der Tendenz des Fußes in Richtung Inversionsstellung entgegenwirken. Dies kann zumindest in der Rehabilitationsphase sinnvoll sein, wenn der Patient noch keine Kontrolle über die aktive Fußhebung hat bzw. die Kontrolle darüber vermutlich nicht mehr erlangen wird.

Erfolg versprechend sind auch **Kompressionsschlauchverbände** (s. Bd. 1, ▶ Kap. 5). Da sie in allen benötigten Durchmessern erhältlich sind und auf jede beliebige Länge abgeschnitten werden können, lässt sich durch Übereinanderziehen verschieden langer Schlauchteile mit unterschiedlichem Durchmesser eine gut abgestufte Kompression erreichen. Diese Methode hat zudem die Vorteile, dass der Verband jederzeit angefertigt bzw. erneuert werden kann, dass er auf die aktuellen Bedürfnisse abgestimmt ist und dass der Patient meist gut damit zurechtkommt. Darüber hinaus ist diese Form i. d. R. kostengünstiger als Maßkompressionsstrümpfe und schneller verfügbar.

Die **Dauer der Kompression** ist relativ einfach zu bestimmen: so lange Schwellungen vorhanden sind so oft und so lange wie möglich.

Der **Zeitpunkt der Kompression** richtet sich danach, ob die Bandage nur bis kurz vor den Termin zur Bewegungstherapie getragen werden soll, um den schwellungsmindernden Effekt für eine bessere Gelenkbeweglichkeit zu nutzen, oder ob die Bandage auch während der Bewegungstherapie sinnvoll ist, um die Kompressionswirkung durch die Muskel- und Gelenkpumpe zu verstärken. Ausschlaggebend sind hier der Befund und das Ziel des jeweiligen Behandlungstermins.

– Wird überwiegend vom Rumpf aus gearbeitet (Rumpfrotationen, reflexhemmende Körperhaltungen und -lagerungen etc.), kann eine Kompression peripher evtl. verbleiben.
  Der Nachteil besteht darin, dass die Bandage die visuelle Kontrolle der peripheren Reaktionen erschwert!
– Stehen dagegen die Arbeit mit Stützreaktionen, das reaktive Schrittauslösen, oder gar speziell die Anregung der Oberflächensensibilität im Vordergrund, stört die Kompression.

Für die Ergotherapie treffen prinzipiell vergleichbare Überlegungen zu.

38.5.5 Manuelle Lymphdrainage

> **Hinweis**
>
> Lymphszintigraphische Untersuchungen (Werner et al. 1992; Schütte et al. 1996) weisen darauf hin, dass der **Lymphfluss** in hemiplegisch gelähmten Armen mit Schwellungen der Finger und der Hand **deutlich gesteigert** ist.

Es handelt sich hier also nicht um eine lymphostatische Insuffizienz, sondern um eine Steigerung des Lymphzeitvolumens über die Transportgrenze hinaus. Die Autoren der Studien vermuten als **Ödemursache** multifaktorielle Mechanismen wie eine gestörte sympathische Gefäßinnervation mit Veränderung der Filtrationsmechanismen und möglicherweise eine Schädigung der Gefäße der Mikrozirkulation einschließlich einer gestörten Rückresorption aufgrund des entgleisten Gefäßtonus. Zudem drohen möglicherweise Störungen bis hin zur Reflexdystrophie. Dies deckt sich mit den Beobachtungen von Davies (1995). Die Autoren kommen dann zu dem Schluss, dass Manuelle Lymphdrainage von den Patienten zwar als angenehm empfunden würde, die Ödeme aber dadurch nicht dauerhaft zu beseitigen wären. Ist die Manuelle Lymphdrainage also bei diesen Patienten überflüssig?

Ziele

Die Entstauungstherapie und hier speziell die Manuelle Lymphdrainage will bei Ödemen aufgrund zentraler Paresen

– die Schwellung durch Verteilung der lokalen Ödemansammlung auf eine größere Resorptionsfläche vermindern
  (hier ist natürlich der Stellenwert ein anderer als bei Lymphödemen!),
– durch die Verminderung der Gewebespannung die Gelenkbeweglichkeit verbessern,
– die Oberflächen- und Tiefensensibilität verbessern und damit
  die selektiven Bewegungsmöglichkeiten verbessern,
– die gestörte Gefäßinnervation verbessern und damit
– trophischen Störungen vorbeugen (Werner et al. 1992 zeigen, dass dies sehr gut möglich ist!) und
– Schmerzen mindern.

Damit stellt sich auch hier die Frage nach dem Zeitpunkt der Anwendung.

Zeitpunkt der Anwendung

Um die genannten Effekte nutzen zu können, sollte eine Schwellungsverminderung unmittelbar vor der Bewegungstherapie oder auch in deren Verlauf – nach den einleitenden Mobilisationen vom Rumpf her – durchgeführt werden.

Behandlungssystematik bei Ödemen aufgrund zentraler Paresen

Schulter-Hand-Syndrom

Begonnen wird mit der **Behandlung der Halsregion**; evtl. können vorher noch die zentralen Schlüsselpunkte behandelt werden. Die bilaterale Ausführung der Griffe an der Halsregion entspricht den neurophysiologisch-therapeutischen Forderungen nach Symmetrie in der Behandlung. Bei Anzeichen für eine taktile Reizüberflutung ist diese Vorgehensweise nicht angebracht.

Auch die anschließende **Armbehandlung** (ausschließlich Grundgriffe, s. Bd. 1, ▶ Kap. 4.7) wird entweder zunächst komplett ausgeführt oder quasi abschnittsweise in die bewegungstherapeutische Vorgehensweise am Arm integriert. Der Ablauf folgt auch hier neurophysiologischen Prinzipien: Die Behandlung wird von proximal nach distal aufgebaut.

Ödeme an den Beine

Die **Halsbehandlung** erfolgt nach den gleichen Prinzipien wie beim »Schulter-Hand-Syndrom«. Inwieweit eine **Bauchbehandlung** nötig ist, hängt nicht zuletzt von der allgemeinen Situation des Patienten ab. Prinzipiell sind beispielsweise Obstipationsbeschwerden als störender Einfluss zu betrachten, den es zu beseitigen gilt. Die Griffe der Manuellen Lymphdrainage sind gerade bei Patienten mit zentralen Paresen und Neigung zur Spastik ideal geeignet, da sie optimal wirken und keine störenden Nebeneffekte haben.

Eine **Bauchtiefdrainage** ist frühestens dann angezeigt, wenn eine aktive symmetrische Atembewegung vorhanden ist.

An die Bauchbehandlung schließen sich die **Grundgriffabläufe** für die **ventrale Beinseite** an (s. Bd. 1, ▶ Kap. 4.7).

Behandlungsdauer und -frequenz

> **Indikation**
> Die Manuelle Lymphdrainage sollte so lange ausgeführt werden, wie Schwellungen vorhanden sind.

Beim **Schulter-Hand-Syndrom** beträgt die gesamte Behandlungsdauer maximal **30 Minuten**, wenn die Behandlung vor dem aktiven Programm durchgeführt wird. Integriert man die Manuelle Lymphdrainage in das aktive bzw. aktiv/passive Programm, variiert die Behandlungszeit **zwischen 20 und 30 Minuten**.

Bei Ödemen an den Beinen ist eine Behandlungszeit von **40–45 Minuten** zu veranschlagen, vor allem dann, wenn eine Kolonbehandlung nötig ist. Integriert in das aktive bzw. aktiv/passive Programm, variiert die Behandlungszeit zwischen **30 und 45 Minuten**.

Literatur

Berg D (1990) Venopathie und Schwangerschaft. Lymphol XIV:47–48

Brauer WJ (1997) Lymphszintigraphische Besonderheiten beim Lipödem? Lymph Forsch 2:96–99

Davies PM (2001) Das »Schulter-Hand-Syndrom«. In: Davies PM (Hrsg) Hemiplegie, 2., vollständig überarbeitete Auflage. Springer, Berlin Heidelberg New York Tokyo, S 432-454

Deri G, Weissleder H (1997) Vergleichende prä- und posttherapeutische Volumenmessungen in Beinsegmenten beim Lipödem. Lymph-Forsch 1:35–37

Eickhof C, Hummelsheim H (1997) Schulter-Arm-Syndrom bei Hemiplegikern – Pathogenese und physiotherapeutische Behandlung. Krankengymnastik 49(10):1661–1673

Földi E, Földi M (1984) Die Therapiemöglichkeiten des Lipödems, dessen mit verschiedenen vaskulären Erkrankungen kombinierten Formen sowie der »benignen symmetrischen Lipomatose« (Madelung-Krankheit). SWISS MED 6:19–24

Földi E (1995) Das Lipödem des Mannes und das Launnois-Bensadé-Syndrom. Kongreßband Lymphologica, S 167

Gold R (1996) Das Lipödem – Krankheit oder Fehlanlage? Lymphol 20:73–75

Gondro A (1979) Behandlung eines Schwangerschaftsödems mit therapeutischer Lymphdrainage. Lymphol III:14–15

Günther H (1994) Einsatzmöglichkeiten der Manuellen Lymphdrainage in Kombination mit anderen Therapieformen in der Betreuung körperbehinderter Erwachsener. Physikalische Therapie 15:622–626

Herpertz U (1991) Das Lipödem – was genau ist das? Physiotherapie 82:191–195

Herpertz U (1995) Das Lipödem. Lymphol 19:1–7

Herpertz U (2003) Ödeme und Lymphdrainage. Schattauer, Stuttgart New York

Hummel E, Weissleder H (1989) Lymphgefäße beim Lipödem. In: Lymphologica Jahresband. Medikon, München

Karl C, Sohn CH, Kühlwein H (1994) Der Einfluß der Schwangerschaft auf das Beinvenensystem. Phlebol 23:180–185

Liebenstund J (1998) Physiotherapie in der Neurologie. In: Hüter-Becker A, Schewe H, Heipertz W (Hrsg) Physiotherapie, Bd 11, Neurologie/Psychiatrie (Lehrbuch in 14 Bänden). Thieme, Stuttgart

Middeke M (1991) Wasser im Gewebe. Ursachen und Behandlung der Ödemkrankheiten. Trias Thieme Hippokrates Enke, Stuttgart

Peschen M (1997) Prophylaxe und Therapie der Schwangerschaftsvarikose mittels Kompressionstherapie. Vasomed 9:16–20

Schütte B, Gerhards W, Werner GT (1996) Zur Ursache von Ödemen in gelähmten Extremitäten – eine lymphszintigraphische Untersuchung. Phys Rehab Kur Med 6:196–198

Stegmann W (1990) Differentialdiagnose des Lymphödems, des Phlebödems und des Lipödems. Physiotherapie 81:57–60

Strößenreuther RHK (2001) Lipödem und Cellulitis sowie andere Erkrankungen des Fettgewebes. Viavital, Köln

Strößenreuther RHK, Földi E, Werner GT (1998) Mikrozirkulationsstörungen beim Lipödem? In: Jahresband Lymphologica. Kagerer Kommunikation, Bonn, S 137–139

Trettin H (1991) Die Manuelle Lymphdrainage als Indikation in der Behandlung neurologischer Erkrankungen. In: Bringezu G, Schreiner O (Hrsg) Die Therapieform Manuelle Lymphdrainage. Ebert, Lübeck, S 284–286

Trettin H (1993) Schädel-Hirn-Traumen durch Sport. Lymphol 17:36–40

Werner GT, Gerhards W, Goede G, Schütte B (1992) Stellenwert der manuellen Lymphdrainage bei der klinischen Rehabilitation von Patienten mit Schlaganfall und Schädel-Hirn-Verletzung. In: Jahresband Lymphologica. Kager Kommunikation, Bonn, S 87–89

Weissleder H, Schuchhardt CH (1997) Erkrankungen des Lymphgefäßsystems, 2. Aufl. Kagerer Kommunikation, Bonn

Weissleder H, Brauer J (1997) Radiologische Diagnostik beim Lipödem-Syndrom. Lymph Forsch 1:26–30

Zürcher G (1996) Diätetische Behandlungsmöglichkeiten des Lipödems. Lymphol 20:76–78

Weitere Indikationen für die Manuelle Lymphdrainage

G. Bringezu, O. Schreiner, H. Trettin, B. Wiedenhofer

40 Manuelle Lymphdrainage zur Behandlung verschiedener Kopfschmerzsyndrome – 239

41 Manuelle Lymphdrainage in der Dermatologie – 253

42 Manuelle Lymphdrainage zur Behandlung der chronischen peripheren arteriellen Verschlusskrankheit (pAVK) – 259

43 Manuelle Lymphdrainage bei sportlichen Ausdauerleistungen (Entmüdung/Regeneration) – 267

44 Manuelle Lymphdrainage zur Behandlung von Obstipation – 281

45 Literatur – 287

Manuelle Lymphdrainage zur Behandlung verschiedener Kopfschmerzsyndrome

G. Bringezu, H. Trettin

40.1 Einführung – 240
40.1.1 Ärztliche Perspektive – 240

40.2 Migräne – 241
40.2.1 Manuelle Lymphdrainage als Anfalls-/Akutbehandlung – 243
40.2.2 Manuelle Lymphdrainage als Intervallbehandlung – 247
40.2.3 Manuelle Lymphdrainage als Kupierversuch – 247

40.3 Kopfschmerz vom Spannungstyp – 247
40.3.1 Therapie – 249

40.4 Kopfschmerz nach Schädel-Hirn-Trauma – 250
40.4.1 Therapie – 250

40.5 Kopfschmerz nach Halswirbelsäulen-Schleudertrauma – 250
40.5.1 Therapie – 251

40.1 Einführung

40.1.1 Ärztliche Perspektive

Der schmerzlindernde Effekt der Manuellen Lymphdrainage

Klinisch-empirisch ist der ausgeprägte sedierende und vagotonisierende Effekt der Manuellen Lymphdrainagebehandlung seit langer Zeit bekannt. Dieser Effekt wird allgemein durch die Aktivierung von Zuwendereflexen erklärt, die durch die rhythmische Erregung von Mechanorezeptoren im Unterhautgewebe, möglicherweise aber auch durch Afferenzen aus den Lymphgefäßen selbst hervorgerufen werden. Bei der Manuellen Lymphdrainage lässt sich regelmäßig eine allgemeine parasympathische vegetative Umschaltung beobachten.

Darüber hinaus führt aber auch die Beseitigung ödematöser Gewebsflüssigkeit zum Rückgang von Spannungsschmerzen, und zwar besonders dann, wenn es sich um entzündliche Prozesse im Gewebe handelt. Denken wir nur an die hochschmerzhafte Gelenkschwellung bei akuter rheumatischer Gelenkentzündung. Der raschere Abtransport von Entzündungs- und Schmerzmediatoren, der mit der Entödematisierung einhergeht, und die Druckentlastung im Gewebe sind für den schmerzlindernden Effekt der Manuellen Lymphdrainage bedeutsam.

Manuelle Lymphdrainage bei Migräne und Spannungskopfschmerz

Gemäß der trigeminovaskulären Theorie von Moskowitz entsteht der Migräneschmerz durch eine aseptische neurogene Entzündung an Hirnhautgefäßen, die durch Freisetzung von Entzündungsmediatoren an den terminalen Nervenendigungen trigeminaler C-Fasern zustande kommt. Der Anfall wird über noch nicht im Einzelnen geklärte Hirnstamm-Mechanismen getriggert.

Das in der Migräneattacke entstehende entzündliche Extravasat im perivaskulären Bindegewebe leptomeningealer Gefäße wird über die Emissarien der Schädeldecke und die Arachnoidalscheiden der Hirnnerven (Nn. olfactorii, N. opticus, N. trigeminus) aus dem Schädelinnenraum in den extrakraniellen Raum entsorgt. Während die Dura mater über die Emissarien lymphatisch entsorgt wird, existieren nach heutiger Kenntnis im Gehirn selbst keine Lymphgefäße, da im Hirnstoffwechsel normalerweise keine Lymphlast anfällt. Dies erklärt sich anatomisch durch die besondere Beschaffenheit der Blutkapillaren (Blut-Hirn-Schranke) und die dadurch bedingte Abdichtung der Kapillaren gegenüber dem Austritt großmolekularer Bluteiweiße.

Unter pathologischen Bedingungen – wie sie in der Migräneattacke auftreten – öffnet sich die Blut-Hirn-Schranke durch die Entzündungsreaktion in den zerebralen Blutgefäßen, und das entzündliche, eiweißreiche Extravasat kann als »lymphpflichtige Last« den interstitiellen Liquorraum nur über feinste Spalten in der bindegewebigen Adventitia der hirnversorgenden Gefäße verlassen. Die Existenz solcher lymphatischer Abflusswege konnte schon in den 60er-Jahren von Földi am Tiermodell nachgewiesen werden. Földi zeigte, dass nach Unterbindung der Halslymphgefäße beim Hund histopathologisch ein ödematöser Stau in den adventitiellen Spalten (Virchow-Robinsche Räume) intrakranieller Gefäße mit perivaskulärem Ödem entsteht. Diese Befunde werden auch in neueren Arbeiten bestätigt.

> **Hinweis**
>
> Mit Manueller Lymphdrainage lässt sich wahrscheinlich ein rascherer Abtransport des perivaskulären entzündlichen Exsudats leptomeningealer Gefäße in die extrakraniellen Lymphkollektoren bewirken. Dadurch kommt es zu einem schnelleren Abklingen des Entzündungsschmerzes in den Meningen.

Die Patienten selbst geben schon während der Behandlung mit Manueller Lymphdrainage regelmäßig ein promptes Nachlassen des Kopfdruckes an. Der sehr intensive hämmernde oder pulsierende Kopfschmerz lässt in seiner Intensität deutlich nach. Auch Übelkeit und Brechreiz gehen zurück.

Zusammenfassend lassen sich die vermuteten **Wirkmechanismen der Manuellen Lymphdrainage bei der Migräneattacke** wie folgt beschreiben:

1. **Peripher**
   - Direkte schmerzlindernde Wirkung durch Tonisierung dilatierter extrakranieller Blutgefäße (Venolen) bei gleichzeitiger Beschleunigung des lymphovenösen Abstroms über die Halsgefäße.
   - Konzentrationsminderung von Schmerzmediatoren durch beschleunigten Abtransport des entzündlichen Extravasats leptomeningealer Gefäße.
   - Herabsetzung des schmerzinduzierten Muskeltonus von Nacken- und Kopfmuskulatur durch För-

derung der lymphatischen Entsorgung perikranialer Gewebestrukturen.
2. **Zentral**
   - Sympathikusdämpfung, Induktion parasympathischer "Zuwendereflexe".
   - Aktivierung des antinoziceptiven Systems (hypothetisch).

> **Hinweis**
>
> Die zentralen Wirkmechanismen der Manuellen Lymphdrainage sind bisher rein hypothetischer Natur. Klinische Beobachtungen sprechen jedoch dafür, dass durch die Induktion parasympathikotoner »Zuwendereflexe« als Folge des ausgeprägten sympathikusdämpfenden Effektes auch eine Einflussnahme auf antinoziceptive Systeme erfolgt.

Ähnliche Mechanismen werden ja auch bei sympathikusdämpfenden Entspannungstherapieverfahren (z. B. Biofeedback) und in der medikamentösen Migräneprophylaxe mit Beta-Rezeptor-Blockern postuliert. Dies könnte erklären, weshalb die Behandlung der Kopfregion mit Manueller Lymphdrainage auch beim Spannungskopfschmerz zu einer deutlichen Schmerzreduktion führt.

Therapeutische Perspektive

Da selbst die Migräne bislang nicht vollständig erforscht werden konnte, stellt sich die Frage, wie wirkungsvolle Therapiemöglichkeiten wissenschaftlich ermittelt werden können. Dass die Empirie hier ein breites Feld hat, mag daher nicht verwundern. Uns überrascht jedoch immer wieder, wie einige Kopfschmerzforscher in diesem Zusammenhang über die Physikalische Therapie urteilen und sie auch in aktuellen Lehrbüchern beinahe einvernehmlich als »fast unwirksam« oder – schlimmer noch – als »unwirksam« abtun.

Wir hingegen sind der Ansicht, dass die Physikalische Therapie in der Kopfschmerztherapie insgesamt und in Schmerzkliniken und Schmerzambulanzen einen festen Platz einnehmen wird, wenn diverse Entspannungstechniken einmal akzeptiert und entsprechende Strategien zur Schmerzbewältigung erlernt sind. Die Manuelle Lymphdrainage – und das prognostizieren wir an dieser Stelle – wird hier ein fester Bestandteil sein.

Da Warnungen vor den Wirkungen physikalischer Therapiemaßnahmen auch in Informationsmaterialien für Kopfschmerzpatienten (hier vor allem für Migränebetroffene) nachzulesen sind, ist es nicht verwunderlich, dass die Patienten der Physikalischen Therapie äußerst skeptisch gegenüberstehen. Unsere Erfahrung weist jedoch in die gegenteilige Richtung: Nach langjährigen Behandlungen von Patienten mit unterschiedlichen Kopfschmerzsyndromen gehen wir davon aus, dass sich mit Maßnahmen der Physikalischen Therapie durchaus eine Linderung und sogar eine Besserung der Beschwerden erzielen lässt.

Die Manuelle Lymphdrainage ist sicherlich keine Universaltherapie, die bei der Kopfschmerzbehandlung generell anzuwenden ist. Auch geht es hier nicht darum, mit der ärztlich-medikamentösen Behandlung in Konkurrenz zu treten. Im Vordergrund steht vielmehr der Wunsch, das Spektrum der ärztlichen Therapie zu erweitern.

Die gesamte Palette physikalischer Therapiemöglichkeiten bei Kopfschmerz kann hier nicht dargestellt werden (für ausführliche Informationen s. Literaturhinweise am Kapitelende). Einsatzmöglichkeiten und Wirkungen der Manuellen Lymphdrainage und vor allem Anwendungshinweise sollten andererseits in einem Lehrbuch dieser Art nicht fehlen.

> **Indikation**
>
> Aufgrund ihrer Pathophysiologie und nach unseren eigenen Erfahrungen kommen vor allem folgende Kopfschmerzsyndrome als **Indikationen für die Manuelle Lymphdrainage** in Frage:
> - Migräne (mit und ohne Aura),
> - Kopfschmerz vom Spannungstyp und
> - Kopfschmerz nach Schädeltrauma/HWS-Schleudertrauma.

40.2 Migräne

> **Hinweis**
>
> Gemäß Klassifikation der Internationalen Kopfschmerzgesellschaft (IHS) aus dem Jahre 1988, die auch von der Weltgesundheitsorganisation (WHO) übernommen wurde, wird bei der Migräne im Wesentlichen unterschieden zwischen Migräne **mit Aura** und Migräne **ohne Aura**.

In ◘ Abb. 40.1 ist die Pathophysiologie der Migräneattacke modellhaft dargestellt. Bei etwa 10% der Betroffenen beginnt die eigentliche Migräneattacke mit neurolo-

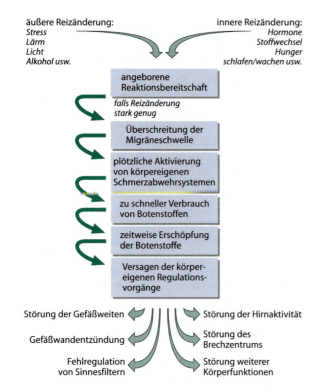

Abb. 40.1. Modell zur Pathophysiologie der Migräneattacke. (Nach Göbel 1997)

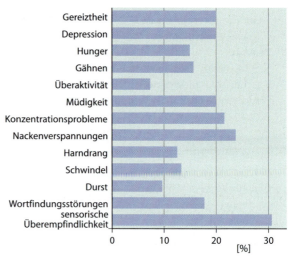

Abb. 40.2. Relative Häufigkeit (%) der verschiedenen Ankündigungssymptome der Migräne. (Nach Göbel 1997)

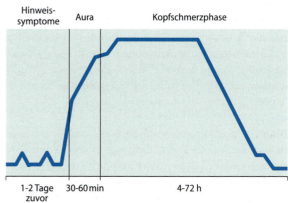

Abb. 40.3. Die 3 Hauptphasen der Migräneattacke. (Nach Göbel 1997)

gischen, fokalen und zerebralen Störungen. Die Zeitphase, in der diese Symptome auftreten, heißt **Aura**. Bei der überwiegenden Zahl der Betroffenen fehlen diese Aurasymptome; das heißt jedoch nicht, dass die Attacken weniger ausgeprägt sind. Zwar zeigt sich bei der Migräne ohne Aura eine Tendenz zu einer etwas geringeren Schmerzintensität; allerdings ergibt sich dafür keine statistische Relevanz (Göbel 1997). Die ◘ Abb. 40.2 zeigt die Häufigkeit der Ankündigungssymptome.

Am Profil eines Migräneverlaufes wird deutlich, dass unterschiedliche Phasen im Erkrankungsverlauf dieses Anfallsleidens typisch sind (◘ Abb. 40.3). Auf dieser Grundlage gilt es nun, ein individuelles Therapiekonzept auch für die physikalischen Maßnahmen zu entwickeln. Das Wissen um den Erkrankungs- bzw. Anfallverlauf ist besonders auch für die Behandlung in Form einer Manuellen Lymphdrainage sehr wichtig.

In Kombination mit anderen Therapieverfahren kann die Manuelle Lymphdrainage bei Migräne erfahrungsgemäß folgende Verbesserungen bringen:

— Die Attackenhäufigkeit sinkt.
— Die Anfälle treten in abgeschwächter Form auf.
— Die Anfälle werden unterdrückt/«abgeblockt».
— Folgeerkrankungen, vor allem psychische Begleiterkrankungen können verhindert werden.
— Lebensqualität und Wohlbefinden lassen sich z. T. erheblich steigern.
— Selbstvertrauen/Selbstwertgefühl lassen sich verbessern.
— Arbeitswelt, Familien- und Sozialleben erfahren positive Impulse.

40.2 Migräne

Die Manuelle Lymphdrainage lässt sich in verschiedenen Phasen des Erkrankungsverlaufs einsetzen, und zwar
- als Akutbehandlung,
- als Intervallbehandlung und
- zur Unterdrückung eines drohenden Anfalls (Kupierversuch).

Die drei Ansätze werden im Folgenden näher beschrieben.

40.2.1 Manuelle Lymphdrainage als Anfalls-/Akutbehandlung

Dass zum Zeitpunkt des Anfalls außer medikamentöser Behandlung Maßnahmen der Physikalischen Therapie, vornehmlich die Manuelle Lymphdrainage, eingesetzt werden können, ist zunächst kaum nachvollziehbar. Die überwiegende Zahl der Betroffenen möchte nämlich gerade während der Attacke in jeder Hinsicht in Ruhe gelassen werden. Die ◘ Abb. 40.4 zeigt die klinischen Merkmale der Migräne.

Um einen Migräniker davon zu überzeugen, sich in diesem Moment behandeln und damit zwangsläufig auch anfassen zu lassen, bedarf es also guter Argumente. Am stärksten wiegt hier wohl die Aussicht, die quälenden, fast unerträglichen Symptome wie Schmerz und Kopfdruck minimieren und damit zum Teil erheblich lindern zu können. Überzeugungsarbeit ist allerdings erst dann nicht mehr nötig, wenn diese Linderung durch Behandlung »erlebt« wird. Zusätzliche Effekte wie vegetative Umstimmung/Vagotonisierung/Sedierung scheinen zu diesem Zeitpunkt kaum glaubhaft; sie sind jedoch fast die Regel.

Die wissenschaftlich nachgewiesenen Wirkungen der Manuellen Lymphdrainage wie
- Schmerzlinderung,
- Vagotonisierung,
- Detonisierung der quer gestreiften Muskulatur,
- Tonisierung der glatten Muskulatur, vor allem im Hinblick auf die Anregung der Lymphgefäße im gesamten Kopf-Hals-Bereich,
- spasmolytische Wirkung auf Gefäße, auch Lymphgefäße und die
- Entödematisierung (Einfluss auf Mikroödeme sowie Gefäßwand und perivasale Schwellungen)

passen wie ein Schlüssel zum Schloss »Pathologie der Migräneattacke«.

Seit fast 15 Jahren praktizieren wir im klinischen und ambulanten Alltag Anfallstherapie. Die überwältigende Mehrzahl der Patienten vertritt nach serieller Durchführung der Behandlung und adäquater Intervalltherapie die Auffassung, dass sich durch diese Ergänzung zur bisherigen Therapie spürbare, wirkungsvolle Ergebnisse erzielen lassen. Diese empirischen Daten sind u. E. ernst zu nehmende Informationen, die dazu beitragen können, bisherige Therapiekonzepte zu überdenken und weiter zu verbessern. Es geht also vor allem darum, neben der vorrangigen medikamentösen Therapie auch andere Verfahren zu prüfen bzw. zu akzeptieren, wie es heute in der Schmerztherapie allgemein gehandhabt wird. Gerade in der Migränebehandlung wird man dann bald feststellen können, dass die Betroffenen von der Kombination interdisziplinärer Maßnahmen stark profitieren können. Zudem wird so die Lymphologie um die Erkenntnis erweitert, dass die Manuelle Lymphdrainage neben ihrer entödematisierenden Wirkung sozusagen »Neben-

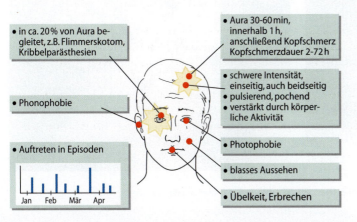

◘ Abb. 40.4. Klinische Merkmale der Migräne: Befindlichkeit der Betroffenen. (Nach Göbel 1997)

wirkungen« hat, die für die Kopfschmerzbehandlung von großer Bedeutung sind.

Systematik und Durchführung der Akutbehandlung

Vor der eigentlichen Lymphdrainagebehandlung sind folgende Punkte zu beachten:
- Bei der Wahl der Behandlungskabine ist die Phono- und Photophobie zu bedenken. Wichtig sind Ruhe und entsprechende Lichtverhältnisse (diffuses Licht).
- Die Patienten sind bequem zu lagern, ausreichend zu entkleiden jedoch vor Frösteln zu schützen.
- Zur Behandlung eignen sich eine höhenverstellbare Behandlungsbank und ein ebenfalls höhenverstellbarer Hocker/Stehhilfe etc., die dem Therapeuten ein entspanntes Arbeiten ermöglichen (Abb. 40.5).

Bei der **Applikation der Griffe** muss der Therapeut neben der Einhaltung der vorgegebenen Behandlungszeit auf folgende Punkte achten:
- In den besonders schmerzhaften und für Migräneattacken typischen Regionen sind die sog. Schwerpunktgriffe (bei der Griffefolge besonders gekennzeichnet) mehrfach zu wiederholen.
- Die Griffe sollten im gleichen Wiederholungsrhythmus ausgeführt werden. Dabei ist viel Fingerspitzengefühl und Einsatz der Feinmotorik notwendig.
- Während der Behandlung sollte möglichst auf Dialoge verzichtet werden.
- Der Patient sollte möglichst während der gesamten Behandlung die Augen geschlossen halten.

Im Weiteren werden für die Hals-, Gesichts- und Nackenbehandlung jeweils bestimmte Grifffolgen vorgeschlagen. Um die Behandlungsschwerpunkte optimal setzen und die Behandlungszeit gut einteilen zu können, sind die einzelnen Griffe bzw. Folgen nach folgendem Schema gewichtet:
- Ohne Zeichen=empfohlene Griffe
- !=wichtig/wesentlich
- !!=sehr wichtig/mit Vorrang
- !!!=unverzichtbar

Allerdings ist zu bedenken, dass vermeintlich nachrangige Griffe dennoch wichtig sind, um Homogenität und damit eine umfassende Behandlung zu gewährleisten.

Hals- bzw. Basisbehandlung

Für die Hals- bzw. Basisbehandlung schlagen wir folgende Griffe vor:
- Einleitungseffleurage
- Jugularis – Terminus !!!
- Occiput – Terminus !!!
- Mundboden-Parotis-Grifffolge !

Behandlung des Gesichts

Zur Gesichtsbehandlung sind folgende Griffe sinnvoll:
- Mundboden-Grifffolge !
- Unterkiefer-Grifffolge !
- Oberkiefer-Grifffolge !
- Jugularis – Terminus !!
- Lange Reise !!
- Tränensackregion (Abb. 40.6) !!

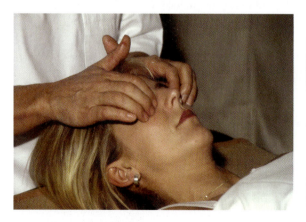

Abb. 40.5. Entspanntes Arbeiten mit höhenverstellbarer Behandlungsbank und Hocker/Stehhilfe

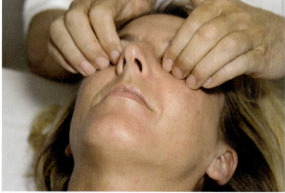

Abb. 40.6. Behandlung der Tränensackregion

40.2 Migräne

Wesentliche Griffe für die Augenbehandlung/Kopfschmerzgriffe sind:
- Behandlung auf dem oberen und unteren knöchernen Augenhöhlenrand (Abb. 40.7a, b) !!!
- Behandlung auf dem Augapfel (Abb. 40.8) !!!
- Behandlung auf den Augenbrauen (Abb. 40.9) !!!
- Stirnbehandlung einschließlich Temporalisregion (Abb. 40.10a, b) !!!
- Behandlung des behaarten Kopfteiles, soweit aus der Rückenlage möglich (Abb. 40.11) !!

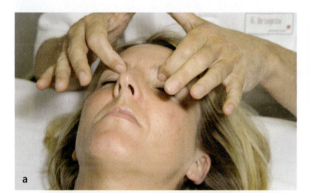

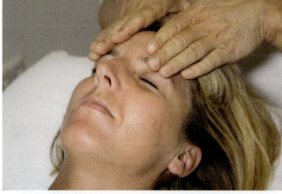

Abb. 40.9. Behandlung auf den Augenbrauen

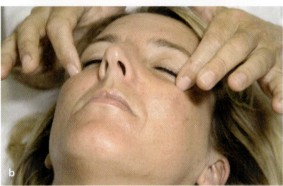

Abb. 40.7a,b. Behandlung auf dem oberen und unteren knöchernen Augenhöhlenrand

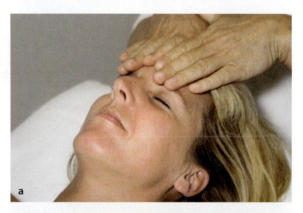

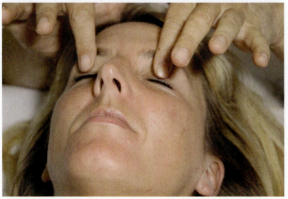

Abb. 40.8. Behandlung auf dem Augapfel

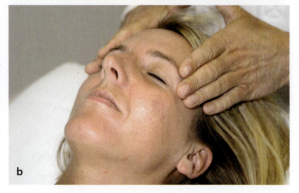

Abb. 40.10. Stirnbehandlung einschließlich Temporalisregion

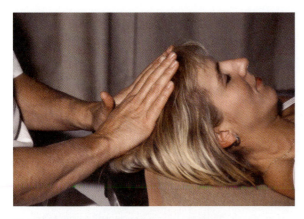

◘ **Abb. 40.11.** Behandlung des behaarten Kopfteils

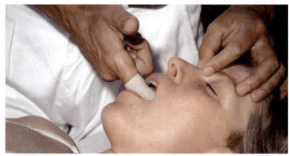

◘ **Abb. 40.13.** Mundinnendrainage

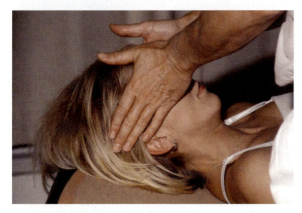

◘ **Abb. 40.12.** Seitliches Ableiten über Temporalis/Parotis/Terminus

- Seitliches Ableiten über Temporalis/Parotis/Terminus (◘ Abb. 40.12) !!!

Wenn es der Allgemeinzustand des Patienten zulässt, sollte abschließend die Mundinnendrainage (◘ Abb. 40.13) durchgeführt werden. (Für ergänzende Informationen s. Bd. 1, ▶ Kap. 4.7)

Behandlung des Nackens

Am Nacken haben sich folgende Griffe bewährt:
- Jugularis – Terminus !!!
- Occiput – Terminus !!!
- Paravertebrale Daumenkreise !
- Hinterhauptbehandlung !!
- Beidhändig stehende Kreise auf den freien Trapeziusrändern !!

> **Hinweis**
>
> Oft ist es sinnvoll, den Patienten zu bitten, sich bei der Nackenbehandlung hinzusetzen. Dadurch wirkt sich das Eigengewicht des Kopfes nicht wie bei der Bauchlage nachteilig auf die besonders schmerzhaften Regionen Schläfe/Stirn/Augenpartie aus (◘ Abb. 40.14). Kann der Patient die Bauchlage jedoch ohne Probleme einnehmen, wird dadurch die Ausführung der Griffe erleichtert.

Die **Gesamtbehandlungsdauer** beträgt mindestens 45 Minuten, längstens jedoch 60 Minuten. Kürzere Behandlungszeiten bringen erfahrungsgemäß nicht die gewünschte Wirkung.

Im klinischen Alltag kann einige Stunden nach der Anfallsbehandlung durchaus eine weitere Sitzung anberaumt werden. Unter ambulanten Bedingungen ist u. E. die Attackenbehandlung als Hausbesuch sinnvoll. In

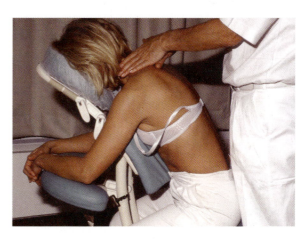

◘ **Abb. 40.14.** Nackenbehandlung im Sitzen

jedem Fall sollte der Patient nach der Behandlung die Nachruhe konsequent einhalten.

40.2.2 Manuelle Lymphdrainage als Intervallbehandlung

Einige Patienten schwören geradezu auf die Manuelle Lymphdrainage als Intervallbehandlung. Möglicherweise wäre es allerdings oft notwendiger, die Begleitprobleme bzw. die Reaktionen auf wiederholte Anfälle (z. B. muskuläre Tonusveränderungen) zu behandeln. Hier ist zu bedenken, dass Intervallkopfschmerz oft ein Kopfschmerz vom Spannungstyp ist (▶ Kap. 40.3).

Ist doch eine ML-Intervallbehandlung angeordnet, entspricht das Vorgehen dem bei der Akutbehandlung. Auf die Mundinnendrainage ist aus bekannten Gründen genauso zu verzichten wie auf eine lange Behandlungszeit.

Die **ML-Intervallbehandlung** sollte nicht mehr als 30 Minuten dauern.

In der Intervallbehandlung geht es vor allem darum, die quer gestreifte Muskulatur zu beeinflussen. Tonusveränderungen der quer gestreiften Muskulatur sind in aller Regel sekundäre Folgen wiederholter Migräneattacken und können bei Nichtbehandlung evtl. neuerliche Migräneanfälle triggern, zumindest aber gewisse Einflüsse in dieser Richtung ausüben. Hält der Therapeut also zu diesem Zeitpunkt eine andere Behandlungsmethode als die ML für angezeigt, so sollte er Rücksprache mit dem verordnenden Arzt halten. Als **mechanotherapeutisch relevante Methoden** haben sich in der Intervalltherapie folgende Verfahren bewährt:

- Klassische Massage des Rückens (besonders Schultergürtel, Kopfschwarte und Gesicht),
- Traktionsmassage (auch Extensionsmassage genannt),
- Marnitz-Therapie,
- Bindegewebsmassage,
- Periostbehandlung,
- Akupunktmassage/Akupressur,
- Fußreflexzonenbehandlung und
- Kombinationsmassage nach Prof. Dr. med. H. Schoberth (ein kombiniertes Verfahren von Klassischer Massage, Stäbchen- und Vakuummassage mit anschließender Kryotherapie; nur bei ausgeprägten hartnäckigen Muskelverspannungen des Rückens und des Schultergürtels sinnvoll).

Selbstverständlich ist im Sinne einer komplexen Therapie auch zu erwägen, ob krankengymnastische Übungen, Elektro-, Hydro- und Thermotherapie sowie Methoden der Entspannungstherapie (Autogenes Training, Muskelrelaxation nach Jacobson, Biofeedback etc.) die Therapieergebnisse weiter verbessern können.

40.2.3 Manuelle Lymphdrainage als Kupierversuch

Viele Patienten fragen, ob nicht bereits mit der ML-Behandlung begonnen werden könnte, wenn sich die Prodromi (Vorboten; Prodromalstadium=2 Tage bis 1–2 Stunden vor der eigentlichen Attacke/Kopfschmerzphase) zeigen. Unsere Erfahrung hat gezeigt, dass dies durchaus sinnvoll ist. Das Ziel einer solchen Behandlung besteht darin, den Anfall entweder im Keim zu ersticken, quasi zu unterdrücken (=kupieren), oder ihn in seiner Intensität zu mindern.

Eine Behandlung zu diesem Zeitpunkt ist identisch mit der Attackenbehandlung, da pathophysiologisch bereits alle Bedingungen für ein solches Vorgehen erfüllt sind. Geradezu zwingend ist die Durchführung der Mundinnendrainage, der wie auch in der Attackenbehandlung u. E. eine zentrale Bedeutung zukommt.

Die **Behandlungsdauer** sollte nicht länger als 45 Minuten betragen. Von einer weitergehenden Verkürzung ist allerdings abzuraten.

40.3 Kopfschmerz vom Spannungstyp

Der Kopfschmerz vom Spannungstyp ist mit Abstand die häufigste Kopfschmerzform; sie zählt zu den häufigsten Erkrankungen überhaupt. Frühere Bezeichnungen sind Spannungskopfschmerz, Muskelkontraktionskopfschmerz, psychogener Kopfschmerz, stressabhängiger Kopfschmerz, gewöhnlicher Kopfschmerz, essenzieller Kopfschmerz, idiopathischer Kopfschmerz und psychomyogener Kopfschmerz.

Der Kopfschmerz vom Spannungstyp ist wohl das gravierendste Problem aller Kopfschmerzformen. Umso erstaunlicher ist es, dass bislang relativ wenig über diese Problematik bekannt ist. Therapieansätze oder -konzepte sind bislang nicht klar definiert. In ◘ Abb. 40.15 sind mögliche Ursachen für den Kopfschmerz vom Spannungstyp genannt.

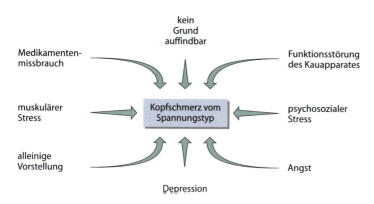

Abb. 40.15. Kopfschmerz vom Spannungstyp: mögliche Ursachen. (Nach Göbel 1997)

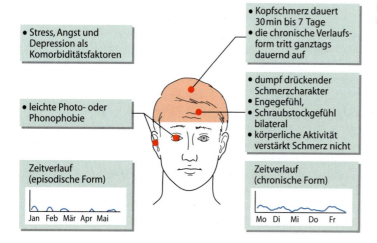

Abb. 40.16. Kopfschmerz vom Spannungstyp: klinische Merkmale. (Nach Göbel 1997)

Neu ist die Unterteilung des Kopfschmerzes vom Spannungstyp gemäß IHS-Kriterien in die Kategorien »mit muskulärem Faktor« und »ohne muskulären Faktor«. Die Bedeutung abnormer Muskelkontraktionen für den Kopfschmerz wurde jahrzehntelang diskutiert. Schlüssige Studien fehlen allerdings bisher.

Der Kopfschmerz vom Spannungstyp wird heute in zwei Kategorien eingeteilt (Abb. 40.16):
- episodischer Kopfschmerz vom Spannungstyp mit und ohne erhöhte Schmerzempfindlichkeit perikranialer Muskeln und
- chronischer Kopfschmerz vom Spannungstyp mit und ohne erhöhte Schmerzempfindlichkeit perikranialer Muskeln.

Beim **episodischen Kopfschmerz** vom Spannungstyp handelt es sich um eine gesteigerte Schmerzempfindlichkeit von Kopf- und Gesichtsmuskeln (vermehrte EMG-Aktivität). Durch Palpation dieser Bereiche verstärkt sich in der Regel die Schmerzhaftigkeit. In einigen Fällen zeigt sich außerdem zwar ein Schmerz, doch der Spannungszustand der Muskulatur erhöht sich nicht, und die damit verbundene Schmerzhaftigkeit bleibt aus. Bis heute ist nicht bekannt, wie häufig episodischer Kopfschmerz vom Spannungstyp ohne Spannungserhöhung und Schmerzhaftigkeit vorkommt. Dass es diese Kopfschmerzform gibt, ist jedoch unbestritten.

Der **chronische Kopfschmerz** vom Spannungstyp ist ziehend bis drückend. Die Intensität wird meist als leicht bis mäßig und beidseitig beschrieben. Die Schmerzproblematik verstärkt sich üblicherweise nicht bei körperlicher Aktivität/Anstrengung. Phänomene wie Übelkeit, Photo- und Phonophobie können vorkommen, was vor allem die Betroffenen selbst häufig vorschnell auf eine Migräne schließen lässt.

Bei tatsächlich Migränebetroffenen äußert sich der Intervallkopfschmerz oft in dieser Form; in diesen Fällen sind meist die perikranialen Muskeln angespannt und schmerzhaft. Doch auch beim chronischen Kopfschmerz vom Spannungstyp ist bei einer Gruppe von Betroffenen das Fehlen der Spannungserhöhung und der Schmerzempfindlichkeit perikranialer Muskeln zu beobachten.

Seit Anfang der 90er-Jahre konzentriert sich die Kopfschmerzforschung stark auf den Kopfschmerz vom Spannungstyp. Erst wenn bessere diagnostische und pathophysiologische Einblicke möglich werden, kann daraus wiederum ein wirkungsvolles Therapiekonzept entstehen. Noch ist das Wissen zum Kopfschmerz vom Spannungstyp äußerst gering. Im Gegensatz dazu ist das Leid, das diese Kopfschmerzform vermittelt, erdrückend. Gerade der Kopfschmerz vom Spannungstyp ist durch eine sehr große Breite an klinischen Ausdrucksformen gekennzeichnet. Die **episodischen Verlaufsformen** können sich als äußerst lästiger und auch dumpfer Kopfdruck äußern, der kaum Krankheitswert hat. Die meisten Menschen kennen dieses Gefühl. Die **chronische Form** des Kopfschmerzes vom Spannungstyp dagegen beeinträchtigt die Betroffenen so stark, dass manche von ihnen sogar zur Aufgabe der beruflichen Tätigkeit gezwungen sind.

40.3.1 Therapie

Die Manuelle Lymphdrainage ist vor allem in der Behandlung des Kopfschmerzes vom Spannungstyp (episodisch und chronisch) mit erhöhter Schmerzempfindlichkeit und Spannungszustand der perikraniellen Muskulatur unentbehrlich. Die anerkannten Wirkmechanismen der ML wie
- Schmerzlinderung,
- Detonisierung der quer gestreiften Muskulatur,
- Anregung der Lymphgefäßmotorik und vor allem
- die sedierende Einflussnahme

bieten wertvolle, auf den heutigen Kenntnisstand der Pathologie bezogen, geradezu ideale Ansätze.

Die Lymphdrainagebehandlung beim Kopfschmerz vom Spannungstyp unterscheidet sich vom Ablauf her kaum von der Migränebehandlung (Intervalltherapie). Lediglich bei den Griffen in den einzelnen Regionen sollten die Schwerpunkte so gesetzt werden, wie es der Schmerzlokalisation (◘ Abb. 40.17) und der Erscheinungsform entspricht.

Die Behandlung sollte mindestens 30 Minuten dauern. Entscheidend für die Detonisierung und damit für die Reduktion der Schmerzhaftigkeit ist die Beeinflussung der gesamten Kopfmuskulatur und möglicherweise auch des Nackens. Dass über die Anregung der extrakraniellen Lymphgefäße ein verstärkter Abtransport auch von Schmerzmediatoren zu erwarten ist, klingt plausibel. Bei der Ausführung der Griffe selbst ist besonderer Wert auf das Induzieren von Entspannung zu legen.

> **Hinweis**
>
> Bei betonter Schmerzhaftigkeit der perikraniellen Muskeln sollten besonders weiche Techniken bevorzugt werden. Wichtig ist auch, dass die Griffe häufig wiederholt werden.
> Erfahrungsgemäß fördern häufig angewandte initiale (vor der ML) Wärmeapplikationen den Entspannungseffekt und tragen dazu bei, dass sich die tonusveränderte Muskulatur dann teilweise wesentlich besser beeinflussen lässt.

Die sehr vordergründige Schmerzhaftigkeit (Hyperalgesie), die manchmal durch bloßes Berühren der Haut und Muskulatur verstärkt wird, ist abgesehen von Medikamenten nur mit behutsamen Lymphdrainagetechniken zu behandeln. Hat der Schmerz etwas nachgelassen, sollten auch die physikalischen Maßnahmen neu angepasst werden. Ab diesem Zeitpunkt werden zunehmend Techniken

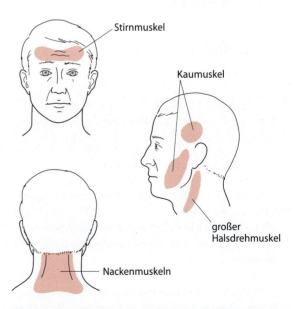

◘ **Abb. 40.17.** Kopfschmerz vom Spannungstyp: besonders druckempfindliche/schmerzhafte Kopf- und Halsmuskeln (Nach Peikert 1993)

der Klassischen Massage bevorzugt, die besonders in den Regionen Rücken, Nacken, Kopfschwarte und Gesicht anzuwenden sind. Weitere Hinweise zu Behandlungsmöglichkeiten beim Spannungskopfschmerz über die Manuelle Lymphdrainage hinaus sind in der Literaturübersicht (▶ Kap. 45) zu finden.

40.4 Kopfschmerz nach Schädel-Hirn-Trauma

Von 100.000 Deutschen erleiden jährlich 300 ein Schädel-Hirn-Trauma, das zur stationären Behandlung zwingt. Mit anderen Worten: In Deutschland sind jährlich insgesamt ca. 250.000 Betroffene zu verzeichnen.

Eine kausale Beziehung zwischen Kopftrauma und den nachfolgenden sog. sekundären Kopfschmerzen ist anzunehmen. Im weiteren Verlauf unterscheidet man zwischen

- akutem posttraumatischem Kopfschmerz, der durchschnittlich 1–2 Wochen, spätestens aber 8 Wochen nach dem Trauma abklingt, und
- chronischem posttraumatischem Kopfschmerz, der Teil des posttraumatischen Syndroms ist.

40.4.1 Therapie

> **Hinweis**
>
> Beim posttraumatischen Kopfschmerz nach Schädel-Hirn-Traumen handelt es sich in 85% der Fälle um einen **Kopfschmerz vom Spannungstyp**, seltener um einen zervikogenen Kopfschmerz, der meistens als Folge von Torsionsverletzungen der Halswirbelsäule vorkommt.

Der Kopfschmerz nach Schädel-Hirn-Traumen (postkommotioneller/postkontusioneller Kopfschmerz) geht sehr häufig mit ausgeprägten vegetativen Regulationsstörungen als Teil des postkommotionellen/-kontisionellen Syndroms einher.

Therapie der Wahl ist die Manuelle Lymphdrainage, weil sie ausgeprägt vagotonisierend wirkt. Zudem wird vermutet, dass sie gleichzeitig Einfluss auf antinozizeptive Hirnstammmechanismen nimmt. In der Neurotraumatologie spielt die Lymphdrainage eine wichtige Rolle bei der Behandlung des postkontusionellen Hirnödems. Dies haben Untersuchungen an der neurochirurgischen Klinik der Medizinischen Hochschule Hannover gezeigt. Erste Erfahrungen mit Frührehabilitationspatienten, die sich nach schwerem Schädel-Hirn-Trauma noch im Wachkoma befinden, haben ergeben, dass schmerzinduzierte motorische Unruhe und Abwehrreaktionen bei derart Betroffenen durch Manuelle Lymphdrainage vorläufig zum Stillstand gebracht werden können. Bei vegetativer Entgleisung mit pathologischer Sympathikusaktivierung (»Noradrenalinsturm«) wird Manuelle Lymphdrainage wegen ihres ausgeprägten sympathikolytischen Effektes zusätzlich zur medikamentösen Therapie eingesetzt. Welche Langzeiteffekte eine solche Behandlung hat, wird Gegenstand zukünftiger Untersuchungen sein.

Äußern sich die Kopfschmerzen als Migräne bzw. in Form migränetypischer Merkmale oder aber als Kopfschmerz vom Spannungstyp, kann ebenfalls mit Manueller Lymphdrainage behandelt werden (zum Vorgehen s. entsprechende Abschnitte). Somit können folgende Therapieansätze kombiniert werden:

- die medikamentöse Behandlung,
- Strategien zur Schmerzbewältigung von Schmerzzuständen durch falsche Verhaltensmuster (Entspannung, Biofeedback, autogenes Training, Muskelrelaxation nach Jacobson, Stressbewältigungstraining) und
- ergänzende Maßnahmen der Physikalischen Therapie.

Von den Methoden der Physikalischen Therapie ist die Manuelle Lymphdrainage in vielerlei Hinsicht eine geradezu ideale, zielgerichtete Maßnahme. Sie ist allein schon deshalb besonders zu bevorzugen, weil damit eine effektive Schmerzbehandlung und Entspannung erreicht werden kann.

40.5 Kopfschmerz nach Halswirbelsäulen-Schleudertrauma

Beim Halswirbelsäulen-Schleudertrauma handelt es sich primär um eine Verletzung diverser Strukturen der Halswirbelsäule, die ihrerseits sekundäre Kopfschmerzen verursachen können. Die Kopfschmerzen, die dem Schleudertrauma folgen, ähneln bei ca. 70% der Betroffenen phänomenologisch dem Kopfschmerz vom Spannungstyp. Im Vordergrund der Symptomatik steht jedoch bei fast allen derartig Betroffenen der Nackenschmerz mit erheblicher begleitender Steifigkeit dieses Bereiches. Das HWS-Schleudertrauma wird auch als zervikozephales Beschleunigungstrauma oder als Akzelerations- bzw. Deakzelerationstrauma bezeichnet.

Verursacht werden HWS-Schleudertraumen durch Unfälle mit Heck- oder Frontalkollision und die dadurch bedingte plötzliche, nicht kontrollierbare Retro- und Anteflexion. Aber auch bei Lateralkollisionen können durch übermäßige Lateralflexionsbewegungen Verletzungen eintreten. Insgesamt können bei diesen Schleuderbewegungen, die über die physiologischen Bewegungsausmaße des Kopfes hinausgehen, sowohl im zervikokranialen Bereich als auch im Bereich des kaudalen HWS-Anteils funktionelle und strukturelle Verletzungen auftreten. Die Folge ist ein oberes bzw. unteres sog. Schleudertrauma der Halswirbelsäule.

Durch die schnellen und unkontrollierbaren Scher- und Zugbewegungen kommt es zu Subluxationen, Kondylenabscherungen, schlimmstenfalls zu Wirbelfrakturen, zum Abbruch des Dens axis und zu Schädelbasisringfrakturen. Fast unvermeidlich ist, dass beim HWS-Schleudertrauma paravertebrale Bänder, Muskeln und Kapselstrukturen gedehnt bzw. gezerrt werden oder gar reißen. Durch die massiven Einwirkungen auf die Weichteile sind bedingt auch Blutgefäße betroffen, sodass stets mit mehr oder weniger starken Blutungen zu rechnen ist. Durch plötzliche Beschleunigungsbewegungen können zudem auch neuronale Strukturen strukturell und funktionell gestört werden.

40.5.1 Therapie

In den meisten Lehrbüchern und Therapieanleitungen finden sich für den Zeitpunkt der sog. Akutphase (Initialphase) kaum brauchbare Hinweise auf Behandlungsmöglichkeiten aus dem Bereich der Physikalischen Therapie. Man wird lediglich informiert, dass eine Immobilisation (Krawatte etc.) unbedingt notwendig ist und Wärmeapplikationen (offenbar zur Muskelrelaxation) sinnvoll sind.

Unserer Ansicht nach ist Wärmeanwendung 48–72 Stunden nach dem Trauma völlig entbehrlich. Eigentlich müsste man sogar davor warnen. Gerade die durch das Trauma bedingten Verletzungen von Blutgefäßen führen zum Einbluten in das Gewebe und in der Folge zu mehr oder weniger ausgeprägten Hämatomen, die nicht in jedem Fall sichtbar sind. Durch die Hämatombildung und infolge der starken mechanischen Beeinflussung durch das Trauma selbst kommt es teilweise zu ausgeprägten lokalen sekundären Entzündungen. Dass bei einer solchen pathophysiologischen Gesamtkonstellation auch problematische Schwellungen entstehen, ist mehr als wahrscheinlich.

Wir vertreten die Auffassung, dass neben der unabdingbaren Immobilisation in der Akutphase eine **Lymphdrainagebehandlung** mit folgender therapeutischer Zielsetzung induziert ist:
- Abdrainieren der Hämatombestandteile,
- Behandlung der lokalen Ödeme,
- Schmerzreduktion,
- Induzieren von Entspannung und
- Tonussenkung der Schultergürtel- und Nacken-Kopf-Muskulatur.

Diese Maßnahme (während der ML-Behandlung ohne HWS-Krawatte) sollte zum frühestmöglichen Zeitpunkt nach dem Trauma durchgeführt werden. Durch das Abdrainieren der eiweißreichen Ödembestandteile (posttraumatische Schwellung) aus dem traumatisierten Gebiet werden gute Voraussetzungen für Heilungsprozesse und Grundlagen für weitere ärztliche und physikalische Maßnahmen geschaffen.

Systematik und Durchführung der Manuellen Lymphdrainage

Behandelt werden sollte ausschließlich die Region Nacken. Dem Grundsatz der initialen Hals- bzw. Basisbehandlung wird insofern entsprochen, als einige Griffe aus dem »Nackenprogramm« hier die gleichen Wirkungen haben. Lagerungstechnisch ist erfahrungsgemäß die sitzende Position von Vorteil – allerdings nur dann, wenn ein entsprechender Hocker mit Kopf-Stirn-Stütze und Ablage für die Unterarme zur Verfügung steht. Kann der Patient ohne Probleme die Bauchlage einnehmen, ist dies natürlich zu akzeptieren.

Aus dem Griffekonzept des Nackens empfehlen wir folgende Techniken:
- Jugularis – Terminus !!!
- Occiput – Terminus !!!
- Hinterhauptbehandlung !!!
- Paravertebrale bimanuelle Daumenkreise !!!
- Wiederholung des seitlichen Ableitens über Jugularis – Terminus !!!
- Trapeziusrandbehandlung !!

In der **Akutphase** beträgt die Behandlungszeit etwa 20, maximal 30 Minuten; in der ersten Zeit sollten die Anwendungen täglich, evtl. sogar 2mal täglich erfolgen.

Ab dem 4. Behandlungstag können initiale Wärmeanwendungen gute Voraussetzungen für die anschließende Manuelle Lymphdrainage schaffen. Wegen der relaxierenden Wirkung auf die Muskulatur ist feuchte Wärme zu bevorzugen.

In der **2. Phase der Rehabilitation** (Rehabilitationsphase) sind dann bevorzugt »gängige Verfahren der physikalischen Therapie« einzusetzen, wie z. B.
- isometrische Übungen,
- Stabilisierungs- und Kräftigungsübungen der Nacken- und HWS-Muskulatur,
- Massagen,
- Elektrotherapie und
- Wärmeanwendungen.

Zu diesem Zeitpunkt spielt die Manuelle Lymphdrainage bei der Behandlung der direkten traumatischen Folgen keine Rolle mehr. Tritt jedoch in der Folgezeit ein sekundärer Kopfschmerz in Form des Kopfschmerzes vom Spannungstyp auf, tritt die Manuelle Lymphdrainage wieder in den Vordergrund (▶ Kap. 40.2 und 40.3).

Manuelle Lymphdrainage in der Dermatologie

B. Wiedenhofer

41.1 **Einführung** – 254

41.2 **Veränderungen des Hautorgans bei Lymphödemen** – 254

41.3 **Manuelle Lymphdrainage zur Behandlung von Hautkrankheiten** – 255
41.3.1 Sklerodermie – 255
41.3.2 Narbenbehandlung – 256
41.3.3 Rosacea – 256
41.3.4 Neurodermitis – 256

41.1 Einführung

In dermatologischen Kliniken und Praxen findet die Manuelle Lymphdrainage als Therapieform bislang erstaunlich wenig Beachtung. Sucht man in den zahlreichen dermatologischen Lehrbücher nach Informationen über die Manuelle Lymphdrainage, geht man meist leer aus. Zwar nimmt die Einteilung und Diagnostik von Lymphödemen meist breiten Raum ein; bei der Besprechung der Therapiemöglichkeiten jedoch wird die Manuelle Lymphdrainage in der Regel nur kurz erwähnt.

Im Standardwerk der Dermatologie im deutschsprachigen Raum (Braun-Falco et al. 1995) wird die Manuelle Lymphdrainage als Therapieform bei Lymphödemen nur am Rande erwähnt. Im Kapitel über Physikalische Therapie sucht man vergeblich; lediglich im Abschnitt über die Therapie der systemischen Sklerodermie wird »Lymphdrainage« stichwortartig angeführt. Literaturrecherchen zu den Stichworten »Dermatologie« und »Manuelle Lymphdrainage« bringen keine Ergebnisse. Allerdings existieren mehrere Erfahrungsberichte zum Themenkomplex »Sklerodermie und Manuelle Lymphdrainage«.

Mein Interesse für die Manuelle Lymphdrainage wurde erstmals durch Vorträge der Familie Földi und die in ihrer Klinik erzielten Therapieerfolge geweckt. Günter Bringezu hat mich immer wieder ermuntert, die Manuelle Lymphdrainage bei verschiedenen dermatologischen Krankheiten einzusetzen, damit Erfahrungen zu sammeln und Überlegungen über die Wirksamkeit bei dermatologischen Erkrankungen anzustellen.

41.2 Veränderungen des Hautorgans bei Lymphödemen

Es ist bekannt, dass Lymphödeme zu krankhaften Veränderungen und Reaktionen in allen Schichten des Hautorgans führen:
- im Unterhautfettgewebe,
- in der bindegewebigen Dermis (Lederhaut) und
- in der epithelialen Epidermis mit Hornschicht (oberste Hautschicht).

> **Hinweis**
>
> Liegt ein Lymphödem vor, ist eine vermehrte Aktivität von Fibroblasten zu verzeichnen. Sklerosierung, Vernarbung und Verhärtung nehmen zu; gleichzeitig nimmt die Elastizität ab.

Die Dicke der Epidermis (Oberhaut) und der Hornschicht nehmen zu, so dass großflächige blumenkohlartig-warzige Hautwucherungen (Papillomatosis cutis lymphostatica) entstehen können. Im Fettgewebe kommt es ebenfalls zu Entzündungen (Paniculitis) und Bindegewebsvermehrung.

Neben diesen entzündlich-reaktiven Vorgängen wird bei chronischen Lymphödemen auch die Entstehung charakteristischer Tumore beobachtet: Nach mehrjährigem Bestehen eines Lymphödems kann sich ein **Hämangiolymphosarkom** (Stewart-Treves-Syndrom) entwickeln. Dabei handelt es sich um einen sehr bösartigen Tumor, der seinen Ausgang von der Innenwand der Blutgefäße nimmt. Der Tumor zeigt sich durch bläulich-rote Knoten oder Knötchen im Gebiet des Lymphödems, die in der Regel rasch wachsen und teilweise auch zerfallen/ulzerieren. Der Tumor hat eine starke Metastasierungstendenz. Der Physiotherapeut sollte deshalb mithelfen, diesen Tumor bereits frühzeitig zu erkennen.

> **Vorsicht**
>
> Der Physiotherapeut muss den Patienten darauf aufmerksam machen, wenn auf der Haut neue Flecken oder Knoten auftreten. Bereits eine kleine Veränderung kann bedeutsam sein.

Eine rechtzeitige Diagnose und Therapie werden oft »verschlafen«, da schmerzfreie Hautveränderungen von Laien oft als harmlos eingestuft werden.

Lymphödeme führen auch zu **Wachstumsstörungen**, Störungen an den **Hautanhangsgebilden** (besonders an Zehen- und Fingernägeln) und zu **häufigen Infektionen** der Haut mit Pilzen, Bakterien und Viren.

> **Vorsicht**
>
> Besonders zu beachten sind Ekzeme und Infekte durch Bakterien und Pilze z. B. in den Zehen- oder Fingerzwischenräumen. Sie dienen als Eintrittspforte für eine Hautinfektion durch Bakterien, vor allem durch beta-hämolysierende Streptokokken.

Die Infektion breitet sich vor allem in den Lymphgefäßen der Haut aus und wird als **Erysipel** bezeichnet, auch als »Wundrose« oder »Rotlauf« bekannt. Die Erkrankung schreitet innerhalb von Stunden mit zunehmender flammender Rötung, Schwellung und Überwärmung der Haut, allgemeinem Krankheitsgefühl und hohem Fieber rasch fort. Wird das Erysipel nicht umgehend gleich zu Beginn behandelt, führt es zur Zerstörung (Verklebung) weiterer Teile des Lymphgefäßnetzes und damit zu einer Verschlimmerung des Lymphödems.

> **Hinweis**
>
> Da Patienten mit Lymphödemen stark zu immer wiederkehrendem Erysipel neigen, ist eine gewissenhafte (und jede Art von Verletzungen vermeidende!) Fußpflege besonders wichtig. Zusätzlich sollte vorsorglich immer eine Behandlung mit Cremes erfolgen, die desinfizierende Wirkstoffe enthalten, oder mit Medikamenten gegen Pilz- und Bakterieninfektionen.

41.3 Manuelle Lymphdrainage zur Behandlung von Hautkrankheiten

Der Einfluss von Lymphstauungen auf alle Schichten des Hautorgans bis hin zur Tumorentstehung ist also gut bekannt. Daher stellt sich die Frage, ob nicht auch geringfügigere Gewebsödeme oder Störungen in der Lymphzirkulation zu Hauterkrankungen führen oder an der Entstehung oder Unterhaltung von Hautkrankheiten beteiligt sein können oder ob z. B. klassische Hautkrankheiten durch manuelle Lymphdrainage gebessert werden können. Wissenschaftliche Untersuchungen in dieser Richtung sind mir bislang nicht bekannt.

Die oberste Hautschicht (epitheliale Epidermis mit Hornschicht) ist frei von Blutgefäßen und Lymphgefäßen. Die Epidermis ist in einer zapfenartigen Grenzfläche (Vergrößerung der Oberfläche) mit der Dermis verbunden. Vor allem die in die Epidermis ragenden Zapfen/Papillen der Lederhaut sind von Blutgefäßen/Kapillaren gefüllt, die auch von Lymphgefäßen begleitet werden.

Bei Ekzemerkrankungen der Haut zeigt sich meist auch eine Mitreaktion der Papillarkörper (Zapfen, die in die Epidermis ragen) mit Vergrößerung, Zunahme von Entzündungszellen (Lymphozyten, Leukozyten) und vermehrter Gewebeflüssigkeit (Ödem). Es ist anzunehmen, dass die kutanen Lymphgefäße (ähnlich wie die Blutgefäße) an der Entstehung oder Abheilung von Entzündungsprozessen der Haut beteiligt sind. Daher liegt es nahe, die Manuelle Lymphdrainage als Therapie bei entzündlichen nichtinfektiösen Hautkrankheiten einzusetzen.

Es wäre wünschenswert, dass immer mehr Hautärzte Erfahrungen mit der Manuellen Lymphdrainage bei Hauterkrankungen sammeln. Auf dieser breiten Grundlage könnte dann die Wirksamkeit der Manuellen Lymphdrainage bei verschiedenen Hauterkrankungen wissenschaftlich erforscht und überprüft werden.

41.3.1 Sklerodermie

Die meisten Fall- und Erfahrungsberichte existieren für die Behandlung der zirkumskripten und systemischen Sklerodermie. Ebenso wie die generalisierte Form der Sklerodermie beginnt die örtlich begrenzte Sklerodermie mit einer ödematösen Schwellung der Lederhaut und führt später zu einer straffen Vernarbung der betroffenen Hautgebiete.

Die Lymphdrainage wird deshalb vorwiegend **im frühen Ödemstadium** der Sklerodermie empfohlen, wenn eine teigige Schwellung der Haut auftritt. Sobald es zum straffen narbigen Umbau gekommen ist, wird sie in der Regel nicht mehr eingesetzt. Meiner Erfahrung nach kann jedoch mit Manueller Lymphdrainage auch noch **in der Phase der zunehmenden narbigen Veränderung** eine Besserung erzielt werden.

> **Beispiel**
>
> Eine Patientin litt an einer umschriebenen Form der Sklerodermie. Die Sklerodermie zog sich in einer Breite von etwa 6 cm ringförmig um die untere Hälfte des Unterschenkels. Mit zunehmender Vernarbung und Straffung traten Schmerzen an Unterschenkel und Vorfuß auf, und es waren Durchblutungsstörungen zu befürchten. Vorbehandlungen mit systemischen Medikamenten einschließlich Kortison und Zytostatika blieben erfolglos. Durch eine Lymphdrainagebehandlung, die im Zeitraum von 4 Wochen jeweils 2-mal täglich durchgeführt wurde, ließ sich eine Zunahme der Geschmeidigkeit der Haut erreichen; die Schmerzen gingen zurück, und die Beweglichkeit besserte sich.

Es ist anzunehmen, dass die Lymphgefäße der Haut nicht nur die Aufgabe haben, die lymphpflichtigen Stoffe in die initialen Lymphgefäße aufzunehmen. Besonders in der Grenzfläche zwischen Dermis und Epidermis findet sich ein Meisterwerk komplexer Regeltechnik (Kybernetik) in Bezug auf die Steuerung von Entzündungs- und Immunprozessen, die vor allem die Lymphozyten und deren Botenstoffe einschließt. Die Entzündungszellen/Lymphozyten wandern aus den Gefäßen in die Haut ein und kehren auch wieder dorthin zurück. Es ist wahrscheinlich, dass das Lymphgefäßsystem und vor allem die initialen Lymphgefäße ein wichtiges Regulativ im Entzündungs- und Abwehrprozess des Hautorgans darstellen. Im Rahmen dieser Hypothese wäre dann auch erklärbar, dass Vernarbungsprozesse gestoppt und ggf. auch umgekehrt werden können.

41.3.2 Narbenbehandlung

Aufgrund der positiven Erfahrungen bei der Sklerodermie haben wir die Manuelle Lymphdrainage auch bei Patienten mit Vernarbungen nach ausgedehnten Verbrennungen, besonders bei sog. **wuchernden Narben (Keloiden)** und bei Einschränkung der Beweglichkeit durch **sich verkürzende Narben (Narbenkontrakturen)** eingesetzt. Die Manuelle Lymphdrainage wurde hierbei 1- bis 2-mal täglich zusätzlich zur Behandlung mit Kompressionssegmenten vorgenommen. Wir konnten eine Beschleunigung des Heilungsprozesses im Vergleich zur alleinigen Kompressionstherapie beobachten.

41.3.3 Rosacea

Inzwischen setzen wir die Manuelle Lymphdrainage routinemäßig bei der Behandlung der Rosacea (»Kupferfinne«) ein. Die Erkrankung ist zu Beginn durch eine bläulich rote Verfärbung an Wangen, Nase, Stirn und Kinn charakterisiert. Mit zunehmendem Fortschreiten der Erkrankung treten sichtbar erweiterte Gefäße in den genannten Gebieten und später auch Knötchen und Pusteln auf. Bei Männern ist auch die Ausbildung einer sog. Knollennase (Rhinophym) möglich. In der feingeweblichen Untersuchung zeigt sich, dass in der oberen Lederhaut die Blut- und Lymphgefäße erweitert sind und dass stets ein Ödem vorhanden ist. Zusätzlich sind verschiedenartige Zellen des Abwehrsystems um Gefäße und um die Haartalgdrüsenfollikel gruppiert.

Die Rosacea ist eine chronische Erkrankung, die in vielen Fällen trotz innerlich und äußerlich anzuwendender Medikamente nur gering oder teilweise gebessert werden kann. Die Manuelle Lymphdrainage wenden wir hier häufig **als Basistherapie** an. Zur Therapie zwischen den Lymphdrainagebehandlungen erlernen die Patienten die Drainagebehandlung in vereinfachter Form selbst. Viele meiner Patienten behandle ich ohne Medikamente, ausschließlich mit Manueller Lymphdrainage.

Um ein Fortschreiten der Rosacea zu verhindern, ist eine **frühzeitige Behandlung** mit Manueller Lymphdrainage erforderlich. Die erweiterten Blut- und Lymphgefäße sowie das Ödem und die im Gewebe vorhandenen Entzündungszellen der oberen Schicht der Lederhaut machen die gute Wirksamkeit der Lymphdrainage bei der Rosacea verständlich.

41.3.4 Neurodermitis

Auch Patienten mit Neurodermitis behandeln wir regelmäßig mit Manueller Lymphdrainage. Die Neurodermitis wird im dermatologischen Sprachgebrauch auch als »atopisches Ekzem« bezeichnet. »Atopie« bedeutet eine vererbte Neigung zur Entwicklung von Soforttypallergien (z. B. bei Heuschnupfen oder allergischem Asthma), aber auch zur Entwicklung einer anlagebedingten Ekzemform, die mit starkem Juckreiz einhergeht, in sehr verschiedenartigen Erscheinungsformen auftritt und vielfältige Auslöser haben kann. Besonders bekannt sind die Ekzeme in den Gelenkbeugen und Gesichtsekzeme bei Kindern. Häufig überzieht die Erkrankung das gesamte Hautorgan.

Bei sonst therapieresistenten Verläufen der Neurodermitiserkrankung konnte die Manuelle Lymphdrainage schon des Öfteren eine eindeutige Besserung bewirken. Auch bei der Neurodermitis besteht eine Schwellung des Papillarkörpers mit reichlich Entzündungszellen, so dass sich die Wirkung der Lymphdrainage evtl. auf eine Verminderung des Gewebsödems und der Entzündungszellen zurückführen lässt.

Hinsichtlich eines möglichen Wirkmechanismus erscheint noch eine weitere Überlegung interessant. Bei Neurodermitis besteht eine auffällige Störung des vegetativen Nervensystems: Nach Reiben oder Kratzen der Haut entsteht bei Hautgesunden eine Rötung, bei Patienten mit Neigung zu Neurodermitis jedoch ein weißer Streifen. Medikamente, die bei Patienten ohne Neurodermitis eine Rötung verursachen, bewirken bei Patienten mit Neurodermitis eine Abblassung der Haut. Ebenso findet sich eine verminderte Talgdrüsenproduktion, und es besteht Verdacht auf Störungen in der Schweißbildung.

Die paradoxe Reaktion der Blutgefäße (weißer Dermographismus) erfolgt also möglicherweise auch in den Lymphgefäßen. Die vegetative Fehlregulation der Lymphgefäße des Hautorgans wäre eine weitere Erklärung für die positiven Effekte der Manuellen Lymphdrainage bei Neurodermitis.

Manuelle Lymphdrainage zur Behandlung der chronischen peripheren arteriellen Verschlusskrankheit (pAVK)

O. Schreiner

42.1	**Pathophysiologie der pAVK**	–260
42.1.1	Lokalisation	–260
42.1.2	Verlauf	–260
42.2	**Pathophysiologische Betrachtungen der Mikrozirkulation bei pAVK**	–262
42.3	**Therapie der pAVK**	–262
42.4	**Physiotherapie bei pAVK**	–263
42.4.1	Maßnahmen im Stadium II	–263
42.4.2	Maßnahmen im Stadium III	–265
42.4.3	Maßnahmen nach operativer Intervention	–265

Eine Therapieform wie die Manuelle Lymphdrainage, zu deren obersten Grundsätzen es zählt, die Abstromverhältnisse aus dem Gewebe zu fördern, ohne dabei gleichzeitig die Durchblutung zu steigern, scheint zur Behandlung arteriell bedingter Durchblutungsstörungen zunächst eher weniger geeignet. Und doch gibt es heute einige Hinweise und Belege dafür, dass hier nur scheinbar ein Widerspruch besteht. Die folgenden Ausführungen stellen den derzeitigen Stand der Erkenntnisse zum Einsatz der Manuellen Lymphdrainage bei Patienten mit arterieller Verschlusskrankheit dar und sind als Diskussionsbeitrag und Behandlungsvorschlag zu verstehen.

Prinzipiell ist zu unterscheiden zwischen
- dem **akuten** Verschluss einer versorgenden Arterie und
- der **chronischen** Durchblutungsstörung einer Extremität durch thrombotische und/oder gefäßsklerotische Veränderungen.

Die Betrachtungen in diesem Unterkapitel beschränken sich auf die **chronische** periphere arterielle Verschlusskrankheit (pAVK). Der akute arterielle Verschluss stellt eine medizinische Notfallsituation dar (Mörl 1983); auch im weiteren Verlauf liegt ihm ein anderes Behandlungskonzept zugrunde.

42.1 Pathophysiologie der pAVK

Pathogenetisch liegt der pAVK zu 90% eine atherosklerotische Gefäßveränderung mit der Folge einer zunehmenden Stenosierung zugrunde. Mit anderen Worten: Die entzündlich bedingten thrombotischen Verschlüsse (»Thrombangiitis obliterans«) sind dagegen selten; sie treten außerdem (im Gegensatz zu den atherosklerotischen Gefäßveränderungen) überwiegend bei jüngeren Patienten (<40 Jahre) auf.

42.1.1 Lokalisation

Am häufigsten ist der
- femoropopliteale Verschluss – sog. Oberschenkeltyp –, gefolgt vom
- aortoiliakalen Verschluss – sog. Beckentyp – und dem
- tibiofibularen Verschluss – sog. Unterschenkeltyp.

Häufig kommen jedoch Kombinationen dieser einzelnen Verschlusslokalisationen vor.

Lediglich 10% aller chronischen arteriellen Verschlüsse betreffen die oberen Extremitäten. Dort wird wiederum unterschieden zwischen
- Schultergürteltyp und
- Armtyp.

Beim Armtyp wird nochmals differenziert zwischen Oberarm- und peripherem Typ.

42.1.2 Verlauf

Die zunehmende Verschlechterung der arteriellen Versorgung führt zur Belastungsinsuffizienz, anfänglich ohne subjektive Beschwerden.

Allein zwei Drittel aller Patienten mit peripherer Verschlusskrankheit sind laut Diehm et al. (1999) asymptomatisch!

Wegen der zunehmenden Stenosierung entstehen jedoch unter Belastung allmählich krampfhafte Schmerzen (hypoxämische Schmerzen), und zwar typischerweise in der Wadenmuskulatur (bei Verschluss z. B. der A. femoralis superficialis und/oder der A. poplitea). Dadurch wird der Bewegungsradius des Patienten eingeschränkt, d. h., die beschwerdefreie Gehstrecke verkürzt sich.

Die Problematik wird dadurch deutlich, dass solche Patienten immer wieder stehen bleiben und scheinbar interessiert etwas betrachten – sog. »Schaufensterkrankheit«. Diese Symptomatik wird dem Stadium II zugeordnet und als **Claudicatio intermittens**, als »zeitweiliges Humpeln/Hinken« bezeichnet.

Noch später, in Stadium III, treten als Zeichen der unzureichenden Durchblutung auch ohne Belastung bereits **Ruheschmerzen** auf. Im Endstadium (Stadium IV) führt dieser Zustand zum Gewebsuntergang: zur **Nekrose** bzw. zur **Gangrän**.

Die ◘ Tab. 42.1 stellt die einzelnen Stadien mit ihrer typischen Symptomatik den Therapiezielen gegenüber. Die Symptome werden verständlich, wenn man die Gefäßveränderungen und die daraus resultierenden Auswirkungen auf die Durchblutung stadienabhängig betrachtet (◘ Tab. 42.2).

Im Folgenden wird die Pathophysiologie speziell der Mikrozirkulation bei pAVK betrachtet. Das Ziel der Erläuterungen besteht darin zu zeigen, warum der Einsatz phy-

42.1 Pathophysiologie der pAVK

Tab. 42.1. Stadieneinteilung der pAVK (nach Fontaine)

Stadium	Typische Symptomatik	Generelles Therapieziel[a]
I	Pulsabschwächung ohne subjektive Beschwerden. Dieses Stadium wird meist nur »zufällig« diagnostiziert	Verbesserung der Gehleistung
II	Krampfartige hypoxämische Schmerzen z. B. der Wadenmuskulatur (abhängig von der Verschlusslokalisation) bei Belastung. In Ruhe klingen die Schmerzen nach kurzer Zeit (wenige Sekunden bis zu einigen Minuten) wieder ab	Verbesserung der Gehleistung
IIa	Claudicatio intermittens bei einer beschwerdefreien Gehstrecke noch über 200 m	Verbesserung der Gehleistung
IIb	Claudicatio intermittens bei einer beschwerdefreien Gehstrecke <200 m	Verbesserung der Gehleistung
III	Nächtliche Schmerzen, d. h. auch in Ruhe ist die Durchblutung bereits insuffizient	Erhaltung der Extremität
IV	Irreversible Gewebeischämie mit Nekrosen/Gangrän	

[a] Detaillierte, d. h. befund- und verlaufsorientierte Therapiestrategien sind in hervorragend übersichtlichen Diagrammen in Rieger u. Schoop (1998) (Kapitel 8) zu finden.

Tab. 42.2. Gefäßbefunde und Hämodynamik der einzelnen Stadien. (Mod. nach Meurer et al. 1992)

Stadium	Gefäßbefund	Kompensation	Durchblutungssituation
I	Lediglich partielle Einengung bei gleichzeitig ausgedehnten Kollateralen	Noch vollständige Kompensation möglich	Lediglich die sog. »Luxusdurchblutung«[a] ist eingeschränkt
II	Hochgradige Stenose oder gar vollständiger Verschluss, jedoch mit reichlich Kollateralen und noch suffizientem peripheren Gefäßnetz	Lediglich eine teilweise Kompensation ist noch möglich	In Ruhe noch ausreichend, bei Belastung jedoch rasch ungenügend, d. h., es liegt keine Reserve mehr vor
III	Verschluss mit wenig Kollateralen und zunehmend insuffizientem peripheren Gefäßnetz	Schlechte Kompensationsmöglichkeiten	Bereits die Ruhedurchblutung ist ungenügend
IV	Verschluss ohne Kollateralen einschließlich multipler peripherer Verschlüsse	Es besteht keine Kompensation mehr	Bereits in Ruhe liegt eine Ischämie vor

[a] Durchblutungsreserve, die auch bei größerer Inanspruchnahme die suffiziente Versorgung des entsprechenden Organs gewährleistet.

sikalischer Maßnahmen und vor allem der durchaus nicht üblichen Manuelle Lymphdrainage hier sinnvoll ist.

Zu Epidemiologie, Inzidenz, prozentualer Häufigkeit der verschiedenen Verschlusslokalisationen und zur speziellen Diagnostik verweisen wir auf die zahlreichen Veröffentlichungen zu diesem Themenkomplex (z. B. Rieger u. Schoop 1998; Diehm et al. 1999).

42.2 Pathophysiologische Betrachtungen der Mikrozirkulation bei pAVK

Niemals kann eine arterielle Durchblutungsstörung isoliert betrachtet werden. Immer muss der Kreislauf insgesamt berücksichtigt werden (Balzer u. Schönebeck 1993).

Die Verminderung der arteriellen Zirkulation durch das atherosklerotische Strombahnhindernis bedingt zwangsläufig einen verminderten arteriellen Druck im Gefäßnetzwerk distal der Stenosestelle. Daraus ergeben sich vielschichtige Veränderungen im Bereich der Mikrozirkulation bis hin zu bleibenden Veränderungen aller Gefäßabschnitte der terminalen Strombahn **einschließlich des initialen Lymphgefäßsystems**. Man spricht deshalb zusammenfassend von sog. **Mikroangiopathien**. Das initiale Lymphgefäßsystem nimmt »bei länger bestehender Gliedmaßenischämie ernsten Schaden ..., der auch nach Wiederherstellung der Blutzirkulation nicht mehr zu beseitigen ist« (Balzer u. Schönebeck 1993).

Der verminderte Druck im Arteriolenbereich führt teilweise zum Kollaps präkapillärer Arteriolen mit anschließend verminderter Ultrafiltration. Die schlechtere Zellversorgung vor allem mit O_2 führt zu weit reichenden Gegenreaktionen, die wiederum direkte und indirekte Auswirkungen auf die Mikrozirkulation haben. So können Mikrothrombosen und Gefäßspasmen festgestellt werden. Außerdem erhöht sich die kapilläre Permeabilität, und der Ausstrom hochmolekularer Plasmabestandteile vergrößert sich – eine eiweißreiche Schwellung entsteht.

Diese vermehrte Permeabilität ist u. a. dadurch zu erklären, dass sich die Gewebehypoxie in einem Anschwellen der Endothelzellen der Kapillarwandung äußert. Dies wiederum führt einerseits zum kapillären Kollaps, andererseits zum weiteren Eiweißausstrom in anderen Kapillarabschnitten des gesamten Gefäßnetzwerkes. Dadurch entsteht ein **interstitielles Ödem**, das jedoch nur selten als deutlich sichtbare Schwellung imponiert, sondern vielmehr als »diskrete« Schwellung wahrzunehmen ist. Manche Autoren wie Hutzschenreuter (1991) sprechen von vaskulären und perivaskulären Ödemen, andere (Balzer u. Schönebeck 1993) vom ischämischen Ödem, das in den Stadien III und IV bei jedem zweiten Patienten bestehen soll, in Stadium IIb dagegen seltener vorkommt. Rieger (Rieger u. Schoop 1998) betont, dass Ödeme zwar nicht zu den primären Charakteristika der pAVK gehören, jedoch z. B. bei ischämischen Kapillarschäden auftreten können.

Durch den verminderten arteriolären Druck ändert sich das Fließverhalten des Blutes auch im venolären Anteil, wo es ebenfalls zu Mikrothromben kommen kann. Die Folge ist eine venoläre Stase.

> **Hinweis**
>
> Alle Veränderungen betreffen auch die **initialen Lymphgefäßabschnitte**. Hier kommt es über die entzündlichen Reaktionen im Laufe der Zeit ebenfalls zu weit reichenden Wandinsuffizienzen.

Die umfassenden und im ischämischen Gebiet weit reichenden Mikroangiopathien erklären auch die Schwellungen, die nach Beseitigung des eigentlichen Strombahnhindernisses (z. B. durch eine gefäßdilatierende Maßnahme) zu verzeichnen sind. Man spricht dann vom »**postrekonstruktiven Ödem**«. Die geschädigten Kapillaren können den nun wieder vermehrten Zustrom zunächst nicht mehr in der üblichen Weise regulieren. Ein solcher Ödemzustand ist selbstverständlich nicht gerade förderlich für die so wichtige Revaskularisierung gerade auch des terminalen Stromgebietes.

Andere Vaskulitiden wie die Thrombangiitis obliterans bzw. das Buerger-Syndrom (auch Endangiitis obliterans oder v. Winiwarter-Buerger-Erkrankung genannt), der Diabetes mellitus und andere Erkrankungen rufen teilweise vergleichbare Mikrozirkulationsstörungen hervor; über die Wirkung der Manuellen Lymphdrainage bei diesen Erkrankungen gibt es allerdings bis heute noch weniger aussagekräftige Erkenntnisse als bei der pAVK.

42.3 Therapie der pAVK

Die therapeutischen Maßnahmen sind selbstverständlich vom Schweregrad der arteriellen Durchblutungsstörung abhängig. So ist in Stadium IV mit Gangrän ein anderes Vorgehen zu wählen als in Stadium II, wo es um vermehrte Nutzung und Bildung von kollateralen Wegen geht (Tab. 42.1).

Generell stehen jedoch folgende Maßnahmen zur Verfügung:
- Prophylaxe, d. h. Ausschaltung und Behandlung der Risikofaktoren.
- Medikamentöse Therapie:
  - zur Gefäßerweiterung,
  - zur Thrombolyse,
  - zur Verbesserung der Fließeigenschaften,
  - zur Gerinnungshemmung und
  - zur Infekt- und Schmerzbekämpfung.
- Invasive Therapie, d. h. gefäßchirurgische Intervention:
  - Thrombektomie/Embolektomie mittels Katheder,
  - Ballondilatation,
  - Implantation von Gefäßstützen, sog. Stent-OP, bzw.
  - Gefäßtransplantate, d. h. Bypass-OP, und
  - Sympathikusinaktivierung (zur Vasodilatation).
- Andere chirurgische Eingriffe wie die Amputation als letzte Maßnahme.
- Physiotherapeutische Maßnahmen, die zur sog. Basistherapie zählen.

42.4 Physiotherapie bei pAVK

Die Zielsetzung physiotherapeutischer Maßnahmen bei der peripheren arteriellen Verschlusskrankheit (pAVK) besteht in der Wiederherstellung der gestörten Funktion durch die Förderung oder Verbesserung der körpereigenen Kompensationsmechanismen des Arterienverschlusskranken, einer Verhinderung von Inaktivitätsschäden am Bewegungsapparat sowie einer allgemeinen Mobilisierung und Motivation des Patienten mit allen daraus resultierenden kardiopulmonalen, stoffwechselmäßigen und gerinnungsphysiologischen Folgen (Cachovan 1998, zit. in Rieger u. Schoop 1998).

Bei den physikalisch-therapeutischen Maßnahmen unterscheidet man zwischen
- Maßnahmen im Stadium II
- Maßnahmen im Stadium III und
- Maßnahmen nach operativer Intervention.

42.4.1 Maßnahmen im Stadium II

> **Hinweis**
>
> Das vorrangige Ziel der Behandlung im Stadium II besteht darin, die periphere Durchblutungssituation zu verbessern und gleichzeitig die Ausbildung eines Kollateralkreislaufes zu fördern.

Dazu ist es vor allem notwendig, die Belastung den Bedingungen der verminderten arteriellen Versorgung, besonders der Skelettmuskulatur anzupassen, und zwar durch folgende Maßnahmen:
- Schmerzberücksichtigendes Gehtraining zur allmählichen Vergrößerung der beschwerdefreien Gehstrecke.
- Belastung nach dem sog. 2/3-Schema zur Förderung der Kollateralbildung.
- Gleichzeitig Verbesserung der Ver- und Entsorgungssituation des gesamten Gebietes zur Trophikverbesserung.
- Verbesserung der muskulären Situation (Kräftigung atrophierter Muskeln, Beseitigung von Muskelverspannungen).
- Vorbeugung von Kontrakturen bzw. Beseitigung eingeschränkter Gelenkbeweglichkeit.
- Korrektur des Gangbildes und der Haltung sowie Verbesserung der Koordination.

Zum Erreichen dieser Therapieziele eignen sich sowohl aktive als auch passive Maßnahmen. Als **aktive Maßnahmen** kommen in Frage:
- Umlagerungsübungen/Ratschow-Rollübungen,
- Fuß- und Beinmuskelübungen bzw. Hand- und Armmuskelübungen,
- Gehtraining und
- PNF-Techniken.

Als **passive Maßnahmen** eignen sich:
- muskellockernde Massagetechniken wie
  - weiche Walkungen,
  - weiche Knetungen,
  - Vibrationen und Schüttelungen (in den aktiven Übungspausen),
- Bindegewebsmassagen zur direkten und reflektorischen Beeinflussung des Sympathikus,
- Bürstenmassagen unter strikter Beachtung der trophischen Hautsituation,

- elektrotherapeutische Maßnahmen zur direkten (d. h. gleichstrombedingten) und auch zur indirekten (d. h. sympathikolytischen) Durchblutungsförderung.
  Eine wichtige Rolle spielt die Elektrotherapie auch bei der Schmerzminderung. Schmerz- und Entzündungsmediatoren beeinflussen das Krankheitsgeschehen nicht unwesentlich. Zudem wird die Schmerzminderung durch eine reflektorische Muskeldetonisierung erreicht.
- Kneippsche Anwendungen zur Verbesserung des arteriolären Gefäßspieles und zur Steigerung der Kapillardurchblutung (sinnvollerweise vor dem Gehtraining!).
- Heiße Rolle nur im Stammgebiet sowohl zur segmentalen Durchblutungsbeeinflussung als auch zur lokalen Behandlung (vor allem auch, wenn im Befund auffällige orthopädische Haltungsveränderungen erkennbar sind) und
- Manuelle Lymphdrainage (s. folgenden Abschnitt).

Diskussion der Rolle der Manuellen Lymphdrainage

Auf der Grundlage klinischer Beobachtungen (Balzer u. Schönebeck 1993) und experimenteller klinischer Studien (Hutzschenreuter et al. 1988) können heute folgende **Hypothesen** zur Wirksamkeit der Manuellen Lymphdrainage bei pAVK zur Diskussion gestellt werden:
- Die Manuelle Lymphdrainage wirkt auf die nervale Regulation des Gefäßspieles ein, indem sie die Sympathikusaktivität vermindert.
- Die Manuelle Lymphdrainage wirkt auf die peripheren Mechanismen, d. h. auf die Autoregulation, ein, indem sie die vasoaktiven Stoffwechselprodukte beseitigt, die die Gefäßsituation beeinflussen.

Hutzschenreuter u. Ehlers stellten 1988 im Rahmen einer randomisierten klinischen Studie bei Patienten mit pAVK Stadium IIa die Wirkung von 8 Bindegewebsmassagen im Zeitraum von 4 Wochen 8 Behandlungen mit Manueller Lymphdrainage gegenüber. Die übrigen physikalischen Maßnahmen waren in beiden Patientengruppen (jeweils 15 Patienten) gleich. Die beschwerdefreien Gehzeiten, die vor dem Behandlungszeitraum in beiden Gruppen gleich waren, hatten sich am Ende des Behandlungszeitraumes bei der Bindegewebsmassagen-Gruppe leicht, bei der »ML-Gruppe« dagegen deutlich gebessert.

Hutzschenreuter konnte damit die früher bereits von Asdonk propagierte Wirkungsweise der Manuellen Lymphdrainage statistisch absichern. Er stellt zur Diskussion, dass sich hier sowohl die sympathikolytische Wirkung als auch der vermehrte Abtransport der Mediatoren, die die Gefäßsituation in der terminalen Strombahn negativ beeinflussen, positiv bemerkbar machen.

Empfehlungen zur Durchführung der Manuellen Lymphdrainage

Nach diesen Erkenntnissen gibt es zwei Möglichkeiten, bei pAVK Stadium II die Manuelle Lymphdrainage mit anderen physikalischen Maßnahmen zu kombinieren, und zwar:
- Behandlung **vor** dem Gehtraining und den Fuß- und Beinmuskelübungen.
  Die günstige vasomotorische Wirkung dient als Vorbereitung für die anschließende Belastung.
- Behandlung **nach** dem aktiven Programm, wenn im Vorfeld z. B. Kneippsche Maßnahme zur Verbesserung der Durchblutungsverhältnisse eingesetzt wurden.
  Die Manuelle Lymphdrainage kann nach dem aktiven Programm dafür sorgen, den durch die Belastung möglicherweise noch weiter »übersäuerten« Gewebezustand zu verbessern.

Diese Empfehlungen beruhen bisher auf der Basis theoretischer Überlegungen. Nur eine breite klinische Anwendung kann in Zukunft praktisch verwertbare Erkenntnisse liefern.

Behandlungssystematik der Manuellen Lymphdrainage

Die ◘ **Abb. 42.1** zeigt die Behandlungssystematik der Manuellen Lymphdrainage bei Stadium II pAVK im Überblick.

Die Durchführung sollte mit der **Behandlung der Halsregion** beginnen, an die sich eine **Bauchbehandlung** anschließt. Da für diese Patienten meist sehr gute Erkenntnisse über die Gefäßsituation der Abdominal- und Becken-/Beinregion vorliegen, lässt sich leicht die Entscheidung treffen, ob eine **Bauchtief-Drainage** gefahrlos durchgeführt werden kann. Diese wäre natürlich z. B. bei Gefäßanomalien wie Aneurysmen kontraindiziert.

Wir empfehlen, anschließend die **Grundgriffabläufe** auszuführen, wie sie in Bd. 1, ▶ Kap. 4.7 (»Grundgriffe Bein ventral«) beschrieben sind.

Die gesamte **Behandlungszeit** beträgt bei einer einseitigen Problematik ca. 30 Minuten. Die Manuelle Lymph-

42.4 Physiotherapie bei pAVK

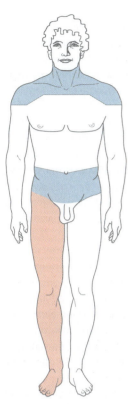

 Abb. 42.1. Behandlungssystematik Stadium II pAVK

Balzer u. Schönebeck beschreiben außerdem den deutlich erkennbaren Effekt der Manuellen Lymphdrainage postoperativ mit wirksamer Schwellungsreduktion und einer dadurch bedingten früheren Rehabilitation. Letztere führen sie auf die verbesserte Mikrozirkulation und den rascheren Rückgang trophischer Läsionen zurück.

Die Empfehlung zur Manuellen Lymphdrainage erfolgt jedoch nur für schwere Fälle postrekonstruktiver Ödeme, da die Anzahl der gefäßchirurgischen Eingriffe in entsprechenden Kliniken den standardisierten Einsatz der kostenaufwändigen Manuellen Lymphdrainage verbiete. Darüber hinaus stellen die Autoren fest, dass bei der Mehrzahl der Patienten die verhältnismäßig geringe Schwellung eine solch aufwändige Therapie auch nicht rechtfertige.

Behandlungssystematik der Manuellen Lymphdrainage

Die Abb. 42.2 zeigt die Behandlungssystematik der Manuellen Lymphdrainage bei pAVK nach operativer Intervention im Überblick, Abb. 42.3 zeigt das Beispiel einer gefäßrekonstruktiven Maßnahme.

drainage hat nur dann einen Sinn, wenn sie **jedes Mal** vor bzw. nach dem aktiven Programm durchgeführt wird.

42.4.2 Maßnahmen im Stadium III

Die physikalisch-therapeutischen Maßnahmen sind in diesem Stadium auf eine konsensuelle und reflektorische Beeinflussung des Arteriolentonus ausgerichtet. Hierfür kommen v. a. geeignete hydrotherapeutische Maßnahmen auf der nicht betroffenen Extremitätenseite infrage.

42.4.3 Maßnahmen nach operativer Intervention

Postoperativ, z. B. nach gefäßrekonstruktiven Maßnahmen bei Patienten, die sich im Stadium III und IV befinden, entwickeln sich laut Balzer u. Schönebeck (1993) in 80% (!) der Fälle postrekonstruktive Ödeme. Bei Patienten im Stadium II liegt die Rate danach immerhin noch bei 30%.

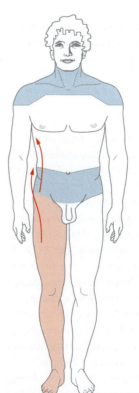

 Abb. 42.2. Behandlungssystematik nach erfolgter operativer Intervention (gefäßrekonstruktive Maßnahme)

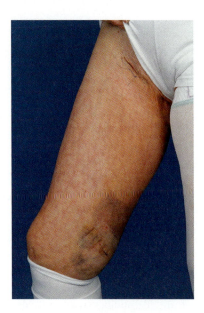

Abb. 42.3. Gefäßrekonstruktive Maßnahme

Ob die von Balzer u. Schönebeck erwähnten Maßnahmen der Manuellen Lymphdrainage neben den Grifftechniken am betroffenen Bein eine **zentrale Vorbehandlung**, d. h. eine Behandlung der Hals- und Bauchregion beinhalteten, wird nicht deutlich; **es ist jedoch anzunehmen**.

In der **Beinregion** wird lateral begonnen, da sich bei gefäßrekonstruktiven Maßnahmen häufig ein Zugang im Leistenbandbereich finden lässt, so dass die übliche Entstauungsrichtung am Oberschenkel geändert werden muss. Es ist u. E. deshalb sinnvoll, die Behandlung der Flankenregion (Axilla) als »Ersatzabflussgebiet« vor der eigentlichen Beinbehandlung zu planen. Auch im weiteren Verlauf der Grifftechniken an der Beinregion ist selbstverständlich der Narbenverlauf zu berücksichtigen.

Die **Behandlungszeit** pro Sitzung sollte mindestens 30 Minuten betragen bzw. sogar 45 Minuten, wenn Narbenverlauf und -zustand eine Ausweitung der Behandlungsregion erzwingen.

Balzer u. Schönebeck (1993) empfehlen eine anfangs tägliche Behandlung, die in eine 3-mal wöchentliche und noch später in eine 2-mal wöchentliche Behandlung übergehen soll. Uns erscheint eine 2-mal wöchentlich durchgeführte Behandlung nicht ausreichend, da sich die schwellungsmindernde Wirkung der Manuellen Lymphdrainage erfahrungsgemäß über solch große Zeiträume hinweg nicht »konservieren« lässt. Gerade die von Balzer u. Schönebeck als kostenaufwändig beurteilte Behandlung sollte unserer Meinung nach deshalb »konzentrierter« eingesetzt werden.

Im Falle einer notwendigen Amputation definieren sich die Behandlungsziele, wie dies im ▶ Kap. 17.9 beschrieben wurde.

Kompressionstherapie bei Ödemen nach gefäßrekonstruktiven Maßnahmen

Balzer u. Schönebeck (1993) berichten, dass die Ödeme gerade nach gefäßrekonstruktiven Maßnahmen die typische Charakteristik von Lymphödemen zeigen und dass deshalb postoperativ eine Versorgung mit Kompressionsstrümpfen der Klasse I zu empfehlen ist. Herpertz (1996) berichtet in diesem Zusammenhang davon, dass an der Feldbergklinik (der weltweit ersten Lymphologischen Fachklinik, in den 60er-Jahren durch Asdonk gegründet) bei Patienten, die wegen Ödemen zur Behandlung aufgenommen wurden und begleitend arterielle Durchblutungsstörungen hatten, seit über 20 Jahren die Kompressionsbandagierung durchgeführt wird, ohne dass sich deswegen nur ein einziges Mal die Durchblutung verschlechtert hätte.

Unsere dringende Empfehlung lautet daher, gerade bei solchen Patienten der physikalischen Entstauungstherapie mehr Bedeutung beizumessen, als dies bisher der Fall war. Wir erhoffen uns für die Zukunft weitere positive Erfahrungen.

Manuelle Lymphdrainage bei sportlichen Ausdauerleistungen (Entmüdung/Regeneration)

G. Bringezu

43.1 Ermüdungsformen –269
43.1.1 Periphere Ermüdung –269
43.1.2 Zentrale Ermüdung –269
43.1.3 Chronische Ermüdung –270
43.1.4 Erschöpfung –271

43.2 Erholung/Regeneration –271
43.2.1 Regenerationsmassage/Entmüdungsmassage –273
43.2.2 Methodik der Regenerationsmassage –273

Die Manuelle Lymphdrainage hat in der Betreuung von Sportlern zunehmend an Bedeutung gewonnen. Dies gilt vor allem für den **rehabilitativen Bereich**, wo die Entstauungstherapie in der frühposttraumatischen bzw. postoperativen Phase eine geradezu überragende Rolle spielt und meist eine Grundvoraussetzung für andere Maßnahmen darstellt. Um Entstauungs- und Therapiekonzepte nach postoperativen und posttraumatischen Geschehen (auch nach Sportverletzungen!) geht es in Kap.16-19. Hier steht nun der **präventive, pflegerische Bereich** im Vordergrund.

Vor allem im Bereich der Regeneration besteht geradezu eine Verpflichtung, zur Ergebnisoptimierung die Techniken der Manuellen Lymphdrainage einzusetzen. Die Ermüdung ist von jeher ein Kernproblem der Sportmedizin. Gelingt es z. B., die Entmüdung günstig zu beeinflussen (d. h. zu forcieren), so können evtl. Leistungssteigerungen erzielt werden. Aus diesem Grund ist das Thema »Entmüdung« interessant für Trainer, Sportmediziner, Sportphysiotherapeuten und natürlich für die Aktiven selbst.

Die Ermüdung selbst ist keineswegs ein rein physiologisches Problem, sondern ein äußerst komplexer Vorgang. Gerade beim Sportler spielt die psychische Komponente eine wichtige Rolle. Die ◘ **Abb. 43.1** zeigt die Prozesse, die zur Ermüdung bis hin zur Erschöpfung führen können.

Ermüdung tritt nicht spontan auf, sondern entwickelt sich je nach Art und Dauer der Belastung. Für den Entstehungsmechanismus der Ermüdung spielt natürlich auch der Trainingszustand eine wichtige Rolle. Bei längerer Arbeit und zunehmender Belastung lassen sich die **physiologischen Reaktionen** in folgende **Stadien** unterteilen:

1. Bei Beginn der Belastung durchläuft der Körper zunächst eine kurze **Anpassungsperiode**, in der sich Atmung, Kreislauf und Stoffwechsel auf die Belastung einstellen. Zu Beginn wird viel anaerob gearbeitet, wobei der Wirkungsgrad relativ ungünstig ist. Allein schon deshalb wird diese Phase zum Warm-up (Aufwärmen) genutzt und dem eigentlichen Leistungseinsatz/Wettkampf vorgeschaltet.
2. Das sog. »**Steady-state**« ist eine Phase gleichmäßiger Leistung und ausgeglichenen Stoffwechsels, die je nach Arbeitsintensität unterschiedlich lange andauern kann. Dabei kommt es zu einer weitgehend ständigen Regeneration der energieliefernden Systeme. Auf diese Weise kann unterhalb der Dauerleistungsgrenze die Muskelarbeit u. U. stundenlang durchgehalten werden (z. B. Marathonlauf, 100-km-Läufe, Ultra-Triathlon etc.).
3. Wird diese Dauerleistungsgrenze überschritten, tritt eine mehr oder weniger deutliche, subjektiv sehr unangenehme Leistungskrise durch akutes Überwiegen anaerober Vorgänge auf, die landläufig als **toter Punkt** bezeichnet wird. Wir sprechen in diesen Fällen davon, dass der Aktive sich den Wettkampf nicht gut eingeteilt, also »überpowert« hat.

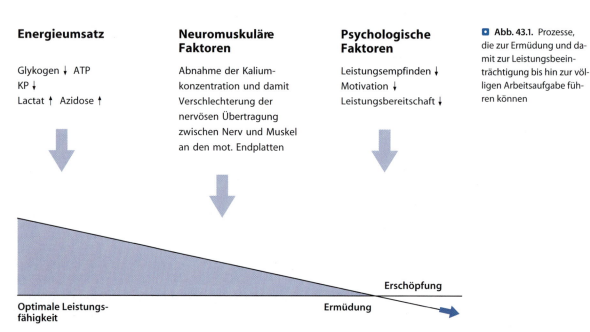

◘ **Abb. 43.1.** Prozesse, die zur Ermüdung und damit zur Leistungsbeeinträchtigung bis hin zur völligen Arbeitsaufgabe führen können

4. Dieser tote Punkt kann auch überwunden werden. Wir sprechen hier von der sog. **zweiten Luft (second wind)**, einer Art zweitem Steady-state. Durch Abkühlung der Peripherie normalisiert sich die Blutverteilung wieder, die so für eine gleichmäßige Leistungsfähigkeit sorgt.
5. Erreicht der Körper keine »zweite Luft«, so kommt es zum Stadium der **Ermüdung** mit zahlreichen körperlichen und psychischen Symptomen.
6. Die Phase der **Erschöpfung**, die manchmal auch lebensbedrohliche Folgen haben kann, zeigt sich in der schon fast logischen Verstärkung der Ermüdungssymptome.

Im Folgenden werden die Stadien der Ermüdung und Erschöpfung näher betrachtet.

43.1 Ermüdungsformen

Unter physiologischen Bedingungen unterscheidet man zwischen folgenden Ermüdungsformen:
- periphere Ermüdung,
- zentrale Ermüdung,
- chronische Ermüdung und
- Erschöpfung.

Die Manuelle Lymphdrainage kommt vor allem bei der peripheren Ermüdung zum Einsatz. Da der Therapeut jedoch bei Sportlerbetreuung häufig auf mehrere Ermüdungsformen gleichzeitig trifft, werden im Folgenden sämtliche Formen kurz beschrieben.

43.1.1 Periphere Ermüdung

Die periphere Ermüdung wird oft auch als Muskelermüdung oder physische Ermüdung bezeichnet und hängt eng mit dem Energiestoffwechsel des Muskels zusammen. Sie ist die zwangsläufige Folge jeder Muskelarbeit, die oberhalb der Dauerleistungsgrenze liegt.

Der Muskel bezieht seine Energie für die Kontraktion aus den energiereichen Phosphaten des ATP und aus Phosphorkreatin, die während der Kontraktion abgebaut und in der Erschlaffungsphase des Muskels resynthetisiert werden. Die Energie für die Resynthese stammt aus der Glykolyse bzw. der Fettverbrennung. Besteht ein Gleichgewicht zwischen dem Sauerstoffbedarf, der zur Beseitigung der sauren Stoffwechselprodukte der Glykolyse notwendig ist, und dem Sauerstoffantransport durch das Blut, so kann der Muskel im Steady-state arbeiten, ohne dass irgendwelche Leistungsstörungen im Sinne einer Ermüdung auftreten.

Übersteigt die anaerobe Arbeit während der Muskelkontraktion die aerobe Erholungsmöglichkeit, wird die Pause für die Regeneration der energiereichen Phosphate zu kurz. Dann kommt es zu einem Anstieg der Milchsäure im Muskel und im Blut. Die oxidativen Prozesse zur Beseitigung der Milchsäure sind beschränkt. Daher kommt es bei jeder größeren Muskelarbeit und zu kurzen (bei isometrischer Arbeit sogar fehlenden) Erholungsphasen zu einer Anhäufung von Laktat. Dadurch wird das biochemische Gleichgewicht gestört, und die Muskelfunktion ist z. T. erheblich beeinträchtigt.

Die periphere Ermüdung äußert sich in folgenden **Symptomen:**
- Koordinationsstörungen/Störungen im Bewegungsablauf.
- Missempfindungen in der belasteten Muskulatur.
- Ziehende Schmerzen in der arbeitenden Muskulatur.
- Zunehmende Kraftlosigkeit.
- Zunehmendes Anstrengungsempfinden.
- Abnahme der Leistungsfähigkeit/Nachlassen der Willenskraft (bereits relativ sicherer Hinweis auf die beginnende zentrale Ermüdung).

Bei der peripheren Ermüdung ist die Herabsetzung der Leistungsfähigkeit vorübergehend und daher reversibel. Durch verstärkte Anhäufung von Metaboliten kommt es zu einer Art »Stoffwechselentgleisung« auch im Gewebe. Aus diesen Gründen besteht gerade hier die zwingende Notwendigkeit, Regenerationsmaßnahmen durchzuführen – idealerweise in Kombination mit der Manuellen Lymphdrainage im Rahmen einer Regenerationsmassage.

43.1.2 Zentrale Ermüdung

Die zentrale Ermüdung wird auch als psychische Ermüdung oder als Ermüdung des ZNS bezeichnet, was die Besonderheit bereits erklärt. Die Ursachen sind weitgehend unbekannt. Oft tritt sie im Zuge der sich anbahnenden Muskelermüdung auf und ist durch Minderung der physischen und psychischen Leistungsfähigkeit infolge zentral-nervöser Störungen gekennzeichnet.

Symptome der zentralen Ermüdung sind:

- Verlangsamte Informationsübermittlung.
- Beeinträchtigung des Denkens und Entscheidens.
- Störung der Sinneswahrnehmungen, vor allem in Form von Hör- und Sehstörungen (z. B. Doppelbildsehen), und der sensomotorischen Funktionen.
- Unlustgefühl/Motivationsverlust.
- Neigungen zu Depressionen.
- Antriebsschwäche/Reizbarkeit.
- Allgemeine Labilität.

Obwohl die Ursachen der zentralen Ermüdung, wie bereits erwähnt, letztlich nicht ganz klar sind, haben sich in der Vergangenheit folgende **Vermutungen** herauskristallisiert:

- Schwere körperliche Arbeit.
- Lang andauernde Arbeit mit hohen Anforderungen an die Konzentration und/oder Geschicklichkeit.
- Gleichförmige Arbeiten unter monotonen Bedingungen.
- Lärm, schlechte Beleuchtung, aber auch thermische Belastungen und Luftqualität.
- Konflikte/Sorgen/Krankheit/Schmerz und falsche Ernährung.

Im Sport könnten die Betreuer durch das Trainingsprogramm, durch die Auswahl der Trainingsorte und durch Eingehen auch auf persönliche Belange des Sportlers viele dieser Faktoren positiv beeinflussen.

> **Hinweis**
>
> Im Gegensatz zur peripheren Ermüdung kann die zentrale Ermüdung schlagartig aufgehoben werden.

Die zentrale Ermüdung kann u. a. durch folgende Möglichkeiten beeinflusst werden:

- Die ermüdende Tätigkeit durch eine andere ersetzen (für Abwechslung sorgen).
- Die Umgebung ändern (Ortswechsel/ »Tapetenwechsel«).
- Den Organismus in Alarmzustand versetzen (Fluchtreflex).
- Durch neue Informationen Interesse wecken.
- Eine affektive Umstimmung auslösen.

Dass die zentrale Ermüdung sofort gestoppt werden kann, erklärt sich dadurch, dass diese Ermüdungsform nicht metabolisch begründet ist. Sie steht vielmehr im Zusammenhang mit den Funktionen der Formatio reticularis, deren Aktivität sowohl durch intensive geistige Tätigkeit als auch durch Monotonie negativ beeinflusst wird. Monotoniebedingte Ermüdungen, wie sie z. B. bei längeren Bahnfahrten unweigerlich auftreten, lassen sich durch Musikberieselung nur begrenzt beeinflussen.

Sowohl bei peripherer als auch bei zentraler Ermüdung besteht eine zunehmende Verletzungsgefahr – vor allem im Zweikampf bei Sportarten, in denen es notwendig ist, die Koordination und damit den Bewegungsablauf aufrechtzuerhalten.

43.1.3 Chronische Ermüdung

Die chronische Ermüdung tritt auf, wenn Belastungen und Pausen/Regeneration über längere Zeit nicht in einem adäquaten Bezug stehen. Hier besteht dann die Gefahr, dass chronische Schäden wie Leistungsabfall und verminderte Belastbarkeit auftreten, wie dies beim Übertraining bekannt ist.

Werden über einen längeren Zeitraum physiologische und/oder mechanische Grenzen der Belastbarkeit permanent überschritten, besteht auch die Gefahr akuter Schäden. Besonders typische Schäden treten vorwiegend im Bereich des Skelett-Muskel-Systems auf. **Lokale Symptome** einer chronischen Ermüdung sind folglich:

- Knochenbrüche (Ermüdungsbrüche).
- Muskel- und Sehnenrisse bzw. -Einrisse.
- Tonusveränderungen der Skelettmuskulatur.
- Bandscheibenschäden.
- Meniskusläsionen.
- Überlastungen von Bandstrukturen.
- Tendinosen/Insertionstendopathien etc.

Ein Überlastungssyndrom kann seine **Ursachen** darin haben, dass das Trainingsprogramm nicht stimmig ist (Trainingsplan überdenken) oder/und der Athlet selbst überfordert ist, sich selbst übernommen bzw. nicht richtig eingeschätzt hat. Letzteres Problem tritt häufig bei unerfahrenen Freizeitsportlern auf.

Für die chronischen Schäden allgemeiner Art (das Übertraining) ist die sofortige Änderung der Trainingsplanung die einzig wahre Maßnahme. Künftig sind dann die notwendigen Regenerationszeiten zu beachten, die den Belastungen entsprechen müssen. Die Beseitigung akuter Schäden ist schon aufwändiger. Hier sind Sportmedizin und Sportphysiotherapie gefordert.

43.1.4 Erschöpfung

Kann sich der Körper bei physischer Arbeit oberhalb der Dauerleistungsgrenze nicht rechtzeitig bzw. bei wiederholten Höchstleistungen nicht ausreichend erholen, tritt Erschöpfung ein. Dieser Extremzustand führt unweigerlich zum sofortigen Arbeitsabbruch, da die Funktion verschiedener Regulationssysteme schwerstens beeinträchtigt ist.

Erschöpfungszustände gehen mit einer massiven metabolischen Azidose einher. Dies ist jedoch nicht die einzige Erklärung für den körperlichen Zusammenbruch. Der Mensch bricht im Erschöpfungszustand eine Arbeit auch dann ab, wenn er glaubt, nicht weitermachen zu können. Der Wille fehlt, und eine innere Stimme sagt ihm: »Gib auf.«

Vor allem wegen der metabolischen Azidose empfehlen wir bei Erschöpfungszuständen zur rascheren Regeneration und Vermeidung von Folgeproblemen die Anwendung der Manuellen Lymphdrainage.

43.2 Erholung/Regeneration

Die Erholung bzw. Regeneration ist eine physiologische Anpassungsreaktion, die sofort einsetzt, wenn die Aktivität abgebrochen, reduziert oder durch eine andere, weniger belastende ersetzt wird. Je nach Art und Dauer der Belastung, aber auch je nach Trainingszustand ist für die reine physiologische Regeneration eine bestimmte Zeit notwendig.

Die Tab. 43.1 zeigt den zeitlichen Ablauf der physiologischen Regeneration nach sportlichen Belastungen. Die Angaben sind Durchschnittswerte, die je nach Dauer

Tab. 43.1. Zeitlicher Ablauf der physiologischen Regeneration nach sportlichen Belastungen. (Nach Prof. Dr. med. habil. G. Neumann, Leipzig)

Zeit nach Belastungsende	Physiologische Vorgänge
4.–6. Minute	Vollständiges Auffüllen der muskulären Kreatin-Phosphatspeicher
20. Minute	Rückkehr von Herzschlagfrequenz und Blutdruck zum Ausgangswert
20–30. Minute	Ausgleich der Unterzuckerung; nach Kohlenhydrataufnahme vorübergehender Blutzuckeranstieg
30. Minute	Erreichen eines Gleichgewichtszustandes im Säuren-Basen-Haushalt, Abnahme der Laktatkonzentration
60. Minute	Nachlassen der Proteinsynthesehemmung in der beanspruchten Muskulatur
90. Minute	Umschlag von der katabolen in die anabole Stoffwechsellage; verstärkter Eiweißumsatz zur Regeneration und Anpassung
2. Stunde	Überwiegende Wiederherstellung der ermüdeten Funktionen der Muskulatur (1. Stufe motorischer Wiederbelastbarkeit)
6. Stunde–1. Tag	Ausgleich im Flüssigkeitshaushalt; Normalisierung des Verhältnisses von festen und flüssigen Blutbestandteilen
1. Tag	Wiederauffüllung des Leberglykogens
2.–7. Tag	Auffüllung des Muskelglykogens in der stark beanspruchten Muskulatur
3.–5. Tag	Auffüllung der muskulären Fettspeicher
3.–10. Tag	Regeneration teilzerstörter Muskelfasereiweiße
7.–14. Tag	Strukturaufbau in funktionsgestörten Mitochondrien (allmählicher Wiedergewinn der vollen muskulären aeroben Leistungsfähigkeit)
1.–3. Woche	Psychische Erholung vom gesamtorganischen Belastungsstress und Wiederabrufbarkeit der sportspezifischen Leistung

und Intensität der Belastung und Leistungsfähigkeit individuell abweichen können.

Das Interesse der verantwortlichen Betreuer sollte darin bestehen, durch bestimmte Anwendungsmethoden die Regenerationszeiten z. T. wesentlich zu verkürzen. Dann kann der Sportler evtl. schon früher wieder trainieren.

Zur **aktiven Regeneration** (»Cool down«/»Warm down«), haben sich folgende Maßnahmen seit langem bewährt, die sofort nach dem Wettkampf durchzuführen sind:
- Stretching
- Auslaufen,
- Ausschwimmen,
- Spazierengehen,
- Ausradeln und
- andere sportartspezifische aktive Möglichkeiten.

Passive Maßnahmen sind im Anschluss an die aktiven Maßnahmen durchzuführen.

Die Tab. 43.2 gibt eine Übersicht über die Zeitpunkte diverser Regenerationsmaßnahmen, über Ziele und über bevorzugte Methoden **nach** dem Wettkampf.

Bei **chronischen Ermüdungserscheinungen lokaler Art** (z. B. Tendinosen, Insertionstendopathien, Achillodynien etc.) hat sich die örtliche Anwendung von feuchter Wärme bzw. Hitze genauso bewährt wie ergänzende Muskeldehntechniken/Querfriktionen und Stäbchen-Vakuummassage. Möglicherweise ist ergänzend eine vorübergehende Reduzierung des Trainings zu erwägen.

Tab. 43.2. Übersicht über Ziele, Trainingsmethoden und therapeutische Maßnahmen in den unterschiedlichen Regenerationsphasen

Regenerationsphasen	Ziel	Trainingsmethodik	Sportphysiotherapie (Vorschläge)
Regeneration (Primärphase) 2–3 Std. nach der Belastung	- Stoffwechselnormalisierung - Anregung des aktiven Spüleffektes - Beseitigung der hypertonen Muskulatur (Tonusregulierung) - Entlastung des Gewebes (Metaboliteneliminierung etc.)	- Funktionelles Cool down/Warm down (Ganzkörperübungen von geringer Intensität, Dehnübungen)	- Postisometrische Relaxation - Entmüdungsmassage in Kombination mit ML - Kryotherapie zum lokalen Wärmeentzug - Kalte bis kühle Dusche
Regeneration (Sekundärphase) 2–3 Tage nach der Belastung	- Normalisierung der zentralnervösen und vegetativen Funktionsabläufe - Normalisierung der bioelektrischen Prozesse - Restitution der Energiespeicherkapazitäten	- Trainingsinhalte mit regenerativem Charakter - Spezielle Dehnung der Arbeitsmuskulatur	- Postisometrische Relaxation - Entspannungsübungen - Entmüdungsmassage - Entmüdungsbad/Whirlpool, evtl. in Kombination mit regenerativer Wassergymnastik - Unterwasserdruckstrahlmassage - Sauna - Heißes Vollbad, evtl. mit Zusatz - Hydroelektrisches Vollbad
Stressbeseitigung	- Normalisierung der zentralnervösen und vegetativen Funktionsabläufe - Wiederherstellung der kardiopulmonalen und neuromuskulären Leistungsfähigkeit - Schaffung einer positiven psychischen Einstellung	- Reduzierung und Umstrukturierung des Trainings	- Muskelentspannung - Autogenes Training bzw. Muskelrelaxation nach Jacobson - Massage - Sauna - Warmes Vollbad, evtl. mit Zusatz - Entmüdungsbad/Whirlpool

43.2.1 Regenerationsmassage/ Entmüdungsmassage

Besondere Beachtung verdient u. E. die Regenerations-/Entmüdungsmassage, die wir seit vielen Jahren mit besten Ergebnissen bei der Betreuung von Marathonläuferinnen und -läufern einsetzen. Das besondere daran ist, dass die Regenerationsmassage mit Handgriffen der Manuellen Lymphdrainage kombiniert wird und ideal auf alle Belange der Regeneration abgestimmt ist.

Reine Massageanwendungen (klassische Massage), die auf alle Strukturen Turgor- und Trophikverbesserungen erwirken, sind allein schon deshalb nicht optimal, weil sie u. E. eine völlig **unzureichende Wirkung auf das Lymphgefäßsystem** ausüben. Da der Kreislauf im Zuge der Belastung mehr und mehr gefordert wird, ist anzunehmen, dass auch die Entsorgungsanforderungen an das Lymphgefäßsystem steigen. Neben dem verstärkten Transport des Filtrationsüberschusses spielt das Lymphgefäßsystem eine wichtige Rolle im Zusammenhang mit der stetigen Zunahme der Metabolitenkonzentration (Laktat!) auch im Interstitium.

Bislang unbeantwortet ist die Frage, inwieweit Laktat und andere Metaboliten möglicherweise sogar leistungslimitierend auf das Lymphgefäßsystem einwirken können. Hinzu kommt die allseits bekannte physiologische Eigenschaft der Lymphknoten, die den Lymphkollektoren zwischengeschaltet sind und die einen nicht unerheblichen Strömungswiderstand darstellen. Bei völliger Füllung der Lymphknoten können die peripheren Lymphbahnen den entsprechenden Körperabschnitt daher nur unzureichend entsorgen.

Seit Jahren beobachten wir in der Betreuung von Marathonläuferinnen und -läufern, dass gerade im Bereich der Leistengegend über Spannungsbeschwerden geklagt wird. Bei näherer Betrachtung wird die Ursache klar: Die Inguinallymphknoten sind z. T. massiv aufgefüllt und damit auch deutlich palpierbar und schmerzhaft. Bei einigen Athleten wird diese Problematik sichtbar, wenn sie selbst für Entlastung in der Leistengegend sorgen, indem sie leicht vorgebeugt und damit die Leistengegend entlastend gehen.

Die wichtige Erkenntnis, dass **das Lymphgefäßsystem wesentlich am Belastungs- und Regenerationsprozess beteiligt** ist, veranlasst uns nun seit über 15 Jahren dazu, die Regenerationsmassage in dieser Form durchzuführen. Seither arbeiten wir ständig an der Optimierung regenerativer Massageanwendungen. Absolventen des Hanse-Marathons, darunter auch Weltklasseläufer, sind von dieser Art der Nachwettkampfbetreuung in Hamburg immer wieder sehr angetan. Ihre Reaktionen lauteten z. B.:

— »Wie ihr auf unsere sportartspezifischen Belange bei der Regenerationsbehandlung eingeht, ist einmalig.«
— »Wir kommen schon deshalb gern nach Hamburg, weil wir wissen, hier optimal betreut zu werden.«
— »Wie ihr das macht, ist super! Wenn ihr wüsstet, wie man sonst mit uns umgeht – z. B. ein bisschen die Waden schütteln, und das war's!«

43.2.2 Methodik der Regenerationsmassage

Für die Regenerationsmassage der oben und unteren Extremitäten schlagen wir folgende Vorgehensweise vor:

Untere Extremität

Die ◘ Abb. 43.2 zeigt die Systematik der Regenerationsmassage an den unteren Extremitäten:

Wir empfehlen folgendes Vorgehen:
— Entleerung der iliakalen Lymphknoten (◘ Abb. 43.3).
— Entleerung der superfizialen inguinalen Lymphknoten (◘ Abb. 43.4).
— Entleerung der profunden inguinalen Lymphknoten (◘ Abb. 43.5).

Oberschenkel
— Effleurage/Ausstreichen mit leichter Druckzunahme, jedoch langsam ausgeführt (◘ Abb. 43.6).
— Intensitätssteigerung der Ausstreichung von distal nach proximal »Auspressen der Muskulatur« (◘ Abb. 43.7).

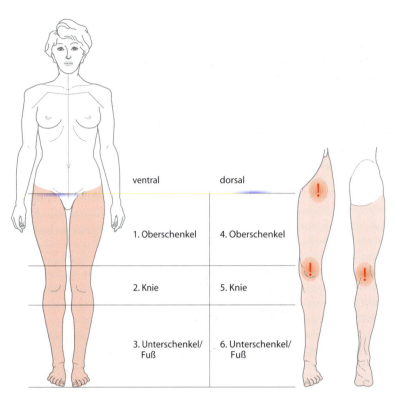

Abb. 43.2. Systematik der Regenerationsmassage untere Extremitäten

> **Hinweis**
>
> ❗ Da Regeneration nach unserem Verständnis Entsorgung und damit Entlastung des Gewebes über das venöse System und Aktivierung des Lymphabtransportes ist, beginnen wir die Behandlung stets proximal, d. h. an der Extremitätenwurzel.

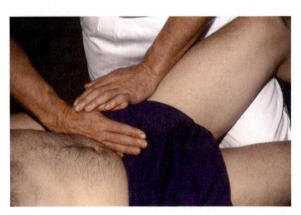

Abb. 43.3. Entleerung der iliakalen Lymphknoten

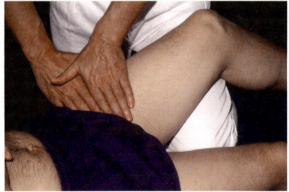

Abb. 43.4. Entleerung der superfizialen inguinalen Lymphknoten

- Beidhändig großflächige Vollhandknetung mit entsprechendem Verwindungsgrad von Haut und Muskulatur (**Abb. 43.8**).
- Beidhändige Vollhandknetung, bei der der Verwindungsgrad geringer ist (zu bevorzugen bei schmerzhafter Muskulatur).
- Schüttelungen der ventralen und dorsalen Oberschenkelmuskulatur.

43.2 Erholung/Regeneration

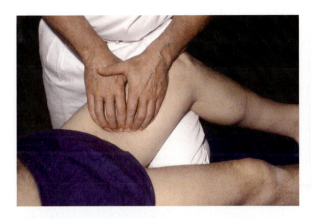

Abb. 43.5. Entleerung der profunden inguinalen Lymphknoten

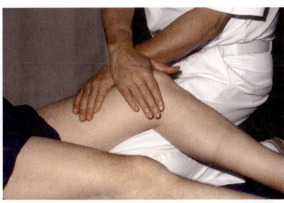

Abb. 43.6. Effleurage/Ausstreichen mit leichter Druckzunahme

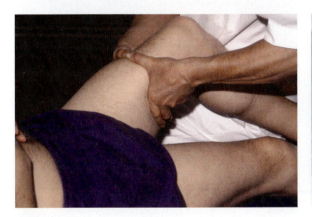

Abb. 43.7. Intensitätssteigerung der Ausstreichung von distal nach proximal »Auspressen der Muskulatur«

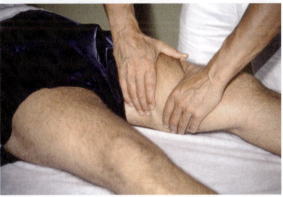

Abb. 43.8. Beidhändig großflächige Vollhandknetung mit entsprechendem Verwindungsgrad von Haut und Muskulatur

Knie
- Behandlung der poplitealen Lymphknoten mittels Stehender Kreise (**Abb. 43.9**).
- Poplitea-Dehnung »Öffnen der Kniekehle« (**Abb. 43.10**).
- Stehende Kreise medial und lateral am Kniegelenk.

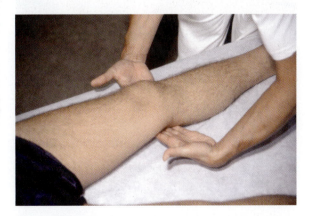

Abb. 43.9. Behandlung der poplitealen Lymphknoten mittels Stehender Kreise

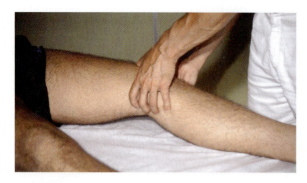

Abb. 43.10. Poplitea-Dehnung »Öffnen der Kniekehle«

Unterschenkel/Fuß

- Effleurage/Ausstreichung mit leichter Druckzunahme, jedoch langsam ausgeführt (Abb. 43.11).
- Einhandknetung bzw. beidhändige Knetung der Wadenmuskulatur (Abb. 43.12).
- Schüttelung der Unterschenkelmuskulatur (Abb. 43.13).
- Massage/Friktion der Metatarsalräume.
- Leichte Mobilisation im Metatarsalbereich (Abb. 43.14).
- Ausstreichungen bzw. leichte Dehnungen der Fußaponeurose.

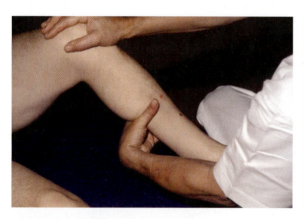

Abb. 43.11. Effleurage/Ausstreichung mit leichter Druckzunahme

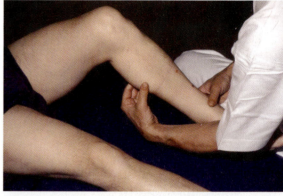

Abb. 43.13. Schüttelung der Unterschenkelmuskulatur

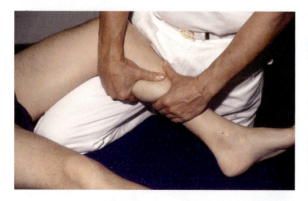

Abb. 43.12. Einhandknetung bzw. beidhändige Knetung der Wadenmuskulatur

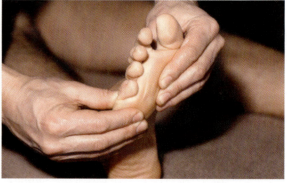

Abb. 43.14. Leichte Mobilisation im Metatarsalbereich

43.2 Erholung/Regeneration

Bein dorsal
Am Oberschenkel werden die gleichen Massagegriffe durchgeführt wie ventral.
- Poplitea-Dehnung »Öffnen der Kniekehle« (Abb. 43.15).
- Effleurage/Ausstreichung der Wadenmuskulatur mit leichter Druckzunahme, jedoch langsam ausgeführt.
- Beidhändige Vollhandknetung der Wadenmuskulatur (Abb. 43.16).
- Schüttelung der Wadenmuskulatur.

Am Schluss evtl. nochmals auf den iliakalen und inguinalen Lymphknoten »nacharbeiten«.

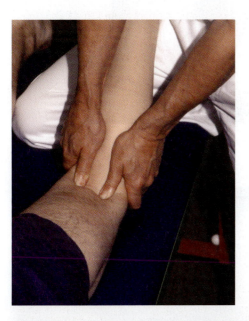

Abb. 43.15. Poplitea-Dehnung »Öffnen der Kniekehle«

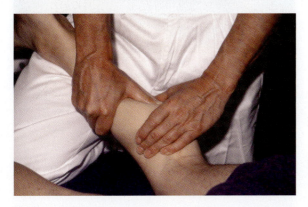

Abb. 43.16. Beidhändige Vollhandknetung der Wadenmuskulatur

Obere Extremität
Die Abb. 43.17 zeigt die Systematik der Regenerationsmassage an den oberen Extremitäten. Die Behandlung ist vor allem bei Sportarten angezeigt, bei denen der Oberkörper stark beansprucht wird (z. B. Abb. 43.18).

Wir empfehlen folgendes Vorgehen:

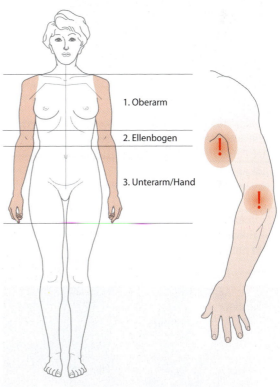

Abb. 43.17. Systematik der Regenerationsmassage obere Extremitäten

> **Hinweis**
>
> ❗ Die bevorzugten Griffe der Manuellen Lymphdrainage.

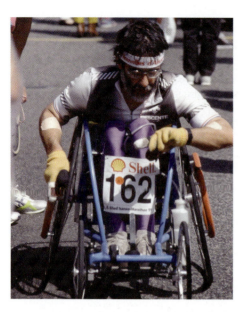

Abb. 43.18. Die oberen Extremitäten werden bei Sportarten wie Handball, Volleyball, Turnen, Tennis o. Ä. und vor allem beim Rollstuhlsport behandelt

Oberarm
- Entleerung der axillären Lymphknoten (**Abb. 43.19**).
- Effleurage/Ausstreichung Oberarm mit leichter Druckzunahme, jedoch langsam ausgeführt (**Abb. 43.20**).
- Intensitätssteigerung der Ausstreichung des Oberarmes von distal nach proximal »Auspressen der Muskulatur«.
- Beidhändige Knetung der Oberarmmuskulatur (**Abb. 43.21**).

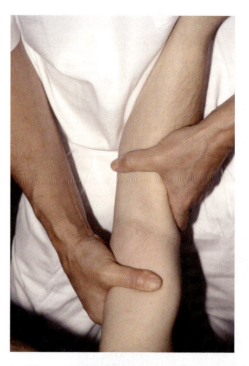

Abb. 43.20. Effleurage/Ausstreichung Oberarm mit leichter Druckzunahme

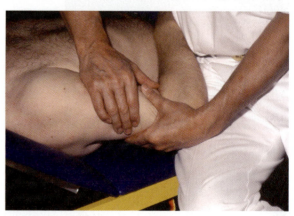

Abb. 43.21. Beidhändige Knetung der Oberarmmuskulatur

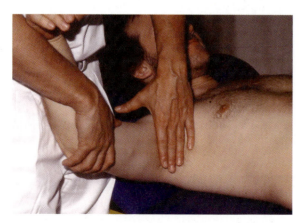

Abb. 43.19. Entleerung der axillären Lymphknoten

Ellenbogen
- Daumenkreise im Wechsel und parallel in der Ellenbeuge (◘ Abb. 43.22).
- Stehende Kreise in der Ellenbeuge (◘ Abb. 43.23).

Unterarm
- Effleurage Unterarm (wie Oberarm).
- Intensitätssteigerung der Ausstreichung (wie Oberarm).
- Knetung der Unterarmmuskulatur (◘ Abb. 43.24).

Hand
- Massage/Friktion der Metakarpalräume.
- Leichte Mobilisation der Metakarpalräume gegeneinander (◘ Abb. 43.25).

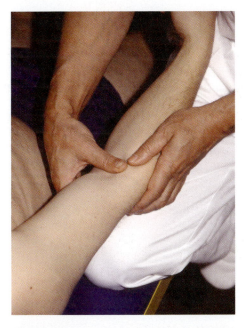

◘ **Abb. 43.22.** Daumenkreise im Wechsel und parallel in der Ellenbeuge

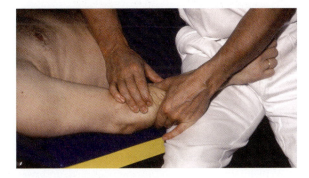

◘ **Abb. 43.24.** Knetung der Unterarmmuskulatur

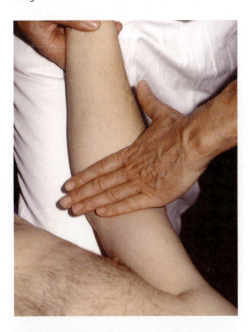

◘ **Abb. 43.23.** Stehende Kreise in der Ellenbeuge

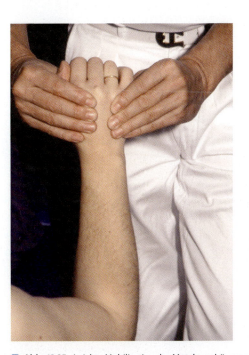

◘ **Abb. 43.25.** Leichte Mobilisation der Metakarpalräume gegeneinander

- Ausziehungen/Dehnungen der Handaponeurose.
- Schüttelungen der Muskulatur des Armes unter leichter Traktion.

Am Schluss evtl. nochmals auf den axillären Lymphknoten »nacharbeiten«.

> **Hinweis**
>
> Während der Regenerationsmassage sollte die jeweilige Extremität hochgelagert werden.

Noch erfolgreicher ist die Regenerationsmassage dann, wenn vorab die aktiven Maßnahmen des Cool down (immer häufiger auch als Warm down bezeichnet) durchgeführt wurden und zusätzlich ein Saunabesuch oder ein Regenerationsbad o. Ä. erfolgte.

Die Regenerationsmassage nimmt in der Regel nicht mehr als 20 bis max. 30 Minuten in Anspruch.

Abschließend weisen wir darauf hin, dass die Techniken der Manuellen Lymphdrainage auch in der **Zwischenmassage** der besonders beanspruchten Muskulatur in Wettkampfpausen sinnvoll anzuwenden sind, und zwar wie bei der Regenerationsmassage beschrieben.

Manuelle Lymphdrainage zur Behandlung von Obstipation

G. Bringezu

44.1 **Pathologie/Pathophysiologie** –282
44.1.1 Spastische Obstipation (irritables Kolon, Reizkolon) –282
44.1.2 Passagere Obstipation –283
44.1.3 Atonische Obstipation –283

44.2 **Manuelle Lymphdrainage bei passagerer und atonischer Obstipation** –284
44.2.1 Durchführung –284

Innerhalb der Physikalischen Therapie gibt es diverse aktive und passive Maßnahmen in der Obstipationsbehandlung. Wie wir im Folgenden zeigen werden, hat die Manuelle Lymphdrainage dabei einen besonderen Stellenwert.

44.1 Pathologie/Pathophysiologie

> **Definition**
> Bei der **Obstipation** handelt es sich in der Regel um eine erschwerte, zu seltene oder nur durch künstliche Maßnahmen (Laxanzien/Einläufe etc.) zu bewirkende Stuhlentleerung. (Die normale Stuhlentleerung erfolgt 3-mal täglich bis 3-mal wöchentlich.)

Eine Obstipation kann folgende **Ursachen** haben:
- Organische Ursachen (selten).
- Anomalien (angeborene Kolonverlängerung, kongenitales Megakolon, Erkrankung der Umgebung mit reflektorischer oder mechanischer Beeinflussung des Kolon, z. B. Stoffwechselstörungen, Urogenitaltrakt, Leber, Pankreas, Magen, Appendix etc.).
- Divertikulitis.
- Kolonkarzinom.
- Endokrinopathien, z. B. Hypothyreose.
- Hypokaliämie.
- Psycho-vegetativ: introvertierte, schüchterne, depressive Patienten.
- Unterdrückung des Stuhlganges, schlechte, unregelmäßige Ess- und Lebensgewohnheiten.
- Diät: schlackenarme, reizlose, leicht resorbierbare Kost.
- Mangelnde körperliche Bewegung.
- Atonie: herabgesetzter Kolontonus im Alter.
- Dyschezie: fehlender Stuhldrang, bedingt durch langjähriges Unterdrücken des Entleerungsreizes (morgendliche Eile, unhygienische sanitäre Verhältnisse etc.).
- Bauchmuskelschwäche.
- Teufelskreis: Obstipation – Laxanzien – Hypokaliämie – Obstipation.
- Reflektorisch: ausgelöst durch entzündliche Erkrankungen im Bauchraum.

> **Hinweis**
> Zunächst muss vom Arzt abgeklärt werden, ob die Ursache der Obstipation **organischer Natur** ist. Erst wenn organische Ursachen ausgeschlossen wurden, ist davon auszugehen, dass eine **funktionelle** bzw. **habituelle (chronische) Obstipation** vorliegt.

Je nach Ursache unterscheidet man folgende **Formen** der Obstipation:
- spastische Obstipation,
- passagere (vorübergehende) Obstipation und
- atonische Obstipation.

Die verschiedenen Formen überschneiden sich teilweise. Sie werden im Folgenden näher betrachtet.

44.1.1 Spastische Obstipation (irritables Kolon, Reizkolon)

Liegt eine Spastik des **Kolon** vor, verlängert sich die Verweildauer des Stuhles in den Haustren. Die Folge ist eine vermehrte Wasserresorption und Schleimproduktion; der Stuhl ist hart, trocken und mit Schleim überzogen.

Bei einer Spastik im **Sphinkter-Bereich** ist der Stuhl bandförmig und bleistiftdick.

Symptome
Folgende Anzeichen deuten auf eine spastische Obstipation hin:
- Druckschmerzen oder wechselnde krampfartige Schmerzen im Kolonbereich, oft gebessert durch die Stuhlentleerung. Nicht selten Obstipation und Diarrhö im Wechsel.
- Schleimauflagerung.
- Sigma – häufig als druckempfindliche Falte palpierbar.

Therapie
Zunächst muss die Grundkrankheit ärztlich behandelt werden. Eine mechanotherapeutische Vorgehensweise in Bezug auf peristaltikfördernde Reize ist **nicht indiziert**. Zur Beschwerdemilderung können allenfalls Wärmeanwendungen in Form von Sitzbädern, Leibwickeln, Wärmflaschen, heißer Rolle, Heublumensamensack oder anderen Wärmeüberträgern eingesetzt werden.

Bewegungstherapeutisch stehen die Atemtherapie und die Dehnung verspannter Muskeln vor allem im Hüft-

44.1 Pathologie/Pathophysiologie

und Glutealbereich, aber auch in der Nacken-Schultergürtel-Region im Vordergrund. Außerdem sind Maßnahmen zur vegetativen Umstimmung erwägenswert.

44.1.2 Passagere Obstipation

Die passagere (vorübergehende) Obstipation kann in folgenden Fällen auftreten:
- auf Reisen,
- bei Allgemeinkrankheiten mit Bettruhe und Appetitlosigkeit,
- bei Schwangerschaft,
- postdiarrhoisch nach Gastroenteritis, Abführmittelgebrauch etc. und
- iatrogen, verursacht z. B. durch Antazida, Sedativa etc.

Symptome
Symptome der passageren Obstipation sind:
- harte Bauchdecke,
- Völle- und Druckgefühl,
- allgemeines Unwohlsein,
- diffuser Druckschmerz.

Therapie
Siehe unter »Atonische Obstipation« und unter ▶ Kap. 44.2.

44.1.3 Atonische Obstipation

Bei der atonischen Obstipation stehen als Ursachen im Vordergrund:
- Haltungsverfall,
- Fehlatmung und
- unzureichende körperliche Bewegung.

Symptome
Siehe unter »Passagere Obstipation«.

Therapie
Bei der passageren und atonischen Obstipation wirken die Behandlungstechniken aus der Physikalischen Therapie auf eine Verbesserung der Peristaltik des Dickdarmes hin. Dabei gibt es je nach Empfinden/Empfindlichkeit folgende Behandlungsmöglichkeiten:

- Bauchmassage mit anschließender Kolonbehandlung (◘ Abb. 44.1).
  Bei den sog. »Zirkelungen« ist eine z. T. erhebliche Druckeinwirkung Voraussetzung (Technik aus der Klassischen Massage/Kolonbehandlung).
- Kolonbehandlung nach Prof. Vogler (◘ Abb. 44.2, 44.3).
- Bindegewebsmassage.

Diese Verfahren bewirken neben einer allgemeinen reflektorischen Reizung auch eine gezielte mechanische Reizung der Kolonwand (Dehnung) und tragen zur Mobilisierung des Darminhaltes bei. Weil dazu ein bestimmter mechanischer Reiz notwendig ist, kann dies von den Betroffenen trotz Applikation des Druckes während der Exspiration

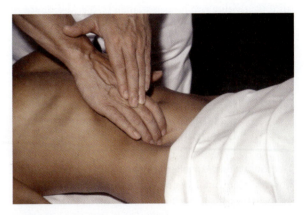

◘ **Abb. 44.1.** Bauchmassage mit anschließender Kolonbehandlung, hier: »Zirkelungen«

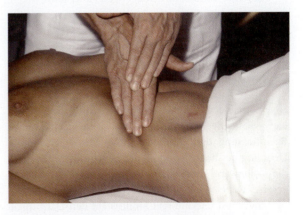

◘ **Abb. 44.2.** Kolonbehandlung nach Prof. Vogler

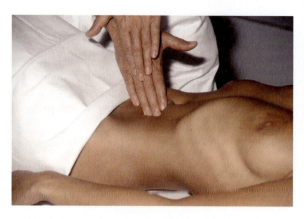

Abb. 44.3. Kolonbehandlung nach Prof. Vogler, exemplarisch auf dem Sigmapunkt (auch hier kommt es zu einer erheblichen Verformung des Abdomen)

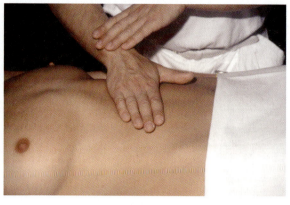

Abb. 44.4. Kolonbehandlung mittels Manueller Lymphdrainage. Der erforderliche Druck ist weit geringer als bei anderen mechanotherapeutischen Techniken

als unangenehm empfunden werden (s. die Abschnitte zu den Symptomen).

Die Behandlung nimmt etwa 20–30 Minuten in Anspruch.

44.2 Manuelle Lymphdrainage bei passagerer und atonischer Obstipation

Der Einsatz der **Manuellen Lymphdrainage** ist bei Obstipation vor allem in folgenden Fällen sinnvoll:
— bei Unverträglichkeit auf stärkere mechanische Reize der Bauchdecke und des Kolon,
— in der Behandlung von Lymphödemen, vor allem der unteren, aber auch der oberen Extremitäten,
— bei schwerstkranken, bettlägerigen Patienten,
— bei alten Menschen,
— während der Schwangerschaft und
— bei Migräne (Akutbehandlung und Intervalltherapie mittels ML), in deren Zusammenhang häufig Störungen im Verdauungstrakt auftreten.

Der Vorteil der Lymphdrainagebehandlung liegt in der viel »vorsichtigeren«, weniger intensiven mechanischen Beeinflussung des Abdomens (**Abb. 44.4**). Bei guter Dehnung der Bauchhaut und der Bauchmuskulatur wird die Kolonwand durch den mechanischen Dehnreiz mit gereizt. Dabei wird auf die Verbesserung der Peristaltik hingewirkt und indirekt Einfluss auf den Darminhalt genommen.

Die Behandlung ist für die Betroffenen meist durchweg angenehm. Als positiver Nebeneffekt dieser Anregung der Lymphgefäße tritt nicht nur eine Umstimmung von sympathikoton nach parasympathikoton auf, auch die lymphatische Entsorgung des Dickdarmes bzw. des gesamten Darmkonvolutes verbessert sich.

44.2.1 Durchführung

Die Behandlung wird wie folgt ausgeführt:
— Effleuragetechniken über die Bauchdecke und den Solarplexus (um dem Bauchdeckenreflex entgegenzuwirken und eine gute Verformbarkeit zu realisieren); ausgiebig und oft wiederholt.
— Entleerung der iliakalen und inguinalen Lymphknoten beidseits.
— Drehgriffe über die Bauchhaut in Richtung der jeweiligen Inguinallymphknoten (um dem Bauchdeckenreflex nochmals effizient entgegenzuwirken); ausgiebig und oft wiederholt.
— Kolonbehandlung mittels Stehender, Hand-über-Hand ausgeführter Kreise auf folgenden Kolonabschnitten:
 – Colon descendens,
 – Colon ascendens,
 – Colon transversum.

44.2 Manuelle Lymphdrainage bei passagerer und atonischer Obstipation

> **Hinweis**
>
> Bei der Kolonbehandlung sollte die Bauchdecke zwar schonend, aber effektiv verformt werden. Außerdem gilt es, die durch den topografischen Kolonverlauf (physiologische Entleerungsrichtung im Kolon) bestimmte Druckrichtung einzuhalten. Auf den einzelnen Kolonabschnitten sind viele Griffansätze möglichst dicht gestaffelt auszuführen; wichtig ist zudem, dass die Behandlung aller drei Abschnitte insgesamt häufig genug wiederholt wird.

- Am Schluss sichern Atemübungen, evtl. Bauchtiefendrainage, Vibrationen auf dem Abdomen (◘ Abb. 44.5) und leichte, entspannende Schüttelungen (◘ Abb. 44.6) gute Behandlungsergebnisse.

Die **Gesamtbehandlungszeit** beträgt nicht mehr als max. 30 Minuten.

Unterstützend können Maßnahmen der Hydrotherapie wie Bürstenbäder, Wechselduschen, heiße Rolle oder andere warme Leibauflagen, warme Sitzbäder, Wechselsitzbäder, kalte oder wechselwarme Knie-, Schenkel- bzw. Untergüsse, kalte Waschungen bzw. Abreibungen des Unterleibes oder sogar der abendliche wärmestauende Leibwickel eingesetzt werden.

Des Weiteren empfehlen wir Bewegungs- und Atemtherapie, Haltungskorrektur sowie Kräftigung der Bauch- und Beckenmuskulatur.

> **! Vorsicht**
>
> Bei Lymphödemen sind Wärmeanwendungen kontraindiziert.

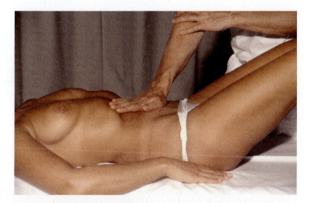

◘ **Abb. 44.5.** Vibrationen auf dem Abdomen

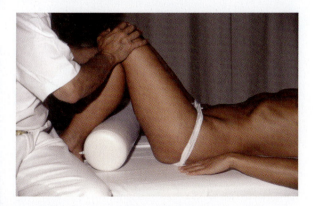

◘ **Abb. 44.6.** Leichte, entspannende Schüttelungen

Literatur

Balzer K, Schönebeck I (1993) Ödeme nach gefäßchirurgischen Eingriffen und deren Therapie. Lymphol 17:41–47

Braun K (1987) Manuelle Lymphdrainage bei Muskelkrämpfen – Sportphysiotherapie aktuell. Physikalische Therapie 9:556–560

Braun-Falco O, Plewig G, Wolff KH (1995) Dermatologie und Venerologie, 4. Aufl. Springer, Berlin Heidelberg New York Tokyo

Deutsche Migräne- und Kopfschmerzgesellschaft (Hrsg) Kopfschmerzen und Migräne – Ein Problem im Griff. DAK, Hamburg (Patienteninformation)

Diehm C, Allenberg JR, Nimura-Eckert K (1999) Farbatlas der Gefäßkrankheiten. Springer, Berlin Heidelberg New York Tokyo

Diener HC (1988) Migräne. Hinweise und Ratschläge für Patienten. VCH Edition-Medizin, Weinheim

Diener HC (1996) Migräne. Informationen und Ratschläge, 4. Aufl. Chapman & Hall, Weinheim

Ehrenberg H, Ungern-Sternberg A von (1987) Krankengymnastik bei peripheren Gefäßerkrankungen. Pflaum, München

Galic T, Schreiner O (2000) Elektrotherapie – systematisch angewandt. Springer, Berlin Heidelberg New York Tokyo (Rehabilitation und Prävention, Bd 47)

Göbel H (1997) Die Kopfschmerzen. Grundlagen, Mechanismen, Diagnostik und Therapie. Springer, Berlin Heidelberg New York Tokyo

Herpertz U (1996) Manuelle Lymphdrainage und Tumorzellverschleppung sowie Kompressionstherapie von Ödemen bei AVK. Lymphol 20:92–95

Hutzschenreuter P (1991) Chronisch periphere arterielle Verschlußkrankheiten. In: Hutzschenreuter P, Einfeldt H, Besser S (Hrsg) Lymphologie für die Praxis. Hippokrates, Stuttgart

Hutzschenreuter P, Ehlers H (1986) Die Einwirkung der Manuellen Lymphdrainage auf das Vegetativum. Lymphol X:58–60

Hutzschenreuter P, Ehlers H (1988) Bindegewebsmassagen versus manuelle Lymphdrainage nach Dr. Vodder beim AVK-Stadium IIa nach Fontaine. Z Phys Med Baln Med Klim 17:339

Hutzschenreuter P, Brümmer H, Ebberfeld K (1989) Experimentelle und klinische Untersuchungen zur Wirkungsweise der manuellen Lymphdrainage-Therapie. Lymphol XIII:62–64

Keidel M, Diener HC (1997) Der posttraumatische Kopfschmerz. Nervenarzt 68:769–777

Krauss H (1986) Periostbehandlung, Kolonbehandlung: 2 reflextherapeutische Methoden (nach Vogler). Enke, Stuttgart

Krisch B (1989) Die Blut-Liqourbarriere der Pacchionischen Granulation und der gefäßbegleitenden Leptomeninx, Verh Anat Ges (Anat Anz Suppl 164) 82:875–876

Krisch B, Leonhardt H (1985) Perivaskuläre Hirnhautkompartimente bei der Ratte. Verh Anat Ges 79:447–448

Kuhnke E (1987) Vegetative Umstimmung durch Lymphdrainage. Lympologie 11:59–62

Leibold G (1981) Kopfschmerz und Migräne. Vorbeugen – Lindern – Heilen. Humboldt, München

Luderschmidt CH (1990) Die progressive systemische Sklerodermie. Pathophysiologie Ansätze zur physikalischen Therapie. In: Lymphologica Jahresband. Medikon, München

Mainusch HP (1985) Erfolgreiche Behandlung eines an progressiver Sklerodermie leidenden Patienten mittels Manueller Lymphdrainage. Physikalische Therapie 6(10):533–534

Marées H de, Mester J (1991) Sportphysiologie. Moritz Diesterweg, Frankfurt/Sauerländer, Aarau Frankfurt Salzburg

Matthes D, Göhring H (1997) Erkrankungen der Arterien und Venen. In: Hüter-Becker A, Schewe H, Heipertz W (Hrsg) Innere Medizin. Thieme, Stuttgart (Physiotherapie, Bd 10)

Meurer KA, Saborowski F, Hossmann V (1992) Periphere Durchblutungsstörungen. In: Kaufmann W, Löhr GW (Hrsg) Pathophysiologie, 4. Aufl. Thieme, Stuttgart, S 465–474

Mörl H (1983) Gefäßkrankheiten in der Praxis. Edition medizin, Weinheim, Basel

Moskowitz MA (1987) The sensora innervation of cephalic blood vessels and its possible importance to vascular headaches. In: Clifford Rose F (ed) Advances in headache research. Libbey, London, pp 87–93

Moskowitz MA, Reinhardt JF, Romero J, Pettibon DJ (1979) Neurotransmitters and the fifth cranial nerve: is there a relationship to headache phase of migraine? Lancet II:883–885

Moskowitz MA, Buzzi MG, Sakas DE, Linnik, MD (1989) Pain mechanisms underlying vascular headache. Rev Neurol 145:181–193

Neumann G (1997) Regeneration. Dr. Loges Sports-care, Winsen

Peikert A (1993) Kopfschmerzen. Trias Thieme Hippokrates Enke, Stuttgart

Prokop L (1983) Einführung in die Sportmedizin, 3. Aufl. Fischer, Stuttgart

Rieger H, Schoop W (1998) Klinische Angiologie. Springer, Berlin Heidelberg New York Tokyo

Sacks O (1985) Migräne. Kohlhammer, Stuttgart

Schmidt RF, Thews G (1997) Physiologie des Menschen, 27. Aufl. Springer, Berlin Heidelberg New York Tokyo

Schwob H (1986) Migräne besiegen. Scherz, München Wien

Siegenthaler W, Kaufmann W, Hornbostel H, Waller HD (1992) Lehrbuch der inneren Medizin, 3. Aufl. Thieme, Stuttgart

Strößenreuther RHK (1990) Physikalische Therapie bei der progressiven systemischen Sklerodermie. In: Lymphologica Jahresband. Medikon, München

Taubert U (1992) Zum heutigen Stand der Klassischen Massage. Physikalische Therapie 13:658

Trettin H (1991) Die Manuelle Lymphdrainage in der Behandlung neurologischer Erkrankungen in: Bringezu G, Schreiner O (Hrsg) Die Therapieform Manuelle Lymphdrainage. Ebert, Lübeck, S 284–286

Trettin H (1992) Der Kopfschmerz. Physikalische Therapie, S 20

Trettin H, Bringezu G (1995) Komplexe Physikalische Therapie der Migräne und anderer Kopfschmerzsyndrome. Ebert, Lübeck

Weitere Überlegungen zur Entstauungstherapie und Hinweise für die Praxis

G. Bringezu, O. Schreiner

46 Sind Durchblutungsförderungsmaßnahmen und Entstauungsmaßnahmen kombinierbar? – 291

47 Die besondere Bedeutung von Manueller Lymphdrainage und Kompressionstherapie in der Physiotherapie – 299

48 Befunderhebung und Dokumentation – 303

49 Literatur – 317

Sind Durchblutungsförderungsmaßnahmen und Entstauungsmaßnahmen kombinierbar?

O. Schreiner, B. Richardt

46.1   Mögliche Therapiesituationen   –292

46.2   Ödemart und Ödemstadium   –292
46.2.1 Lymphödeme   –292
46.2.2 Ödeme bei lokalen Entzündungen   –292
46.2.3 Ödeme mit systemischer Ursache   –293

46.3   Entstauende Maßnahmen   –293

46.4   Durchblutungsfördernde Maßnahmen   –293
46.4.1 Wärme   –293
46.4.2 Kälte/Kühlung   –294
46.4.3 Verschiedene Massagen   –294
46.4.4 Gleichströme   –297

Immer wieder hört man, entstauende und durchblutungsfördernde Maßnahmen seien nicht kombinierbar, widersprächen sich sogar in ihrer Wirkung. Unsere Erfahrungen haben dagegen gezeigt, dass sich die Kombination in bestimmten Zusammenhängen als möglich oder sogar als effektiv erweist.

Im Folgenden soll erläutert werden, unter welchen Voraussetzungen ein derartiges Vorgehen unbedenklich bzw. indiziert und wann es kontraindiziert ist. Unsere Ausführungen orientieren sich an folgenden Fragestellungen:
1. Gibt es einen Therapieansatz, bei dem die Kombination durchblutungsfördernder und entstauender Maßnahmen **sinnvoll** ist?
2. Ist der Einsatz einer solchen Kombination abhängig von der Ödemart oder auch vom Ödemstadium, d. h. von der Pathophysiologie der einzelnen Ödeme?
3. Manche entstauenden Maßnahmen sind gleichzeitig durchblutungsfördernd! Hängt es also von der Maßnahme ab, ob eine Kombination therapeutisch sinnvoll ist?
4. Ist der effektive Einsatz abhängig von der Art der durchblutungsfördernden Maßnahme?

46.1 Mögliche Therapiesituationen

Prinzipiell kann es durchaus sinnvoll sein, eiweißreiche und damit zur Fibrosierung tendierende Schwellungen »flüssig zu halten«, indem man diese Regionen mittels durchblutungsfördernder Maßnahmen quasi durchspült, um die Substanzen besser auszuleiten. Dies entspricht einem alten naturheilkundlichen Behandlungsprinzip und trifft durchaus auf einige Ödemsituationen zu, nämlich typischerweise auf **traumatisch bedingte Schwellungen**.

46.2 Ödemart und Ödemstadium

46.2.1 Lymphödeme

Keinesfalls sinnvoll sind durchblutungsfördernde Maßnahmen bei Ödemen, die auf einer mechanischen Insuffizienz der Lymphgefäße beruhen – also bei Lymphödemen primärer und sekundärer Genese. Hier würde jede durchblutungsbedingte Zunahme der lymphpflichtigen Last das Ödem noch vergrößern!

> **Vorsicht**
> Durchblutungsfördernde Maßnahmen im eigentlichen Lymphödemgebiet und in Körperregionen, die in anatomischer und physiologischer Beziehung (reflektorische Zusammenhänge) dazu stehen, sind kontraindiziert.

46.2.2 Ödeme bei lokalen Entzündungen

Ebenfalls nicht sinnvoll sind im Allgemeinen durchblutungsfördernde Maßnahmen bei Schwellungen aufgrund **akut** entzündlicher Vorgänge. Das entzündete Gewebe ist ohnehin schon stark durchblutet; zudem werden die meisten physikalischen Maßnahmen zur Durchblutungsförderung nicht toleriert, da sie einen zu starken Reiz darstellen. Dies trifft typischerweise auf akuttraumatische Phasen ebenso zu wie auf rheumatisch bedingte Schwellungen bei rheumatoider Arthritis in der akuten Phase und auf den Morbus Sudeck in Stadium I.

In den weiteren Phasen dieser Beschwerdebilder jedoch, **wenn die akutentzündliche Phase abklingt**, können manche durchblutungsfördernde Maßnahmen durchaus sinnvoll sein. Sie verhindern nämlich,
— dass Hämatome fibrosieren und »verkapseln« und damit nicht mehr oder nur sehr schwer wieder mobilisiert werden können,
— dass Verklebungen intraartikulär entstehen bzw. weiter fortschreiten, wie dies nach jeder akuten Schubphase eines rheumatischen Gelenkes oder eines Gelenkergusses anderer Ursache, zu befürchten ist.

Welche durchblutungsfördernde Maßnahme jeweils eingesetzt werden soll, hängt wiederum von der Phase und ihren Symptomen sowie von der Reizstärke der Maßnahme ab (▶ Kap. 46.4, »Durchblutungsfördernde Maßnahmen«).

> **Indikation**
> Intraartikuläre Ergüsse stellen eine Sondersituation dar: In dieser eigentlich akutentzündlichen Schwellungssituation ist eine Durchblutungsförderung der Kapsel und des extrakapsulären Bereiches durchaus indiziert (▶ Kap. 16-19 und Bd. 1, ▶ Kap. 7.2).

46.2.3 Ödeme mit systemischer Ursache

Bei Ödemen mit systemischer Ursache, vor allem beim kardialen Ödem, sind durchblutungsfördernde Maßnahmen im peripheren Ödemgebiet, d. h. an den Beinen, **kontraindiziert**. An den oberen Extremitäten appliziert, tragen sie hingegen zu einer Entlastung des kardiopulmonalen Systems bei (s. Bd. 1, ▶ Kap. 11).

Bei anderen systemischen Ödemen wie renalen, hepatogenen und intestinalen Ödemen besteht ebenfalls eine **Kontraindikation** für durchblutungsfördernde Maßnahmen im eigentlichen peripheren Ödemgebiet. Dagegen ist es möglich, solche Verfahren ödemfern anzuwenden, auch wenn segmentale Zusammenhänge zwischen Applikationsort und peripherem Ödemgebiet bestehen.

46.3 Entstauende Maßnahmen

Die **elektrotherapeutische Resorptionsförderung** ist prinzipbedingt mit Durchblutungsförderung kombiniert. Vor allem aufgrund der Elektrodenanlagemöglichkeiten ist der Einsatz jedoch auf lokale Schwellungen – vor allem auf posttraumatische Weichteilschwellungen und einige artikuläre Schwellungen – beschränkt. Für andere Schwellungsarten hat die elektrotherapeutische Resorptionsförderung keine Bedeutung bzw. ist für manche sogar kontraindiziert (s. Bd. 1, ▶ Kap. 7).

Temperaturansteigende Teilbäder gehen ebenfalls prinzipbedingt mit Durchblutungsförderung einher. Hier beruht die entstauende bzw. entlastende Reaktion darauf, über eine starke Durchblutungsförderung in der Peripherie auch eine Verlagerung von Blut in diese Regionen zu bewirken.

❶ **Vorsicht**
Temperaturansteigende Teilbäder sind explizit auf Stauungen im kardiopulmonalen System beschränkt. Bei peripheren Schwellungen sind sie kontraindiziert.

Natürlich bedingt jede **Muskel- und Gelenktätigkeit** auch eine vermehrte Durchblutung der beteiligten Muskelketten. Dies hat jedoch auf die meisten der hier betrachteten Schwellungssituationen keinen Einfluss. Daher ist es unbedenklich, wenn trotz massiver Schwellungen bewegungstherapeutische Übungen durchgeführt werden – auch wenn manchmal das Gegenteil zu hören ist! Sofern sie nicht bis zur völligen Erschöpfung ausgeführt werden (wovon im Regelfall auszugehen ist und was auch völlig »untherapeutisch« wäre), haben Bewegungen – am besten unter Kompression – vielfältige Vorteile und bewirken teilweise direkt oder auch indirekt eine Ödemverminderung (s. Bd. 1, ▶ Kap. 6 zu prinzipiellen Aussagen und die ▶ Kap. 16-44 zu den jeweiligen physiotherapeutischen Behandlungskonzepten).

Eine **direkte Kombination** durchblutungsfördernder Maßnahmen mit der Muskel- und Gelenkpumpe kann sich in der posttraumatischen Behandlungsphase als therapeutisch sinnvoll erweisen, wenn sog. »Verletzungsrückstände« zu beseitigen sind (▶ Kap. 16-19).

Für eine Kombination von **atmungs- und lagerungstechnischer Rückstromförderung** mit durchblutungsfördernden Maßnahmen stellt sich keine Indikation.

Ob **Manuelle Lymphdrainage** sinnvoll mit durchblutungsfördernden Maßnahmen zu kombinieren ist, hängt von Schwellungsursache und Stadium ab (s. »Ödemart und Ödemstadium«).

Eine Kombination von **Kompressionsbandagen** oder gar **Kompressionsstrümpfen** mit Durchblutungsförderung ist nur bei traumatischen Schwellungen zu erwägen, die komprimiert und gleichzeitig gekühlt werden.

46.4 Durchblutungsfördernde Maßnahmen

46.4.1 Wärme

Um den Einsatz von Wärmemaßnahmen, die »Paradedisziplin« der Durchblutungsförderung, bei Schwellungen beurteilen zu können, muss man zunächst prinzipiell unterscheiden zwischen
- kleinflächigen Anwendungen, die lediglich lokale Reaktionen hervorrufen, und
- großflächigen Anwendungen, die aufgrund thermoregulatorischer und konsensuell-reflektorischer Mechanismen häufig eine systemische Wirkung haben.

Weiterhin muss, wie bereits erläutert, zwischen den einzelnen Ödemarten differenziert werden:
- Bei **Lymphödemen** sind kleinflächige wie großflächige Wärmemaßnahmen im Lymphödemgebiet selbst und in den segmental dazugehörigen Körpergebieten kontraindiziert. Sie würden unweigerlich zur Durchblutungssteigerung der Körperoberfläche und somit zur Ödemzunahme führen.

Außerhalb dieses Bereiches sind jedoch kleinflächige Wärmeanwendungen möglich, die keine »Fernwirkung« erwarten lassen. Voraussetzung ist die therapeutische Notwendigkeit, beispielsweise für eine lokale Wärmemaßnahme am Knie bei Gonarthrose bei gleichzeitigem sekundärem Armlymphödem.

Bei einem einseitigen Beinlymphödem dagegen könnte eine kleinflächige Wärmeanwendung am Knie der »Nichtlymphödem-Seite« aufgrund der konsensuellen Gefäßreaktion zu einer Ödemzunahme führen. Großflächige Wärmeanwendungen, bei denen eine systemische Wirkung zu erwarten ist, sind auch lymphödemfern kontraindiziert – z. B. eine Fangopackung im Lendenbereich bei gleichzeitigem sekundärem Armlymphödem, das warme oder gar temperaturansteigende Sitzbad u. Ä. m.

- **Bei Ödemen anderer Genese** bestimmt das Ödemstadium, ob im direkten Schwellungsbereich bzw. in segmental damit in Zusammenhang stehenden Körperregionen Wärmeanwendungen therapeutisch sinnvoll und damit zulässig sind:
  – In **akuten Stadien** posttraumatisch/postoperativer Geschehen, bei der sympathischen Reflexdystrophie und bei der rheumatoiden Arthritis sind Wärmeanwendungen kontraindiziert, weil sie meist nicht vertragen werden.
  – In den folgenden Stadien dagegen können symptomangepasste Wärmemaßnahmen durchaus angebracht sein, um z. B. verletzungsbedingte Bestandteile besser ausleiten zu können oder um ein größeres Bewegungsausmaß (verbesserte Faserdehnbarkeit) zu ermöglichen. Da keine lymphostatische Insuffizienz vorliegt, ist gegen die Anwendungen auch nichts einzuwenden; sie können sogar zum besseren Lymphabtransport der Region beitragen.

46.4.2 Kälte/Kühlung

Die gleichen Überlegungen gelten auch für Kälteanwendungen, wobei es hier folgende Abweichungen gibt:
- Der Einsatz von Kälte **im direkten Bereich eines Lymphödemes** ist als wärmeentziehende Maßnahme in Form eines Kneippschen Wickels bei einem **Erysipel** denkbar, und zwar adjuvant zur medikamentösen Behandlung. Die Kälte wird dann aufgrund ihrer milden antiphlogistischen Wirkung eingesetzt.
- Entstauende Maßnahmen und Kälteanwendung bei **Ödemen, denen keine lymphostatische Insuffizienz zugrunde liegt**, können in folgenden Fällen eingesetzt werden:
  – in den akuten Phasen der Traumatologie,
  – versuchsweise bei einer akuten rheumatoiden Arthritis und
  – bei einer Schwellung der Hand bei einem postapoplektischen Ödem.
  Hier stimuliert die Kälte die Oberflächensensibilität bzw. mindert die spastischen Reaktionen, so dass die minimale reaktive Durchblutungsförderung akzeptabel ist.

46.4.3 Verschiedene Massagen

Für den Einsatz von Massagen zur Detonisierung von hypertoner Skelettmuskulatur bei gleichzeitig vorhandenen Ödemen gelten ähnliche Prinzipien wie für Wärmemaßnahmen: Mechanische Reize – besonders die Bindegewebsmassage, aber auch die klassische Massage und andere – wirken nicht nur lokal, sondern auch segmental durchblutungsfördernd. Wird eine solche Anwendung notwendig, obwohl gleichzeitig eine Entstauungstherapie wegen eines Ödemes durchgeführt wird, muss Folgendes beachtet werden:
- Bei einem **Lymphödem** – klassisches Beispiel: Patientin mit sekundärem Armlymphödem nach Ablatio mammae und typischen Schulter-Nacken-Beschwerden – sollte eine Gewebsmanipulation bzw. Massageart angewandt werden, die
  – einerseits keine großflächigen Scherkräfte beinhaltet und
  – andererseits keine großflächige Gewebsreizung mit nachfolgender Durchblutungssteigerung bedingt.
  Es eignen sich also alle Methoden, die gezielt kleinflächig, quasi »punktuell« angewandt werden. Dies gilt vor allem für die sog. »Marnitz-Therapie« (s. Exkurs), aber auch für andere ähnliche Formen.
- Für **Ödeme anderer Genese** gelten prinzipiell die gleichen Einschränkungen und Vorgaben wie bei Wärmemaßnahmen (s. S. 295).

Exkurs

Die Marnitz-Therapie als Alternative zur klassischen Massage im Rahmen der Lymphödembehandlung

B. Richardt

Im Gespräch mit Patienten und Ärzten stellte sich oft heraus, dass zwar Lymphödeme ausreichend und mit Erfolg behandelt werden, nicht jedoch die daraus oft sekundär enstehenden orthopädischen Probleme dieser Patienten. Relevante Befunde im HWS-BWS-Schultergürtelbereich finden sich nicht etwa nur bei Patientinnen mit manifesten sekundären Armlymphödemen nach Ablatio mammae, sondern auch bei Patienten im Latenzstadium. d. h. auch bei Patienten, die operiert wurden, aber noch kein Lymphödem haben. Die Ursachen hierfür sind vielfältig:

- **Psychisch:**
  Die operierte Seite wird geschont. Zwangsläufig kommt es zu sekundären Gelenkveränderungen (Immobilitätserscheinungen) bis hin zum Kapselmuster. Die BWS wird stark kyphosiert und die Schulter vorgezogen, um das Fehlen der Brust zu kaschieren und zu kompensieren.
- **Operativ bedingte Veränderungen:**
  Narbenverläufe behindern vor allem die Abduktion und die Außenrotation. In früheren Jahren wurden bei Operationen häufig mit der totalen Brustresektion auch Teile der Brustmuskeln mit entfernt.
- **Strahlenschäden:**
  Als vor allem. in früheren Jahren nicht selten vorkommende Spätfolgen der Radiatio. findet man im Bereich der vorderen Thoraxwand radiogene Fibrosen. Dadurch wird vor allem. die häufigste Gebrauchsbewegung im Schultergelenk, die Abduktion stark behindert.

Dies alles führt zu komplexen Problemen des Halte- und Bewegungsapparates:

- Hypertonus der Rücken-, Nacken und Schultermuskulatur;
- eingeschränkte Beweglichkeit des skapulo-thorakalen Gleitlagers , dadurch ein auffallend veränderter humeroskapulärer Rhythmus mit starker Behinderung der Abduktion;
- nicht selten auch eine verringerte Rippenexkursion auf der betroffenen Seite (Atmung);
- ein verkürzter und hypertoner M. trapezius descendens (er muss ja den schweren ödematösen Arm halten, wie eine »Einkaufstasche«, die mehrere Kilos wiegt);
- eine nach Bestrahlung oder durch Narbenverläufe oft stark eingeschränkte Beweglichkeit des Schultergelenks, so dass ein typisches Kapselmuster entstanden ist;
- generell verstärkte Symptome durch mangelnde Bewegung und Schonhaltung.

Die üblichen physiotherapeutischen Maßnahmen zur Behandlung solcher orthopädischen Beschwerden wie klassische Massage, Wärmepackungen, Heißluft, Elektrotherapie, Stangerbäder oder sonstige Bäder sind wegen der damit verbundenen starken Gewebsmehrdurchblutung und der daher zu erwartenden Verschlechterung oder gar Auslösung des Lymphödems kontraindiziert. Der Einsatz solcher Maßnahmen birgt die Gefahr in sich, dass die insuffizienten Lymphgefäße, die nicht einmal mehr die normale lymphpflichtige Last abtransportieren können (mechanische Insuffizienz) noch weiter überfordert sind.

Dennoch müssen die muskulären und statischen Probleme beim sekundären Lymphödem mit behandelt werden! Die Marnitz-Therapie bietet eine Alternative dafür.

Methode

Bei der Marnitz-Therapie arbeitet man mit kleinflächigen punktförmigen Griffen, bei denen man sich langsam in die tieferen Gewebsschichten vortastet, um auf veränderte Gewebsbezirke einen verweilenden Druck auszuüben. Mit Hilfe dieser sorgfältig dosierten Dehn- und Zugreize kann man eine spezifische Wirkung auf das Bindegewebe und die Faszien ausüben.

Neurophysiologische Grundlagen

Der Muskeltonus wird über die Aktivität der in den motorischen Vorderhörnern des Rückenmarks lokalisierten kleinen **Gamma-Motoneuronen** kontrolliert, von denen Nervenimpulse über die Gamma Fasern zu den Muskelspindeln in der Muskulatur gelangen, die wiederum als Dehnungsrezeptoren fungieren.
Bei isometrischer Muskelkontraktion werden die **Dehnungsrezeptoren** wie eine Stahlfeder zusammen gedrückt, bei **passiver Muskeldehnung** auseinander gezogen. Diese Reize werden über sensible Fasern über die Hinterhörner dem Rückenmark zurück gemeldet und erreichen über Zwischenneurone die **Alpha-Gamma-Neu-**

▼

rone der Vorderhörner. Dies wiederum führt zur **Hemmung der Aktivität der Gamma-Motoneurone** und damit zur Abnahme des Muskeltonus.

Die aktive Innervation der Muskelfaser erfolgt über die Alpha-Faser an der motorischen Endplatte.

Bei isometrischer Kontraktion nimmt der Muskeltonus stark zu. Bei der Entspannung oder passiven Dehnung tritt als Folge über das Gamma-System eine Detonisierung des Muskels ein.

Der Muskeltonus wird aber nicht nur durch Störreize aus dem entsprechenden Wirbelsäulensegment erhöht, er wird auch durch **Reize aus den entsprechenden Hautsegmenten** beeinflusst: So bewirkt ein Kältereiz auf bestimmte Hautareale (Dermatome) im Rücken-Schultergürtel-Bereich reflektorisch eine Tonisierung der dazugehörigen dermatombezogenen Muskulatur; bei wiederholter Reizsetzung auch ist auch fernab in anderen Muskelzonen ein erhöhter Muskeltonus festzustellen. Durch eine Unterbrechung des segmentalen Reizstroms über sensible Fasern zum Rückenmark kann wiederum eine Detonisierung der reflektorisch betroffenen Muskelzonen erreicht werden.

Auf diesem Prinzip basiert die gezielte Tiefenmassage nach Marnitz

Praktische Anwendung

Durch entsprechende Grifftechniken im Bereich der hypertonen Muskulatur werden Muskelfasern und somit auch Muskelspindeln gedehnt, und so reflektorisch die betroffenen Muskelgruppen detonisiert. Muskelhartspann und der hieraus resultierender Muskelschmerz infolge von umschriebener Ödematisierung von Muskelgewebe, der Ansammlung saurer Stoffwechselmetaboliten und bindegewebiger Organisierung (Myogelosen) werden systematisch abgebaut.

Der Dehnreiz am Muskel muss so durchgeführt werden, dass einerseits reflektorischer Gegenspann umgangen und anderseits aber noch ein genügender Druck mit entsprechender Zeitintensität auf die Muskelspindel erreicht wird. (Zitat: »Zart eindringlich ist kein Widerspruch, die Griffintensität wird stets dem Befund angepasst«, H. Marnitz.).

Eine weitere Besonderheit der Marnitztherapie im Vergleich zu sonstigen speziellen Massagetechniken (Terrier, Cyriax etc.) ist, dass der Behandler die entsprechenden Schmerzzonen aufsucht (nach Marnitz »korrespondierende Zonen«) und in einer definierten Reihenfolge behandelt. Damit wird eine spezifisch reflektorische Wirkung erzielt (Strößenreuther et al. 1999)

LWS und BWS sind beispielsweise bei Schulter-Problemen unbedingt mobilisierend in die Behandlung mit einzubeziehen, um negative Auswirkungen entsprechender Störfelder zu verhindern. Eine Behandlung der HWS wiederum ist nur sinnvoll, wenn vorher der Schultergürtel behandelt worden ist.

Die Griffe der Marnitz-Therapie werden überwiegend mit Fingerkuppe oder Daumen ausgeführt. Übermäßige Irritationen und Reibung auf der Haut und der damit verbundene Anstieg der lymphpflichtigen Lasten müssen vermieden werden. Aus der betont langsamen Griffführung, dem länger andauernden Verweildruck in der Tiefe und den jeweils angemessenen Exkursionen der Fingerkuppen oder des Daumens im Gewebe resultiert gleichsam eine Art »**Überlistung der Spannungsbereitschaft**« des Gewebes. Nur so ist sichergestellt, dass bei sachkundiger Ausführung in keiner Phase der Behandlung reflexartige Gegenspannung eintreten wird, wieder abhängig vom Verweildruck.

Außer der scheinbar dominanten Schmerzlokalisation sind auch reaktiv veränderte Körperzonen mit zu therapieren, die man durch den entsprechenden Tastbefund ermittelt. Der Griff selbst führt »gemessen, sanft, eindringlich unter verweilenden Druck kleine bis kleinste Exkursionen im Gewebe aus«(Zitat; nach Dr. H. Marnitz).

Es sind Verformungs- und Dehnreize in alle Richtungen möglich, am wirkungsvollsten sind jedoch Griffe quer zum Faserverlauf. Um in die Tiefe zu gelangen, sind Verschiebungen parallel zum Faserverlauf angezeigt. Die Intensität des Drucks und der Grad der Exkursion im Gewebe werden vom jeweiligen Tastbefund und der Schmerzsymptomatik abhängig gemacht. Befundaufnahme und Behandlung selbst werden in einem Arbeitsgang mit gleicher Grifftechnik und gleichem Schema vollzogen.

Befund nach dem Schema - Behandlung nach Befund

Die Kombination der Marnitz-Therapie mit Mobilisationen, Dehnungen und Bewegungstherapie machen diese Behandlungsform zur komplexen Behandlung.

Der Therapeut muss der Symptomatik der Erkrankung entsprechend individuell die Griffe dort einsetzen, wo sie den besten Effekt und die größte reflektorische Wirkung entfalten ohne zu schaden.

46.4.4 Gleichströme

Der Einsatz von Gleichströmen eignet sich nur im Zusammenhang mit Resorptionsförderung (s. »Ödemart und Ödemstadium« und »Art der entstauenden Maßnahme«).

Die ◘ Tab. 46.1 fasst alle durchblutungsfördernden Maßnahmen bei Ödemen nochmals zusammen.

◘ **Tab. 46.1.** Durchblutungsfördernde Maßnahmen bei verschiedenen Ödemen

Durchblutungsfördernde Maßnahme	Ödemart			
	Lymphödeme	CVI Stadium II und III	Andere Ödeme lokaler Ursache	Ödeme systemischer Ursache
Wärmemaßnahmen direkt im Ödemgebiet	KI	KI	− KI bei Ödemen im akuten Stadium − In späteren Stadien möglich bzw. sinnvoll	KI
Wärmemaßnahmen ödemfern, jedoch mit Fernwirkung	KI	KI	Ø	− Bei kardialen Ödemen gute Indikation − Bei anderen systemischen Ödemen bei entsprechender Indikation möglich
Wärmemaßnahmen ödemfern ohne Fernwirkung	Bei entsprechender Indikation möglich	Bei entsprechender Indikation möglich	Bei entsprechender Indikation möglich	Bei entsprechender Indikation möglich
Kälte direkt im Ödemgebiet	KI außer als wärmeentziehender Wickel	V. a. als Kneipp-Anwendungen sinnvoll	Als Kurzzeitanwendung möglich bzw. sinnvoll	Ø
Alle Massagen direkt im Ödemgebiet	KI	KI	KI	KI bzw. Ø
Großflächige Massagen im Segment	KI	Ø	Bei entsprechender Indikation möglich	Bei entsprechender Indikation möglich
Punktuelle Massagen, z. B. Marnitz-Therapie	Bei entsprechender Indikation möglich	Bei entsprechender Indikation möglich	Bei entsprechender Indikation möglich	Bei entsprechender Indikation möglich
Gleichstromanwendung direkt im Ödemgebiet	KI	KI	KI außer in Form resorptionsfördernder Applikation und v. a. bei intraartikulären Ergüssen	Ø

KI=Kontraindikation, Ø=bedeutungslos in diesem Zusammenhang/keine Indikation.

Die besondere Bedeutung von Manueller Lymphdrainage und Kompressionstherapie in der Physiotherapie

G. Bringezu, O. Schreiner

47.1 Besondere Aspekte der Kompressionstherapie – 300

47.2 Besondere Aspekte der Manuellen Lymphdrainage – 300

47.3 Allgemeine Behandlungsrichtlinien für die Manuelle Lymphdrainage – 301

Die meisten der in ▶ Kap. 4-15 (Bd. 1) beschriebenen entstauenden Maßnahmen gehören für Physiotherapeuten und Masseure zum täglichen Handwerkszeug. Im Einzelnen sind dies
- die Muskel- und Gelenkpumpe,
- die Atemtherapie,
- die elektrische Resorptionsförderung (auch wenn hierüber meist wenig Konkretes bekannt ist),
- verschiedene Lagerungstechniken,
- temperaturansteigende Teilbäder (bisher kaum beachtet und selten angewandt) zur Entlastung für das kardiopulmonale System und
- die Kühlung zur Entzündungs- und Schmerzminderung und damit indirekt zur Schwellungsminderung in akuten Verletzungsstadien.

Teilweise werden diese Maßnahmen gezielt eingesetzt, bzw. manchmal tritt die entstauende Wirkung als durchaus erwünschter Nebeneffekt auf. Die Möglichkeiten und Grenzen der einzelnen Verfahren werden jedoch im therapeutischen Alltag nicht immer klar definiert. Sie sind deshalb in ▶ Kap. 4-16 so weit beschrieben, wie es für den jeweiligen Entstauungsaspekt notwendig ist.

Die Kompressionstherapie und die Manuelle Lymphdrainage stellen dagegen **besondere Methoden der Entstauung** dar.

47.1 Besondere Aspekte der Kompressionstherapie

Für die besondere Bedeutung der Kompressionstherapie gibt es mehrere Gründe.

Die Kompressionstherapie ist sowohl im Rahmen der bundesdeutschen Ausbildung zum/zur Masseur/in und zum/zur Physiotherapeuten/in als auch im Therapiealltag nur in sehr geringem Maße Gegenstand des Berufsbildes. Sie wird vor allem in folgenden Bereichen eingesetzt:
- Aus prophylaktischen Gründen wird Kompression an den Beinen ausgeübt, wenn immobilisierte Patienten wieder mobilisiert werden und dazu das Bett verlassen müssen.
- Bei Versorgung frischer stumpfer Traumen, vor allem im Rahmen der Sportverletzungsbehandlung, werden funktionelle Verbände eingesetzt. Sie dienen dabei jedoch nur in zweiter Linie der Kompression, sondern haben primär stützende und prophylaktische Ziele.

Zur **Entstauung** wird die Kompressionstherapie bislang weder von Masseuren noch von Physiotherapeuten in großem Umfang eingesetzt, obwohl dies durchaus effektiv und sinnvoll ist (s. Bd. 1, ▶ Kap. 5 und die jeweiligen Abschnitte in den ▶ Kap. 16-38).

> **Hinweis**
>
> Eine besondere Bedeutung im Therapiealltag erhält die Kompression immer dann, wenn sie mit Bewegungen kombiniert wird. Häufig wirkt die Muskel- und Gelenkpumpe erst bei gleichzeitiger Kompression entstauend – vor allem bei Patienten mit einem insuffizienten transfaszialen und/oder extrafaszialen Venensystem!

Diese einfachen funktionellen Zusammenhänge werden jedoch meist zu wenig oder gar nicht beachtet.

47.2 Besondere Aspekte der Manuellen Lymphdrainage

Noch stärker unterscheidet sich die Manuelle Lymphdrainage von allen anderen entstauenden Maßnahmen.

Dies liegt daran, dass sie wie die Kompression **vorrangig zur Ödemverringerung** eingesetzt wird. Bei den eingangs genannten Maßnahmen tritt die entstauende Wirkung dagegen meist nur als »Nebeneffekt« auf.

Eine weitere Besonderheit besteht darin, dass diese Therapieform nach der bundesdeutschen Ausbildungs- und Prüfungsordnung **kein eigenständiger Bestandteil der Ausbildung** zum Masseur bzw. zum Physiotherapeuten ist. Lediglich im Rahmen der »Sonderformen der Massage« wird mehr oder weniger ausführlich darüber informiert. In der Folge des 1994 geänderten Gesetzes über die Berufe in der Physiotherapie (Masseur- und Physiotherapeutengesetz – MPhG) legten die bundesdeutschen Kostenträger (federführend hier der IKK-Bundesverband) fest, welche Zertifikatspositionen **reine Fortbildungsmaßnahmen** sind. Die Manuelle Lymphdrainage ist eine davon (diese Regelung ist seit dem 1.7.1997 für alle Lehreinrichtungen in der Bundesrepublik bindend).

Die Manuelle Lymphdrainage zeichnet sich auch dadurch aus, dass in diesem Zusammenhang die **Ödembehandlung durch Angehörige nichtärztlicher Berufe** erstmals spruchreif wurde. Erst die intensive Beschäftigung mit dieser Thematik sorgte dafür, dass man sich auch der entstauenden Aspekte anderer Therapieformen im größeren Umfang annahm.

Vergleicht man die Manuelle Lymphdrainage mit den anderen Entstauungsmaßnahmen, werden folgende Vorteile deutlich:

— Manuelle Lymphdrainage kann auch dann angewandt werden, wenn andere Maßnahmen nur eingeschränkt oder gar nicht durchführbar sind, weil sie nicht toleriert werden. Damit ist vor allem auch bei schmerzhaften Schwellungszuständen zumindest ein Therapieversuch möglich. Ein typisches Beispiel dafür sind akute Phasen sterilentzündlicher Schwellungen (s. ▶ Kap. 16-19 und ▶ Kap. 20-23).

— Manuelle Lymphdrainage ist die einzige entstauende Maßnahme, die auch bei eiweißreichen Schwellungen für einen vaskulären Abtransport sorgt, denn sie aktiviert bzw. rekrutiert Lymphgefäße, die anders nicht erreichbar wären. Vor allem Schwellungen, die auf einer lokalen Insuffizienz der Lymphgefäße selbst beruhen, sind mit anderen entstauenden Maßnahmen kaum oder gar nicht behandelbar. Erst in Kombination mit Manueller Lymphdrainage und Kompressionstherapie wirken z. B. Gelenk- und Muskelpumpe und Hochlagerung zusätzlich schwellungsmindernd.

— Manuelle Lymphdrainage wirkt vor allem bei oberflächlichen, d. h. extrafaszialen Schwellungen, und damit bei der Hauptmasse der therapierelevanten Schwellungen, wo z. B. die Muskel- und Gelenkpumpe nur indirekten und damit eingeschränkten Einfluss hat. Immer dann, wenn die Beweglichkeit gefördert und gleichzeitig die Schwellung verringert werden soll, kann die Manuelle Lymphdrainage ideal mit der Bewegungstherapie kombiniert werden. Typische Beispiele für eine solche »Therapie-Symbiose« sind der posttraumatische/postoperative Einsatz, in akuten Phasen die rheumatoide Arthritis sowie postapoplektische Ödeme.

Aufgrund ihrer besonderen, bislang unterbewerteten Bedeutung wird die Manuelle Lymphdrainage in ▶ Kap. 4-15 (Bd. 1) ausführlich erörtert, und aus demselben Grund ist der Griffeausführung und Griffesystematik in den ▶ Kap. 16-44 so viel Raum gewidmet.

Wie diese Entstauungsmethode gehandhabt werden muss, damit die Möglichkeiten voll ausgeschöpft und gleichzeitig die Grenzen nicht überschritten werden, wird im Folgenden erläutert.

47.3 Allgemeine Behandlungsrichtlinien für die Manuelle Lymphdrainage

Die folgenden Behandlungsrichtlinien spiegeln die derzeit in Deutschland gültigen berufsrechtlichen Belange der medizinischen Assistenzberufe des/der Masseurs/in sowie des/der Physiotherapeuten/in wider.

1. Die Behandlung von Ödemen und hier speziell die Manuelle Lymphdrainage darf nur auf **ärztliche Anordnung** hin erfolgen. Der Verordnung liegt eine exakte Diagnose der Ödemursache zugrunde, und sie definiert den Umfang und die Zeitdauer der Behandlung.

2. Die Ausführung der Manuellen Lymphdrainage und die Leistungsvergütung können nur erfolgen, wenn der **Nachweis über eine spezielle Fortbildung** im Bereich Manuelle Lymphdrainage/Komplexe Physikalische Entstauungstherapie erbracht wird (Basis: bundeseinheitliche Richtlinien der IKK vom 1.7.1997).

3. Der Ausführung der Manuellen Lymphdrainage liegt eine **ausführliche Befunderhebung** zugrunde (s. dazu ▶ Kap. 48 und die Kopiervorlagen, ⊙ CD-ROM). Ergibt der physiotherapeutische Befund Unklarheiten hinsichtlich der Schwellungsursache sowie der Begleiterscheinungen, ist vor der Behandlung der verordnende Arzt zu konsultieren.

   Gleiches gilt, wenn während der Behandlung Komplikationen, Unverträglichkeiten oder auch Symptome auftreten, die über die zu erwartenden Reaktionen hinausgehen. Auch in solchen Fällen ist umgehend der betreuende/verordnende Arzt zu unterrichten (▶ Kap. 48.2 und die Kopiervorlagen, ⊙ CD-ROM).

4. Nach der Befunderhebung wird ein **Behandlungsplan** erstellt, der die verordneten Therapien sinnvoll kombiniert und zusätzlich evtl. noch notwendige, bisher noch nicht verordnete Maßnahmen berücksichtigt. Zusätzliche Maßnahmen sind mit dem verordnenden Arzt abzusprechen.

   Die Behandlung mit Manueller Lymphdrainage umfasst meist mehrere Körperregionen und beginnt bis auf wenige Ausnahmen in der Halsregion. Immer dann, wenn Manuelle Lymphdrainage noch nie bzw. seit Jahren nicht mehr durchgeführt wurde, ist es sinnvoll, bei der ersten Sitzung neben der Befunderhebung und der umfassenden Information des Patienten (s. Punkt 7) lediglich die Halsregion zu behandeln, d. h. die sog. »Basisbehandlung« auszuführen. Erst in späteren Sitzungen schließen sich weitere Körperregionen an. Häufig wird nach der Manuellen Lymphdrainage eine Kompressionstherapie ausgeführt. Voraussetzung ist auch hier eine **ärztliche Verordnung**!

In vielen Therapiesituationen ist es jedoch auch sinnvoll, die Manuelle Lymphdrainage in den sonstigen Behandlungsablauf zu integrieren. Sie wird also quasi abschnittsweise an die jeweilige Behandlungssituation angepasst. Typische Beispiele für eine solche Vorgehensweise sind Ödeme bei zentraler Parese (▶ Kap. 38), postoperative/posttraumatische Schwellungen (▶ Kap. 16-19) und rheumatische Schwellungen in der akuten Schubphase (▶ Kap. 20-23). Auch hierbei ist die ausdrückliche Verordnung des Arztes Voraussetzung für die Durchführung der Manuellen Lymphdrainage!

5. Die **Behandlungszeiten** für die Manuelle Lymphdrainage sind in den Leistungsbeschreibungen der Kostenträger für physiotherapeutische Maßnahmen festgelegt. Sie orientieren sich an der Art der Schwellung und am Aufwand, d. h. an der Anzahl der zu behandelnden Körperregionen.

   Die Mindestbehandlungszeiten sind bei den meisten Kostenträgern derzeit von 30 über 45 bis zu 60 Minuten gestaffelt, wobei bei 60 Minuten bereits Bewegungstherapie und Kompressionsbandagierung enthalten sind. Trotzdem sollte (aus formalen Gründen der Leistungsvergütung) die Anordnung zur Kompression ausdrücklich aus der Verordnung hervorgehen!

   In den Vereinbarungen mit den Berufsgenossenschaften wird die Behandlungszeit dagegen über Zeitintervalle von je 10 Minuten definiert. Auch hier umfasst die Mindestbehandlungszeit im allgemeinen 3 Zeitintervalle; kommen weitere Körperabschnitte hinzu, sind entsprechend mehr Zeitintervalle verordnungsfähig.

   Die Mindestbehandlungszeiten müssen selbstverständlich auch eingehalten werden, wenn die Manuelle Lymphdrainage, wie in Punkt 4 beschrieben, in den sonstigen Behandlungsablauf integriert wird.

6. Die Entstauungsbehandlung muss **dokumentiert** werden. Dies geschieht über die Volumenbestimmung mit verschiedenen Methoden und über Therapieberichte (▶ Kap. 48 und die Kopiervorlagen im Anhang).

7. Die **Patienten** sind anfangs umfassend über die Besonderheiten der Therapiemethode Manuelle Lymphdrainage, über den zeitlichen Aufwand und über die Ausdehnung der zu behandelnden Körperregionen zu **informieren**.

   Dies ist immer dann von besonderer Bedeutung, wenn ein Patient die Manuelle Lymphdrainage noch nicht kennt und wenn Körpergebiete mitbehandelt werden müssen, die für den Laien nicht in offensichtlichem Zusammenhang mit der Schwellung stehen. Ein typisches Beispiel ist das sekundäre Armlymphödem nach einseitiger Ablatio mammae: Hier muss die kontralaterale Brustregion und manchmal sogar die Bauchregion mitbehandelt werden.

8. Bei ausdrücklicher Anwendung der Manuellen Lymphdrainage zur **Entspannung**, vor allem bei verschiedenen Kopfschmerzsyndromen (▶ Kap. 40-45), gelten folgende Voraussetzungen:
   – eine störungsfreie Behandlung ohne Unterbrechungen (Hinweisschild "Bitte nicht stören"),
   – eine ruhige Behandlungskabine mit möglichst indirekter, helligkeitsregulierbarer Beleuchtung,
   – eine entspannte Lagerung mit ausreichender Bedeckung der nicht behandelten Körperregionen (zur Vermeidung von Frösteln) und
   – eine anschließende (ca. 30-minütige) Nachruhe.

Befunderhebung und Dokumentation

G. Bringezu

48.1 Erfolgskontrolle durch verschiedene Methoden der Volumenbestimmung –304
48.1.1 Vereinfachtes Messverfahren –304
48.1.2 Volumenbestimmung mit dem »4-cm-Scheibenmodell« nach Prof. Kuhnke –306
48.1.3 Volumenbestimmung mit Ödemgradmesser nach Dr. Herpertz –308
48.1.4 Plethysmometrie (Wasserverdrängungsmethode) –308
48.1.5 Volumenbestimmung mit optoelektronischen Apparaten (computergestützt) –310
48.1.6 Abschließende Hinweise –311

48.2 Dokumentation der Patientendaten und der Therapieergebnisse –312
48.2.1 Befunderhebung –312
48.2.2 Therapiebericht –312
48.2.3 Hautfaltendickenmessung –313
48.2.4 Fotografische Dokumentation –314

48.1 Erfolgskontrolle durch verschiedene Methoden der Volumenbestimmung

Ödeme sind bekanntlich pathologische Flüssigkeitsansammlungen im Gewebe, vornehmlich im epifaszialen bzw. extramuskulären Bereich. Demzufolge sind vor allem bei einseitigen und zudem noch deutlichen Schwellungen Form- und Umfangsveränderungen zu erwarten, die allein schon optisch gewisse Einschätzungen des Ödemproblems zulassen (◘ Abb. 48.1). Bei leichtgradigen oder auch beidseitigen Ödemen ist eine solche Beurteilung weit schwieriger.

Objektive Ergebnisse mit therapeutischer Relevanz/Konsequenz bringen optische Eindrücke jedoch nicht. So ist es nicht verwunderlich, dass Therapeuten, Ausbildungsstätten und auch Spezialkliniken seit Jahren immer genauere Messmethoden auf wissenschaftlicher Grundlage entwickeln. Diese Bestrebungen werden von folgenden Argumenten vorangetrieben:

— Die Ödemmessung ist grundsätzlich Bestandteil der Befunderhebung.
— Die Messung dient dem Arzt und Therapeuten als Gradmesser/Entscheidungshilfe für die Verordnungshäufigkeit und Einschätzung der Behandlungsintervalle.
— Den Kostenträgern gegenüber dienen Messergebnisse als optimale Argumente dafür, dass die jeweilige Therapiemethode in der Rehabilitation unverzichtbar ist.
— Messungen fördern die Motivation der Patienten (und der Therapeuten) und geben Hinweise auf die Compliance.

Ödemmessung ist relativ einfach und wenig zeitaufwändig. Sie sollte regelmäßig durchgeführt werden. Im Folgenden werden die **Messmethoden** dargestellt, die für Therapeuten zur Verfügung stehen. Im Einzelnen sind dies:
— das vereinfachte Messverfahren,
— Volumenbestimmung mit dem »4-cm-Scheibenmodell« nach Prof. Kuhnke,
— Volumenbestimmung mittels Ödemgradmesser nach Dr. med. Herpertz,
— Plethysmometrie und
— Volumenbestimmung mittels optoelektronischer Apparate (computergestützt).

48.1.1 Vereinfachtes Messverfahren

Bei diesem Verfahren wird mit einem Maßband der Umfang der **Extremitäten** gemessen. Aussagekräftig sind die Ergebnisse immer dann, wenn es sich um **einseitige Extremitätenödeme** handelt, so dass das Ausmaß der Schwellung durch die Differenz zur gesunden Seite ermittelt werden kann. Der Vergleich ist aber nur dann möglich, wenn die Messung an beiden Extremitäten exakt an den gleichen Messpunkten vorgenommen wird.

> **Hinweis**
>
> Wir empfehlen, mit einer Schablone oder einem Maßband zunächst die **Messpunkte** festzulegen, und zwar ausgehend von der Fußsohle bzw. den Fingerspitzen (◘ Abb. 48.2a,b). Bewährt haben sich je **zwei Messpunkte distal und proximal der Extremitäten**, die individuell festgelegt werden. Die Messpunkte sollten dokumentiert werden, damit Nachmessungen jederzeit an den gleichen Stellen durchgeführt werden können.

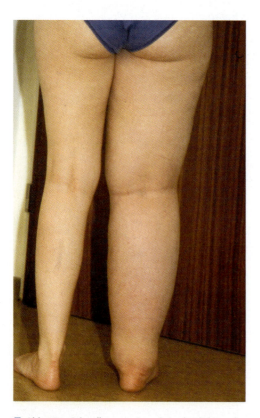

◘ Abb. 48.1. Schwellung an einem Bein, deutlich zu erkennen im Seitenvergleich

48.1 Erfolgskontrolle durch verschiedene Methoden der Volumenbestimmung

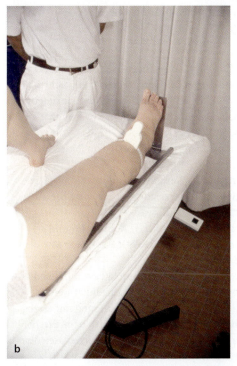
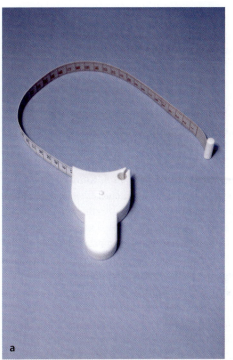
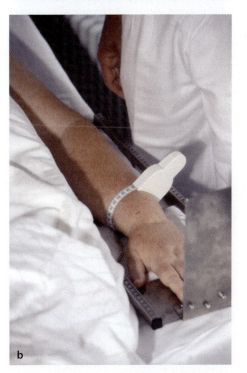

Abb. 48.2a, b. Mit Hilfe einer Schablone werden die Messpunkte an Armen und Beinen festgelegt

Nicht geeignet zur Festlegung von Messpunkten sind die anatomischen Orientierungspunkte Ferse, Malleolen, Patella, Fingergrundgelenke, Styloid etc. Sie sind auf der Ödemseite nicht genau auszumachen, weshalb fehlerhafte Messergebnisse zu erwarten sind.

Die Messung selbst wird mit einem eigens für Umfangmessungen konstruierten **Maßband** durchgeführt (Abb. 48.3a,b). Durch den integrierten Federzug ist sein Anpressdruck an jedem Messpunkt und zu jedem Zeit-

Abb. 48.3a, b. Das Maßband – Garantie für fehlerlose Messungen

punkt gleich. Dieses »Maßband mit Federzug für zirkuläre Messungen« ist im Handel erhältlich.

Einen **Mustervordruck** für den Messvorgang finden Sie auf der ⊙ CD-ROM (s. auch Anhang, ▶ Kap. 51)

48.1.2 Volumenbestimmung mit dem »4-cm-Scheibenmodell« nach Prof. Kuhnke

Die Volumenbestimmung nach Prof. Kuhnke eignet sich für **Extremitätenödeme** und geschieht nach folgendem Prinzip: Die Extremität wird in »Scheiben« mit einer Höhe von 4 cm eingeteilt. Dann wird aus dem Wert, der sich durch Umfangmessung ergeben hat, das Volumen der einzelnen Scheiben berechnet (s. unten). Das Volumen der einzelnen Scheiben wird später zum Gesamtvolumen der Extremität addiert (◘ Abb. 48.4).

Das Verfahren, das inzwischen international anerkannt ist, hat folgende **Vorteile**:
- Es sind keine aufwändigen Geräte notwendig.
- Die Methode ist je nach Ausführung relativ genau.
- Volumen**änderungen** lassen sich genau und aussagekräftig dokumentieren.
- Die Angaben in Millilitern (ml) sind konkret vorstellbar.
- Es gibt die Möglichkeit, den Bezug zur nicht ödematisierten Seite herzustellen (ausgedrückt in Ödemvolumen-Prozent=Övol%) oder bei beidseitigen Ödemen mit der anderen Ödemseite zu vergleichen.
- Indem viele kleine Extremitätenabschnitte dargestellt werden, lassen sich Behandlungsschwerpunkte erkennen und festlegen.
- Die Methode ist prinzipiell bei jedem Patienten anwendbar.

Die **Nachteile** des Verfahrens sind:
- Der Zeitaufwand ist relativ groß, da viele Messungen erforderlich sind, und zwar
  – je Arm durchschnittlich 11 Messungen und
  – je Bein durchschnittlich 18 Messungen.
  (◘ Abb. 48.5)
- Um die Fehlerquote niedrig zu halten, müssen die Messungen sehr sorgfältig durchgeführt werden.
- Zur Berechnung sind die Beschäftigung mit mathematischen Formeln, der Umgang mit dem Taschenrechner und die Handhabung von Formularen Voraussetzung.

Mustervordrucke für die im Folgenden beschriebenen Messvorgänge finden Sie auf der ⊙ CD-ROM (s. auch Anhang, ▶ Kap. 51).

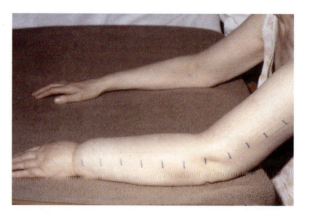

◘ **Abb. 48.5.** Die exakt im Abstand von 4 cm festgelegten Messpunkte werden deutlich gekennzeichnet

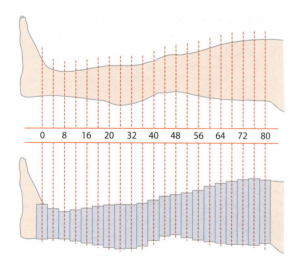

◘ **Abb. 48.4.** Prinzip des »4-cm-Scheiben-Modells« nach Kuhnke (modifiziert nach Abbildungen von Prof. Dr. med. Eberhard Kuhnke)

Berechnung

Das Ödemvolumen ergibt sich aus der Differenz zwischen dem Volumen der gesunden, d. h. nicht ödematisierten Extremität und dem Volumen der betroffenen Extremität nach der Formel

$$Vol_{krank} - Vol_{gesund} = \text{Ödemvolumen}$$

48.1 Erfolgskontrolle durch verschiedene Methoden der Volumenbestimmung

Berechnet wird prinzipiell das Volumen eines Zylinders mit einer kreisrunden Grundfläche und einer Höhe von 4 cm nach der Formel

$$Vol_{(4\,cm)} = F * h$$

Da die Grundfläche nicht bekannt ist, sondern lediglich der Umfang, ergibt sich für die Fläche des Kreises

$$F_{Kreis} = \frac{\frac{U^2}{\pi}}{4}$$

Ist der Zylinder 4 cm hoch, ergeben sich daraus zwei Vorteile. Zum einen vereinfacht sich die Formel von

$$Vol_{(4\,cm)} = \frac{\frac{U^2}{\pi}}{4} * 4\,cm$$

auf

$$Vol_{(4\,cm)} = \frac{U^2}{\pi}\,cm^3$$

Zum anderen ergibt die Abstandmessung von 4 cm einen ausreichend genauen Näherungswert, und der Rechenaufwand ist noch akzeptabel.

Der Kritik, dass sich Extremitäten nicht in exakte Zylinder einteilen lassen und dadurch die Berechnungen von falschen Voraussetzungen ausgehen, begegnete Kuhnke mit der Gegenüberstellung von sog. »korrigierten« Volumenberechnungen nach einem »Kegelstumpf« und einem »Kugelschichtmodell«. Er wies nach, dass die weitaus komplizierteren Berechnungen keine nennenswert genaueren Ergebnisse bringen – vor allem im Hinblick auf die Beurteilung des Ergebnisses. Dies führte zur allgemeinen Anerkennung des »Scheibenmodelles«.

Um Ödemvolumina zueinander in Relation zu setzen, kann man das Ödemvolumen bei einseitigen Extremitätenödemen prozentual zum Volumen der gesunden Seite ausdrücken, wobei die gesunde Seite mit 100% angesetzt wird.

Daraus ergibt sich die Berechnungsgrundlage

$$ÖVol\% = \frac{Vol_{krank} - Vol_{gesund}}{Vol_{gesund}} * 100\%$$

Zur Berechnung der Volumina aus Umfangmessungen benötigt man die Schreibweise

$$ÖVol\% = \frac{\frac{U^2_{krank}}{\pi} - \frac{U^2_{gesund}}{\pi}}{\frac{U^2_{gesund}}{\pi}} * 100\%$$

Die Formel lässt sich schrittweise umstellen und vereinfachen auf

$$ÖVol\% = \left(\frac{U^2_{krank}}{U^2_{gesund}}\right) * 100\%$$

In Worten: Der jeweilige Scheibenumfang auf der betroffenen Seite wird zunächst mit sich selbst multipliziert und dann durch das auf gleiche Weise gewonnene Ergebnis des Umfangs der gesunden Seite dividiert. Vom Resultat wird der Wert 1 subtrahiert, und dieses Ergebnis wird wiederum mit 100 multipliziert, d. h., das Komma wird um 2 Stellen nach rechts versetzt.

Damit berechnet man das prozentuale Ödemvolumen einer 4 cm hohen Scheibe aus der Ödemextremität (in Relation zur analogen Scheibe aus der gesunden Extremität).

Die Berechnung einer gesamt Extremität addiert sich aus den Einzelwerten nach der Formel

$$ÖVol\% = \left(\frac{U^2_{1krank} + U^2_{2krank} + U^2_{3krank} + n^2}{U^2_{1gesund} + U^2_{2gesund} + U^2_{3gesund} + n^2} - 1\right) * 100\%$$

Da diese Berechnung nur für einen annähernd zylindrischen Körper möglich ist, kann die Hand bzw. der Fuß nicht berechnet werden. Der jeweils erste Messpunkt liegt etwa am Handgelenk bzw. am Fußgelenk.

> **Hinweis**
>
> Damit bei weiteren Messungen die Voraussetzungen stimmen, ist der distale Messpunkt festzulegen – an der Hand durch Entfernungsmessung von der Fingerspitze des Mittelfingers aus, am Fuß von der Fußsohle aus, möglichst bei 90-Grad-Stellung des Fußgelenkes (Abb. 48.3a,b).

Die Berechnung der gesunden Seite erfolgt nur beim ersten Mal, da man voraussetzt, dass ihr Volumen während eines üblichen Behandlungszeitraumes konstant bleibt.

Vereinfachtes Scheibenmodell

Beim vereinfachten Scheibenmodell berechnet man lediglich das Volumen einer oder zweier 4 cm hoher Scheiben am distalen und am proximalen Abschnitt der Ödemextremität. Sie stehen stellvertretend für die Gesamtextremität, und ihre Volumenänderungen werden während des Behandlungszeitraumes dokumentiert werden. Die Mess-

und Berechnungsmethode entspricht der des kompletten »4-cm-Scheibenmodells«.

Die Vorteile liegen auf der Hand:
- Der Zeitaufwand hält sich in jedem Fall in Grenzen.
- Die Fehlerquote ist zwangsläufig niedriger.
- Ansonsten treffen alle Vorteile des kompletten »4-cm-Scheibenmodelles« zu.

Auch die **Nachteile** sind offensichtlich:
- Die Methode ist zwar genauso richtig, jedoch im Vergleich zur kompletten Methode weniger genau.
- Die Angaben in Millilitern sind nicht aussagekräftig.

48.1.3 Volumenbestimmung mit Ödemgradmesser nach Dr. Herpertz

Einfacher als mit dem Ödemgradmesser nach Dr. Herpertz (Abb. 48.6) ist die Ödemvolumenbestimmung kaum möglich. Die Methode nach dem Prinzip des bewährten Rechenschiebers hat sich als Messmethode bei **einseitigen Lymph- und Phlebödemen** bewährt.

Dabei geht man folgendermaßen vor: Zunächst führt man mit dem Maßband (Abb. 48.3a,b) mindestens eine Umfangmessung an der gesunden und an der ödematisierten Seite durch. Dabei werden die Messpunkte genau festgelegt; sie müssen an beiden Seiten übereinstimmen.

> **Hinweis**
>
> Wir empfehlen, an mindestens zwei Punkten (Unterarm und Oberarm bzw. Unterschenkel und Oberschenkel) zu messen (s. »Vereinfachtes Messverfahren«).

Dann wird das Ergebnis der Umfangmessung auf den Ödemgradmesser übertragen (Abb. 48.6). Dafür wird zunächst das Resultat der gesunden Seite auf Skala A über den 0-Wert der Skala B gebracht. Anschließend wird das Resultat der Ödemseite unter Beibehaltung der vorigen Einstellung auf der Skala A abgeglichen. Unter diesem Wert lässt sich auf Skala B nun das Ödemvolumen in Prozent ablesen. Dies kann für mehrere Messpunkte wiederholt werden, und so lässt sich dann das (Gesamt-)Ödemvolumen bestimmen.

Die Messungen werden regelmäßig wiederholt, und die Ergebnisse werden in einer Behandlungsdokumentation festgehalten.

Der Ödemgradmesser nach Dr. Herpertz ist auf dem Markt erhältlich.

48.1.4 Plethysmometrie (Wasserverdrängungsmethode)

Bei der Plethysmometrie wird das Volumen einer Extremität bzw. von Teilen der Extremität durch Eintauchen in Wasser bestimmt. Nicht ödematisierte und ödematisierte Extremität werden nacheinander bis zu einem vorher festgelegten Punkt in ein Gefäß mit Wasser eingetaucht. Das jeweilige Volumen wird dann durch die Differenz der verdrängten Flüssigkeitsmengen ermittelt. In der Praxis hat sich diese Messmethode nicht durchgesetzt, weil für Arme und Beine kaum entsprechende Gefäße zur Verfügung stehen.

Die Volumina von **Händen** und **Füßen** allerdings sind mit keiner anderen Methode so exakt feststellbar. Hier hat sich das Überlaufgefäß bewährt. Die Wassertemperatur ist indifferent (33 Grad bis max. 35 Grad). Die Eintauchtiefe wird durch Messpunkte bestimmt (Abb. 48.7a), die in Relation zur Fingerspitze bzw. zur Fußsohle ermittelt werden. Die Messpunkte können auch als »1. Messpunkte« für eine Volumenbestimmung nach Prof. Kuhnke dienen, so dass das Ödemvolumen der Gesamtextremität exakt berechnet werden kann.

Die verdrängte Flüssigkeitsmenge läuft über einen Überlaufschlitz in ein Auffanggefäß. Anschließend kann mit Hilfe eines Zylinders mit Messskala die verdrängte Wassermenge abgelesen werden (Abb. 48.7b–d).

Nur durch Plethysmometrie lässt sich das Ausmaß von Ödemen im **Hand- und Fußbereich** genau bestimmen.

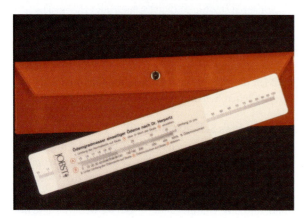

Abb. 48.6. Ödemgradmesser nach Dr. Herpertz

48.1 Erfolgskontrolle durch verschiedene Methoden der Volumenbestimmung

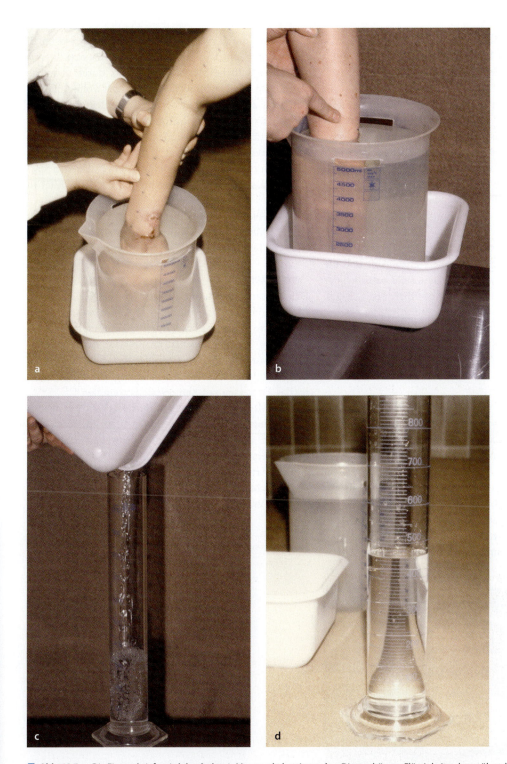

Abb. 48.7. a Die Eintauchtiefe wird durch den 1. Messpunkt bestimmt. b, c Die verdrängte Flüssigkeit gelangt über den Überlaufschlitz in ein Auffanggefäß. d Mit einem Messzylinder kann die Menge exakt bestimmt werden

48.1.5 Volumenbestimmung mit optoelektronischen Apparaten (computergestützt)

Mit Hilfe bestimmter fotoelektrischer Apparate lässt sich der Durchmesser der Extremitäten in zwei Ebenen bestimmen; daraus lassen sich dann Umfang und Kreisfläche errechnen. Ein angeschlossener Rechner bestimmt mit diesen Daten in wenigen Sekunden das Volumen.

Mit diesem Prinzip arbeiten derzeit zwei Geräte,
- das Volometer und
- das Perometer.

Wir kennen diese Geräte in dauerhaftem Einsatz nicht. Sehr überzeugend sind jedoch die Genauigkeit und die Schnelligkeit der Messverfahren. Dem steht natürlich der relativ hohe Anschaffungspreis gegenüber, der sich ggf. nur für Spezialkliniken wirklich lohnt.

Für beide Geräte gilt selbstverständlich, dass die Werte der gesunden Seite stets zum Vergleich heranzuziehen sind.

Volometer

Mit dem Volometer (◘ Abb. 48.8) lassen sich bevorzugt die **Arme** erfassen; bei den Beinen ist aufgrund der maximalen Messlänge von ca. 40 cm in der Regel nur der Unterschenkel messbar.

Das Funktionsprinzip lässt sich verdeutlichen, indem man sich die Querschnitte einer Extremität als elliptische Körper vorstellt. Die Extremität wird vom Rechner in 225 einzelne »Scheiben« unterteilt. Auf einer definierten Messlänge führt das Volometer-Messsystem nach Positionieren der Extremität 225 Einzelmessungen durch. Die Abtastung erfolgt durch zwei versetzt angeordnete Sensorzeilen mit endlos aneinander gereihten Fototransistoren.

Der eigentliche Messvorgang erfolgt durch manuelle Betätigung des Leichtmetallrahmens, der vom Anfangspunkt bis zum Endpunkt der Messung gleitet. Die Messung dauert nur wenige Sekunden. Mit dem angeschlossenen Drucker werden die Messergebnisse für Vergleiche im weiteren Therapieverlauf archivierbar gemacht. Der Ausdruck zeigt das Gesamtvolumen der gemessenen Strecke in ml sowie die Umfänge pro cm der Extremität in mm.

Das Volometer wird hergestellt und vertrieben von der Fa. Bösl Medizintechnik GmbH, Eisenbahnweg 25, 52068 Aachen (Tel. 0241/574316, Fax: 0241/575817).

Perometer

Das Perometer (◘ Abb. 48.9a,b) erfasst im Vergleich zum Volometer das gesamte **Bein** (Durchmesser maximal 47 cm; Länge maximal 95 cm); damit ergibt sich ein genaueres Bild des Ödemausmaßes (für eine Armmessung müsste das Gerät jedoch variabel höhenverstellbar umgerüstet werden). Zusätzlich ermöglicht das Perometer das Anmessen von **Kompressionsstrümpfen**.

Das Messsystem arbeitet berührungslos. Es wird vollständig durch einen PC gesteuert, auf dem alle Messdaten angezeigt und zur späteren Datenweiterverarbeitung gespeichert werden.

Das Arbeits- und Maßprinzip wird in ◘ Abb. 48.10a,b verdeutlicht.

Das Perometer ist auf dem Markt erhältlich.

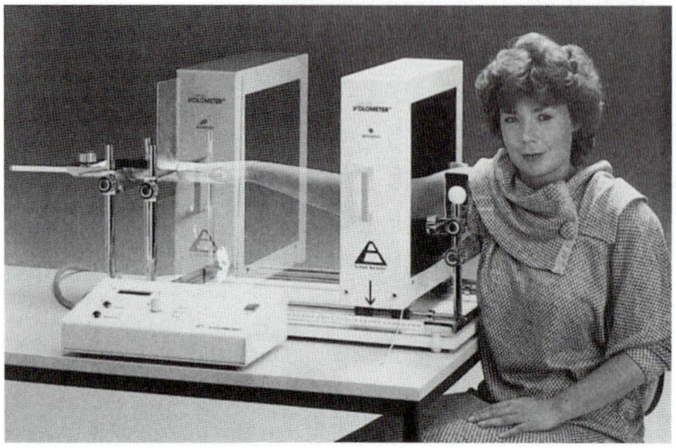

◘ Abb. 48.8. Volometer

48.1 Erfolgskontrolle durch verschiedene Methoden der Volumenbestimmung

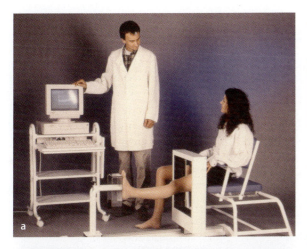

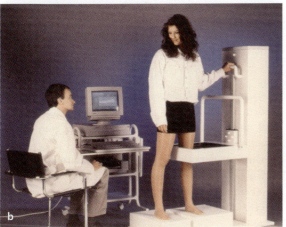

Abb. 48.9a, b. Das Perometer wird zur Volumenbestimmung der unteren Extremitäten eingesetzt

48.1.6 Abschließende Hinweise

> **Hinweis**
>
> Das Ödemvolumen sollte in regelmäßigen Abständen kontrolliert werden.

Wie viel Zeit zwischen den Messungen liegen kann, ist von der Behandlungsfrequenz abhängig. Bei täglicher Behandlung ist eine Messung einmal pro Woche sinnvoll; bei nur 2 bis 3 Sitzungen pro Woche ist eine 14tägliche Erfolgskontrolle ausreichend.

> **Hinweis**
>
> Der Zeitpunkt der Messung muss immer gleich sein – also entweder **vor** oder **nach** der Lymphdrainagebehandlung.

Anfänglich sind bei der Entstauungstherapie fast immer gute bis sehr gute Volumen- und damit Umfangsabnahmen zu verzeichnen, und die Erwartungshaltung der Patienten für weitere Sitzungen ist entsprechend hoch. Um Enttäuschungen zu vermeiden, sollten die Therapeuten gleich zu Beginn erläutern, dass die Ergebnisse anfänglich durch Abdrainieren von viel Flüssigkeit messbar besser sind als im weiteren Verlauf, wenn es um die Reduktion der Eiweißlast geht. Der typische Ergebnisverlauf der Lymphödembehandlung ist in **Abb. 48.11** dargestellt.

Bei stagnierendem oder sogar zunehmendem Ödemvolumen gilt es, therapeutische Konsequenzen zu ziehen.

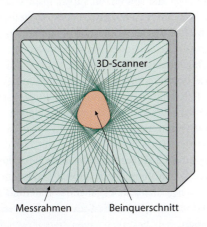
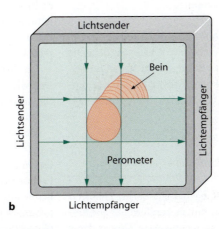

Abb. 48.10a, b. Arbeits- bzw. Messprinzip des Perometers

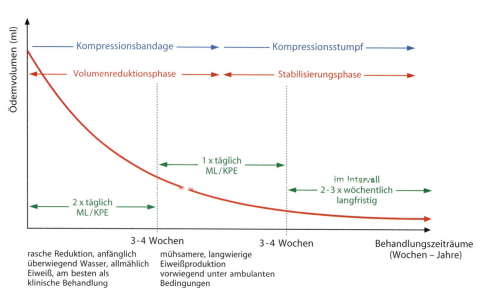

Abb. 48.11. Typischer Ergebnisverlauf in der Lymphödembehandlung

48.2 Dokumentation der Patientendaten und der Therapieergebnisse

Neben den unverzichtbaren Erfolgskontrollen (regelmäßigen Messungen des Ödemvolumens) zur Überwachung des Therapiekonzeptes ist auch eine weiterführende Dokumentation von Patientendaten und Therapieergebnissen notwendig bzw. sinnvoll. Wir schlagen folgende Arten der Aufzeichnung vor:
- Befunderhebung,
- Therapiebericht,
- Hautfaltendickenmessung und
- fotografische Dokumentation.

Wenn sie auch zeitlich aufwändig sind, sollten solche Dokumente in ihrem Wert nicht unterschätzt werden: Die Erfahrung zeigt, dass nur so die gesamten Behandlungsverläufe nachvollziehbar werden. Dies ist auch bei gegenseitiger Übernahme von Patienten im Therapeutenteam wichtig.

48.2.1 Befunderhebung

Das Ziel der Befunderhebung besteht darin, eine von Anfang an nicht nur auf das Ödem, sondern auf **alle Probleme** ausgerichtete Therapie zu entwickeln. Gibt es dabei unterschiedliche Auffassungen zwischen den verordnenden Ärzten und den Therapeuten, so muss darüber nicht nur gesprochen werden; es gilt auch, eine einvernehmliche Lösung zu finden.

Die Voraussetzung ist eine **klar definierte und methodisch gute Befunderhebung.** Dazu haben wir ein Formular zur »Befunderhebung und Dokumentation« entwickelt (CD-ROM und Anhang, ▶ Kap. 51).

48.2.2 Therapiebericht

Über die Befunderhebung hinaus sollten ergänzende Aufzeichnungen zum Therapieverlauf vorgenommen werden. Diese sog. Therapieberichte dienen bei evtl. Zwischenfällen in der Therapie der besseren Rekonstruktion bisheriger Behandlungsserien. Sie sollen Auskunft geben über
- den Stand des Behandlungsaufwandes,
- evtl. Therapieunterbrechungen (mit Begründung) und
- notwendige Rücksprachen mit dem behandelnden Arzt (mit Gesprächsergebnissen).

Des Weiteren ermöglichen diese Berichte eine lückenlose Fortführung der Behandlung durch andere Therapeuten des Teams, ohne dass erneute Befragungen und Befunderhebungen erforderlich sind, was die Patienten oft als sehr störend empfinden.

In welcher Form diese Therapieberichte abgefasst werden, ist jedem Bereich selbst vorbehalten. Doch empfehlen wir, alle dokumentierten Daten in einer **Patientenakte** zusammenzufassen. Unser Vorschlag (»Therapiebericht – Ödembehandlung für Lymph- und Phlebödeme«; CD-ROM und Anhang, ▶ Kap. 51) fasst auf drei Seiten die wichtigsten Informationen zusammen, die dann ggf. durch weitere Berichte zu ergänzen sind.

> **Hinweis**
>
> Für einen optimalen Informationsaustausch ist es sinnvoll, dem verordnenden Arzt regelmäßig (auch unaufgefordert) einen Therapiebericht zu übermitteln.

48.2.3 Hautfaltendickenmessung

In der Lymphödembehandlung wird häufig das »Stemmer-Zeichen«, der Palpationstest des Straßburger Phlebologen Stemmer, eingesetzt. Dabei wird die Hautfaltendicke gemessen; zudem wird beobachtet, wie gut sich die Hautfalte abheben lässt.

Beim Phlebödem ist das Stemmer-Zeichen initial negativ; später, wenn sich lymphologische Konsequenzen im Sinne einer lymphodynamischen Insuffizienz ergeben, wird es leicht positiv.

Dabei kommt es zu folgenden Ergebnissen:
- Stemmer-Zeichen **negativ:** Die Hautfalte lässt sich leicht abheben und ist **nicht** verdickt.
- Stemmer-Zeichen **positiv:** Eine Hautfalte lässt sich schwer abheben, die Hautfalte ist mehr oder minder verdickt (Abb. 48.12).

> **Hinweis**
>
> Um den Stemmer-Test zu objektivieren, ist der Vergleich mit der gesunden Seite zwingend.

Seit vielen Jahren wird der Test mit **Daumen und Zeigefinger** vorgenommen. So lassen sich durch Seitenvergleiche zwar Veränderungen der Hautfaltendicke und damit Flüssigkeitsansammlungen erkennen; messbare, objektiv vergleichbare Werte bringt diese Methode jedoch nicht.

Mit einem **Hautfaltendickenmesser,** ursprünglich zur exakten Bestimmung des Anteils an Unterhautfettgewebe entwickelt, lässt sich nun die Messgenauigkeit wesentlich verbessern und dokumentieren, und erreichte Behandlungsergebnisse sind besser nachzuvollziehen. Das Instrument eignet sich optimal zur genauen Messung der Hautfaltendicke im Zuge der Lymphödembehandlung. Derzeit sind Hautfaltendickenmesser in verschiedenen Materialien und Ausführungen auf dem Markt. Die Auswahl sollte nach folgenden Kriterien erfolgen:
- Zuverlässigkeit der Messergebnisse,
- konstanter Anpressdruck während der Hautfaltendickenmessung,
- exakte Ablesbarkeit der Messergebnisse und
- relativ hohe Messgenauigkeit.

Bei uns hat sich der »SKINFOLD CALIPER«, ein haltbares Plastikmodell aus den USA mit hoher Messgenauigkeit, bewährt (Abb. 48.13).

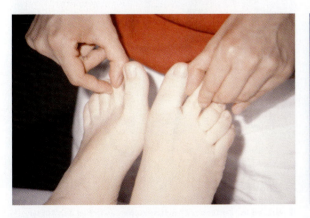

Abb. 48.12. Stemmer-Zeichen rechts positiv

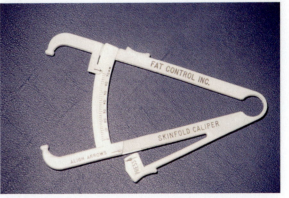

Abb. 48.13. Hautfaltendickenmesser SKINFOLD CALIPER

Hinweise zur richtigen Handhabung des Hautfaltendickenmessers

Bei der Messung der Hautfalte – z. B. an Fingerstreckseite, Zehenstreckseite, Handrücken, Fußrücken, Deltoideen, Hüfte etc. – ist es wichtig, so präzise wie möglich vorzugehen, um einen echten Seitenvergleich zu garantieren.

> **Hinweis**
>
> Der Hautfaltendickenmesser sollte immer exakt an der gleichen Stelle angesetzt werden; Anhaltspunkte liefern anatomische Strukturen, als Hilfsmittel kann ein Maßband eingesetzt werden.

Beim SKINFOLD CALIPER geht man folgendermaßen vor: Man hält das Instrument in einer Hand und legt den Daumen auf die linke Gabel, den »Daumendruckhebel«. Dieser Hebel garantiert, dass während der Messung ein exakt definierter Druck auf die Messstufe ausgeübt wird.

Dann drückt man den Hautfaltendickenmesser so zusammen, bis die beiden Pfeile der linken Gabel übereinander stehen. Dann ist das Messgerät richtig justiert (Abb. 48.14).

Dann zieht man die Hautfalte mit Daumen und Zeigefinger der freien Hand ca. 1 cm neben der zu messenden Stelle vorsichtig von der darunter liegenden Muskelschicht ab. Nun bringt man das Messgerät an der Hautfaltenstelle an und hält es auch während der Messung fest, so dass die beiden Pfeile auf der linken Gabel stets übereinander liegen (Abb. 48.15). Das Ergebnis lässt sich auf der Skala ablesen.

Der SKINFOLD CALIPER ist auf dem Markt erhältlich.

48.2.4 Fotografische Dokumentation

In klinischen Fachabteilungen, in denen die Lymphödemtherapie zum Alltag gehört, stellt die Fotodokumentation ein wichtiges Mittel zur »Vorher-Nachher-Betrachtung« dar. Die Bilder gehören u. E. in die Patientenakte und sind bei neuerlichen stationären Behandlungen immer wieder mehr als nur »Erinnerungsfotos«. Zudem nehmen viele Patienten am Ende des stationären Aufenthaltes gerne ein Aufnahme- und Entlassungsfoto mit. Damit wird das

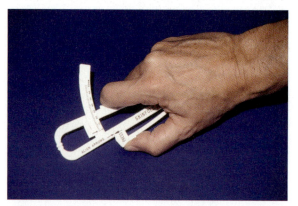

Abb. 48.14. Justierung des Hautfaltendickenmessers

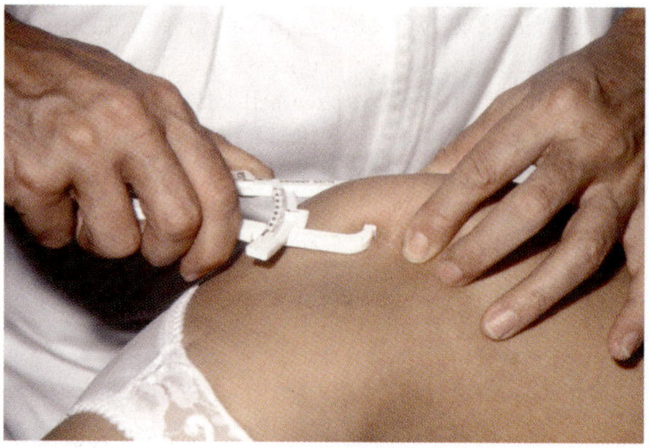

Abb. 48.15. Messvorgang an der Hüfte

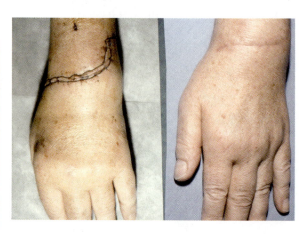

Abb. 48.16. Zustand nach Synovektomie. Zwischen den Aufnahmen liegt ein Zeitraum von 6 Wochen

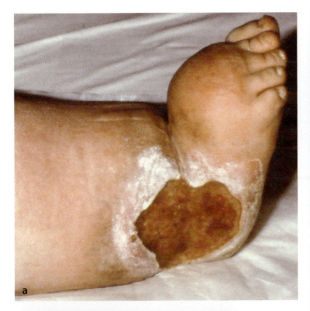

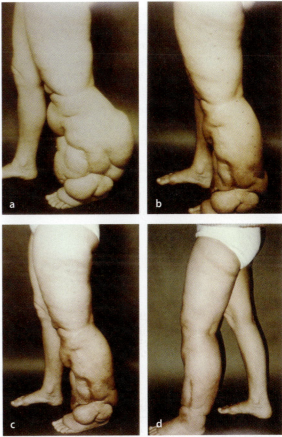

Abb. 48.18a–d. 42-jährige Patientin mit extremem primärem Beinlymphödem (Elephantiasis). Zwischen a und d liegt ein Behandlungszeitraum von 4 Jahren

Behandlungsergebnis für den Betroffenen oft noch besser sichtbar.

Die Abb. 48.16–48.18 zeigen Beispiele für fotografisch dokumentierte Behandlungsstadien.

Allerdings ist die fotografische Dokumentation mit Kosten verbunden. Bei der Entscheidung sind stets Kosten und Nutzen abzuwägen.

Als **Vorteile** sind hier zu nennen:
- Mit Fotos lassen sich Einzelheiten des Ödems wie Einziehungen, Narben, Hautzustand etc. darstellen.
- Fotos vermitteln einen »Eindruck« vom Ödemausmaß, vor allem dann, wenn es einen Bezug zur gesunden Seite gibt.

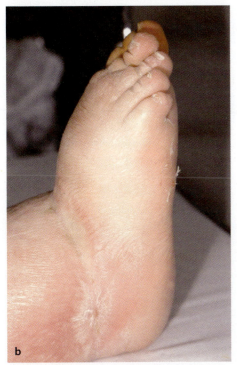

Abb. 48.17a, b. Primäres Beinlymphödem einer 33-jährigen Frau mit arteriellen Durchblutungsstörungen und Gangrän. Zwischen den Aufnahmen liegt ein Zeitraum von 7 Monaten

Als **Nachteile** sind zu erwägen:
- Fotos ermöglichen keine konkreten Angaben über das Ausmaß der Veränderungen.
- Sie sind nur aussagekräftig bei größeren und dadurch sichtbaren Volumenveränderungen.

Damit ist die Fotodokumentation zwar sicherlich keine Alternative, aber doch eine sinnvolle Ergänzung zur Volumenbestimmung/Messung mit den genannten Methoden.

Literatur

Kuhnke E (1976) Volumenbestimmung aus Umfangmessungen. Folia Angiologica XXIV/7/8:228

Kuhnke E (1978) Volumenbestimmung entrundeter Extremitäten aus Umfangmessungen. Lymphologie 2:35

Kuhnke E (1979) Wirksamkeitsnachweis der Behandlung von sekundären Armlymphödemen nach einseitiger Ablatio mammae mit therapeutischer Lymphdrainage. Physiotherapie 10:70

Kuhnke E (1980) Ein vereinfachtes Verfahren zur Wirksamkeitskontrolle der Therapie bei einseitigen Extremitätenödemen. Physikalische Therapie 12:112

Fischbach JU, Göltner E (1992) Wertigkeit diagnostischer Maßnahmen für die phlebologische Therapie. MC, Neufahrn München

Fischbach JU, Beck R (1998) Frontiers in computer aided visualization of vasculas functions. VDI, Düsseldorf (Fortschrittsberichte VDI, Reihe 20)

Herpertz U (1994) Messung und Dokumentation von Ödemen. Lymphologie 18:24–30

Strößenreuther RHK, Richardt B, Brenke R, Werner GT (1999) Über den Nachweis einer reflektorischen Wirkung der Schlüsselzonen-Massage nach Dr. med. H. Marnitz. Poster No. 2.1, Jahreskongress 1999 DGPMR und VPT, 16.-19.09.1999, Hannover).

Anhang

50 Wichtige Adressen – 323

51 CD-ROM: Inhaltübersicht – 326

Wichtige Adressen

50.1 Beratungsstellen, Selbsthilfegruppen, Kliniken bei Krebserkrankungen – 324

50.1.1 Deutschland – 324
50.1.2 Österreich – 326
50.1.3 Schweiz – 326

50.1 Beratungsstellen, Selbsthilfegruppen, Kliniken bei Krebserkrankungen

Patienten mit sekundären Lymphödemen nach ärztlicher Krebstherapie fragen häufig nach Anlaufstellen für die vielen Fragen und Probleme, die sich aus der Erkrankung mit ihren Folgeerscheinungen ergeben. Verschiedene Organisationen bieten die Möglichkeit, generelle Informationsdefizite zu kompensieren, und helfen oft auch bei konkreten Problemen.

Für die **Ödemtherapeuten** sind diese Einrichtungen ebenso wertvoll, da sie meist interdisziplinär arbeiten und ein Gedanken- und Meinungsaustausch über die medizinische Perspektive hinaus stattfinden kann. Die genannten Stellen bieten auf Anfrage Informationsmaterialien, die ggf. auch an Patienten weitergereicht werden können. Wir empfehlen, mit den regional tätigen Gruppen (z. B. Selbsthilfegruppen) Kontakt aufzunehmen und eine Zusammenarbeit anzustreben. Dabei sind sicher auch die Lymphligen behilflich.

Die Adressen sind nach Ländern geordnet (Stand: Juni 2005).

50.1.1 Deutschland

Beratungsstellen, Selbsthilfegruppen

Deutsche Krebshilfe e.V.
Thomas-Mann-Straße 40
53111 Bonn
Tel.: 0228/72990
www.krebshilfe.de
deutsche@krebshilfe.de

Deutsches Krebsforschungszentrum
Im Neuenheimer Feld 280
69120 Heidelberg
Tel. 06221/420
Fax: 06221/422995
www.dkfz.de
webmaster@dkfz.de

Deutsche Krebsgesellschaft e.V.
Informations- und Beratungsservice
Hanauer Landstr. 194
60314 Frankfurt
Tel. 069/630096-0
Fax: 069/630096-66
www.krebsgesellschaft.de
beratung@krebsgesellschaft.de

Frauenselbsthilfe nach Krebs Bundesverband e.V.
B6, 10/11
68159 Mannheim
Tel. 0621/24434
Fax: 0621/154877
www.frauenselbsthilfe.de
zentrale@frauenselbsthilfe.de
kontakt@frauenselbsthilfe.de

Union biologische Krebstherapie e.V.
Wilhelmshöher Allee 279
34131 Kassel
Tel. 0561/311995

Deutsches Rotes Kreuz
Generalsekretariat
Carstenstraße 58
12205 Berlin
Tel. 030/85404-0
Fax: 030/85404-450
www.drk.de
drk@drk.de

Fast alle Landesverbände des DRK (Adressen beim Bundesverband erfragen) sind in der Krebsnachsorge engagiert.

Bundeszentrale für gesundheitliche Aufklärung (BzgA)
Ostmerheimer Straße 220
51109 Köln
Tel. 0221/8992-0
Fax: 0221/8992-300
www.bzga.de
poststelle@bzga.de

50.1 Beratungsstellen, Selbsthilfegruppen, Kliniken bei Krebserkrankungen

Bundesversicherungsanstalt für Angestellte (BfA)
Ruhrstraße 2
10704 Berlin
Tel. 030/865-1
Fax: 030/86527240
Kostenloses Service-Telefon 0800-3331919
www.bfa.de
bfa@bfa.de

Deutsche Gesellschaft für Lymphologie
Lindenstraße 8
79877 Friedenweiler
Tel. 07651/971611
Fax: 07651/971612
www.dglymph.de
www.lymphtherapeutenliste.de
lymphdgl@t-online.de

Gesellschaft Deutschsprachiger Lymphologen
Rößlehofweg 2-6
79856 Hinterzarten
Tel. 07652/124-0

Ambulantes Lymphnetzwerk e.V.
Haingraben 11
61169 Friedberg
Tel. 06031/18666
Fax: 06031/770717
www.villa-sana.de/agal.htm
lymph@gmx.de

Für Anregungen zu weiteren wichtigen Adressen in Deutschland sind die Autoren und der Verlag offen.

Spezialkliniken für Lymphödembehandlungen (Auflistung ohne Anspruch auf Vollständigkeit)

Reha-Klinik Schloß Schönhagen mit lymphologischer Fachabteilung
(Klinik der Damp-Holding)
Ltd. Chefarzt Priv. Dozent Dr. med. H. Rogge
Chefarzt Dr. med. R. Rotsch
Schloßstraße 1
24398 Brodersby
Tel. 04644/901036
Fax: 04644/903108

Ostsee-Klinik Damp (Kinik der Damp Holding)
Abt. Innere Medizin
Chefarzt Dr. med. J. Georgi
Postfach 2000
24349 Damp
Tel. 04352/806147
Fax: 04352/806145

Feldberg-Klinik Dr. Asdonk
Ärztl. Leiter Dr. med. U. Herpertz
Todtmooser Straße 48
79837 St. Blasien
Tel. 07672/4840
Fax: 07672/4844555

See-Klinik Zechlin
Ärztl. Leiterin Dr. med. Klimaschewski
Obere Braminseestraße 22
16837 Dorf Zechlin
Tel. 033923/890
Fax: 033923/70507

Präventions- und Reha-Klinik Piper
Ärztl. Leiter Dr. med. C. Schuchardt
Vorderdorfstraße 17
79837 St. Blasien/Menzenschwand
Tel. 07675/168-464
Fax: 07675/168-222

Klinik für Lymphologie
Eggbergklinik Bad Säckingen GmbH
Ärztl. Leiter Dr. med. G. Deri
Bergseestraße 81
79713 Bad Säckingen
Tel. 07761/551-0
Fax: 07761/551-116

Fachklinik für Lymphologie (Földi-Klinik)
Ärztl. Leiterin Dr. med. Ethel Földi
Rössle-Hofweg 2–6
79856 Hinterzarten
Tel. 07652/1240
Fax: 07652/124116

Ödemklinik Bad Nauheim
Im Reha-Zentrum d. BfA
Dr. med. U. Herpertz
Lindenstraße 6
61231 Bad Nauheim
Tel. 06032/341161
Fax: 06032/341482
www.oedemklinik.de

Klinik Pieper oHG
Dr. med. Ch. Schuchhardt
Vorderdorfstraße 17
79837 St. Blasien/Menzenschwand
Tel. 07675/168-0
Fax: 07675/168222
www.klinik-pieper.de
klinik@klinik-pieper.de

50.1.2 Österreich

Beratungsstellen, Selbsthilfegruppen

Österreichische Lymphliga (ÖLL)
Isbary-Gasse 11
1140 Wien
Tel. 0043-664/4874438

Österreichische Krebshilfe
Rennweg 44
1030 Wien
Tel. 0043-1/7966450
Fax: 0043-1/79664509

Frauen-Selbsthilfe nach Krebs
Österreichischer Dachverband (für innerösterreichische Angelegenheiten)
Hönigsberger Gasse 20
2540 Bad Vöslau
Tel. und Fax: 02252/71593
(auch Kontaktadressen von Vereinen und Selbsthilfegruppen auf Länderebene)

Frauen-Selbsthilfe nach Krebs
Österreichischer Dachverband (für internationale Kontakte)
Suchard-Straße 21
6700 Bludenz
Tel. 05552/67018
Fax: 05552/63172

Für Anregungen zu weiteren wichtigen Adressen in Österreich sind die Autoren und der Verlag offen.

50.1.3 Schweiz

Beratungsstellen

Schweizerische Krebsliga
Effinger-Straße 40
PF 8214
3001 Bern
Tel. 0041-31/3899100

Für Anregungen zu weiteren wichtigen Adressen in der Schweiz sind die Autoren und der Verlag offen.

CD-ROM: Inhaltsübersicht

CD-ROM: Inhaltsübersicht

1 Allgemeine Einführung

2 Informationen zur Therapieform »Manuelle Lymphdrainage«
- Kurzinformation für Ärzte/innen (Vordruck und Worddokument)
- Ausführliche Information für Ärzte/innen (Vordruck und Worddokument)
- Patienteninformation (Vordruck und Worddokument)

3 Merkblatt und Ratgeber für Ödempatienten/innen und Ödemgefährdete (Lymphödeme und venös bedingte Schwellungen)
- Vordruck
- Textbausteine (Worddokument)

4 Befunderhebung und Dokumentation (Festlegung des Therapiekonzeptes)
- Vordruck
- Textbausteine (Worddokument)

5 Vordrucke für Umfangmessung / Volumenbestimmung

Vordrucke mit hinterlegten Formeln sind ab Februar 2006 unter folgender Internetadresse abrufbar: www.Damp.de/Lehrinstitut
- Vereinfachtes Messverfahren (Umfangmessung) (als Worddokument und Vordruck)
- Berechnungs- und Auswertungsbogen für prozentuale Ödemvolumenermittlung bei einseitigen Extremitätenlymphödemen
- Berechnungs- und Auswertungsbogen für Ödemvolumen in Milliliter (ml) bei Patienten mit beiseitigen Extremitätenlymphödemen

6 Vordruck »Tagebuch« Lymphdrainage-Behandlungstermine und Tragezeiten lymphologischer Kompressionsverband (LKV)

7 Vordruck »Tagebuch« Tragezeiten Kompressionsstrumpf

8 Standardbriefe an ärztliche Praxen
- Nachverordnung Manuelle Lymphdrainage / KPE
  - Vordruck
  - Textbausteine (Worddokument)
- Optimierung der Verordnung / Nachverordnung lymphologischer Kompressionsverband (LKV) und Kompressionsmaterial
  - Vordruck
  - Textbausteine (Worddokument)
- Verordnung eines Kompressionsstrumpfes
  - Vordruck
  - Textbausteine (Worddokument)
- Genehmigung zur Mitbehandlung eines Ulcus cruris venosum
- Kleiner Therapiebericht (Textbausteine)
  - Vordruck
- Großer Therapiebericht (Textbausteine)

9 Sonstiges
- Patienteninformation zur Mundinnen-Drainage
- Wasserscheiden-Abbildung (mit lympho-lymphatischen Anastomosen)
- Körperumriss (Frau) (Festlegung Behandlungsablauf)
- Körperumriss (Mann) (Festlegung Behandlungsablauf)

Sachwortverzeichnis

A

Ablatio mammae, atemtherapeutische Aspekte 181
- bei komplikationsloser OP-Narbe 183
- bei narbenbedingten Einschränkungen 184
- direkt postoperativ 183
- während der Behandlung mit Manueller Lymphdrainage 184

Ablatio mammae, bewegungstherapeutische Aspekte 175
- ausgeprägte Bewegungsverminderungen 178
- beginnende Bewegungsverminderungen 178
- Bewegungsbad 177
- direkt postoperativ 177
- Gruppeneignung oder Einzeltherapie 176
- Möglichkeiten 177
- Plexusschäden mit Lähmungserscheinungen 178
- Übungen mit oder ohne Bandage/Kompressionsstrumpf 177
- Ursachen für Bewegungsverminderungen 178
- Ziele 176

Adipositas dolorosa 218
Adipositas oedematosa 218
Adressen 321
- Beratungsstellen, Selbsthilfegruppen 322

Anastomosen, Training 142
Anastomosengriffe 142, 154
Angiosarkom 98
Apoplexie und intrakranielle Blutungen 227
- Hemiplegie 227
- Hirnschwellung 227
- hydrostatische Überlastungsödemen 227
- Subarachnoidalblutung 227

Arthrogenes Stauungssyndrom 67
artifizielles Lymphödem 122
- chirurgisch-onkologischer Ursache 122
- Iatrogene Schäden am Lymphgefäßsystem 122
- Maligne Prozesse 122

B

Befunderhebung, Dokumentation 303, 310
- Fotografische Dokumentation 314
- Hautfaltendickenmessung 313
- Messverfahren 304
- Ödemgradmesser 308
- optoelektronische Apparate 310
- Perometer 310
- Plethysmometrie 308
- Therapiebericht 312
- Volumenbestimmung 304

Behandlungskonzepte bei einseitigen und beidseitigen primären Beinlymphödemen 106
- Behandlungs- und Griffesystematik
  - fortgeschrittene Stadien I und II 108
- Bewegungstherapie 116
- geeignetes Schuhwerk 117
- Kompressionstherapie 116
- Manuelle Lymphdrainage 106
- Ödemabflussgebiet 106
- Übersicht über die Griffmöglichkeiten 111

Behandlungskonzepte bei sekundären Armlymphödemen 152
- 8er-Tour 166
- Anastomosengriffe 154
- Apparative Expression 167
- Entlastungsgriffe 156
- Entlastungsgriffe 153
- Kompressionstherapie 165
- Manuelle Lymphdrainage 153
- Rucksacktour 166
- Übersicht über die Griffmöglichkeiten 162

Behandlungskonzepte bei sekundären Beinlymphödemen 140
- Anastomosengriffe 142
- apparative Expression 150
- Bewegungstherapie 150
- Kompressionstherapie 149
- Manuelle Lymphdrainage 141
- Training der Anastomosen 142
- Übersicht über die Griffmöglichkeiten 144

Behandlungskonzepte bei sekundären Lymphödemen des äußeren Genitale 150
- Beckenbodengymnastik 152
- Kompressionstherapie 152
- Manuelle Lymphdrainage 151

Behandlungskonzepte bei sekundären Lymphödemen des Kopfes 167
- Atemtherapie 173
- beidseitige Neck-dissection 167
- bewegungstherapeutisch 173
- Entstauungsteilgebiete 170
- Kompressionstherapie 172
- Manuelle Lymphdrainage 167
- Mundinnendrainage 172

Behandlung verschiedener Kopfschmerzsyndrome, Manuelle Lymphdrainage 239

Bestrahlung 129
- adjuvante Bestrahlung 130
- Beschleuniger 131
- Bestrahlung von Krebspatienten 129
- Brachytherapiegeräte 132
- frühe und späte Strahlenreaktion 135
- Manuelle Lymphdrainage nach einer Bestrahlung 138
- Manuelle Lymphdrainage vor einer Bestrahlung 137
- Manuelle Lymphdrainage während einer Bestrahlung 137
- palliative Bestrahlung 130
- palliativmedizinische Bestrahlung 130
- perkutane Bestrahlungsgeräte 132
- Pflege der Bestrahlungsfelder 134
- Praxis der Bestrahlung 133
- Telekobaltgeräte 131
- Veränderungen am Lymphgefäßsystem 136
- Wirkung der Bestrahlung 134

brusterhaltende Therapie (BET) 126

C

Chronisch-venöse Insuffizienz (CVI) 66
- Stadien der chronisch-venösen Insuffizienz 67
- therapeutisch bedeutsame Zeichen 69

chronische Ermüdung 270
chronische Polyarthritis
- Symptomatik 40

chronische Polyarthritis (cP) 40
- Gaenslen-Zeichen 41
- Häufige Lokalisationen 42

- Manuelle Lymphdrainage bei cp/RA der oberen Extremitäten 51
- Manuelle Lymphdrainage bei cP/RA der unteren Extremitäten 52
- Manuelle Lymphdrainage nach chirurgischen Eingriffen 54
- Rheumaknoten 42
- Spektrum der physiotherapeutischen Maßnahmen 48
- Stadieneinteilung 44
- therapeutische Möglichkeiten 46
- Ziele der Manuellen Lymphdrainage 50

chronischer Kopfschmerz 248
chronisch periphere arterielle Verschlusskrankheit (pAVK) 259
- Behandlungssystematik der Manuellen Lymphdrainage 264
- Claudicatio intermittens 260
- Gefäßbefunde und Hämodynamik 261
- Lokalisation 260
- Mikrozirkulation bei pAVK 262
- Pathophysiologie 260
- Physiotherapie bei pAVK 263
- Rolle der Manuellen Lymphdrainage 264
- Stadieneinteilung der pAVK 261
- Therapie der pAVK 262
- Verlauf 260

Claudicatio intermittens 260

D

dermal backflow 123
dermaler Reflux 123
diagnostische Axilladissektion 125
- Level I 125
- Level II 126
- Level III 126
diagnostische Grenze 128
Distorsion des Sprunggelenks 14
- Entstauungstherapie bei Distorsion im oberen Sprunggelenk (OSG) 15
- Manuelle Lymphdrainage: Behandlungssystematik 17
Durchblutungsförderung 291, 295
- Entstauungsmaßnahmen 289

E

Eklampsie 213
Embolie 65
endoskopische Axillainspektion 126
Entlastungsgriffe 153
Entmüdung/Regeneration 267

Entstauende Maßnahmen bei traumatischen Ödemen im Überblick 7
Entstauungsteilgebiete 170
EPH-Gestose 213
episodischer Kopfschmerz 248
Erholung/Regeneration 271
- Übersicht über Ziele, Trainingsmethoden und therapeutische Maßnahmen 272
- zeitlicher Ablauf der physiologischen Regeneration 271

Ermüdung
- chronische 268
- periphere 267
- zentrale 267

Erschöpfung 271

F

Fettsyndrom, schmerzhaftes 216
Filariasis 121
Filarien 121

G

Gelenkdistorsion 14
Gestationstoxikose 213
(Gestose) Schwangerschaftstoxikose 213
gynäkologische und urologische Tumoren 127
- Cervix uteri 127
- Wertheim-Meigs 127

H

Hautkrankheiten 255
- Manuelle Lymphdrainage zur Behandlung von 255
HNO-Tumoren 127

K

Kombination Durchblutungsförderung und Entstauungsmaßnahmen 291
- Durchblutungsfördernde Maßnahmen 293
- Durchblutungsfördernde Maßnahmen bei verschiedenen Ödemen 297
- entstauende Maßnahmen 293
- Gleichströme 297
- Kälte/Kühlung 294
- Lymphödeme 292
- Marnitz-Therapie 295

- Ödeme bei lokalen Entzündungen 292
- Ödeme mit systemischer Ursache 293
- verschiedene Massagen 294
- Wärme 293

Kompressionstherapie, besondere Aspekte 300
Kontaktadresse für Patienten: Morbus Sudeck Selbsthilfegruppe 34
Kopfschmerz nach Halswirbelsäulen Schleudertrauma 250
Kopfschmerz nach Schädel-Hirn-Trauma 250
Kopfschmerz vom Spannungstyp 247
Krampfader 60

I

Lipo-Lymphödem 218
Lipödem 218
- Ätiopathologie 218
- Manuelle Lymphdrainage: Behandlungssystematik 222
- Physiotherapie beim Lipödem 222
- Prognose 221
- Therapiemöglichkeiten 221
Lipödem-Syndrom 218
Lipohypertrophie 218
Lymphabflussbarrieren 123
- dermal backflow 123
- dermaler Reflux 123
- murale Insuffizienz 123
- perilymphvaskuläre Fibrosen 124
- valvulären Insuffizienz 123
Lymphangiosis carcinomatosa 93
Lymphgefäß-/Lymphknotenentzündungen 121
Lymphödeme 88
- Angiosarkom 98
- Ätiologie der Lymphödeme 89
- Ätiologie und Pathophysiologie 88
- die Komplexe bzw. Kombinierte Physikalische Entstauungstherapie (KPE) 100
- Komplikationen 96
- Lymphangiosis carcinomatosa 93
- Lymphfisteln 96
- lymphostatische Insuffizienz 88
- lymphostatischen Elephantiasis, lobuläre Form 98
- Lymphzysten/Lymphbläschen 96
- maligne Lymphödeme 93
- mechanische Insuffizienz 88
- Niedrigvolumeninsuffizienz 88
- Papillomatosen 96

Sachwortverzeichnis

- Pathophysiologie des Lymphödems 89
- primäre Fehlanlage 89
- Prognose 98
- sekundäre Schädigung 89
- Stadien der 91
- Stewart-Treves-Syndrom 98
- Therapiemöglichkeiten 99
- Verlauf und Charakteristik 90
- Vorbeugung/Information 99

Lymphödeme bei speziellen Tumorarten/-lokalisationen 124

M

Mammakarzinom 124
- Häufigkeit des Lymphödems 127
- Therapie 124

Manuelle Lymphdrainage
- allgemeine Behandlungsrichtlinien 301
- besondere Aspekte 300
- Migräne und Spannungskopfschmerz 240
- sportlichen Ausdauerleistungen 267
- nach einer Bestrahlung 138
- vor einer Bestrahlung 137
- während einer Bestrahlung 137

Manuelle Wund-, Narben- und Hämatombehandlung 8

Marnitz-Therapie 295

Maßnahmen bei CVI mit Ulcus cruris 79
- Behandlung des Ulcus cruris 79
- Entstauungsmaßnahmen 79

Maßnahmen bei fortgeschrittener CVI ohne Ulcus cruris 75
- Beweglichkeit erhalten oder verbessern 78
- funktionsgerechte Lagerung 78
- Hydrotherapeutische Maßnahmen 78
- Kompressionstherapie 75
- Manuelle Lymphdrainage 76
- Patienteninformation 78

Migräne 241
- Ankündigungssymptome 242
- Aura 242
- klinische Merkmale 243
- Manuelle Lymphdrainage als Anfalls-/Akutbehandlung 243
- Manuelle Lymphdrainage als Intervallbehandlung 247
- Manuelle Lymphdrainage als Kupierversuch 247

Mikrozirkulation bei pAVK 262

Morbus Sudeck 31
- Sudeck-Symptomatik
  - am Fuß 32
  - an der Hand 31

Multiple Sklerose (MS) 228

Muskelkontusionen 19
- Entstauungstherapie 20

N

Narbenbehandlung 256
Neck-dissection 128
Neurodermitis 256

O

Obstipation 282
- atonische 283
- passagere 283
- spastische 282
- manuelle Lymphdrainage zur Behandlung von 281
- Pathologie/Pathophysiologie 282

Ödeme aufgrund zentraler Paresen, Physiotherapie bei 229
- Aktive und/oder passive Gelenkbewegungen 230
- Atemtherapeutische Maßnahmen 229
- Behandlungssystematik bei Ödemen aufgrund zentraler Paresen 232
- Kompressionstherapie 230
- Lagerungstechniken 229
- Manuelle Lymphdrainage 232

Ödeme bei Extremitätenlähmungen 226

operative Eingriffe an den oberen Extremitäten 26

operative Versorgung 23
- Kniegelenk, Behandlungssystematik 24
- Manuelle Lymphdrainage 24

P

Palliativmedizin, Konzept der 186
- Adressen 191
- Besonderheiten im Umgang 191
- Definition 186
- Einbindung und Mitbetreuung von Angehörigen 188
- Hilfen für die Therapeuten 188
- Indikationen zur Manuellen Lymphdrainage 190
- Manuelle Lymphdrainage in der Palliativmedizin 190
- Physiotherapie in der Palliativmedizin 189
- Sterben, Tod und Trauer 188

Pathologie des Morbus Sudeck 30
- »complex regional pain syndrome« (CRPS) 30
- CRPS Typ I 30
- Neurodystrophisches Syndrom 30
- Sudeck-Syndrom 30
- Sudecksche Dystrophie 30
- sympathische Algodystrophie 30
- sympathische Reflexdystrophie 30

perilymphvaskuläre Fibrosen 124
Periphere Ermüdung 269
Plethysmometrie 308
postrekonstruktives Ödem 262, 265
- Kompressionstherapie bei Ödemen nach gefäßrekonstruktiven Maßnahmen 266

postthrombotisches Syndrom (PTS) 66
- Symptome 66

präoperative Lymphdrainagebehandlung 8
- Besonderheiten bei Verbrennungen/Verbrühungen 9

Primäre Lymphödeme 104
- Aplasie 104
- Aplasie/Agenesie 104
- Atresie 104
- auslösende Faktoren 106
- Beinlymphödeme, einseitig und beidseitig 106
- erbliche Form 104
- Geschlechterverteilung 106
- hereditäre 104
- Hyperplasie 104
- Hypoplasie 104
- Lokalisation 106
- Lymphangiektasie 104
- Lymphknotenfibrose 104
- Lymphoedema congenitum 105
- Lymphoedema praecox 105
- Lymphoedema tardum 105
- Manifestationsalter 105
- Minusvariante 104
- Plusvariante 104
- sporadische Form 104
- Typ Meige 104
- Typ Nonne-Milroy 104

R

Ratgeber und Merkblatt 193
Regenerationsmassage/Entmüdungsmassage 273
- Methodik der 273
- Poplitea-Dehnung 275

Reizerguss des Kniegelenkes 20
- Entstauungstherapie beim Reizerguss des Kniegelenkes 21
rheumatische Erkrankungen 40
- entzündlich-rheumatische Erkrankungen 40
rheumatoide Arthritis, RA 40
Rosacea 256

S

Schädel-Hirn-Trauma (SHT) 228
- posttraumatischen Kopfschmerz 228
- Wachkoma 228
schmerzhaftes Fettsyndrom 218
Schwangerschaftsödem 211
- (Gestose) Schwangerschaftstoxikose 213
- Ätiologie 212
- Entstauung 214
- Manuelle Lymphdrainage: Behandlungssystematik 215
- Physiotherapie beim Schwangerschaftsödem 213
- Prophylaxe 214
- Therapiemöglichkeiten 213
sekundäre Armlymphödeme 152 ff
sekundäre Beinlymphödem 140 ff
sekundäre Lymphödeme, Entstauungstherapie 139
- Ersatzabflussgebiete 139
- Lymphabflussbarriere 139
- Ödemabflussgebiete 139
sekundäres Lymphödem 121
- Filariasis 121
- Filarien 121
- Kopf 167 ff
- Lymphgefäß-/Lymphknotenentzündungen 121
- Traumatische Lymphangiopathien 121
- Ursachen der Schädigung 121
sentinel lymphnode 126
Sklerodermie 255

T

therapeutische Axilladissektion 126
Therapie- und Entstauungskonzepte bei Amputationen 28
Therapie- und Entstauungskonzepte beim Morbus Sudeck 31
- Behandlungssystematik: Sudeck-Symptomatik am Fuß 32
- Behandlungssystematik: Sudeck-Symptomatik an der Hand 31

Therapie- und Entstauungskonzepte bei operativer Versorgung 23
- Behandlungssystematik am Beispiel Kniegelenk 24
- Manuelle Lymphdrainage 24
Therapiekonzepte bei Gelenkdistorsion 14
Therapiekonzepte bei Muskelkontusionen 19
- Entstauungstherapie 20
Therapie venöser Abflussstörungen 72
- Prophylaxe 74
Thrombophlebitis und Phlebothrombose 63
Thrombose 65
TNM-Klassifikation 124
Traumatische Lymphangiopathien 121

V

valvuläre Insuffizienz 123
Varikose 60
- »Krampfader« 60
- Formen 61
- Phlebektasie 60
- Symptomatik 62
- unterschiedliche Ödementwicklung bei primärer und sekundärer Varikose 67
- Ursachen und Pathogenese 61
- Varizen 60
venöse Abflussstörungen 72
- Prophylaxe 74

W

Wundheilung 4
- Blutgerinnung 4
- Blutstillung 4
- exsudative Phase 5
- physiotherapeutische Maßnahmen 5
- proliferative Phase 5
- reparationsphase 5
- resorptive Phase 5
- vulnus 4
- Wunde 4

Z

Zentrale Ermüdung 269
Zentrale Paresen s. Ödeme aufgrund zentraler Paresen
Ziele der entstauenden Maßnahmen posttraumatisch/postoperativ 5

... mit Band 1 das komplette Praxiswissen!

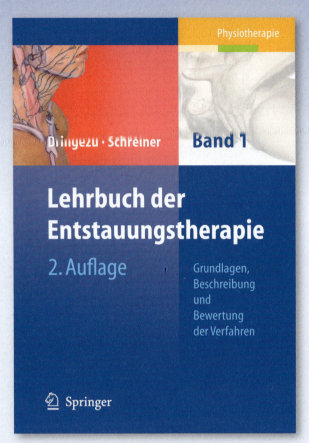

Bringezu Band 1
2. Auflage 2006.
283 Seiten
222 Abbildungen in Farbe.
Gebunden.
ISBN 3-540-25618-0

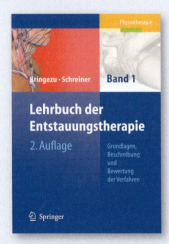 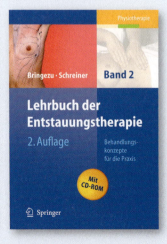

Das Set mit Preisvorteil!

2. Auflage 2006.
Etwa 650 Seiten
493 Abbildungen in Farbe.
(2 Bände).
Mit CD-ROM
ISBN 3-540-25617-2

Inhalt

A Allgemeine theoretische Grundlagen

Blutkreislauf, Interstitium und Lymphgefäßsystem — 1

Ödeme/Ödempathophysiologie — 2

Literatur — 3

B Entstauende Maßnahmen im Überblick

Die Therapieform Manuelle Lymphdrainage — 4

Die Kompressionstherapie — 5

Entstauende Wirkung der Muskel- und Gelenktätigkeit — 6

Resorptionsförderung durch elektrotherapeutische Maßnahmen — 7

Der Stellenwert der Atmung für den venösen und lymphatischen Rückfluss — 8

Entstauende Wirkung durch Lagerung — 9

Ödemverringerung durch Kühlung — 10

Entstauende Wirkung durch hydrotherapeutische Anwendungen — 11

Das Verfahren HIVAMAT im Rahmen der Entstauungstherapie — 12

Zusammenfassende Bewertung der Maßnahmen — 13

Literatur — 14

Sachverzeichnis — 15

36	Schwangerschaftsödem
37	Lipödem-Syndrom
38	Ödeme mit zentralvenösen Ursachen
39	Literatur
40	Behandlung verschiedener Kopfschmerzsyndrome
41	Dermatologie
42	Chronische periphere arterielle Verschlusskrankheit (pAVK)
43	Sportliche Ausdauerleistungen (Entmüdung/Regeneration)
44	Behandlung von Obstipation
45	Literatur
46	Sind Durchblutungsförderungs- und Entstauungsmaßnahmen kombinierbar?
47	Manuelle Lymphdrainage und Kompressionstherapie in der Physiotherapie
48	Befunderhebung und Dokumentation
49	Literatur
50	Wichtige Adressen
51	CD-ROM: Inhaltsübersicht
52	Sachverzeichnis

Kapitel 16 – 35 siehe vorne